Richard von Krafft-Ebing

Psychopathia Sexualis

mit besonderer Berücksichtigung der konträren Sexualempfindung

Verlag
der
Wissenschaften

Richard von Krafft-Ebing

Psychopathia Sexualis

mit besonderer Berücksichtigung der konträren Sexualempfindung

ISBN/EAN: 9783957003423

Auflage: 1

Erscheinungsjahr: 2015

Erscheinungsort: Norderstedt, Deutschland

Hergestellt in Europa, USA, Kanada, Australien, Japan
Verlag der Wissenschaften in Hansebooks GmbH, Norderstedt

Verlag
der
Wissenschaften

PSYCHOPATHIA SEXUALIS

MIT BESONDERER BERÜCKSICHTIGUNG DER

CONTRÄREN SEXUALEMPFINDUNG.

EINE

KLINISCH-FORENSISCHE STUDIE

VON

DR. R. v. KRAFFT-EBING,
O. Ö. PROF. F. PSYCHIATRIE U. NERVENKRANKHEITEN A. D. K. K. UNIVERSITÄT WIEN

Siebente vermehrte und theilweise umgearbeitete Auflage.

STUTTGART.
VERLAG VON FERDINAND ENKE.
1892.

Vorwort zur ersten Auflage.

Die wenigsten Menschen werden sich vollkommen des gewaltigen Einflusses bewusst, welchen im individuellen und im gesellschaftlichen Dasein das Sexualleben auf Fühlen, Denken und Handeln gewinnt. Schiller in seinem Gedicht „Die Weltweisen“ erkennt diese Thatsache an mit den Worten: „Einstweilen bis den Bau der Welt Philosophie zusammenhält, erhält sie das Getriebe durch Hunger und durch Liebe.“

Auffallenderweise hat auch von Seiten der Philosophen das sexuelle Leben eine nur höchst untergeordnete Würdigung erfahren.

Schopenhauer (Die Welt als Wille und Vorstellung, 3. Aufl., Bd. 2, p. 586 u. ff.) findet es geradezu sonderbar, dass die Liebe bisher nur Stoff für den Dichter und, dürftige Untersuchungen bei Plato, Rousseau, Kant ausgenommen, nicht auch für den Philosophen war.

Was Schopenhauer und nach ihm der Philosoph des Unbewussten, E. v. Hartmann, über sexuelle Verhältnisse philosophiren, ist so fehlerhaft und in seinen Consequenzen so abgeschmackt, dass, abgesehen von den mehr als geistreiche Causeries, denn als wissenschaftliche Abhandlungen zu betrachtenden Darstellungen eines Michelet (L'amour) und Mantegazza (Physiologie der Liebe), sowohl die empirische Psychologie als die Metaphysik der sexuellen Seite des menschlichen Daseins ein noch nahezu jungfräulicher wissenschaftlicher Boden sind.

Vorläufig dürften die Dichter bessere Psychologen sein, als die Psychologen und Philosophen von Fach, aber sie sind Gefühls- und nicht Verstandesmenschen und mindestens einseitig in der Betrachtung des Gegenstands. Sehen sie doch über dem Licht und der sonnigen Wärme des Stoffes, von dem sie Nahrung ziehen, nicht die tiefen Schatten. Mögen auch die Erzeugnisse der Dichtkunst aller Zeiten und Völker dem Monographen einer „Psychologie der Liebe“ unerschöpflichen Stoff bieten, so kann die grosse Aufgabe doch nur gelöst werden unter Mithilfe der Naturwissenschaft und speciell der Medicin, welche den psychologischen Stoff an seiner anatomisch-physiologischen Quelle erforscht und ihm allseitig gerecht wird.

Vielleicht gelingt es ihr dabei, einen vermittelnden Standpunkt für die philosophische Erkenntniss zu gewinnen, der gleichweit sich entfernt von der trostlosen Weltanschauung der Philosophen, wie Schopenhauer und Hartmann [1]), und der heiter naiven der Poeten.

Die Absicht des Verfassers geht nicht dahin, Bausteine zu einer Psychologie des Sexuallebens beizutragen, obwohl zweifelsohne wichtige Erkenntnissquellen für die Psychologie aus der Psychopathologie sich ergeben dürften.

Der Zweck dieser Abhandlung ist die Kenntnissnahme der psychopathologischen Erscheinungen des Sexuallebens und der Versuch ihrer Zurückführung auf gesetzmässige Bedingungen. Diese Aufgabe ist eine schwierige und trotz vieljähriger Erfahrungen als Psychiater und Gerichtsarzt bin ich mir klar bewusst, nur Unvollkommenes bieten zu können.

Die Wichtigkeit des Gegenstands für das öffentliche Wohl und speciell für das Forum gebietet gleichwohl, dass er wissenschaftlich untersucht werde. Nur wer als Gerichtsarzt in der Lage war, über Mitmenschen, deren Leben, Freiheit und Ehre auf dem Spiel stand, sein Urtheil abgeben zu müssen, und sich der Unvollkommenheit unserer Kenntnisse auf dem pathologischen Gebiet des Sexuallebens in peinlicher Weise klar wurde, vermag die Bedeutung eines Versuchs, zu leitenden Gesichtspunkten zu gelangen, voll zu würdigen.

Jedenfalls kommen auf dem Gebiet der sexuellen Delikte noch

---

[1]) Hartmann's philosophische Anschauung von der Liebe in „Philosophie des Unbewussten“, Berlin 1869, p. 583, ist folgende: Die Liebe verursacht mehr Schmerz als Lust. Die Lust ist nur illusorisch. Die Vernunft würde gebieten, die Liebe zu meiden, wenn nicht der fatale Geschlechtstrieb wäre — ergo wäre es am besten, wenn man sich castriren liesse. Dieselbe Anschauung minus der Consequenz findet sich schon bei Schopenhauer: „Die Welt als Wille und Vorstellung“, 3. Aufl., Bd. 2. p. 586 u. ff.

die irrigsten Anschauungen zum Ausdrucke und werden die fehlerhaftesten Urtheile geschöpft, gleichwie die Strafgesetzbücher und die öffentliche Meinung von ihnen beeinflusst erscheinen.

Wer die Psychopathologie des sexualen Lebens zum Gegenstand einer wissenschaftlichen Abhandlung macht, sieht sich einer Nachtseite menschlichen Lebens und Elends gegenübergestellt, in deren Schatten das glänzende Götterbild des Dichters zur scheusslichen Fratze wird und die Moral und Aesthetik an dem „Ebenbild Gottes“ irre werden möchten.

Es ist das traurige Vorrecht der Medicin und speciell der Psychiatrie, dass sie beständig die Kehrseite des Lebens, menschliche Schwäche und Armseligkeit, schauen muss.

Vielleicht gewinnt sie einen Trost in dem schweren Beruf und entschädigt sie den Ethiker und Aesthetiker, indem sie auf krankhafte Bedingungen vielfach zurückzuführen vermag, was den ethischen und ästhetischen Sinn beleidigt. Damit übernimmt sie die Ehrenrettung der Menschheit vor dem Forum der Moral und der Einzelnen vor ihren Richtern und Mitmenschen. Pflicht und Recht der medicinischen Wissenschaft zu diesen Studien erwächst ihr aus dem hohen Ziel aller menschlichen Forschung nach Wahrheit.

Der Verfasser macht den Ausspruch Tardieu's (Des attentats aux moeurs): „Aucune misère physique ou morale, aucune plaie, quelque corrompue qu'elle soit, ne doit effrayer celui qui s'est voué à la science de l'homme et le ministère sacré du médecin, en l'obligeant à tout voir, lui permet aussi de tout dire“ zu dem seinigen.

Die folgenden Blätter wenden sich an die Adresse von Männern ernster Forschung auf dem Gebiet der Naturwissenschaft und der Jurisprudenz. Damit jene nicht Unberufenen als Lektüre dienen, sah sich der Verfasser veranlasst, einen nur dem Gelehrten verständlichen Titel zu wählen, sowie, wo immer möglich, in terminis technicis sich zu bewegen. Ausserdem erschien es geboten, einzelne besonders anstössige Stellen statt in deutscher, in lateinischer Sprache zu geben.

Möge der Versuch, über ein bedeutsames Lebensgebiet dem Arzt und Juristen Aufschlüsse zu bieten, wohlwollende Aufnahme finden und eine wirkliche Lücke in der Literatur ausfüllen, die, ausser einzelnen Aufsätzen und Casuistik, nur die Theilgebiete behandelnden Schriften von Moreau und Tarnowsky aufweist.

Vorwort zur siebenten Auflage.

Die vorliegende siebente Auflage ist aus der Vereinigung der 6. Auflage der gleichen Schrift und der 2. Auflage der „Neuen Forschungen auf dem Gebiet der Psychopathia sexualis“ entstanden.

Sie bietet zum erstenmale eine eingehende wissenschaftliche Darstellung der Thatsachen des „Sadismus“, „Masochismus“ und „Fetischismus“, und dürfte über diesen dunkelsten, hochinteressanten und forensisch nicht unwichtigen Theil der sexuellen Psychopathologie manches Licht verbreiten.

Erfreulicherweise steht der Verf. in seinem Bestreben, dem Pädagogen, dem Kliniker, dem Gerichtsarzt und dem Richter das psychische Gebiet der Pathologie des Sexuallebens zu klären, seit einigen Jahren nicht mehr allein da. Den Forschungen in- und ausländischer Gelehrten wurde gewissenhaft Rechnung getragen, und es wird kaum einen Abschnitt des Buches geben, in welchem der Kenner desselben nicht zahlreiche Zusätze aus der Literatur und aus der eigenen Beobachtung und Forschung des Verf. finden wird.

Gänzlich umgearbeitet sind die Abschnitte über Sadismus. Masochismus und Fetischismus. Beachtenswerthe Zusätze finden sich in der psychologischen Einleitung über die Beziehungen zwischen religiösem und sexuellem Gebiet, sowie über Fetischismus, im forensischen Theil über Exhibitionismus. Auch sind in dem letzteren einige gerichtliche Gutachten verwerthet, für deren Mittheilung ich Herrn Landgerichtsarzt Dr. Kautzner in Graz, meinem langjährigen Collegen in foro, zu grossem Dank verpflichtet bin.

Neue, weder in der 6. Auflage der „Psychopathia sexualis“ noch der 2. der „Neuen Forschungen“ enthaltene Beobachtungen sind die Nr. 27. 36. 45. 57. 80. 87. 88. 90. 93. 109. 141. 176. 177. 178. 179. 180. 181. 182. 183. 184. 185. 188. 190. 191. dieses Buches.

Möge auch diese Auflage die freundliche Aufnahme, deren sich die vorausgehenden zu erfreuen hatten, finden und im Dienst der Wissenschaft, des Rechts und der Humanität Nutzen bringen!

Wien, 15. December 1891.

Der Verfasser.

Inhalt.

I. Fragmente einer Psychologie des Sexuallebens.

Die Fortpflanzung des Menschengeschlechts ist nicht dem Zufall oder der Laune der Individuen anheimgegeben, sondern durch einen Naturtrieb gewährleistet, der allgewaltig, übermächtig nach Erfüllung verlangt. In der Befriedigung dieses Naturdrangs ergeben sich nicht nur Sinnengenuss und Quellen körperlichen Wohlbefindens, sondern auch höhere Gefühle der Genugthuung, die eigene, vergängliche Existenz durch Vererbung geistiger und körperlicher Eigenschaften in neuen Wesen über Zeit und Raum hinaus fortzusetzen. In der grobsinnlichen Liebe, in dem wollüstigen Drang, den Naturtrieb zu befriedigen, steht der Mensch auf gleicher Stufe mit dem Thier, aber es ist ihm gegeben, sich auf eine Höhe zu erheben, auf welcher der Naturtrieb ihn nicht mehr zum willenlosen Sklaven macht, das mächtige Fühlen und Drängen höhere, edlere Gefühle weckt, die, unbeschadet ihrer sinnlichen Entstehungsquelle, eine Welt des Schönen, Erhabenen, Sittlichen erschliessen.

Auf dieser Stufe steht der Mensch über dem Trieb der Natur und schöpft aus der unversieglichen Quelle Stoff und Anregung zu höherem Genuss, zu ernster Arbeit und Erreichung idealer Ziele. Mit Recht bezeichnet Maudsley (Deutsche Klinik 1873, 2, 3) die geschlechtliche Empfindung als die Grundlage für die Entwicklung der socialen Gefühle. „Wäre der Mensch des Fortpflanzungstriebes beraubt und alles Dessen, was geistig daraus entspringt, so würde so ziemlich alle Poesie und vielleicht auch die ganze moralische Gesinnung aus seinem Leben herausgerissen sein."

Jedenfalls bildet das Geschlechtsleben den gewaltigsten Factor im individuellen und im socialen Dasein, den mächtigsten Impuls zur Bethätigung der Kräfte, zur Erwerbung von Besitz, zur Gründung eines häuslichen Herdes, zur Erweckung altruistischer Gefühle, zunächst gegen eine Person des anderen Geschlechts, dann gegen die Kinder und im weiteren Sinne gegenüber der gesammten menschlichen Gesellschaft.

So wurzelt in letzter Linie alle Ethik, vielleicht auch ein guter Theil Aesthetik und Religion in dem Vorhandensein geschlechtlicher Empfindungen.

Wie das sexuale Leben die Quelle der höchsten Tugenden werden kann, bis zur Aufopferung des eigenen Ich, so liegt in seiner sinnlichen Macht die Gefahr, dass es zur mächtigen Leidenschaft ausarte und die grössten Laster entwickle.

Als entfesselte Leidenschaft gleicht die Liebe einem Vulkan, der Alles versengt, verzehrt, einem Abgrund, der Alles verschlingt — Ehre, Vermögen, Gesundheit.

Von hohem psychologischem Interesse erscheint es, die Entwicklungsphasen zu verfolgen, durch welche im Lauf der Culturentwicklung der Menschheit das Geschlechtsleben bis zu heutiger Sitte und Gesittung hindurchgegangen ist [1]). Auf primitiver Stufe erscheint die Befriedigung sexueller Bedürfnisse der Menschen wie die der Thiere. Der geschlechtliche Akt entzieht sich nicht der Oeffentlichkeit, und Mann und Weib scheuen sich nicht, nackt zu gehen. Auf dieser Stufe sehen wir (vgl. Ploss, Das Weib, 1884, p. 196 u. ff.) heute noch wilde Völker, wie z. B. die Australier, Polynesier, Malayen der Philippinen. Das Weib ist Gemeingut der Männer, temporäre Beute des Mächtigsten, Stärksten. Dieser strebt nach den schönsten Individuen des anderen Geschlechts und erfüllt damit instinktiv eine Art geschlechtlicher Zuchtwahl.

Das Weib ist eine bewegliche Sache, eine Waare, ein Gegenstand des Kaufs, Tauschs, der Schenkung, ein Werkzeug des Sinnengenusses, der Arbeit. Den Anfang einer Versittlichung des Geschlechtslebens bildet das Auftreten eines Schamgefühls bezüglich der Kundgebung und Bethätigung des Naturtriebs der Gesellschaft gegenüber und die Schamhaftigkeit im Verkehr der Geschlechter. Daraus entsprang das Bestreben, die Schamtheile zu verhüllen („Sie erkannten, dass sie nackt waren") und sexuelle Akte abseits zu vollziehen.

---

[1]) Vgl. Lombroso, Der Verbrecher, übers. von Fränkel p. 38 u. ff.

Die Entwicklung dieser Culturstufe wird begünstigt durch Kälte des Klima's und das dadurch geweckte Bedürfniss nach allseitiger Bedeckung des Körpers. Daraus erklärt es sich zum Theil, dass bei nordischen Völkern die Schamhaftigkeit anthropologisch früher nachzuweisen ist als bei südlichen.

Ein weiteres Moment in der culturellen Entwicklung des Sexuallebens ergibt sich damit, dass das Weib aufhört, bewegliche Sache zu sein. Es wird eine Person, und wenn auch lange noch social tief unter den Mann gestellt, entwickelt sich doch die Anschauung, dass dem Weibe ein Verfügungsrecht über sich und seine Liebesgunst zustehe.

Damit wird es Gegenstand der Bewerbung des Mannes. Zu dem roh sinnlichen Gefühle geschlechtlicher Bedürfnisse gesellen sich Anfänge ethischer Empfindungen. Der Trieb wird durchgeistigt. Die Weibergemeinschaft hört auf. Die geschlechtlich differenten Einzelwesen fühlen sich durch geistige und körperliche Vorzüge zu einander hingezogen und erweisen nur einander Liebesgunst. Auf dieser Stufe hat das Weib ein Gefühl, dass seine Reize nur dem Manne seiner Neigung gehören und ein Interesse daran, sie Anderen gegenüber zu verhüllen. Damit sind neben der Schamhaftigkeit die Grundlagen der Keuschheit und der sexuellen Treue — solange der Liebesbund dauert — gegeben.

Um so früher erreicht das Weib diese sociale Stufe da, wo mit dem Sesshaftwerden der Menschen aus früherem Nomadenleben ihnen ein Heim, ein Haus ersteht und für den Mann sich das Bedürfniss ergibt, eine Lebensgefährtin für die Hauswirthschaft, eine Hausfrau in dem Weibe zu besitzen.

Diese Stufe haben unter den Völkern des Orients früh die alten Aegypter, die Israeliten und die Griechen, unter den Völkern des Abendlands die Germanen erreicht. Ueberall auf dieser Stufe findet sich die Werthschätzung der Jungfräulichkeit, Keuschheit, Schamhaftigkeit und sexuellen Treue, im Gegensatz zu anderen Völkern, die die Hausgenossin dem Gastfreund zum sexuellen Genusse bieten.

Dass diese Stufe der Versittlichung des sexuellen Lebens eine ziemlich hohe ist und viel später als manche andere culturelle Entwicklungsformen, z. B. ästhetische, sich einstellt, lehren die Japanesen, bei denen es Sitte ist, ein Weib nur zu ehelichen, nachdem es jahrelang in Theehäusern, die die Stelle der europäischen Prostitutionshäuser vertreten, gelebt hat, und bei denen das Nacktgehen des weiblichen Geschlechts nichts Anstössiges ist. Jedenfalls kann sich bei den Japanesen jedes unverheirathete Weib prostituiren, ohne an seinem Werth als künftige Frau Einbusse zu erleiden, wohl ein Beweis, dass bei diesem merkwürdigen Volke das Weib in der Ehe nur Genuss-, Procreations- und Arbeitswerth, aber keinen ethischen Werth besitzt.

Die Versittlichung des sexuellen Verkehrs erfuhr ihren mächtigsten Impuls durch das Christenthum, indem es das Weib auf gleiche sociale Stufe mit dem Manne erhob und den Liebesbund zwischen Mann und Weib zu einer religiös-sittlichen Institution gestaltete [1]). Damit war der Thatsache entsprochen, dass die Liebe

---

[1]) Diese allgemeine und auch von vielen Culturhistorikern aufgestellte Meinung bedarf aber einer Einschränkung, insofern der symbolische und sakramentale Charakter der Ehe erst vom Concil zu Trient klar und deutlich ausgesprochen wurde, wenn auch es von jeher im Geist des Christenthums lag, dass das Weib aus seiner inferioren Stellung, die es in der alten Welt und im alten Testament einnahm, befreit und erhoben werden sollte.

Dass dies so spät wirklich geschah, erklärt sich zum Theil wohl aus den Traditionen der Genesis von der secundären Schöpfung des Weibes aus der Rippe des Mannes, von seiner Rolle beim Sündenfall und dem dafür erfolgten Fluche „dein Wille soll dem Manne unterthan sein". Indem der Sündenfall der Grundstein des kirchlichen Lehrgebäudes wurde, für den die hl. Schrift des alten Testaments das Weib verantwortlich gemacht hatte, musste die sociale Stellung der Frau so lange verkümmert bleiben, bis der Geist des Christenthums über Tradition und Scholastik den Sieg gewann.

Bemerkenswerth ist, dass die Evangelien mit Ausnahme des Verbots der Verstossung (Math. 19. 9) keine Stelle zu Gunsten der Frau enthalten. Die Milde gegen die Ehebrecherin und die büssende Magdalena berührt die Stellung der Frau an und für sich nicht. Eindringlich erklären geradezu die Paulini'schen Briefe, dass an der Stellung des Weibes nichts geändert werden soll (II. Korinther 11. 3—12; Epheser 5. 22 „die Weiber seien unterthan ihren Männern" und 23 „das Weib fürchte den Mann").

Wie sehr die Kirchenväter durch Eva's Schuld gegen das Weib präoccupirt sind, lehren Stellen bei Tertullian: „Weib, du solltest stets in Trauer und Lumpen gehen, deine Augen voll Thränen. Du hast das Menschengeschlecht zu Grunde gerichtet!" Der hl. Hieronymus ist gar schlecht auf das Weib zu sprechen. Er sagt: „Das Weib ist die Pforte des Teufels, der Weg des Unrechts, der Stachel des Skorpions" (de cultu feminarum 1. 1).

Das kanonische Recht erklärt: Nur der Mann ist nach dem Ebenbilde Gottes erschaffen, nicht das Weib; deshalb soll das Weib ihm dienen und seine Magd sein!

Das Provincialconcil von Macon im 6. Jahrhundert debattirte ernstlich darüber, ob das Weib überhaupt eine Seele habe.

Die Wirkung dieser Ansichten der Kirche auf die Völker, welche das Christenthum annahmen, war eine entsprechende. Bei den Germanen wurde

des Menschen auf höherer Civilisationsstufe nur eine monogamische sein kann und sich auf einen dauernden Vertrag stützen muss. Mag auch die Natur bloss Fortpflanzung fordern, so kann ein Gemeinwesen (Familie oder Staat) nicht bestehen ohne Garantie, dass das Erzeugte physisch, moralisch und intellectuell gedeihe. Durch die Gleichstellung des Weibes mit dem Manne, durch die Statuirung der monogamischen Ehe und ihre Festigung durch rechtliche, religiöse und sittliche Bande erwuchs den christlichen Völkern eine geistige und materielle Superiorität über die polygamischen Völker, speciell über den Islam.

Wenn auch Mohamed das Weib in seiner Stellung als Sklavin und Werkzeug des Sinnengenusses zu heben, social und ehelich auf eine höhere Stufe zu stellen bestrebt war, so blieb dasselbe in der islamitischen Welt dennoch tief unter den Mann gestellt, dem allein die Ehescheidung möglich und überdies sehr leicht gemacht war.

Unter allen Umständen schloss der Islam das Weib von der Bethätigung am öffentlichen Leben aus und hinderte damit seine intellectuelle und sittliche Fortentwicklung. Dadurch blieb das muselmannische Weib wesentlich Mittel zum Sinnengenuss und zur Erhaltung der Race, während die Tugenden und Fähigkeiten des christlichen Weibes als Hausfrau, Erzieherin der Kinder, gleichberechtigte Gefährtin des Mannes, sich herrlich entfalten konnten. So stellt sich der Islam mit seiner Polygamie und seinem Haremleben in grellen Contrast zur Monogamie und dem Familienleben der christlichen Welt.

Derselbe Contrast macht sich bei einem Vergleich der beiden Religionen auch bezüglich der Vorstellungen vom Jenseits geltend, das dem christlichen Gläubigen unter dem Bilde eines von aller

---

nach der Annahme des neuen Glaubens aus den obigen Gründen das Wehrgeld der Frauen — der naive Ausdruck ihres Werthes — herabgesetzt (J. Falke, Die ritterliche Gesellschaft. Berlin 1862 p. 49). Ueber die Schätzung beider Geschlechter bei den Juden s. III. Mosis 27. 3—4.

Auch die Polygamie, im alten Testament (Deuteronom. 21. 15) ausdrücklich anerkannt, wird im neuen nirgends ausdrücklich aufgehoben. Thatsächlich haben christliche Fürsten (z. B. merovingische Könige wie Chlotar I., Charibert I., Pippin I. und viele vornehme Franken) in Polygamie gelebt, wogegen die Kirche damals noch nichts einzuwenden hatte (Weinhold, Die deutschen Frauen im Mittelalter II. p. 15): vgl. auch „Unger, Die Ehe“ etc. und das vorzügliche Werk von Louis Bridel „La femme et le droit“, Paris 1884.

irdischen Sinnlichkeit befreiten, rein geistige Wonnen verheissenden Paradieses sich darstellt, während die Phantasie des Muselmanns in Bildern eines wollüstigen Haremlebens mit herrlichen Houris sich das Jenseits ausmalt.

Trotz aller Hülfen, die Religion, Gesetz, Erziehung und Sitte dem Culturmenschen in der Zügelung seiner sinnlichen Triebe angedeihen lassen, läuft derselbe jederzeit Gefahr, von der lichten Höhe reiner und keuscher Liebe in den Sumpf gemeiner Wollust herabzusinken.

Um sich auf jener Höhe zu behaupten, bedarf es eines beständigen Kampfes zwischen Naturtrieb und guter Sitte, zwischen Sinnlichkeit und Sittlichkeit. Nur willensstarken Charakteren ist es gegeben, sich ganz von der Sinnlichkeit zu emancipiren und jener reinen Liebe theilhaftig zu werden, aus der die edelsten Freuden menschlichen Daseins erblühen.

Man kann darüber streiten, ob die Menschheit im Verlauf der letzten Jahrhunderte sittlicher geworden ist. Zweifelsohne ist sie schamhafter geworden, und diese civilisatorische Erscheinung des Verbergens sinnlich-thierischer Bedürfnisse ist wenigstens eine Concession, welche das Laster der Tugend macht.

Aus der Lektüre des Werkes von Scherr (Deutsche Culturgeschichte) wird Jeder den Eindruck gewinnen, dass unsere sittlichen Anschauungen gegenüber denen des Mittelalters geläuterte geworden sind, wenn auch zugegeben werden muss, dass vielfach an die Stelle früherer Unfläthigkeit und Rohheit des Ausdrucks nur feinere Sitten ohne grössere Sittlichkeit getreten sind.

Vergleicht man weiter aus einander liegende Zeitabschnitte und Culturperioden, so kann kein Zweifel obwalten, dass die öffentliche Moral, trotz episodischer Rückschläge, einen unaufhaltsamen Aufschwung innerhalb der Culturentwicklung nimmt und dass einen der mächtigsten Hebel auf der Bahn des sittlichen Fortschritts das Christenthum darstellt.

Wir sind heutzutage doch weit erhaben über jene sexuellen Zustände, wie sie sich in dem sodomitischen Götterglauben, dem Volksleben, der Gesetzgebung und den religiösen Uebungen der alten Griechen ausprägten, ganz zu schweigen von dem Phallus- und Priapuskult der Athener und Babylonier, von den Bacchanalien des alten Roms und der bevorzugten öffentlichen Stellung, welche die Hetären bei jenen Völkern einnahmen.

Innerhalb des langsamen, oft unmerklichen Aufschwungs, welchen menschliche Sitte und Gesittung nimmt, zeigen sich Schwankungen, Fluktuationen, gleichwie im individuellen Dasein die sexuale Seite ihre Ebbe und Fluth aufweist.

Episoden des sittlichen Niedergangs im Leben der Völker fallen jeweils zusammen mit Zeiten der Verweichlichung, der Ueppigkeit und des Luxus. Diese Erscheinungen sind nur denkbar mit gesteigerter Inanspruchnahme des Nervensystems, das für das Plus an Bedürfnissen aufkommen muss. Im Gefolge überhandnehmender Nervosität erscheint eine Steigerung der Sinnlichkeit, und indem sie zu Ausschweifungen der Massen des Volks führt, untergräbt sie die Grundpfeiler der Gesellschaft, die Sittlichkeit und Reinheit des Familienlebens. Sind durch Ausschweifung, Ehebruch, Luxus jene unterwühlt, dann ist der Zerfall des Staatslebens, der materielle, moralische, politische Ruin eines solchen unvermeidlich. Warnende Beispiele in dieser Hinsicht sind der römische Staat, Griechenland, Frankreich unter Louis XIV. und XV.[1]). In solchen Zeiten des staatlichen und sittlichen Verfalls traten vielfach geradezu monströse Verirrungen des sexuellen Trieblebens auf, die jedoch zum Theil auf psycho- oder wenigstens neuro-pathologische Zustände in der Bevölkerung sich zurückführen lassen.

Dass die Grossstädte Brutstätten der Nervosität und entarteten Sinnlichkeit sind, ergibt sich aus der Geschichte von Babylon, Ninive, Rom, gleichwie aus den Mysterien des modernen grossstädtischen Lebens. Bemerkenswerth ist die Thatsache, welche aus der Lektüre des Ploss'schen Werks hervorgeht, nämlich, dass Verirrungen des Geschlechtstriebs (ausser bei den Aleuten, ferner in Gestalt von Masturbation bei den Orientalinnen und den Nama-Hottentottinen) bei un- oder halbcivilisirten Völkern nicht vorkommen[2]).

Die Erforschung des sexuellen Lebens des Individuums hat mit dessen Entwicklung in der Pubertät zu beginnen und dasselbe in seinen verschiedenen Phasen bis zum Erlöschen sexualer Empfindungen zu verfolgen.

Schön schildert Mantegazza in seiner „Physiologie der Liebe“ das Sehnen und Drängen des erwachenden Geschlechtslebens, von

---

[1]) Vgl. Friedländer, Sittengeschichte Roms. Wiedemeister, Der Cäsarenwahnsinn. Suetonius. Moreau, Des aberrations du sens génésique.

[2]) Diese Angaben stehen aber im Widerspruch mit Friedreich (Hdb. d. gerichtsärztl. Praxis 1643, I. p. 271), nach welchem Päderastie bei den Wilden Amerikas sehr häufig vorkommen soll, ferner mit Lombroso (op. cit. p. 42).

dem Ahnungen, unklare Empfindungen und Dränge aber weit über die Epoche der Pubertätsentwicklung zurückreichen. Diese Epoche ist wohl die psychologisch bedeutsamste. An dem reichen Zuwachs an Gefühlen und Ideen, welche sie weckt, lässt sich die Bedeutung des sexuellen Factors für das psychische Leben überhaupt ermessen.

Jene anfangs dunklen, unverständlichen Dränge, entstanden aus den Empfindungen, welche bisher unentwickelte Organe im Bewusstsein wachriefen, gehen mit einer mächtigen Erregung des Gefühlslebens einher. Die psychologische Reaktion des Sexualtriebs in der Pubertät gibt sich in mannigfachen Erscheinungen kund, denen nur gemeinsam der affektvolle Zustand der Seele ist und der Drang, den fremdartigen Gemüthsinhalt in irgend einer Form auszuprägen, zu objektiviren. Naheliegende Gebiete sind die Religion und die Poesie, die selbst, nachdem die Zeit der sexuellen Entwicklung vorüber und jene ursprünglich unverstandenen Stimmungen und Dränge abgeklärt sind, mächtige Förderungen aus der sexualen Welt erfahren. Wer daran zweifeln wollte, möge bedenken, wie oft religiöse Schwärmerei im Pubertätsalter vorkommt, wie häufig in dem Leben der Heiligen [1]) sexuelle Anfechtungen sind und in welch widerliche Scenen, wahre Orgien, die religiösen Feste der alten Welt, nicht minder die Meetings gewisser Sekten

[1]) Vgl. Friedreich, gerichtl. Psychologie p. 389, der zahlreiche Beispiele gesammelt hat. So quälte die Nonne Blanbekin unaufhörlich der Gedanke, was aus dem Theil geworden sein möge, der bei der Beschneidung Christi verloren ging.

Die von Papst Pius II. selig gesprochene Veronica Juliani nahm aus Andacht zum göttlichen Lämmlein ein irdisches Lämmlein ins Bett, küsste das Lamm, liess es an ihren Brüsten saugen und gab auch einige Tropfen Milch von sich.

Die hl. Catharina von Genua litt oft an einer solchen inneren Hitze, dass sie, um sich abzukühlen, sich auf die Erde legte und schrie: „Liebe, Liebe, ich kann nicht mehr!" Dabei fühlte sie eine besondere Zuneigung zu ihrem Beichtvater. Eines Tages führte sie dessen Hand an ihre Nase und empfand dabei einen Geruch, der ihr ins Herz drang, „einen himmlischen Geruch, dessen Annehmlichkeit Todte erwecken könnte."

Von einer ähnlichen Brunst waren die hl. Armelle und die hl. Elisabeth vom Kinde Jesu gequält. Bekannt sind die Versuchungen des hl. Antonius von Padua. Bezeichnend ist ein altes Gebet: „O dass ich dich gefunden hätt', holdseligster Emanuel, o hätt' ich dich in meinem Bett, des freute sich mein Leib und Seel. Komm, kehre willig bei mir ein; mein Herz soll deine Kammer sein!"

der Neuzeit ausarteten, ganz zu geschweigen der wollüstigen Mystik, die in den Culten der alten Völker sich findet. Umgekehrt sehen wir, dass nicht befriedigte Sinnlichkeit gar häufig in religiöser Schwärmerei ein Aequivalent sucht und findet [1]).

Aber auch auf unzweifelhaft psychopathologischem Gebiet zeigt sich diese Beziehung zwischen religiösem und sexuellem Fühlen. Es genüge der Hinweis auf die mächtig sich geltend machende Sinnlichkeit in den Krankengeschichten vieler religiös Wahnsinnigen, auf die bunte Vermischung von religiösem und sexuellem Delir, wie sie in Psychosen so vielfach beobachtet wird (z. B. bei maniakalischen Weibern, die sich für die Muttergottes und Gottesgebärerin halten), aber ganz besonders bei Psychosen auf masturbatorischer Grundlage; endlich der Hinweis auf die wollüstig grausamen Selbstkasteiungen, Verletzungen, Selbstentmannungen, sogar Kreuzigungen auf Grund eines krankhaften geschlechtlich religiösen Fühlens.

Ein Versuch, die psychologischen Beziehungen zwischen Religion und Liebe zu erklären, stösst auf Schwierigkeiten. Analogien bieten sich in grosser Zahl.

Das Gefühl der sexuellen Neigung und das religiöse Gefühl (als psychologische Thatsache betrachtet) bestehen beide aus je 2 Elementen.

Auf religiösem Gebiet ist das primäre das Gefühl der Abhängigkeit, eine Thatsache, die Schleiermacher erkannt hat, lange bevor die neuere anthropologische und ethnographische Forschung, auf Grund der Beobachtung primitiver Zustände, zu demselben Resultat gelangt ist. Erst auf höherer Culturstufe tritt das zweite und eigentliche ethische Element — die Liebe zur Gottheit — in das religiöse Gefühl ein. An die Stelle der bösen Dämonen der Naturvölker traten die doppelseitigen, bald gütigen, bald zürnenden Gestalten complicirterer Mythologien, bis endlich der allgütige Gott als Spender des ewigen Heils verehrt wird, gleichviel ob dies von Jehovah als Wohlergehen auf Erden, von Allah als physisches Wohlergehen, im Paradiese gespendet, vom Christen als ewige Seligkeit im Himmel, vom Buddhisten als Nirwana erhofft wird.

In der geschlechtlichen Neigung ist die Liebe, die Erwartung einer überschwenglichen Seligkeit, das primäre Element. Secundär tritt das Gefühl der Abhängigkeit hinzu. Dieses besteht zwar im Keim für beide Theile, insofern der andere Theil sich versagen kann; es ist aber in der Regel nur im Weibe, infolge seiner passiven Rolle bei der Fortpflanzung und socialer Verhältnisse, stärker ausgebildet; ausnahmsweise ist dies auch bei Männern mit zum weiblichen neigendem psychischem Typus der Fall.

Die Liebe ist in beiden Gebieten, dem religiösen und dem sexuellen, eine mystische und transcendente, d. h. es tritt bei der Geschlechtsliebe das

---

[1]) Vgl. Friedreich, Diagnostik der psych. Krankheiten p. 247 u. ff. Neumann, Lehrb. d. Psychiatrie p. 80.

eigentliche Ziel des Triebes, die Propagation der Gattung, nicht ins Bewusstsein, und die Stärke des Impulses ist mächtiger, als irgend eine ins Bewusstsein gelangende Befriedigung rechtfertigen könnte. Auf religiösem Gebiete aber ist das erstrebte Gut und das geliebte Wesen seiner Natur nach so beschaffen, dass es nicht in die empirische Erkenntniss eingehen kann. Beide seelische Vorgänge lassen deshalb der Phantasie den weitesten Spielraum.

Beide haben aber auch einen „unendlichen“ Gegenstand, insofern die Seligkeit, welche der Geschlechtstrieb vorspiegelt, gegenüber allen anderen Lustgefühlen als unvergleichbar und unmessbar erscheint, und das Gleiche von den versprochenen Seligkeiten des Glaubens gilt, die als zeitlich und qualitativ unendlich vorgestellt werden.

Aus der Uebereinstimmung beider Bewusstseinszustände bezüglich der Grösse ihres Gegenstandes folgt, dass sie beide oft zu unwiderstehlicher Macht anwachsen und alle Gegenmotive vor sich niederwerfen. Aus ihrer Aehnlichkeit bezüglich der Unfassbarkeit ihres eigentlichen Gegenstandes folgt, dass sie beide leicht in eine vage Schwärmerei übergehen, in welcher die Lebhaftigkeit des Gefühls die Deutlichkeit und Constanz der Vorstellungen bei weitem überwiegt. In dieser Schwärmerei spielt in beiden Fällen neben der Erwartung eines unfassbaren Glückes das Bedürfniss schrankenloser Unterwerfung eine Rolle.

Aus dieser mehrfachen Uebereinstimmung beider Schwärmereien erklärt sich, dass bei starken Intensitätsgraden die eine für die andere vicariirend eintreten kann, oder eine neben der anderen auftaucht, da jede starke Hebung eines Elementes im Seelenleben die Umgebung mithebt. Das gleichbleibende Gefühl ruft also von den beiden Vorstellungskreisen, mit welchen es verknüpft ist, bald den einen, bald den andern ins Bewusstsein. Beide seelische Erregungen können aber auch in den Trieb zur (activ geübten oder passiv erduldeten) Grausamkeit umschlagen.

Innerhalb des religiösen Lebens kömmt es dazu durch das Opfer. Dieses wird zuerst mit der Vorstellung dargebracht, dass es von der Gottheit materiell genossen wird, dann, dass es ihr zu Ehren, als Zeichen der Unterwerfung, als Tribut, dargebracht wird, endlich dass die Sünde und Verschuldung gegen die Gottheit getilgt und die Seligkeit erworben wird.

Besteht das Opfer aber, wie in allen Religionen vorkömmt, in einer Selbstpeinigung, so dient es bei religiös sehr erregbaren Naturen nicht nur als Symbol der Unterwerfung und als ein Aequivalent im Tausch gegenwärtiger Unlust gegen künftige Lust, sondern Alles, was als von der unendlich geliebten Gottheit kommend gedacht wird, was auf ihren Befehl oder ihr zu Ehren geschieht, wird direct als Lust empfunden. Die religiöse Schwärmerei führt dann zur Ekstase, zu einem Zustand, in dem das Bewusstsein derart von psychischen Lustgefühlen präoccupirt ist, dass die Vorstellung der erduldeten Misshandlung nur ohne ihre Schmerzqualität appercipirt werden kann.

Auch activ kann die Exaltation der religiösen Schwärmerei zur Freude an der Opferung Anderer führen, wenn das Mitleid mit fremdem Schmerz von religiösen Lustgefühlen übercompensirt wird.

Dass es auf dem Gebiete des Geschlechtslebens zu ähnlichen Erscheinungen kommen kann, zeigt der Sadismus und ganz besonders der Masochismus (s. u.).

So lässt sich die oft constatirte Verwandtschaft von Religion, Wollust und Grausamkeit[1]) etwa auf die folgende Formel bringen: Religiöser und sexueller Affectzustand zeigen auf der Höhe ihrer Entwicklung Uebereinstimmung im Quantum und Quale der Erregung und können deshalb unter geeigneten Verhältnissen vicariiren. Beide können unter pathologischen Bedingungen in Grausamkeit umschlagen.

Nicht minder einflussreich erweist sich der sexuelle Factor auf die Weckung ästhetischer Gefühle. Was wäre die bildende Kunst und die Poesie ohne sexuelle Grundlage! In der (sinnlichen) Liebe gewinnt sie jene Wärme der Phantasie, ohne die eine wahre Kunstschöpfung nicht möglich ist, und in dem Feuer sinnlicher Gefühle erhält sich ihre Gluth und Wärme. Damit begreift sich, dass die grossen Dichter und Künstler sinnliche Naturen sind.

Diese Welt der Ideale eröffnet sich mit dem Auftreten sexueller Entwicklungsvorgänge. Wer in dieser Lebensperiode nicht für Grosses, Edles, Schönes sich begeistern konnte, bleibt ein Philister sein Leben lang. Schmiedet doch selbst der nicht zum Dichter Veranlagte in dieser Epoche Verse!

Auf der Gränze physiologischer Reaktion stehen Vorgänge in der Pubertätsentwicklung, wo jene unklaren, sehnsüchtigen Stimmungen sich in selbst- und weltschmerzlichen Anwandlungen bis zum Taedium vitae ausprägen, vielfach mit Lust, Anderen wehe zu thun (schwache Analogien eines psychologischen Zusammenhangs zwischen Wollust und Grausamkeit), einhergehen.

Die Liebe der ersten Jugend hat einen romantischen idealisirenden Zug. Sie verklärt den Gegenstand der Liebe bis zur Apotheose. In ihren ersten Anfängen ist sie eine platonische und wendet sich gern Gestalten der Poesie, Geschichte zu. Mit Erwachen der Sinnlichkeit läuft sie Gefahr, ihre idealisirende Macht auf Personen des anderen Geschlechts zu übertragen, die geistig, körperlich und social nichts weniger als hervorragend sind. Daraus können Mesalliancen, Entführungen, Fehltritte entstehen mit der ganzen Tragik der leidenschaftlichen Liebe, die in Conflict geräth mit den Satzungen der Sitte und Herkunft und zuweilen im Selbstmord oder Doppelselbstmord ihren düsteren Abschluss findet.

---

[1]) Dieses Trivium findet seinen Ausdruck nicht nur in den oben geschilderten Erscheinungen des wirklichen Lebens, sondern auch in der frömmelnden Literatur und selbst in der bildenden Kunst sinkender Zeiten. Berüchtigt in dieser Beziehung ist z. B. die Gruppe der hl. Theresa von Bernini, die in „hysterischer Ohnmacht auf eine Marmorwolke sinkt, während ein verbuhlter Engel ihr den Pfeil (der göttlichen Liebe) ins Herz schleudert“ (Lübke).

Die allzu sinnliche Liebe kann nie eine dauernde und rechte Liebe sein. Deshalb ist die erste Liebe in der Regel eine höchst flüchtige, weil sie nichts Anderes ist, als das Auflodern einer Leidenschaft, ein Strohfeuer.

Nur diejenige Liebe, welche sich auf die Erkenntniss der sittlichen Vorzüge der geliebten Person stützt, die nicht bloss Freuden gewärtigt, sondern auch Leiden um jener willen zu tragen gewillt ist und für sie Alles aufzuopfern vermag, diese ist die wahre Liebe. Die Liebe des stark veranlagten Menschen scheut vor keiner Schwierigkeit und Gefahr zurück, wenn es gilt, den Besitz der geliebten Person zu erringen und zu behaupten.

Thaten des Heroismus, der Todesverachtung, sind ihre Leistungen. Eine solche Liebe läuft aber Gefahr, nach Umständen zum Verbrechen zu gelangen, wenn die sittliche Grundlage keine feste ist. Ein hässlicher Flecken dieser Liebe ist die Eifersucht. Die Liebe des schwach veranlagten Menschen ist eine sentimentale. Sie führt nach Umständen zu Selbstmord, wenn sie nicht erwiedert wird oder Hindernisse findet, während unter gleichen Verhältnissen der stark Veranlagte zum Verbrecher werden konnte.

Die sentimentale Liebe läuft Gefahr, zur Karikatur zu werden, namentlich da, wo das sinnliche Element kein starkes ist (die Ritter Toggenburg, Don Quixote, viele Minnesänger und Troubadours des Mittelalters).

Solche Liebe hat einen faden, süsslichen Beigeschmack. Sie kann damit geradezu lächerlich werden, während sonst die Aeusserungen dieses mächtigsten Gefühls in der Menschenbrust Mitgefühl, Achtung, Grauen, je nachdem, erwecken.

Vielfach wird jene schwache Liebe auf äquivalente Gebiete gedrängt — auf Poesie, die aber dann eine süssliche ist, auf Aesthetik, die sich als outrirte erweist, auf Religion, in welcher sie der Mystik und religiösen Schwärmerei, bei stärkerer sinnlicher Grundlage dem Sektenwesen bis zum religiösen Wahnsinn, anheimfällt. Von all Dem hat die unreife Liebe des Pubertätsalters etwas an sich. Lesbar aus jener Zeit des Dichtens und Reimens sind nur die Verse des Dichters von Gottes Gnaden.

Bei aller Ethik, deren die Liebe bedarf, um sich zu ihrer wahren und reinen Gestalt zu erheben, bleibt ihre stärkste Wurzel gleichwohl die Sinnlichkeit.

Platonische Liebe ist ein Unding, eine Selbsttäuschung, eine falsche Bezeichnung für verwandte Gefühle.

Insofern die Liebe ein sinnliches Verlangen zur Voraussetzung hat, ist sie nur denkbar normaliter zwischen geschlechtsverschiedenen und zu geschlechtlichem Verkehr fähigen Individuen. Fehlen diese Bedingungen, oder gehen sie verloren, so tritt an die Stelle der Liebe die Freundschaft.

Bemerkenswerth ist die Rolle, welche für die Entstehung und die Erhaltung des Selbstgefühls beim Manne das Verhalten seiner sexuellen Funktionen spielt. An der Einbusse von Männlichkeit und Selbstvertrauen, die der nervenschwache Onanist und der impotent gewordene Mann bieten, lässt sich die Bedeutung jenes Factors ermessen.

Sehr richtig sagt Gyurkovechky (männl. Impotenz, Wien 1889), dass alte und junge Männer sich psychisch wesentlich durch das Verhalten ihrer Potenz unterscheiden, und dass Impotenz Lebensfreude, geistige Frische, Thatkraft, Selbstvertrauen und den Schwung der Phantasie schwer schädigt. Dieser Ausfall ist umso bedeutender, in je jugendlicherem Alter der Mann seine Potenz verliert und je sinnlicher er veranlagt war.

Ein plötzlicher Verlust der Potenz kann hier zu schwerer Melancholie und sogar zu Selbstmord führen, denn für solche Naturen ist Leben ohne Liebe unerträglich.

Aber auch da, wo die Reaktion keine so einschneidende ist, erscheint der in seiner Potenz Getroffene moros, missgünstig, egoistisch, eifersüchtig, philiströs, energielos, von geringem Selbst- und Ehrgefühl, feige.

Analoges sieht man bei den Skopzen, die nach ihrer Entmannung ihren Charakter in pejus ändern.

Noch bedeutsamer äussert sich der Ausfall der Potenz bei gewissen Belasteten im Sinne förmlicher Effeminatio (s. u.).

Psychologisch weniger einschneidend, aber doch merklich ist die Situation bei dem Weibe, das seine geschlechtliche Rolle ausgespielt hat, indem es zur Matrone geworden ist. War die nun historisch gewordene Periode des Geschlechtslebens eine befriedigende, erfreuen Kinder das Herz der alternden Mutter, so kommt ihr der Wechsel ihrer biologischen Persönlichkeit kaum zum Bewusstsein. Anders ist die Situation da, wo Sterilität, oder durch die Umstände auferlegte Abstinenz von dem natürlichen Beruf des Weibes, jenes Glück versagten.

Diese Thatsachen sind geeignet, die Differenzen, welche in der Psychologie des Sexuallebens zwischen Mann und Weib bestehen, die Verschiedenheit des sexuellen Fühlens und Verlangens bei beiden in ein helles Licht zu setzen.

Ohne Zweifel hat der Mann ein lebhafteres geschlechtliches Bedürfniss als das Weib. Folge leistend einem mächtigen Naturtrieb, begehrt er von einem gewissen Alter an ein Weib. Er liebt sinnlich, wird in seiner Wahl bestimmt durch körperliche Vorzüge. Dem mächtigen Drange der Natur folgend, ist er aggressiv und stürmisch in seiner Liebeswerbung. Gleichwohl füllt das Gebot der Natur nicht sein ganzes psychisches Dasein aus. Ist sein Verlangen erfüllt, so tritt seine Liebe temporär hinter anderen vitalen und socialen Interessen zurück.

Anders das Weib. Ist es geistig normal entwickelt und wohlerzogen, so ist sein sinnliches Verlangen ein geringes. Wäre dem nicht so, so müsste die ganze Welt ein Bordell und Ehe und Familie undenkbar sein. Jedenfalls sind der Mann, welcher das Weib flieht, und das Weib, welches dem Geschlechtsgenuss nachgeht, abnorme Erscheinungen.

Das Weib wird um seine Gunst umworben. Es verhält sich passiv. Es liegt dies in seiner sexualen Organisation und nicht bloss in den auf dieser fussenden Geboten der guten Sitte begründet.

Gleichwohl macht sich in dem Bewusstsein des Weibes das sexuelle Gebiet mehr geltend als in dem des Mannes. Das Bedürfniss nach Liebe ist grösser als bei diesem, continuirlich, nicht episodisch, aber diese Liebe ist eine mehr geistige als sinnliche. Während der Mann zunächst das Weib und in zweiter Linie die Mutter seiner Kinder liebt, findet sich im Bewusstsein des Weibes im Vordergrund der Vater ihres Kindes und dann erst der Mann als Gatte. Das Weib wird in der Wahl des Lebensgefährten viel mehr durch geistige als durch körperliche Vorzüge bestimmt. Nachdem es Mutter geworden ist, theilt es seine Liebe zwischen Kind und Gatten. Vor der Mutterliebe schwindet die Sinnlichkeit. In dem ferneren ehelichen Umgang findet die Frau weniger eine sinnliche Befriedigung, als einen Beweis der Liebe und Zuneigung des Gatten.

Das Weib liebt mit ganzer Seele. Liebe ist ihm Leben, dem Manne Genuss des Lebens. Unglückliche Liebe schlägt diesem eine Wunde. Dem Weibe kostet sie das Leben oder wenigstens das Lebensglück. Es wäre eine des Nachdenkens werthe psychologische Streitfrage, ob ein Weib zweimal in seinem Leben wahrhaft lieben kann. Jedenfalls ist die seelische Richtung des Weibes eine monogame, während der Mann zur Polygamie hinneigt.

In der Mächtigkeit sexueller Bedürfnisse liegt die Schwäche des Mannes dem Weibe gegenüber. Er geräth in Abhängigkeit von dem Weibe und zwar um so mehr, je schwächer und sinnlicher er wird. Dies wird er in dem Masse, als er neuropathisch wird. So begreift sich die Thatsache, dass in Zeiten der Erschlaffung und Genusssucht die Sinnlichkeit üppig gedeiht. Dann entsteht aber die Gefahr für die Gesellschaft, dass Maitressen und ihr Anhang den Staat regieren und dieser zu Grunde geht. (Die Maitressenwirthschaft am Hofe Ludwigs XIV. und XV., die Hetären des alten Griechenlands.)

Die Biographie so mancher Staatsmänner aus alter und neuer Zeit lehrt, dass sie Weiberknechte waren in Folge ihrer grossen Sinnlichkeit, die wieder ihren Grund hatte in neuropathischer Constitution.

Es ist ein Zug feiner psychologischer Kenntniss des Menschen, dass die katholische Kirche ihre Priester zur Keuschheit (Cölibat) verpflichtet und damit von der Sinnlichkeit zu emancipiren trachtet, um sie ganz den Zwecken ihres Berufs zu erhalten.

Schade nur, dass der im Cölibat lebende Priester der veredelnden Wirkung verlustig wird, welche Liebe und dadurch Ehe auf die Entwicklung des Charakters gewinnen.

Da dem Manne durch die Natur die Rolle des aggressiven Theils im sexuellen Leben zufällt, läuft er Gefahr, die Gränzen, welche ihm Sitte und Gesetz gezogen haben, zu überschreiten.

Unendlich schwerer fällt moralisch ins Gewicht und viel schwerer sollte gesetzlich wiegen der Ehebruch des Weibes gegenüber dem vom Manne begangenen. Die Ehebrecherin entehrt nicht nur sich, sondern auch den Mann und die Familie, abgesehen davon, dass es heisst: Pater incertus. Naturtrieb und gesellschaftliche Stellung bringen den Mann leicht zu Fall, während dem Weibe Vieles Schutz gewährt.

Auch bei dem unverheiratheten Weibe ist sexueller Umgang etwas ganz Anderes als beim Manne. Die Gesellschaft verlangt vom ledigen Manne Sittsamkeit, vom Weibe zugleich Keuschheit. Auf der Culturhöhe des heutigen gesellschaftlichen Lebens ist eine socialen sittlichen Interessen dienende sexuale Stellung des Weibes nur als Ehefrau denkbar.

Das Ziel und Ideal des Weibes, auch des in Schmutz und Laster verkommenen, ist und bleibt die Ehe. Das Weib, wie Mantegazza richtig bemerkt, begehrt nicht bloss Befriedigung sinnlicher Triebe, sondern auch Schutz und Unterhalt für sich und seine Kinder. Der noch so sinnliche Mann von besserem Gefühl verlangt ein Weib zur Ehe, das keusch war und ist.

Schild und Zierde des Weibes in der Anstrebung dieses seiner einzig würdigen Ziels ist die Schamhaftigkeit. Mantegazza bezeichnet sie fein als „eine der Formen der physischen Selbstachtung“ beim Weibe.

Zu einer anthropologisch-historischen Untersuchung über die Entwicklung dieses schönsten Schmuckes des Weibes ist hier nicht der Ort. Wahrscheinlich ist weibliche Schamhaftigkeit eine erblich gezüchtete Frucht der Culturentwicklung.

Wunderlich steht mit ihr im Contrast eine gelegentliche Preisgebung von körperlichen Reizen, die unter dem Gesetz der Mode und conventionell sanktionirt, selbst die züchtigste Jungfrau im Ballsaal sich gefallen lässt. Die ausstellerischen Gründe dafür sind naheliegend. Glücklicherweise kommen sie dem keuschen Mädchen ebensowenig zum Bewusstsein als die Motive zeitweise wiederkehrender Mode, gewisse Körpertheile plastischer hervortreten zu lassen („culs“), ganz zu geschweigen von Corset u. dgl.

Zu allen Zeiten und bei allen Völkern zeigt die Frauenwelt das Bestreben, sich zu schmücken und Reize zu entfalten. In der Thierwelt hat die Natur das Männchen durchweg mit grösserer Schönheit ausgezeichnet. Die Männerwelt bezeichnet die Weiber als das schöne Geschlecht. Diese Galanterie entspringt offenbar dem sinnlichen Bedürfniss der Männer. Solange dieses Sichschmücken Selbstzweck ist, oder der wahre psychologische Grund des Gefallenwollens dem Weibe unbewusst bleibt, ist dagegen nichts einzuwenden. In bewusster Bethätigung nennt man dieses Bestreben Gefallsucht.

Der putzsüchtige Mann wird unter allen Umständen lächerlich. An dem Weibe ist man diese kleine Schwäche gewöhnt und findet nichts dabei, solange sie nicht Theilerscheinung eines Ganzen ist, für das die Franzosen das Wort Coquetterie erfunden haben.

Die Frauen sind den Männern in der natürlichen Psychologie der Liebe weit überlegen, theils hereditär und durch Erziehung, da das Gebiet der Liebe ihr eigentliches Element ist, theils weil sie feinfühliger sind (Mantegazza).

Selbst auf der Höhe der Gesittung kann dem Manne nicht verübelt werden, dass er im Weibe zunächst den Gegenstand für die Befriedigung seines Naturtriebes erkennt. Aber es erwächst ihm die Verpflichtung, nur dem Weibe seiner Wahl anzugehören. Im Rechtsstaat wird daraus ein bindender sittlicher Vertrag, die Ehe, und insofern das Weib für sich und die Nachkommenschaft Schutz und Unterhalt benöthigt, ein Eherecht.

Von grossem psychologischem Werth und für gewisse später zu besprechende pathologische Erscheinungen unerlässlich ist es, auf die psychologischen Vorgänge einzugehen, welche Mann und Weib einander zuführen und aneinander fesseln, so dass unter allen anderen Personen desselben Geschlechts nur der oder die Geliebte begehrenswerth erscheinen.

Könnte man den Vorgängen in der Natur Absicht nachweisen — Zweckmässigkeit kann man ihnen nicht absprechen — so erschiene die Thatsache der Fascinirung durch eine einzige Person des anderen Geschlechts mit Indifferenz gegen alle anderen, wie sie beim wahrhaft und glücklich Liebenden thatsächlich besteht, als eine bewunderungswürdige Einrichtung der Schöpfung, um ihre Zwecke fördernde monogamische Verbindungen zu sichern.

Für den Forscher erweist sich diese Verliebtheit oder diese „Harmonie der Seelen", dieser „Bund der Herzen" aber keineswegs als ein „Mysterium der Seelen", sondern ist in den meisten Fällen zurückführbar auf bestimmte körperliche, nach Umständen auch seelische Eigenschaften, durch welche die Anziehungskraft der dadurch geliebten Person bedingt ist.

Man spricht dann von sogenanntem Fetisch und Fetischismus. Unter Fetisch pflegt man Gegenstände oder Theile oder blosse Eigenschaften von Gegenständen zu verstehen, die vermöge associativer Beziehungen zu einer lebhafte Gefühle, bezw. wichtiges Interesse hervorrufenden Gesammtvorstellung oder Gesammtpersönlichkeit eine Art Zauber („fetisso" portugiesisch), mindestens einen sehr tiefen, dem äusseren Zeichen (Symbol, Fetisch) an und für sich nicht zukommenden [1], weil individuell eigenartig betonten Eindruck bewirken.

Die individuelle Werthschätzung des Fetisch bis zur Schwärmerei Seitens einer von demselben afficirten Persönlichkeit nennt man Fetischismus. Diese psychologisch interessante Erscheinung, erklärbar aus einem empirischen associativen Gesetz, der Beziehung einer Theilvorstellung zur Gesammtvorstellung, wobei das Wesentliche aber die individuell eigenartige Gefühlsbetonung der Theilvorstellung im Sinne von Lustgefühlen ist, findet sich vornehmlich in zwei verwandten psychischen Gebieten — dem der religiösen und der erotischen Gefühle und Vorstellungen. Der religiöse Fetischismus hat andere Beziehung und Bedeutung als der sexuelle, insofern er seine ursprüngliche Motivirung in dem Wahn fand und findet, dass der als Fetisch imponirende Gegenstand oder das Götzenbild göttliche Eigenschaften besitze, nicht bloss Sinnbild sei, oder insofern dem Fetisch besondere wunderthätige (Reliquien) oder schutzkräftige (Amulette) Eigenschaften abergläubischerweise zugeschrieben werden.

Anders der erotische Fetischismus, welcher seine psychologische Motivirung darin findet, dass physische oder auch psychische Qualitäten einer Person, ja selbst blosse Gegenstände ihres Gebrauchs u. dergl. zum Fetisch werden, indem sie mächtige associative Vorstellungen zur Gesammtpersönlichkeit jeweils wecken und überdies mit einer lebhaften sexuellen Lustempfindung jederzeit betont werden. Analogien mit dem religiösen Fetischismus ergeben

[1]) Vergl. Max Müller, der das Wort „Fetisch" etymologisch von factitius (künstlich, unbedeutendes Ding) ableitet.

sich immerhin insofern, als auch bei diesem nach Umständen recht unbedeutende Gegenstände (Knochen, Nägel, Haare u. s. w.) Fetisch sind und mit Lustgefühlen bis zur Ekstase sich associiren.

Bezüglich der Entwicklung physiologischer Liebe ist es wahrscheinlich, dass ihr Keim immer in einem individuellen Fetischzauber, welchen die Person des einen Geschlechts auf eine des anderen ausübt, zu suchen und zu finden ist.

Am einfachsten ist der Fall, dass mit einer sinnlichen Erregung der Anblick einer Person des anderen Geschlechts zeitlich zusammenfällt und dieser Anblick die sinnliche Erregung steigert.

Gefühls- und optischer Eindruck treten in associative Verknüpfung und diese festigt sich in dem Masse, als das wiederkehrende Gefühl das optische Erinnerungsbild weckt oder dieses (Wiedersehen) neuerlich sexuelle Erregung auslöst, möglicherweise bis zu Orgasmus und Pollution (Traumbild).

In diesem Falle wirkt die körperliche Gesammterscheinung als Fetisch.

Wie Binet u. A. hervorhebt, können es aber auch Theile des Ganzen, blosse Eigenschaften und zwar körperliche oder auch bloss seelische sein, welche die Person des anderen Geschlechts als Fetisch beeinflussen, indem ihre Wahrnehmung mit einer (zufälligen) sexuellen Erregung zusammenfällt (oder eine solche hervorruft).

Dass über diese seelische Association der Zufall entscheidet, dass der Gegenstand des Fetisch ein individuell höchst verschiedenartiger sein kann, dass daraus die sonderbarsten Sympathien (und umgekehrt Antipathien) entstehen, ist allbekannte Thatsache der Erfahrung.

Aus dieser physiologischen Thatsache des Fetischismus erklären sich die individuellen Sympathien zwischen Mann und Weib, die Bevorzugung einer bestimmten Persönlichkeit vor allen anderen desselben Geschlechts. Da der Fetisch ein ganz individuelles Lokalzeichen darstellt, begreift sich, dass er nur ganz individuell wirkt. Da er von höchst mächtigen Lustgefühlen betont ist, führt er dazu, über die etwaigen Fehler des Gegenstands der Liebe hinwegzutäuschen („die Liebe macht blind") und eine Exaltation hervorzurufen, welche nur individuell begründet, anderen Personen unbegreiflich, nach Umständen selbst lächerlich erscheint. So erklärt es sich, wie der Nüchterne seinen verliebten Mitmenschen nicht begreifen kann, während dieser sein Idol vergöttert, mit ihm einen wahren Cultus treibt, ihm Eigenschaften andichtet, welche dasselbe, objectiv betrachtet, keineswegs besitzt. So erklärt es sich, dass die Liebe bald mehr als eine Leidenschaft, bald als ein förmlicher psychischer Ausnahmszustand erscheint, in welchem das Unerreichbare erreichbar, das Hässliche schön, das Profane erhaben, jegliches sonstige Interesse, jegliche Pflicht verschwunden erscheint.

Mit Recht macht auch Tarde (Archives de l'anthropologie criminelle, 5. Jahrg. Nr. 30) geltend, dass nicht bloss individuell, sondern auch national der Fetisch verschieden sein kann, jedoch das Ideal der Gesammtschönheit bei den Culturvölkern derselben Zeit dasselbe bleibt.

Binet hat sich das grosse Verdienst erworben, diesen Fetischismus der Liebe genauer studirt und analysirt zu haben.

Aus ihm entstehen die besonderen Sympathien. So fühlt sich der Eine zu schlanken, der Andere zu dicken, zu brünetten oder blonden Schönen hingezogen. Für den Einen ist ein besonderer Ausdruck des Auges, für den Anderen ein besonderer Klang der Stimme oder der eigenartige Geruch, selbst ein artificieller (Parfüm), oder die Hand, der Fuss, das Ohr u. s. w. der individuelle Fetischzauber, der Ausgangspunkt einer complicirten Kette von seelischen Vorgängen, deren Gesammtausdruck Liebe, d. h. die Sehnsucht nach dem physischen und seelischen Besitz des Gegenstands der Liebe darstellt.

Mit dieser Thatsache ist eine wichtige Bedingung für die Statuirung eines noch physiologischen Fetischismus erwähnt.

Der Fetisch mag dauernd seine Bedeutung behalten, ohne pathologisch zu sein, aber nur dann, wenn er von der Theilvorstellung zur Gesammtvorstellung vorschreitet, wenn die durch ihn erschlossene Liebe als ihren Gegenstand die gesammte seelische und physische Persönlichkeit umfasst.

Die normale Liebe kann nur Synthese, Generalisation sein. Geistreich sagt Ludwig Brunn[1]) in einem Aufsatz „der Fetischismus in der Liebe“:

„Die normale Liebe erscheint uns also als eine Symphonie, die sich aus Tönen aller Art zusammensetzt. Sie resultirt aus den verschiedensten Anreizen. Sie ist gleichsam polytheistisch. Der Fetischismus kennt nur die Klangfarbe eines einzigen Instruments; er entsteht aus einem bestimmten Anreiz; er ist monotheistisch.“

Wer nur einigermassen darüber nachdenkt, wird zur Erkenntniss

---

[1]) Deutsches Montagsblatt, Berlin 20. 8, 88.

kommen, dass von wirklicher Liebe (dieses Wort wird nur zu oft missbraucht) nur die Rede sein darf, wenn die ganze Person zugleich leiblich und seelisch Gegenstand der Verehrung ist.

Ein sinnliches Element muss jede Liebe haben, d. h. den Drang, den Gegenstand der Liebe zu besitzen und mit ihm vereint Gesetzen der Natur zu dienen.

Aber wem bloss der Körper der Person des anderen Geschlechts Gegenstand der Liebe ist, wer bloss Sinnengenuss befriedigen will, ohne die Seele zu besitzen und seelisch gemeinsam zu geniessen, dessen Liebe ist keine echte, so wenig als die des Platonikers, der nur die Seele liebt und sinnlichen Genuss verschmäht (manche conträr Sexuale). Für den Einen ist der blosse Körper, für den Anderen die blosse Seele ein Fetisch, seine Liebe blosser Fetischismus.

Derartige Existenzen stellen jedenfalls Uebergangsfälle zum pathologischen Fetischismus dar.

Diese Annahme trifft um so mehr zu, als als weiteres Kriterium wirklicher Liebe seelische [1]) Befriedigung durch den Geschlechtsakt gefordert werden muss.

Innerhalb der physiologischen Erscheinungen des Fetischismus bleibt die interessante Thatsache zu besprechen, dass unter der grossen Zahl von Dingen, die zum Fetisch werden können, es ein-

---

[1]) Der „spinal cérébral postérieur" Magnan's, welcher bei jedem Weibe Genuss empfindet und dem auch jedes Weib recht ist, vermag bloss seine Wollust zu befriedigen. Gekaufte oder geschundene Liebe ist keine eigentliche Liebe. (Mantegazza.) Wer das Sprüchwort erfunden hat: „sublata lucerna nullum discrimen inter feminas" muss ein arger Cyniker gewesen sein. Potenz des Mannes, den Liebesakt überhaupt zu leisten, ist keine Gewähr, dass dieser auch wirklich den höchsten Liebesgenuss vermittelt.

Gibt es doch Urninge, die dem Weib gegenüber potent sind, Männer, welche ihr Weib nicht lieben und gleichwohl die eheliche „Pflicht" zu leisten vermögen. In den meisten Fällen wird in solcher Situation sogar das Wollustgefühl ausbleiben; handelt es sich doch wesentlich um eine Art onanistischen Aktes, vielfach nur ermöglicht durch die Zuhilfenahme der Phantasie, die ein anderes geliebtes Wesen unterschiebt. Durch diese Täuschung kann dann sogar ein Wollustgefühl erzielt werden, aber diese rudimentäre psychische Befriedigung entstammt einem psychischen Kunstgriff, ganz wie bei der solitären Onanie, dem die Phantasie zu Hilfe kommen muss, um ein Wollustgefühl zu erzielen. Ueberhaupt scheint derjenige Grad von Orgasmus, mit Hilfe dessen es zu einem Wollustgefühl kommt, nur da erzielbar, wo die Psyche intervenirt.

Da wo psychische Impedimente bestehen (Gleichgültigkeit, Widerwille, Ekel, Angst vor Ansteckung, Schwängerung u. s. w.), scheint das Wollustgefühl überhaupt auszubleiben.

zelne gibt, die eine solche Bedeutung bei einer grösseren Zahl von Personen gewinnen.

Als solche sind zu erwähnen für den Mann das Haar, die Hand, der Fuss des Weibes, der Ausdruck seines Auges. Einzelne derselben gewinnen in der Pathologie des Fetischismus eine bemerkenswerthe Bedeutung. Diese Thatsachen spielen offenbar in der Seele des Weibes sogar eine unbewusste bis bewusste Rolle.

Eine Hauptsorge des Weibes ist die Cultur seines Haares, dem es oft ungebührlich viel Zeit und Geld widmet. Mit welcher Sorge pflegt schon beim kleinen Mädchen die Mutter das Haar! Welche Rolle spielt der Friseur! Ausgehen des Haares setzt jugendliche Frauenzimmer in Verzweiflung. Ich erinnere mich einer eitlen Frau, die darüber gemüthskrank wurde und durch Selbstmord endigte. Frauenzimmer sprechen mit Vorliebe von Coiffuren, beneiden andere um ihren schönen Haarwuchs.

Schönes Haar ist ein mächtiger Fetisch für viele Männer. Schon in der Sage von der Loreley, die Männer ins Verderben lockt, erscheint das „goldene Haar“, das sie mit goldenem Kamme kümmt, als Fetisch. Nicht mindere Anziehungskraft besitzen vielfach Hand und Fuss, wobei freilich oft (aber keineswegs immer) masochistische und sadistische Gefühle die besondere Art des Fetisch bestimmen helfen.

In übertragenem Sinne, durch Ideenassociation, kann der Handschuh oder der Schuh Fetischbedeutung gewinnen.

Brunn (op. cit.) weist mit Recht darauf hin, dass bei den mittelalterlichen Sitten das Trinken aus dem Schuh einer schönen Frau (noch heute in Polen zu finden) eine bemerkenswerthe Rolle als Galanterie, Huldigung spielte. Auch im Märchen vom Aschenbrödel spielt der Schuh eine hervorragende Rolle.

Besonders wichtig als den Funken der Liebe entzündend ist der Ausdruck des Auges. Ein neuropathisches Auge wirkt auf Personen beider Geschlechter vielfach als Fetisch. „Madame, vos beaux yeux me font mourir d'amour“ (Stelle bei Molière).

An Beispielen, dass die Ausdünstung des Körpers Fetisch werden kann, herrscht Ueberfluss.

Auch diese Thatsache wird in der Ars amandi des Weibes bewusst oder unbewusst verwerthet. Schon die Ruth im alten Testament suchte Booz an sich zu fesseln, indem sie sich parfumirte. Die Demimonde der alten und neuen Zeit consumirte und braucht viel Wohlgerüche. Jäger in seiner „Entdeckung der Seele" gibt manche Hinweise auf Geruchsympathien.

Bekannt sind Fälle, wo Jemand ein hässliches Weib heirathete, nur weil dessen Geruch ihm unendlich sympathisch war.

Dass auch die Stimme zum Fetisch werden mag, macht Binet wahrscheinlich. Er theilt eine bezügliche Beobachtung von Dumas mit, welche dieser in seiner Novelle (la maison du vent) verwerthete. Sie betraf eine Frau, welche sich in die Stimme eines Tenors verliebte und darüber ihrem Manne untreu wurde.

Auch Belot's Roman „les baigneuses de Trouville" spreche für diese Annahme. Binet vermuthet, dass so manche Heirath, welche mit Sängerinnen geschlossen wurde, auf Fetischzauber ihrer Stimme beruhte.

Er macht noch auf die interessante Thatsache aufmerksam, dass bei den Singvögeln die Stimme die gleiche sexuelle Bedeutung hat wie bei den Vierfüssern der Geruch.

So locken die Vögel durch ihren Gesang, und demjenigen Vogel, welcher am schönsten singt, fliegt Nachts das angelockte Weibchen zu.

Dass auch seelische Eigenschaften als Fetisch in einem weiteren Sinne wirken können, ergibt sich aus den pathologischen Thatsachen des Masochismus und des Sadismus.

So erklärt sich die Thatsache der Idiosynkrasien und erhält sich der alte Satz „de gustibus non est disputandum" in Kraft.

II. Physiologische Thatsachen.

Innerhalb der Zeit anatomisch-physiologischer Vorgänge in den Generationsdrüsen finden sich im Bewusstsein des Individuums Dränge vor, zur Erhaltung der Gattung beizutragen (Geschlechtstrieb).

Der Sexualtrieb in diesem Alter der Geschlechtsreife ist ein physiologisches Gesetz.

Die Zeitdauer der anatomisch-physiologischen Vorgänge in den Sexualorganen, gleichwie die Stärke des sich geltend machenden Sexualtriebes ist bei Individuen und Völkern verschieden. Race, Klima, hereditäre und sociale Verhältnisse sind darauf von entscheidendem Einfluss. Bekannt ist die grössere Sinnlichkeit der Südländer gegenüber den sexuellen Bedürfnissen der Nordländer. Aber auch die sexuelle Entwicklung ist bei den Bewohnern südlicher Himmelsstriche erheblich frühzeitiger als bei denen nördlicher. Während bei dem Weibe der nördlichen Länder die Ovulation, erkennbar an der Entwicklung des Körpers und dem Auftreten periodisch wiederkehrender Blutflüsse aus den Genitalien (Menstruation), gewöhnlich erst um das 13. bis 15. Lebensjahr erscheint, beim Manne die Pubertätsentwicklung (erkennbar am Tieferwerden der Stimme, Entwicklung von Haaren im Gesicht und am Mons veneris, an zeitweise auftretenden Pollutionen etc.) erst vom 15. Jahre an bemerklich wird, tritt die geschlechtliche Entwicklung bei den Bewohnern südlicher Länder um mehrere Jahre früher ein, beim Weibe zuweilen schon im 8. Jahre.

Bemerkenswerth ist, dass Stadtmädchen sich um etwa 1 Jahr früher entwickeln als Landmädchen, und dass, je grösser die Stadt ist, um so früher ceteris paribus die Entwicklung erfolgt.

Von nicht geringem Einfluss auf Libido und Potenz sind aber auch hereditäre Einflüsse. So gibt es Familien, in welchen, neben grosser Körperkraft und Longaevitas, bedeutende Libido und Potenz bis in hohe Altersjahre sich erhalten, während in anderen die Vita sexualis spät sich entwickelt und vorzeitig erlischt.

Beim Weibe ist die Zeit der Thätigkeit der Generationsdrüsen enger begränzt als beim Manne, bei dem die Spermabereitung bis in's höchste Alter fortdauern kann. Beim Weibe hört die Ovulation etwa 30 Jahre nach eingetretener Mannbarkeit auf. Diese Periode der versiegenden Thätigkeit der Ovarien heisst der Wechsel (Klimacterium). Diese biologische Phase stellt nicht einfach eine Ausserfunctionssetzung und schliessliche Atrophie der Generationsorgane dar, sondern einen Umwandlungsprocess des gesammten Organismus. Die Geschlechtsreife des Mannes in Mitteleuropa beginnt um das 18. Jahr. Die Potenz erreicht ihren Höhepunkt um das 40. Von da sinkt sie langsam.

Die Potentia generandi erlischt meist um das 62. Jahr, die P. coeundi kann bis ins höhere Alter fortbestehen. Der Sexualtrieb besteht continuirlich in der Zeit des Geschlechtslebens mit wandelbarer Intensität. Er tritt unter physiologischen Bedingungen niemals intermittirend (periodisch) zu Tage, wie beim Thier. Beim Manne schwankt seine Intensität organisch auf und nieder mit der Ansammlung und Verausgabung von Sperma: beim Weibe fallen die Steigerungen des Trieblebens mit dem Process der Ovulation zusammen, und zwar so, dass postmenstrual die Libido sexualis am grössten ist.

Der Sexualtrieb als Fühlen, Vorstellen und Drang ist eine Leistung der Hirnrinde. Ein Territorium in dieser, das ausschliesslich sexuale Empfindungen und Dränge vermittelte (Centrum eines Geschlechtssinns), ist bis jetzt nicht nachgewiesen.

Die nahen Beziehungen, in welchen Sexualleben und Geruchssinn [1]) zu einander stehen, lassen vermuthen, dass sexuelle und Olfactoriussphäre in der Hirnrinde einander räumlich nahe sind. Die Entwicklung des Sexuallebens nimmt ihren Anfang aus Organempfindungen der sich entwickelnden Sexualdrüsen. Jene erregen die Aufmerksamkeit des Individuums. Lektüre, Wahrnehmungen im öffentlichen Leben (heutzutage leider viel zu früh und häufig) führen die Ahnungen in deutliche Vorstellungen über. Diese werden von organischen Gefühlen, und zwar Lust-(Wollust-)gefühlen betont. Mit der Betonung erotischer Vorstelluugen durch Lustgefühle entwickelt sich ein Drang zur Hervorrufung solcher (Geschlechtstrieb).

Es entwickelt sich nun eine gegenseitige Abhängigkeit zwischeu Hirnrinde (als Entstehungsort der Empfindungen und Vorstellungen) und den Generationsorganen. Diese lösen durch anatomisch-physiologische Vorgänge (Hyperämie, Spermabereitung, Ovulation) sexuelle Vorstellungen, Bilder und Dränge aus.

Die Hirnrinde wirkt durch appercipirte oder reproducirte sinnliche Vorstellungen auf die Generationsorgane (Hyperämisirung, Samenbereitung, Erection, Ejaculation). Dies geschieht durch Ceutra der Gefässinnervation und Ejaculation, die im Lendenmark und jedenfalls einander räumlich nahe sich befinden. Beide sind Reflexcentren.

Das Centrum erectiouis (Goltz, Eckhard) ist eine zwischen Gehirn und Genitalapparat eingeschaltete Zwischenstation. Die Nervenbahnen, welche

---

[1]) Das Centrum für den Olfactorius vermuthet Ferrier (Functionen des Gehirns) in der Gegend des Gyr. uncinatus. Zuckerkandl, „Ueber das Riechcentrum" 1887, vindicirt aus vergleichend anatomischen Forschungen dem Ammonshorn die Zugehörigkeit zum Riechcentrum.

es mit dem Gehirn in Verbindung setzen, laufen wahrscheinlich durch die Pedunculi cerebri und die Brücke. Dieses Centrum vermag durch centrale (psychische und organische) Reize, durch direkte Reizung seiner Bahnen in Pedunculis cerebri, Pons, Cervicalmark, sowie durch periphere Reizung sensibler Nerven (Penis, Clitoris und Annexa) in Erregung zu gerathen. Dem Einfluss des Willens ist es direkt nicht unterworfen.

Die Erregung dieses Centrums wird durch in der Bahn des ersten bis dritten Sacralnerven verlaufende Nerven (Nervi erigentes — Eckhard) zu den Corpp. cavernosa fortgeleitet.

Die Thätigkeit dieser die Erection vermittelnden Nn. erigentes ist eine hemmende. Sie hemmen den gangliären Innervationsapparat in den Schwellkörpern, unter dessen Abhängigkeit die glatten Muskelfasern der Corpp. cavernosa stehen (Kölliker und Kohlrausch). Unter dem Einfluss der Thätigkeit der Nn. erigentes werden die glatten Muskelfasern der Schwellkörper erschlafft und deren Räume mit Blut erfüllt. Gleichzeitig wird durch die erweiterten Arterien des Rindennetzes der Schwellkörper ein Druck auf die Venen des Penis geübt und der Rückfluss des Blutes aus dem Penis gehemmt. Unterstützt wird diese Wirkung durch Contraction der Mm. bulbo- und ischio-cavernosus, die sich aponeurotisch auf der Rückenfläche des Penis ausbreiten.

Das Erectionscentrum steht unter dem Einfluss von erregenden, aber auch von hemmenden Innervationen Seitens des Grosshirns. Erregend wirken Vorstellungen und Sinneswahrnehmungen sexualen Inhalts. Nach Erfahrungen bei Erhängten scheint das Erectionscentrum auch durch Erregung der Leitungsbahnen im Rückenmark in Thätigkeit treten zu können. Dass dies auch durch organische Reizvorgänge in der Hirnrinde (psychosexuales Centrum?) möglich ist, lehren Beobachtungen an Hirn- und Geisteskranken. Direkt kann das Erectionscentrum in Erregung versetzt werden durch das Lumbarmark treffende Rückenmarkserkrankungen (Tabes, überhaupt Myelitis) in frühen Stadien.

Eine reflectorisch bedingte Erregung des Centrums ist durch Reizung der (peripheren) sensiblen Nerven der Genitalien und der Umgebung derselben durch Friction, durch Reizung der Harnröhre (Gonorrhoe), des Rectum (Hämorrhoiden, Oxyuris), der Blase (Füllung durch Urin, besonders Morgens, Reizung durch Blasenstein), durch Füllung der Samenblasen mit Sperma, durch in Folge von Rückenlage und Druck der Eingeweide auf die Blutgefässe des Beckens entstandene Hyperämie der Genitalien möglich und häufig.

Auch durch Reizung der massenhaft im Prostatagewebe vorfindlichen Nerven und Ganglien (Prostatitis, Kathetereinführung u. s. w.) kann das Erectionscentrum erregt werden.

Dass das Erectionscentrum auch hemmenden Einflüssen von Seiten des Gehirns unterworfen ist, lehrt der Versuch von Goltz, wonach, wenn (bei Hunden) das Lendenmark durchschnitten ist, die Erection leichter eintritt.

Dafür spricht auch die Thatsache beim Menschen, dass Willenseinfluss, Gemüthsbewegungen (Furcht vor Misslingen des Coitus, Ueberraschung inter actum sexualem u. s. w.) das Eintreten der Erection hemmen, bezw. die vorhandene sistiren können.

Die Dauer der Erection ist abhängig von der Fortdauer erregender Ursachen (Sinnes-, sensible Reize), von dem Fernbleiben hemmender Vorgänge, der

Innervationsenergie des Centrums, sowie von dem früheren oder späteren Eintreten der Ejaculation (s. u.).

Die centrale und oberste Instanz im sexuellen Mechanismus ist die Hirnrinde. Es ist gerechtfertigt, als Stelle für die Auslösung sexualer Gefühle, Vorstellungen und Dränge eine bestimmte Region derselben (cerebrales Centrum) zu vermuthen, als Entstehungsort all der psychisch-somatischen Vorgänge, die man als Geschlechtsleben, Geschlechtssinn, Geschlechtstrieb bezeichnet. Dieses Centrum ist ebensowohl durch centrale als durch periphere Reize erregbar.

Centrale Reize können organische Erregungen durch Krankheiten der Hirnrinde darstellen. Physiologisch bestehen sie in psychischen Reizen (Erinnerungsvorstellungen und Sinneswahrnehmungen).

Unter physiologischen Bedingungen handelt es sich wesentlich um optische Wahrnehmungen und Erinnerungsbilder (z. B. lascive Lectüre), ferner um Tasteindrücke (Berührung, Händedruck, Kuss u. s. w.).

Jedenfalls spielen in physiologischer Breite Gehörs- und Geruchswahrnehmungen eine sehr untergeordnete Rolle. Unter pathologischen Verhältnissen (s. u.) haben die letzteren entschieden eine sexuell erregende Bedeutung.

Bei den Thieren ist ein Einfluss der Geruchswahrnehmungen auf den Geschlechtssinn unverkennbar. Althaus (Beiträge zur Physiol. u. Pathol. des Olfactorius, Arch. für Psych. XII, H. 1) erklärt geradezu den Geruchssinn für wichtig bezüglich der Reproduction der Gattung. Er macht geltend, dass Thiere verschiedenen Geschlechts durch Geruchswahrnehmungen zu einander hingezogen werden und dass fast alle Thiere zur Brunstzeit von ihren Geschlechtsorganen aus einen besonders scharfen Geruch verbreiten. Dafür spricht ein Experiment von Schiff, der neugeborenen Hunden die Nn. olfactorii exstirpirte und bei den herangewachsenen Thieren constatirte, dass das männliche Thier das Weibchen nicht herauszufinden vermochte. Ein entgegengesetzter Versuch von Mantegazza (Hygiene der Liebe), welcher Kaninchen die Augen entfernte und kein Hinderniss für die Begattung aus diesem Defekt beobachtete, lehrt wie wichtig der Geruchssinn für die Vita sexualis bei Thieren sein dürfte.

Bemerkenswerth ist auch, dass manche Thiere (Moschusthier, Zibethkatze, Biber) an ihren Genitalien Drüsen haben, die scharfriechende Stoffe secerniren.

Auch für den Menschen macht Althaus Beziehungen zwischen Geruchs- und Geschlechtssinn geltend. Er erwähnt Cloquet (Osphrésiologie, Paris 1826), der auf den wollusterregenden Duft der Blumen aufmerksam machte und auf Richelieu hinwies, der zur Anregung seiner Geschlechtsfunktionen in einer Atmosphäre der stärksten Parfüms lebte.

Zippe (Wien. med. Wochenschrift 1879, Nr. 24) macht anlässlich eines Falles von Stehltrieb bei einem Onanisten ebenfalls solche Beziehungen geltend und citirt als Gewährsmann Hildebrand, der in seiner populären Physiologie sagt: „Es lässt sich gar nicht läugnen, dass der Geruchssinn mit den Geschlechtsverrichtungen in einem schwachen Zusammenhang steht. Blumendüfte erregen oft wollüstige Empfindungen, und wenn wir uns der Stelle aus dem hohen Liede Salomonis erinnern: „Meine Hände troffen von Myrrhen und Myrrhen liefen über meine Finger an dem Riegel des Schlosses“, so finden wir diese Bemerkung schon von dem weisen Salomo gemacht. Im Orient sind die

Wohlgerüche wegen ihrer Beziehung zu den Geschlechtstheilen sehr beliebt und die Frauengemächer des Sultans duften von aller Blüthen Gemisch."

Most, Prof. in Rostock, erzählt (vgl. Zippe): „Von einem wollüstigen jungen Bauern erfuhr ich, dass er manche keusche Dirne zur Wollust gereizt und seinen Zweck leicht erreicht habe, indem er beim Tanze einige Zeit sein Taschentuch unter den Achseln getragen und der von Schweiss triefenden Tänzerin damit das Gesicht getrocknet hatte."

Dass die nähere Bekanntschaft mit der Transspiration eines Menschen der erste Anlass zu einer leidenschaftlichen Liebe sein kann, beweist der Fall Heinrichs III., welcher sich zufällig bei dem Vermählungsfest des Königs von Navarra mit Margaretha von Valois mittelst des schweisstriefenden Hemdes der Maria von Cleve das Gesicht getrocknet hatte. Obgleich Letztere die Braut des Prinzen von Condé war, fühlte Heinrich dennoch sofort eine so leidenschaftliche Liebe zu ihr, dass er ihr nicht widerstehen konnte und Maria dadurch, wie geschichtlich bekannt, höchst unglücklich machte. Analoges wird von Heinrich IV. erzählt, bei welchem die Leidenschaft zur schönen Gabriele von dem Moment an entstanden sein soll, wo er auf einem Ball mit einem Taschentuch dieser Dame sich die Stirne getrocknet hatte.

Aehnliches deutet der „Entdecker der Seele", Prof. Jäger, in seinem bekannten Buch (2. Aufl., 1880, Cap. 15) an, indem er p. 173 den Schweiss als wichtig für die Entstehung von Sexualaffecten und als besonders verführerisch ansieht.

Auch aus der Lektüre des Werkes von Ploss (Das Weib) ergibt sich, dass mannigfach in der Völkerpsychologie das Bestreben sich findet, durch die eigene Ausdünstung eine Person des anderen Geschlechts an sich zu ziehen.

Bemerkenswerth in dieser Hinsicht ist eine von Jagor berichtete Sitte, die zwischen verliebten Eingeborenen auf den Philippinen herrscht. Müssen sich dort Liebespaare trennen, so überreicht man sich gegenseitig Wäschestücke des eigenen Gebrauchs, mit Hülfe derer man sich der Treue versichert. Diese Gegenstände werden sorgfältig gehütet, mit Küssen bedeckt und — berochen.

Auch die Vorliebe gewisser Libertins und sinnlicher Frauen für Parfüms[1]) spricht für Zusammenhang von Geruchs- und Geschlechtssinn.

Bemerkenswerth ist auch ein von Heschl (Wiener Zeitschr. f. pract. Heilkunde, 22. März 1861) mitgetheilter Fall von Mangel beider Riechkolben bei gleichzeitiger Verkümmerung der Genitalien. Es handelte sich um einen 45jährigen, sonst wohlgebildeten Mann, dessen Hoden bohnengross, ohne Samenkanälchen waren, und dessen Kehlkopf von weiblichen Dimensionen erschien. Jede Spur von Riechnerven fehlte; auch die Trigona olfactoria und die Furche an der unteren Fläche der Vorderlappen des Gehirns mangelten. Die Löcher der Siebplatte waren spärlich; statt Nerven traten durch dieselbe nervenlose Fortsätze der Dura. Auch in der Schleimhaut der Nase fand sich Mangel an Nerven. Bemerkenswerth ist endlich der bei Geisteskrankheit deut-

---

[1]) Vgl. Laycock, Nervous diseases of women. 1840. der die Vorliebe für Moschus und derlei Parfüms mit sexueller Erregung bei Damen in Beziehung fand.

lich hervortretende Consensus zwischen Geruchs- und Geschlechtsorgan, insofern sowohl bei masturbatorischen Fällen von Psychose bei beiden Geschlechtern, als auch bei Psychosen auf Grund von Erkrankung der weiblichen Genitalien oder klimakterischer Vorgänge Geruchshallucinationen überaus häufig, bei fehlender sexueller Veranlassung überaus selten sind.

Dass bei normalen Menschen Geruchsempfindungen, gleichwie beim Thier, eine hervorragende Rolle für die Erregung des sexualen Centrums spielen, möchte ich bezweifeln [1]). Bei der Wichtigkeit dieses Consensus für das Verständniss pathologischer Fälle musste aber schon hier auf die Beziehungen zwischen Geruchs- und Geschlechtssinn eingegaugen werden.

Die sexuelle Sphäre in der Hirnrinde kann auch durch Vorgänge in den Generationsorganen im Sinne von sexuellen Vorstellungen und Drängen erregt werden. Dies ist möglich durch alle Momente, welche auch das Erectionscentrum durch centripetale Einwirkung in Erregung versetzten (Reiz der gefüllten Samenblasen, die geschwellten Graf'schen Follikel, irgendwie hervorgerufene sensible Reizung im Bereich der Genitalien, Hyperämie und Turgescenz der Genitalien, speciell der erectilen Gebilde der Schwellköper von Penis, Clitoris, durch sitzende üppige Lebensweise, durch Plethora abdominalis, hohe äussere Temperatur, warme Betten, Kleidung, Genuss von Canthariden, Pfeffer und anderen Gewürzen).

Auch durch Reizung der Nerven der Gesässgegend (Züchtigung, Geisselung) kann die Libido sexualis erregt werden [2]).

Diese Thatsache ist nicht unwichtig für das Verständniss gewisser pathologischer Erscheinungen. Zuweilen geschieht es, dass bei Knaben durch eine Züchtigung auf den Podex die ersten Regungen des Geschlechtstriebes wachgerufen werden und ihnen damit die Anregung zur Masturbation gegeben wird, eine Erfahrung, die sich Erzieher merken sollten.

Angesichts der Gefahren, welche diese Form der Züchtigung Schülern bereiten kann, wäre es wünschenswerth, wenn sie von Eltern, Lehrern und Erziehern gänzlich aufgegeben würde.

Dass passive Flagellation die Sinnlichkeit zu erwecken vermag, lehrt die im 13.—15. Jahrhundert verbreitet gewesene Sekte der Flagellanten, die theils aus Busse, theils um das Fleisch zu tödten (im Sinne des von der Kirche geltend gemachten Keuschheitsprincips, d. h. der Emancipation des Geistes von der Sinnlichkeit) sich selbst geisselten.

---

[1]) Folgende Beobachtung, welche Binet mittheilt, scheint mit dieser Annahme im Widerspruch. Leider ist über die Persönlichkeit des Gegenstands jener Beobachtung nichts mitgetheilt. Unter allen Umständen bleibt sie sehr bezeichnend für den Consensus zwischen Geruchs- und Geschlechtssinn. Stud. med. D. sitzt auf einer Bank in einer öffentlichen Anlage, eifrig in einem Buch (über Pathologie) studirend. Plötzlich stört ihn eine heftige Erection. Er schaut auf und bemerkt, dass eine stark parfümirte Dame auf der anderen Ecke der Bank Platz genommen hat. D. konnte sich die Erection nur durch den unbewusst ihm zugekommenen Geruchseindruck erklären.

[2]) Meibomius, De flagiorum usu in re medica, London 1765; Boileau, The history of the flagellants, London 1783.

Anfangs wurde diese Sekte von der Kirche begünstigt. Da aber durch das Flagelliren erst recht die Sinnlichkeit wachgerufen wurde und diese Thatsache in unliebsamen Vorkommnissen sich kundgab, war die Kirche schliesslich genöthigt, gegen das Flagellantenthum einzuschreiten. Bezeichnend für die sexuell erregende Bedeutung der Geisselung sind folgende Thatsachen aus dem Leben der beiden Geisselheldinnen Maria Magdalena von Pazzi und Elisabeth von Genton. Die erstere, Tochter angesehener Eltern, war Karmeliternonne zu Florenz (um 1580) und erlangte durch ihre Geisselungen und noch mehr durch deren Folgen einen bedeutenden Ruf, weshalb sie auch in den Annalen Erwähnung findet. Es war ihre grösste Freude, wenn ihr die Priorin die Hände auf den Rücken binden und sie in Gegenwart sämmtlicher Schwestern auf die blossen Lenden geisseln liess.

Die schon von Jugend auf vorgenommenen Geisselungen hatten aber ihr Nervensystem ganz und gar zerrüttet und vielleicht keine Geisselheldin hatte so viel Hallucinationen („Entzückungen") wie diese. Während derselben hatte sie es besonders mit der Liebe zu thun Das innere Feuer drohte sie dabei zu verzehren und häufig schrie sie: „Es ist genug! Entflamme nicht stärker diese Flamme, die mich verzehrt. Nicht diese Todesart ist es, die ich mir wünsche, sie ist mit allzu vielen Vergnügungen und Seligkeiten verbunden." So ging es immer weiter. Der Geist der Unreinigkeit aber blies ihr die wollüstigsten und üppigsten Phantasien ein, so dass sie mehrmals nahe daran war, ihre Keuschheit zu verlieren.

Aehnlich verhielt es sich mit Elisabeth von Genton. Dieselbe gerieth durch das Geisseln förmlich in bacchantische Wuth. Am meisten raste sie, wenn sie, durch ungewöhnliche Geisselung aufgeregt, mit ihrem „Ideal" vermählt zu sein glaubte. Dieser Zustand war für sie so überschwänglich beglückend, dass sie häufig ausrief: „O Liebe, o unendliche Liebe, o Liebe, o ihr Creaturen, rufet doch alle mit mir: Liebe, Liebe!" Bekannt ist auch die von Taxil (op. cit. p. 175) bestätigte Beobachtung, dass Wüstlinge, um ihrer gesunkenen Potenz aufzuhelfen, zuweilen sich vor dem geschlechtlichen Akt flagelliren lassen.

Diese Thatsachen finden eine interessante Bestätigung durch folgende Paullini's „Flagellum salutis" (1. Aufl. 1698, Neudruck Stuttgart 1847) entlehnte Erfahrungen:

„Es sind einige Nationen, namentlich die Persianer und Russen, so (bevorab die Weiber) Schläge für ein sonderbares Liebs- und Gnadenzeichen annehmen. Sonderlich sind die Russische Weiber fast nicht vergnügter und fröhlicher, als wenn sie gute schläge von ihren Männern empfangen, wies Joann Barclajus mit einer merckwürdigen Historie erläutert. Es kam ein Teutscher, Namens Jordan, in Muscovien, und weil ihm das Land gefiel, liess er sich häusslich daselbst nieder, und nahm ein Russisch Weib, so er hertzlich liebte, und in allem freundlich gegen sie war. Sie aber sahe immer runtzlicht aus, warff die Augen nieder und liess ach und wehe von sich hören. Der Mann wolte wissen, warum? denn er ja nicht ersinnen konte, was ihr fehlen mochte. Ey, sprach sie, was wolt ihr mich doch lieb haben, massen ihr dessen noch kein Zeichen habt spüren lassen. Er umhälsete sie, und bat, wo er sie etwa ohnversehens und unwissend beleidigt hätte, solches ihm zu verzeihen, er wolte es ja nimmer thun. Mir fehlt nichts, war die Antwort, als, nach unser Landes Manier, die Geissel. das eigentliche Merkmahl der Liebe. Jordan merckte diese Mode, und gewehnte sich dran, da fieng das Weib an den Mann hertzinniglich zu lieben. Eben solche Geschicht erzählt auch Peter Petreus von Erlesund mit dem Zusatz, wie die Männer gleich nach der Hochzeit unter andern unentbehrlichem Hausgeräth ihnen auch Peitschen zulegten."

Auf S. 73 dieses merkwürdigen Buches sagt Verf. weiter:

„Der berühmte Graff von Mirandula, Joann Picus, zeugt von einem seiner guten Bekandten, dass er ein unersättlicher Kerles gewesen, doch aber so träge und untüchtig zum Zyprischen Streit, dass er nicht das Geringste vermochte, ehe und bevor er derb abgeschmiert war. Je mehr er nu seinen Willen zu sättigen verlangte, je durchdringendere Schläge er begehrte, massen er seines Wunsches gar nicht theilhafft werden konnte, wann er nicht vorher bis auf's Blut abgepeitschet war. Zu dem ende liess er ihm eine eigne Peitsche machen, peitzte solche den Tag zuvor in essig, hernach gab er sie seiner Gespiehlin, mit inständigster Bitte und gebognen Knieen, ja nicht fehl zu schlagen, sondern je düchter, je lieber. Der eintzle Mensch (meint der gute Graff) sey dieser, so seine Leibeslust unter solcher Marter gefunden habe. Und weil er sonst eben der Schlimste nicht war, erkandte und haste er zugleich seine Schwachheit. Gleiche Historie erwehnt Coelius Rhodigin, und aus diesem der berühmte Jurist Andreas Tiraquell. Zu des geschickten Medici Otten Brunfelsen Zeit lebte in der Churbayerischen Residenzstadt München auch ein guter Schlucker. so aber seine Pflichtschuldigkeit, ohne vorhergehende scharffe Schläge, nimmer abstatten konte. Auch kandte Herr Thomas Barthelin einen Venetianer, der durch blosse Schläge zum Beyschlaff muste erhitzt und angetrieben werden. Wie denn auch Cupido selbst seine Nachfolger mit einem hiazynthinen Stäblein hinder ihm herschleppt. Zu Lübeck war vor wenig Jahren ein Käsekrämer, in der Mühlstrassen wohnend, so, wegen begangenen Ehebruchs, bey der Obrigkeit verklagt, die Stadt räumen solte. Die Metze aber, mit der er zugehalten hatte, gieng zu den Gerichtsherrn, und thät eine Vorbitte seinthalben bey ihnen, mit Erzählung, wie Blutsaur ihm alle Gänge worden wären. Denn er ja nichts vermocht, wenn sie ihn nicht zuvor erbärmlich abgeprügelt hätte. Der Kerl wolte es anfangs, aus Schaam und Vermeidung des Hohns, nicht allerdings gestehn, doch auf ernstlichers Befragen konte ers nicht ableugnen. In dem vereinigten Niederland sol gleichfals ein ansehnlicher Mann dergleichen Trägheit an sich gehabt, und ohne Schläge zum Handel nicht getaugt haben. Wies aber die Obrigkeit erfuhr, ward er nicht nur seines Dienstes entsetzt, sondern auch überdas gebühreud abgestrafft. Ein glaubwürdiger Freund, und Physicus einer vornehmen Reichsstadt, berichtete mich vom 14. Juli vorigen Jahrs, wie ein liederlich Weibsstück ihrer Gespielin vor weniger Zeit im Hospital erzählt habe, dass ein gewisser Mann Sie, beneben einer andern von gleicher Gattung, in den Wald beschieden haben, und nachdem sie gefolgt, hätte ihnen der Kerl Ruthen abgeschnitten, und den blossen Hintern zum besten gegeben, und sie brav drauf hauen geheissen. welches sie auch gethan. Was er hiernechst ferner mit ihnen begonnen habe, ist leichtlich zu schliessen. Nicht aber wurden nur die Mäuner durch Schläge zur Geilheit erhitzt und aufgemuntert, sondern auch die Weiber, damit sie desto ehe und mehr empfiengen. Das Römische Frauenzimmer liess sich von den Lupercis desswegen peitschen und geisseln. Denn so singt Juvenal:

— — Steriles moriuntur, et illis
Turgida non prodest condita pyscido Lyde:
Nec prodest agili palmas praebere Luperco."

Auch von einer Reihe anderer Haut- und Schleimhautbezirke kann, sowohl beim Manne als auch beim Weibe, Erection und Orgasmus, ja selbst der Ejaculationsvorgang ausgelöst werden. Diese „erogenen" Zonen sind beim Weibe, solange es Virgo ist, die Clitoris, nach erfolgter Defloration auch die Vagina und der Cervix uteri.

Besonders erogen scheint beim Weib überhaupt die Brustwarze zu wirken. Titillatio hujus regionis spielt in der Ars erotica eine hervorragende Rolle. In seiner topograph. Anatomie 1865 Bd. I p. 552 citirt Hyrtl Val. Hildenbrandt, der eine besondere Anomalie des Sexualtriebs, die er Suctusstupratio nannte, bei einem Mädchen beobachtete. Dasselbe liess sich von seinem Galan an den Mammae saugen und brachte es durch Zerren an denselben allmälig dahin, das Saugen mit dem eigenen Munde vorzunehmen, was ihr die angenehmsten Gefühle verursachte. H. weist auch darauf hin, dass bei Kühen das Selbstaussaugen der Euter vorkomme.

L. Brunn (Zeitg. f. Literatur etc. d. Hamburg. Correspondenten 1889 Nr. 21 in einem interessanten Aufsatz „über Sinnlichkeit und Nächstenliebe") macht geltend, wie eifrig die säugende Mutter „aus Liebe zum Schwachen, Unentwickelten, Hülflosen" sich dem Geschäft des Stillens des Kindes widmet.

Es liegt nahe, zu vermuthen, dass neben den erwähnten ethischen Beziehungen auch der Umstand, dass das Säugen mit körperlichen Lustgefühlen verbunden sein dürfte, eine Rolle spielt. Dafür spricht die weitere, an uud für sich ganz richtige, aber einseitig gedeutete Bemerkung Brunn's, dass nach Houzeau's Erfahrungen bei den meisten Thieren nur während der Zeitperiode des Säugens die Beziehungen zwischen Mutter und Jungen innige sind und später völliger Gleichgültigkeit weichen.

Dasselbe (Abstumpfung der Gefühle für das Kind nach dem Abstillen) fand Bastian u. A. auch bei wilden Völkern.

Unter pathologischen Verhältnissen, wie u. A. aus einer Thèse de doctorat von Chambard hervorgeht, können (bei Hysterischen) auch Körperstellen in der Nähe der Mammae sowie der Genitalien die Bedeutung erogener Zonen gewinnen.

Beim Manne ist physiologisch die einzige erogene Zone die Glans penis und vielleicht noch die Haut der äusseren Genitalien.

Unter pathologischen Verhältnissen kann der Anus erogenes Gebiet sein — damit würde sich anale Automasturbation, die nicht allzu selten vorzukommen scheint, und passive Päderastie erklären. (Vgl. Garnier, Anomalies sexuelles, Paris, p. 514; F. Moll, Conträre Sexualempfindung, p. 163.)

Der psycho-physiologische Vorgang, welchen der Begriff Geschlechtstrieb umfasst, setzt sich zusammen

1) aus central oder peripher geweckten Vorstellungen,
2) aus damit sich associirenden Lustgefühlen.

Daraus entsteht der Drang zu geschlechtlicher Befriedigung (Libido sexualis). Dieser Drang wird immer stärker in dem Masse, als die Erregung des cerebralen Gebietes durch bezügliche Vorstellungen und durch Hereingreifen der Phantasie die Lustgefühle potenzirt und durch Erregung des Erectionscentrums und damit Hyperämisirung der Genitalorgane diese Lustgefühle zu Wollustgefühlen (Austreten von Liquor prostaticus in die Urethra u. s w.) steigert.

Sind die Umstände günstig zur Ausübung des individuell befriedigenden Geschlechtsakts, so wird dem immer mehr anwachsenden Drang Folge geleistet, andernfalls treten hemmende Vorstellungen dazwischen, verdrängen die geschlechtliche Brunst, hemmen die Leistung des Erectionscentrums und verhindern den geschlechtlichen Akt.

Für den Culturmenschen ist erforderlich und entscheidend die Bereitschaft von solchen den geschlechtlichen Drang hemmenden Vorstellungen. Von der Stärke der treibenden Vorstelluugen und der sie begleitenden organischen Gefühle einer- und der der hemmenden Vorstellungen andererseits hängt die sittliche Freiheit des Individuums ab und die Entscheidung, ob es nach Umständen zur Ausschweifung und selbst zum Verbrechen gelangt. Auf die Stärke der treibenden Momente haben Constitution, überhaupt organische Einflüsse, auf die der Gegenvorstellungen Erziehung und Selbsterziehung gewichtigen Einfluss.

Treibende und hemmende Kräfte sind wandelbare Grössen. Verhängnissvoll wirkt in dieser Hinsicht der Alkoholübergenuss, insofern er die Libido sexualis weckt und steigert, gleichzeitig die sittliche Widerstandsfähigkeit herabsetzt.

Der Akt der Cohabitation [1]).

Grundvoraussetzung für den Mann ist genügende Erection. Mit Recht macht Anjel (Archiv für Psychiatrie VIII, H. 2) darauf aufmerksam, dass bei der sexuellen Erregung nicht bloss das Erectionscentrum erregt wird, sondern dass die Nervenerregung sich auf das ganze vasomotorische Nervensystem fortpflanzt. Beweis dafür ist der Turgor der Organe beim sexuellen Akt, die Injection der Conjunctiva, die Prominenz der Bulbi, die Erweiterung der Pupillen, das Herzklopfen (durch Lähmung der aus dem Halssympathicus stammenden vasomotorischen Herznerven, dadurch Erweiterung der Herzarterien und in Folge der Wallungshyperämie stärkere Erregung der Herzganglien). Der Geschlechtsakt geht mit einem Wollustgefühl einher, das beim Manne durch in Folge der sensiblen Reizung der Genitalien hervorgerufenes Durchtreten von Sperma durch die Ductus ejaculatorii in die Urethra angeregt sein dürfte. Das Wollustgefühl tritt beim Mann früher auf als beim Weib, schwillt zur Zeit der beginnenden Ejaculation lawinenartig an, erreicht seine Höhe im Moment der vollen Ejaculation, um post ejaculationem rasch zu schwinden.

Beim Weib tritt das Wollustgefühl später und langsam ansteigend auf und überdauert meist den Akt der Ejaculation.

Der entscheidende Vorgang bei der Cohabitation ist die Ejaculation. Diese Funktion ist abhängig von einem Centrum (genito-spinale), das Budge

---

[1]) Vgl. Roubaud. Traité de l'impuissance et de la stérilité. Paris 1878.

in der Höhe des 4. Lendenwirbels nachgewiesen hat. Dasselbe ist ein Reflexcentrum; der dasselbe erregende Reiz ist das durch Reizung der Glans penis aus den Samenblasen reflectorisch in die Pars membranacea urethrae getriebene Sperma. Sobald diese unter wachsendem Wollustgefühl vor sich gehende Samenentleerung eine entsprechend grosse Quantität darstellt, um als genügender Reiz auf das Ejaculationscentrum zu wirken, tritt dieses in Aktion. Die motorische Reflexbahn befindet sich in dem 4. und 5. Lumbalnerven. Die Aktion besteht in einer convulsivischen Erregung des M. bulbocavernosus (innervirt vom 3. und 4. Sacralnerv), wodurch das Sperma herausgeschleudert wird.

Auch beim Weib findet auf der Höhe seiner geschlechtlichen und wollüstigen Erregung ein reflectorisch bedingter Bewegungsakt statt. Er wird eingeleitet durch die Reizung der sensiblen Genitalnerven und besteht in einer peristaltischen Bewegung in den Tuben und im Uterus bis zur Portio vaginalis, wodurch der Tubar- und Uterinschleim ausgepresst wird. Eine Hemmung des Ejaculationscentrums ist möglich durch Hirnrindeneinfluss (Unlust beim Coitus, überhaupt Gemüthsbewegungen, sowie einigermassen durch Willenseinfluss).

Mit dem vollzogenen Geschlechtsakt schwinden normaler Weise Erection und Libido sexualis, indem die psychische und geschlechtliche Erregung einer behaglichen Erschlaffung Platz macht.

III. Allgemeine (Neuro- und Psycho-) Pathologie[1].

Ueberaus häufig erweisen sich bei dem Culturmenschen die sexualen Funktionen abnorm. Diese Thatsache findet zum Theil ihre Erklärung in dem vielfachen Missbrauch der Generationsorgane, zum Theil in dem Umstand, dass solche Funktionsanomalien häufig Zeichen einer meist erblichen krankhaften Veranlagung des Centralnervensystems („funktionelle Degenerationszeichen") sind.

Da die Generationsorgane aber in bedeutsamer funktioneller Relation zu dem ganzen Nervensystem und zwar in seinen psychischen wie somatischen Beziehungen stehen, begreift sich die Häufigkeit der aus sexuellen (funktionellen oder organischen) Störungen hervorgehenden allgemeinen Neurosen und auch Psychosen.

---

[1] **Literatur.** Parent-Duchâtelet, Prostitution dans la ville de Paris 1837. — Rosenbaum, Entstehung der Syphilis. Halle 1839. — Derselbe, Die Lustseuche im Alterthum. Halle 1839. — Descuret, La médecine des passions, Paris 1860. — Casper, Klin. Novellen 1863. — Bastian, Der Mensch in der Geschichte. — Friedländer, Sittengeschichte Roms. — Wiedemeister, Cäsarenwahnsinn. — Scherr, Deutsche Cultur- und Sittengeschichte Bd. I, Cap. 9. — Tardieu, Des attentats aux moeurs. 7. édit. 1878. — Emminghaus, Psychopathol. p. 98. 225. 230. 232. — Schüle, Handbuch der Geisteskrankheiten p. 114. — Marc, Die Geisteskrankheiten, übers. v. Ideler, II, p. 128. — v. Krafft, Lehrb. d. Psychiatrie. 4. Aufl. I. p. 90: Lehrb. d. ger. Psychopathol. 2. Aufl. p. 234; Archiv f. Psychiatrie VII, 2. — Moreau, Des aberrations du sens génésique. Paris 1880. — Kirn, Allg. Zeitschr. f. Psychiatrie 39, Heft 2. u. 3. — Lombroso, Geschlechtstrieb u. Verbrechen in ihren gegenseitigen Beziehungen (Goltdammer's Archiv Bd. 30). — Tarnowsky, Die krankhaften Erscheinungen des Geschlechtssinns. Berlin 1886. — Ball, La Folie érotique. Paris 1888. — Serieux, Recherches cliniques sur les anomalies de l'instinct sexuel. Paris 1888. — Hammond, Sexuelle Impotenz, übers. v. Sallinger. Berlin 1889.

Schema der sexualen Neurosen.

I. Periphere Neurosen.

1) Sensible.

a) Anästhesie. b) Hyperästhesie. c) Neuralgie.

2) Secretorische.

a) Aspermie. b) Polyspermie.

3) Motorische.

a) Pollutionen (Krampf). b) Spermatorrhöe (Lähmung).

II. Spinale Neurosen.

1) Affectionen des Erectionscentrums.

a) Reizung (Priapismus) entsteht reflectorisch durch periphere sensible Reize (z. B. Gonorrhöe), direkt durch organische Reizung der Leitungsbahnen vom Gehirn zum Erectionscentrum (spinale Erkrankungen im unteren Cervical- und oberen Dorsalmark) oder des Centrums selbst (gewisse Gifte) oder durch psychische Reize.

Im letzteren Fall besteht Satyriasis, d. h. abnorm lange Andauer von Erection mit Libido sexualis. Bei blosser reflectorischer oder direkter organischer Reizung kann die Libido fehlen und der Priapismus selbst mit Unlustgefühlen verbunden sein.

b) Lähmung entsteht durch Zerstörung des Centrums oder der Leitungsbahnen (Nervi erigentes) bei Rückenmarkskrankheiten (paralytische Impotenz).

Eine mildere Form stellt die verminderte Erregbarkeit des Centrums dar, in Folge von Ueberreizung desselben (durch sexuelle Excesse, besonders Onanie) oder durch Intoxication mit Alkohol, Bromsalzen u. s. w. Sie kann mit cerebraler Anästhesie verbunden sein, oft auch mit solcher der äusseren Genitalien. Häufig findet sich hier cerebrale Hyperästhesie (gesteigerte Libido sexualis, Lüsternheit).

Eine eigene Form verminderter Erregbarkeit stellen diejenigen Fälle dar, wo das Centrum nur auf gewisse Reize anspruchsfähig ist und mit einer Erection antwortet. So gibt es Männer, bei welchen der sexuelle Contact mit der züchtigen Ehefrau nicht das nöthige Reizmoment zur Erection abgibt, wohl aber diese eintritt, wenn der Akt mit einer Dirne oder in Form einer widernatürlichen sexuellen Handlung versucht wird. Soweit hier psychische Reize in Betracht kommen, können sie sogar inadäquate sein (s. u. Parästhesie und Perversion des Sexuallebens).

c) Hemmung. Das Erectionscentrum kann durch vom Gehirn kommende cerebrale Einflüsse funktionsunfähig sein. Dieser hemmende Einfluss ist ein emotioneller Vorgang (Ekel, Furcht vor Ansteckung) oder die Vorstellung [1]) der ungenügenden Potenz. Im ersten Fall befinden sich vielfach Männer, die unüberwindliche Abneigung gegen die Frau haben, oder Furcht vor Infection. oder mit perverser Geschlechtsempfindung behaftet sind; im letzteren Fall befinden sich Neuropathiker (Neurasthenische, Hypochonder), vielfach auch in ihrer Potenz Geschwächte (Onanisten), die Grund haben oder zu haben glauben, Misstrauen in ihre Potenz zu setzen. Der bezügliche psychische Vorgang wirkt als Hemmungsvorstellung und macht den Akt mit der betreffenden Person des anderen Geschlechts temporär oder dauernd unmöglich.

d) Reizbare Schwäche. Hier besteht abnorme Ansprachsfähigkeit, aber rascher Nachlass der Energie des Centrums. Es kann sich um funktionelle Störung im Centrum selbst, oder um Innervationsschwäche der Nn. erigentes handeln, oder um Schwäche des M. ischiocavernosus. Im Uebergang zu den folgenden Anomalien ist noch der Fälle zu gedenken, wo durch abnorm frühe Ejaculation die Erection unausgiebig ist.

2) Affectionen des Ejaculationscentrums.

a) Abnorm leichte Ejaculation durch mangelnde cerebrale Hemmung in Folge grosser psychischer Erregung oder durch reizbare Schwäche des Centrums. In diesem Fall genügt nach Umständen die blosse Vorstellung einer lasciven Situation, um das Centrum in Aktion zu versetzen (hohe Grade von spinaler Neurasthenie, meist durch sexuellen Missbrauch). Eine dritte Möglichkeit ist Hyperaesthesia urethrae, vermöge welcher das austretende Sperma eine sofortige und stürmische Reflexaktion des Ejaculationscentrums auslöst. Hier kann die blosse Annäherung an die weiblichen Genitalien genügen, um die Ejaculation (ante portam) herbeizuführen.

Bei Hyperaesthesia urethrae als Ursache kann die Ejaculation mit einem Schmerz- statt einem Wollustgefühl ablaufen. Meist besteht in Fällen, wo Hyperaesthesia urethrae vorhanden ist, zugleich reizbare Schwäche des Centrums. Beide Funktionsstörungen sind wichtig für die Vermittlung der Pollutio nimia und diurna.

Das begleitende Wollustgefühl kann pathologisch fehlen. Derlei kommt bei belasteten Männern und Weibern vor (Anästhesie, Aspermie?), ferner in Folge von Krankheit (Neurasthenie, Hysterie), oder (bei Meretrices) in Folge von Ueberreizung und dadurch bedingter Abstumpfung. Von der Stärke des Wollustgefühls hängt der Grad der den Geschlechtsakt begleitenden psychischen und motorischen Erregung ab. Unter pathologischen Bedingungen kann diese sich so hoch steigern, das die Coitusbewegungen ein dem Willen entzogenes

[1]) Ein interessantes Beispiel, wonach auch eine (Zwangs-)Vorstellung nicht sexuellen Inhalts im Spiel sein kann, erzählt Magnan, Ann. méd. psych. 1885: Student, 21 Jahre, erblich stark belastet, früher Onanist, hat beständig mit der Zahl 13 als Zwangsvorstellung zu kämpfen. Sobald er coitiren will, hemmt die betreffende Zwangsvorstellung die Erection und macht den Akt unmöglich.

convulsivisches Gepräge gewinnen, selbst sich bis zu allgemeinen Convulsionen erstrecken.

b) Abnorm schwer eintretende Ejaculation. Sie ist bedingt durch Unerregbarkeit des Centrums (mangelnde Libido, Lähmung des Centrums, organisch durch Gehirn- und Rückenmarkskrankheiten, funktionell durch sexuellen Missbrauch, Marasmus, Diabetes, Morphinismus), hier dann meist mit Anästhesie der Genitalien und Lähmung des Erectionscentrums verbunden. Oder sie ist die Folge einer Läsion des Reflexbogens oder peripherer Anaesthesia (urethrae) oder der Aspermie. Die Ejaculation tritt gar nicht oder verspätet ein im Verlauf des sexuellen Aktes oder erst später in Form einer Pollution.

III. Cerebral bedingte Neurosen.

1) Paradoxie, d. h. sexuale Erregungen ausserhalb der Zeit anatomisch-physiologischer Vorgänge im Bereich der Generationsorgane.

2) Anästhesie (fehlender Geschlechtstrieb). Hier lassen alle organischen Impulse von den Generationsorganen aus, gleichwie alle Vorstellungen, alle optischen, acustischen und olfactorischen Sinneseindrücke das Individuum sexuell unerregt. Physiologisch ist die Erscheinung im Kindes- und höheren Greisenalter.

3) Hyperästhesie (vermehrter Trieb bis zur Satyriasis). Hier besteht abnorm starke Anspruchsfähigkeit der Vita sexualis auf organische, psychische und sensorielle Reize (abnorm starke Libido, Lüsternheit, Geilheit). Der Reiz kann central (Nymphomanie, Satyriasis) oder peripher, funktionell oder organisch sein.

4) Parästhesie (Perversion des Geschlechtstriebs, d. h. Erregbarkeit des Sexuallebens durch inadäquate Reize).

Diese cerebralen Anomalien fallen in das Gebiet der Psychopathologie. Die spinalen und peripheren können mit den ersteren combinirt vorkommen. In der Regel finden sie sich jedoch bei geistig Gesunden. Sie können in verschiedenen Combinationen vorkommen und den Anlass zu sexuellen Delicten geben. Aus diesem Grund verlangen sie Berücksichtigung in der folgenden Darstellung. Das Hauptinteresse nehmen jedoch die cerebral bedingten Anomalien in Anspruch, da sie überaus häufig zu perversen und selbst criminellen Handlungen führen.

A. Paradoxie. Sexualtrieb ausserhalb der Zeit anatomisch-physiologischer Vorgänge.

1) Im Kindesalter auftretender Geschlechtstrieb.

Jeder Nerven- und jeder Kinderarzt kennt die Thatsache, dass schon bei kleinen Kindern Regungen des Geschlechtslebens auftreten können. Bemerkenswerth in dieser Hinsicht sind Ultzmann's Mittheilungen über Masturbation im Kindesalter[1]). Man muss hier unterscheiden zwischen den zahlreichen Fällen, wo durch Phimosis, Balanitis, Oxyuris in Anus oder Vagina Kinder Jucken in den Genitalien bekommen, an diesen herummanipuliren, davon eine Art Wollustreiz empfinden und so zur Masturbation gelangen, und zwischen jenen Fällen, wo ohne peripheren Anlass, auf Grund cerebraler Vorgänge, beim Kind sexuale Ahnungen und Dränge auftreten. Nur in letzteren Fällen kann von einem vorzeitigen Hervortreten des Geschlechtstriebs die Rede sein. Immer dürfte es sich hier um eine Theilerscheinung eines neuro-psychopathischen Belastungszustandes handeln. Eine Beobachtung von Marc (Die Geisteskrankheiten etc. von Ideler I, p 66) illustrirt treffend diese Zustände. Gegenstand derselben war ein 8jähriges Mädchen aus ehrenwerther Familie, das, aller kindlichen und moralischen Gefühle baar, seit dem 4. Jahr masturbirte, nebenher mit Knaben von 10 bis 12 Jahren Unzucht trieb. Es schwelgte in dem Gedanken, seine Eltern umzubringen, um sie bald zu beerben und dann mit Männern sich zu vergnügen.

Auch in diesen Fällen von vorzeitig sich regender Libido verfallen die Kinder der Masturbation, und da sie schwer belastet sind, versinken sie häufig in Blödsinn und fallen schweren degenerativen Neurosen oder Psychosen anheim.

Lombroso (Archiv. di Psichiatria IV, p. 22) hat eine Anzahl hiehergehöriger, schwer erblich belastete Kinder betreffender Fälle gesammelt, so den eines Mädchens, das mit 3 Jahren schamlos und hemmungslos masturbirte.

---

[1]) Auch Louyer-Villermay berichtet Onanie von einem 3—4 Jahre alten Mädchen, ebenso Moreau (Aberrations du sens génésique, 2. édit. p. 209) von einem 2jährigen. Siehe ferner Maudsley, Physiologie und Pathologie der Seele, übersetzt von Böhm, p. 218; Hirschsprung (Kopenhagen), Berlin. klin. Wochenschr. 1866, Nr. 38. Lombroso, Der Verbrecher, übersetzt von Fränkel, p. 119 u. ff. (besonders Fall 10. 19. 21.).

Ein anderes Mädchen begann mit 8 Jahren, setzte die Onanie auch in der Ehe und namentlich in der Schwangerschaft fort. Sie gebar 12mal. 5 Kinder starben früh, 4 waren Hydrocephali, 2 davon (Knaben) ergaben sich mit 7. bezw. 4 Jahren der Masturbation.

Zambaco (l'Encéphale 1882, Nr. 1. 2.) gibt die entsetzliche Geschichte zweier Schwestern mit prämaturem und perversem Sexualtrieb. Die ältere R. masturbirte schon mit 7 Jahren, trieb Unzucht mit Knaben, stahl, wo sie nur konnte, verführte ihre 4jährige Schwester zur Masturbation, trieb mit 10 Jahren schon die grössten Scheusslichkeiten, war nicht einmal durch Ferr. candens ad clitoridem von ihrem Drang abzubringen, masturbirte sich u. A. mit der Sutane des Geistlichen, während dieser ihr zusprach sich zu bessern etc.

2) Im Greisenalter wieder erwachender Geschlechtstrieb [1]).

Es gibt seltene Fälle, wo bis zum höheren Greisenalter der Geschlechtstrieb fortbesteht. „Senectus non quidem annis sed viribus magis aestimatur“ (Zittmann). Oesterlen (Maschka, Handb. III, p. 18) berichtet sogar von einem 83jährigen Mann, der von einem württembergischen Schwurgericht wegen Unzuchtvergehens zu drei Jahren Zuchthaus verurtheilt wurde. Leider erfährt man nichts über Art des Delicts und psychischen Zustand des Thäters.

Das Bestehen von Aeusserungen des Geschlechtstriebs im höheren Alter ist an und für sich jedenfalls nicht pathologisch. Präsumptionen auf pathologische Bedingungen müssen sich aber nothwendig ergeben, wenn das Individuum decrepid ist, sein Geschlechtsleben schon längst erloschen war, der Trieb bei dem zudem vielleicht früher sexuell nicht sehr bedürftigen Menschen mit grosser Stärke sich geltend macht und rücksichtslos, schamlos, selbst pervers Befriedigung erstrebt.

In solchen Fällen wird schon der gesunde Menschenverstand pathologische Bedingungen vermuthen. Die medicinische Wissenschaft kennt die Thatsache, dass ein so qualificirter Trieb auf krankhaften Veränderungen im Gehirn, die zu Greisenblödsinn führen, beruht. Diese krankhafte Erscheinung des Geschlechtslebens kann ein Vorbote der senilen Demenz sein und sich jedenfalls lange vorher einstellen, ehe es zu greifbaren Erscheinungen intellectueller Schwäche kommt. Immer wird der aufmerksame und erfahrene Beobachter in diesem Prodomalstadium schon eine Umwandlung

[1]) Vgl. Kirn, Zeitschr. f. Psych. Bd. 39. — Legrand du Saulle, Annal. d'hyg. 1868 oct.

des Charakters in pejus und eine Abschwächung des moralischen Sinnes zugleich mit der auffallenden geschlechtlichen Erscheinung nachweisen können.

Die Libido des seniler Demenz Entgegengehenden äussert sich zunächst in lasciven Reden und Gesten. Das nächste Angriffsobject dieser der Hirnatrophie und psychischen Degeneration verfallenden cynischen Greise sind Kinder. Die leichtere Gelegenheit, an solche zu gerathen, gewiss aber wesentlich das Gefühl mangelhafter Potenz dürften diese traurige und bedenkliche Thatsache erklären. Mangelhafte Potenz und tief gesunkener moralischer Sinn machen die weitere Thatsache begreiflich, warum die geschlechtlichen Akte dieser Greise perverse sind. Sie sind eben einfach Aequivalente des unmöglichen physiologischen Aktes.

Als solche verzeichnen die Annalen der gerichtlichen Medicin Exhibition der Genitalien [1]), wollüstiges Betasten der Genitalien von Kindern [2]), Verleitung dieser zur Manustupration des Verführers, Onanisirung der Opfer [3]), Flagellation derselben.

In diesem Stadium kann die Intelligenz noch intact genug sein, um die Oeffentlichkeit und die Entdeckung zu meiden, während der moralische Sinn schon zu tief gesunken ist, um die sittliche Bedeutung des Aktes zu ermessen und dem Trieb zu widerstehen. Mit eintretender Demenz werden diese Akte immer schamloser. Nun schwindet auch das Bedenken wegen mangelhafter Potenz und werden auch Erwachsene heimgesucht, aber die defekte Potenz nöthigt zu Aequivalenten des Coitus. Nicht selten kommt es auch hier zur Sodomie, wobei, wie Tarnowsky (op. cit. 77) bemerkt, beim Geschlechtsakt mit Gänsen, Hühnern u. dgl., der Anblick des sterbenden Thieres und seiner Todeszuckungen im Momente des Coitus dem Kranken volle Befriedigung gewährt. Ebenso grauenerregend und nach dem Obigen psychologisch verständlich sind die perversen geschlechtlichen Handlungen mit Erwachsenen.

Einen Beleg, wie hoch gesteigert die Geschlechtslust während des Ablaufs einer Dementia senilis sein kann, bietet die Beobachtung 49 in des Verf. Lehrbuch der gerichtl. Psychopath., 2. Aufl., p. 161, quum senex libidinosus germanam suam filiam aemulatione

---

[1]) Fälle s. Lasègue: Les Exhibitionistes. Union médicale 1871 1. Mai.

[2]) Legrand du Saulle, La folie devant les tribunaux p. 530.

[3]) Kirn, Maschka's Handb. d. ger. Med. p. 373. 374. — Derselbe, Allg. Zeitschr. f. Psychiatrie Bd. 39, p. 220.

motus necaret et adspectu pectoris sciosi puellae moribundae delectaretur.

Im Verlauf des Leidens kann es anlässlich manischer Episoden oder auch ohne solche zu erotischem Delir und Zuständen wahrer Satyriasis kommen, wie der folgende Fall erweist.

Beobachtung 1. J. René, von jeher sinnlichen und sexuellen Genüssen ergeben, aber das Decorum wahrend, hatte seit seinem 76. Jahr eine fortschreitende Abnahme der Intelligenz und zunehmende Perversion des moralischen Sinnes gezeigt. Früher geizig, äusserlich sittsam, verschwendete er nun Hab und Gut im Umgang mit Freudenmädchen, trieb sich nur noch in Bordellen herum, wollte von jedem Frauenzimmer auf der Strasse, dass es ihn heirathe oder wenigstens zum Coitus zulasse und verletzte so sehr den öffentlichen Anstand, dass man ihn in eine Irrenanstalt bringen musste. Dort steigerte sich die geschlechtliche Erregung zu einem Zustand wahrer Satyriasis, die bis zum Tode andauerte. Er onanirte beständig, selbst vor Anderen, delirirte nur in obscönen Vorstellungen, hielt die Männer seiner Umgebung für Frauen und verfolgte sie mit seinen schmutzigen Anträgen (Legrand du Saulle, La folie p. 533).

Auch bei der Dem. senilis verfallenen Matronen, früher ehrbaren Frauen, können solche Zustände von höchster sexueller Erregung (Nymphomanie, Furor uterinus) vorkommen.

Dass auf dem Boden der Dem. senilis der krankhaft erregte und perverse Trieb sich auch Personen des eigenen Geschlechts (s. u.) ausschliesslich zuwenden kann, geht aus der Lektüre Schopenhauer's[1]) hervor. Die Art der Befriedigung ist hier passive Päderastie oder, wie ich aus folgendem Fall erfuhr, mutuelle Masturbation.

Beobachtung 2. Herr X., 80 Jahre alt, von hohem Stand, aus belasteter Familie, von jeher sexuell sehr bedürftig und Cyniker, von abnormem und jähzornigem Charakter, zog nach eigenem Geständniss schon als junger Mensch Masturbation dem Coitus vor, bot aber nie Erscheinungen von conträrer Sexualität, hatte Maitressen, zeugte mit einer derselben ein Kind, heirathete 48 Jahre alt aus Neigung, zeugte noch 6 Kinder, gab seiner Gemahlin Zeit seiner Ehe nie zu Klagen Anlass. Die Verhältnisse seiner Familie konnte ich nur unvollkommen erfahren. Sichergestellt ist, dass sein Bruder im Verdacht mannmännlicher Liebe stand und dass ein Neffe in Folge excessiver Masturbation irrsinnig wurde.

Seit Jahren hat sich der von Hause eigenartige, jähzornige Charakter des Patienten immer extremer gestaltet. Er ist äusserst misstrauisch geworden und eine geringfügige Contrariirung seiner Wünsche bringt ihn in masslosen Affekt bis zu Wuthanfällen, in welchen er sogar die Hand gegen seine Gemahlin erhebt.

---

[1]) Die Welt als Wille und Vorstellung. 1859 B. II, p. 461 u. ff.

Seit einem Jahr bestehen deutliche Zeichen einer Dem. senilis incipiens. Patient ist vergesslich geworden, er lokalisirt falsch in der Vergangenheit und ist zeitlich nicht recht orientirt. Seit 14 Monaten bemerkt man an dem alten Herrn eine wahre Verliebtheit gegenüber einzelnen männlichen Dienstboten, namentlich einem Gärtnerburschen. Sonst schroff und vornehm gegenüber Untergebenen, überhäuft er diesen Favori mit Gunstbezeigungen und Geschenken und befiehlt seiner Familie und seinen Hausofficianten, ihm mit dem grössten Respekt zu begegnen. Mit wahrer Brunst erwartet der Alte die Stunden der Rendezvous. Er schickt seine Familie fort, um ungestört mit dem Favoriten zu sein, hält sich Stunden lang mit ihm eingeschlossen und wird, wenn die Thüren sich wieder öffnen, ganz erschöpft auf dem Ruhebett getroffen. Nebem diesem Geliebten hat Patient aber episodisch noch Verkehr mit anderen Dienern. Hoc constat amatos eum ad se trahere, ab iis oscula concupiscere, genitalia sua tangi jubere itaque masturbationem mutuam fieri. Durch dieses Treiben ist eine förmliche Demoralisation geschaffen. Die Familie ist machtlos, denn jede Gegenvorstellung ruft Zornanfälle bis zur Bedrohung der Angehörigen hervor. Patient ist vollkommen einsichtslos für seine sexuellen perversen Handlungen, so dass die Entmündigung und Versetzung in eine Irrenanstalt als einziger Ausweg für die trostlose hochangesehene Familie übrig bleibt.

Irgendwelche erotische Erregung gegenüber dem anderen Geschlecht ist nicht zu beobachten, obwohl Patient noch mit seiner Gemahlin dasselbe Schlafgemach bewohnt. Bemerkenswerth bezüglich der perversen Sexualität und des tief gesunkenen moralischen Sinnes dieses Unglücklichen ist die Thatsache, dass er die Dienerinnen seiner Schwiegertochter ausfragt, ob diese keine Liebhaber besitzen.

B. Anaesthesia sexualis (fehlender Geschlechtstrieb).

1) Als angeborene Anomalie.

Als unanfechtbare Beispiele von cerebral bedingtem Fehlen des Geschlechtstriebs können nur solche Fälle gelten, in welchen trotz normal entwickelter und funktionirender Generationsorgane (Spermabereitung. Menstruation) jegliche Regung des Geschlechtslebens überhaupt und von jeher mangelt. Diese funktionell geschlechtslosen Individuen sind sehr selten und wohl immer degenerative Existenzen, bei denen anderweitige funktionelle Cerebralstörungen, psychische Degenerationszustände, ja selbst anatomische Entartungszeichen nachweisbar sind.

Einen klassischen, hierher gehörenden Fall beschreibt Legrand du Saulle (Annales médicopsychol. 1876, mai).

Beobachtung 3. D., 33 Jahre, stammt von einer Mutter, die au Verfolgungswahnsinn litt. Der Vater dieser Frau litt ebenfalls an Verfolgungswahn und endete durch Selbstmord. Deren Mutter war irrsinnig, die Mutter dieser Frau war im Puerperium irrsinnig geworden. Drei Geschwister des Patienten waren im Säuglingsalter gestorben, ein überlebendes war charakterologisch abnorm. D. war schon mit 13 Jahren mit Ideen geplagt, irrsinnig zu werden. Mit 14 Jahren machte er einen Suicidversuch. Später Vagabondage. Als Soldat wiederholt Insubordination, ganz verrückte Streiche. Er war von beschränkter Intelligenz, bot keine Degenerationszeichen. normale Genitalien, hatte mit 17 oder 18 Jahren Samenergüsse gehabt, nie onanirt, niemals Geschlechtsempfindung gehabt, nie den Umgang mit Weibern gesucht.

Beobachtung 4. P., 36 Jahre alt, Taglöhner, wurde Anfang November wegen spastischer Spinalparalyse auf meiner Klinik aufgenommen. Er behauptet, aus gesunder Familie zu stammen. Seit der Jugend Stotterer. Schädel microcephal (cf. 53). Patient etwas imbecill. Er war nie gesellig, hatte niemals eine sexuelle Regung. Der Anblick eines Weibes hatte nie für ihn etwas Anziehendes. Niemals regte sich bei ihm ein masturbatorischer Drang. Erectionen häufig, aber nur Morgens beim Erwachen mit voller Blase und ohne Spur von sexueller Regung. Pollutionen sehr selten, etwa einmal jährlich im Schlafe, meist unter Träumen, dass er mit einem weiblichen Individuum etwas zu thun habe. Einen ausgesprochen erotischen Inhalt haben aber diese Träume nicht, wie überhaupt nicht seine Träume. Eine eigentliche Wollustempfindung soll mit dem Akt der Pollution nicht vorhanden seiu, Pat. empfindet diesen Mangel sexueller Empfindungeu nicht. Er versichert, sein 34 Jahre alter Bruder sei sexuell geradeso beschaffen wie er, für eine 21 Jahre alte Schwester macht er dies wahrscheinlich. Ein jüngerer Bruder sei sexuell normal beschaffen. Die Untersuchung der Genitalien des Pat. ergibt ausser Phimose nichts Abnormes.

Auch Hammond (Sexuelle Impotenz. deutsch von Salinger, Berlin 1889) weiss aus seiner reichen Erfahrung nur über folgende 3 Fälle angeborener Anaesthesia sexualis zu berichten.

Beobachtung 5. Herr W., 33 Jahre alt, kräftig, gesund, mit normalen Genitalien, hat nie Libido empfunden, vergebens durch obscöne Lektüre und Verkehr mit Meretrices seinen mangelnden Sexualtrieb zu wecken versucht. Er empfand bei solchen Versuchen nur Ekel bis zu Erbrechen, nervöse und physische Erschöpfung, und selbst. als er die Situation forcirte, nur einmal eine flüchtige Erection. W. hat nie onanirt, seit dem 17. Jahr alle paar Monate eine Pollution gehabt. Wichtige Interessen forderten, dass er heirathe. Er hatte keinen Horror feminae, sehnte sich nach Heim und Weib, fühlte sich aber unfähig, den sexuellen Akt zu vollziehen und starb unbeweibt im amerikanischen Bürgerkrieg.

Beobachtung 6. X., 27 Jahre, mit normalen Genitalien, hat nie Libido empfunden. Erection gelang nicht durch mechanische oder thermische Reize, aber statt Libido sexualis entstand dann regelmässig Drang zu Alkoholexcessen. Umgekehrt riefen solche auch spontane Erectionen hervor, wobei er dann gelegentlich masturbirte. Er empfand Abneigung gegen Frauen und Ekel vor Coitus.

Versuchte er gleichwohl solchen während einer Erection, so schwand diese sofort. Tod im Coma in einem Anfall von Hirnhyperämie.

Beobachtung 7. Frau O., normal gebaut, gesund, regelmässig menstruirt, 35 Jahre, seit 15 Jahren verheirathet, hat niemals Libido gefühlt, niemals im sexuellen Verkehr mit dem Gemahl einen erotischen Reiz empfunden. Sie hatte keine Aversion gegen den Coitus, schien ihn zuweilen sogar angenehm zu empfinden, hatte aber nie einen Wunsch nach Wiederholung der Cohabitation.

Im Anschluss an derartige reine Fälle von Anästhesie möge solcher gedacht werden, in welchen die psychische Seite der Vita sexualis zwar ebenfalls ein leeres Blatt in der Lebensgeschichte des Individuums darstellt, aber zeitweise elementare sexuelle Empfindungen sich wenigstens durch Masturbation (vgl. den Uebergangsfall, Beob. 6) kundgeben. Nach der geistreichen, aber nicht streng richtigen und zu dogmatischen Eintheilung Magnan's wäre die sexuelle Existenz hier auf das spinale Gebiet beschränkt. Möglicherweise besteht in einzelnen solchen Fällen immerhin virtuell eine psychische Seite der Vita sexualis, aber sie ist höchst schwach veranlagt und geht durch Masturbation, bevor sie Ansätze zu einer Entwicklung nehmen konnte, unter.

Damit würden sich Uebergangsfälle von der angeborenen zur erworbenen (psychischen) Anaesthesia sexualis ergeben. Diese Gefahr droht nicht wenigen belasteten Masturbanten. Psychologisch interessant ist, dass auch dann ein ethischer Defekt sich zeigt, wenn die sexuelle Wurzel früh verdorrt.

Als beachtenswerthe Fälle mögen die beiden folgenden, von mir im Archiv für Psychiatrie VII. früher veröffentlichten hier Erwähnung finden.

Beobachtung 8. F. J., 19 Jahr, Stud., stammt von einer nervösen Mutter, deren Schwester epileptisch war. Mit 4 Jahren acute 14tägige Hirnaffection. Als Kind gemüthlos, kalt gegen die Eltern, als Schüler sonderbar, verschlossen, sich absondernd, grübelnd und lesend. Gute Begabung. Vom 15. Jahre an Onanie. Seit der Pubertät excentrisches Wesen, beständiges Schwanken zwischen religiöser Schwärmerei und Materialismus, Studium der Theologie und Naturwissenschaften. Auf der Universität hielten ihn die Commilitonen für einen Narren. Las ausschliesslich Jean Paul, verbummelte seine Zeit. Gänzlicher Mangel geschlechtlicher Empfindungen gegenüber dem anderen Geschlecht. Liess sich einmal zum Beischlaf herbei, empfand aber kein geschlechtliches Gefühl dabei, fand den Coitus eine Albernheit und liess die Wiederholung bleiben. Ohne alle emotionelle Grundlage stieg ihm oft der Gedanke an

Selbstmord auf; er machte ihn zum Gegenstand einer philosophischen Abhandlung, in der er ihn gleich der Masturbation für eine recht zweckmässige Handlung erkannte. Nach wiederholten Vorstudien, die er an sich mit verschiedenen Giften anstellte, probirte er es mit 57 Gran Opium, wurde aber gerettet und ins Irrenhaus gebracht.

Pat. ist aller sittlichen und socialen Gefühle baar. Seine Schriften verrathen eine unglaubliche Frivolität und Banalität. Er besitzt ausgebreitete Kenntnisse, aber seine Logik ist eine eigenthümlich verschrobene. Von affectiven Erscheinungen keine Spur. Mit einer Blasirtheit und Ironie ohne Gleichen behandelt er Alles, selbst das Erhabenste. Mit philosophischen Scheingründen und Trugschlüssen plaidirt er für die Berechtigung des Selbstmords, den zu vollbringen er jeweils vorhat, wie ein Anderer das gleichgültigste Geschäft. Er bedauert, dass man ihm sein Federmesser genommen hat. Er hätte sich sonst wie Seneca im Bade die Adern öffnen können. Ein Freund hatte ihm kürzlich statt eines Giftes, wie er wünschte, ein Abführmittel gegeben. Es sei für ihn statt eines Abführmittels in die andere Welt eines in den Abort gewesen. Seine „alte lebensgefährliche närrische Idee“ könne nur der grosse Operateur mit der Sense herausschneiden etc.

Pat. hat einen grossen, rhombisch verschobenen Schädel, die linke Stirnhälfte ist flacher als die rechte. Hinterhaupt sehr steil. Ohren weit hinten, stark abstehend, die äussere Ohröffnung bildet eine schmale Spalte. Genitalien sehr schlaff, Hoden ungewöhnlich weich und klein.

Ab und zu klagt Pat. über „Grübelsucht“. Er muss zwangsweise den unnützesten Problemen nachgehen, unterliege einem stundenlangen höchst peinlichen und ermattenden Denkzwang und sei dann so abgehetzt, dass er zu keinem vernünftigen Gedanken mehr fähig sei.

Pat. wurde nach Jahresfrist ungebessert nach Hause entlassen, vertrieb sich dort nach wie vor die Zeit mit Lesen, Bummelei, trug sich mit dem Gedanken, ein neues Christenthum zu schaffen, weil Christus an Grössenwahnsinn gelitten und die Welt mit Wundern getäuscht habe. (!) Nach einjährigem Aufenthalt zu Hause führte ihn ein plötzlich aufgetretener psychischer Aufregungszustand wieder der Anstalt zu. Er bot ein buntes Gemisch von Primordialdelirium der Verfolgung (Teufel, Antichrist, wähnt sich verfolgt, Vergiftungswahn, verfolgende Stimmen) und der Grösse (Christuswahn, Welterlösung), dabei ganz impulsives verwirrtes Handeln. Nach 5 Monaten ging diese intercurrente Geisteskrankheit zurück und Pat. befand sich wieder auf dem Boden seiner originären intellectuellen Verschrobenheit und moralischen Defecte.

Beobachtung 9. E., 30 Jahre, vacirender Malergeselle, wurde betreten, als er einem Knaben, den er in den Wald gelockt hatte, das Scrotum abschneiden wollte. Er motivirte dieses Vorhaben damit, dass er hineinschneiden wollte, auf dass die Erde sich nicht vermehre; er habe in seiner Jugend oft zu gleichem Zweck in seine Geschlechtstheile hineingeschnitten.

E.'s Stammbaum ist nicht zu eruiren. Von Kindheit an war E. geistig abnorm, hinbrütend, nie lustig, sehr reizbar, jähzornig, grübelnd, schwachsinnig. Er hasste die Weiber, liebte die Einsamkeit, las viel. Er lachte zuweilen vor sich hin, machte dummes Zeug. In den letzten Jahren hatte sich sein Hass gegen Frauenzimmer gesteigert, namentlich gegen Schwangere, durch die nur

Elend in die Welt komme. Er hasste auch die Kinder, verfluchte seinen Erzeuger, hegte communistische Ideen, schimpfte über die Reichen und die Geistlichen, über den Herrgott, der ihn so arm auf die Welt habe kommen lassen. Er erklärte, es sei besser, die noch vorhandenen Kinder zu castriren, als neue auf die Welt zu setzen, die doch nur zur Armuth und zu Elend verurtheilt wären. Er habe es immer so gehalten, schon im 15. Jahr sich selbst zu castriren versucht, um nicht zum Unglück und zur Vermehrung der Menschen beizutragen. Das weibliche Geschlecht verachte er, weil es zur Vermehrung der Menschen beitrage. Nur zweimal habe er in seinem Leben sich von Weibern manustupriren lassen, sonst nie mit ihnen zu thun gehabt. Geschlechtliche Regungen habe er wohl dann und wann, aber nie zu naturgemässer Befriedigung derselben. Wenn die Natur nicht selbst helfe, so helfe er gelegentlich durch Onanie nach.

E. ist ein starker, musculöser Mann. Die Bildung der Genitalien lässt nichts Abnormes erkennen. An Scrotum und Penis finden sich zahlreiche Schnittnarben als Spuren früherer Selbstentmannungsversuche, an deren Ausführung er durch den Schmerz gehindert gewesen sein will. Am rechten Kniegelenk Zustand des Genu valgum. Von Onanie wurde nichts an ihm bemerkt. Er ist von finsterem, trotzigem, reizbarem Wesen. Sociale Gefühle sind ihm vollständig fremd. Ausser sehr mangelhaftem Schlaf und häufigem Kopfschmerz bestehen keine Funktionsstörungen.

Von derartigen cerebral bedingten Fällen müssen diejenigen getrennt werden, wo ein Mangel oder eine Verkümmerung der Generationsorgane den Funktionsausfall bedingt, so bei gewissen Hermaphroditen, Idioten, Cretinen. Ein hierher gehöriger Fall findet sich in Maschka's Handbuch.

Beobachtung 10. Klägerin klagt auf Ehescheidung wegen Impotenz ihres Mannes, der ihr noch nie ehelich beigewohnt habe. Sie ist 31 Jahre alt, Virgo. Der Mann ist etwas geistesschwach, körperlich kräftig, die äusseren Genitalien wohlgebildet. Er gibt an, noch nie eine vollkommene Erection, noch nie Ausfluss des Samens gehabt zu haben, und behauptet, dass ihm der Umgang mit Weibern völlig gleichgültig sei.

Dass Anaethesia sexualis nicht durch blosse Aspermie bedingt ist, lehren Ultzmann's [1]) Erfahrungen, wonach selbst bei Angeborenheit dieser Aspermie die Vita sexualis und die Potenz ganz befriedigend sein kann, ein weiterer Beleg dafür, dass mangelnde Libido ab origine in cerebralen Bedingungen zu suchen ist.

Eine mildere Form der Anästhesie stellen die „naturae frigidae“ des Zacchias dar.

Man trifft sie häufiger beim weiblichen als beim männlichen

---

[1]) Ueber männliche Sterilität. Wiener med. Presse 1878, Nr. 1. Ueber Potentia generandi et coeundi. Wiener Klinik 1885. Heft 1. S. 5.

Geschlecht. Geringe Neigung zum sexuellen Umgang bis zur ausgesprochenen Abneigung, natürlich ohne sexuelles Aequivalent, Mangel jeglicher psychischen, wollüstigen Erregung beim Coitus, der einfach pflichtgemäss gewährt wird, ist die Signatur dieser Anomalie, über die ich häufig Klagen von Ehemännern zu hören bekam. In solchen Fällen handelte es sich immer um neuropathische Frauen ab origine. Einzelne waren zugleich hysterisch.

2) Erworbene Anästhesie.

Die erworbene Verminderung bis zum Erlöschen des Sexualtriebs kann auf sehr verschiedenen Ursachen beruhen.

Diese können organische und funktionelle, psychische und somatische, centrale und periphere sein.

Physiologisch ist die Abnahme der Libido mit fortschreitendem Alter und das temporäre Schwinden derselben nach dem Geschlechtsakt. Die Verschiedenheiten bezüglich der zeitlichen Dauer des Sexualtriebs sind individuell grosse. Erziehung und Lebensweise haben auf die Intensität der Vita sexualis grossen Einfluss. Geistig angestrengte Thätigkeit (ernstes Studium), körperliche Anstrengung, gemüthliche Verstimmung, sexuelle Enthaltsamkeit sind der Erregung des Sexualtriebs entschieden abträglich.

Die Abstinenz wirkt anfangs steigernd. Bald früher, bald später, je nach constitutionellen Verhältnissen, lässt die Thätigkeit der Generationsorgane nach und damit die Libido.

Jedenfalls besteht bei dem geschlechtsreifen Individuum zwischen der Thätigkeit seiner Generationsdrüsen und dem Grad seiner Libido ein enger Zusammenhang. Dass jene aber nicht entscheidend ist, lehrt die Erfahrung bezüglich sinnlicher Frauen, die noch post climacterium den sexuellen Umgang fortsetzen und (cerebral bedingte) sexuelle Erregungszustände bieten können.

Auch an den Eunuchen lässt sich erkennen, dass die Libido die Spermabereitung lange überdauern kann.

Andererseits lehrt aber die Erfahrung, dass die Libido doch wesentlich mitbedingt wird von der Funktion der Generationsdrüsen und dass die erwähnten Thatsachen Ausnahmeerscheinungen sind. Als periphere Ursachen für verminderte bis fehlende Libido sind anzuführen: Castration, Entartung der Geschlechtsdrüsen, Marasmus, sexuelle Excesse in Form von Coitus und Masturbation, Alkoholismus. In gleicher Weise dürfte das Schwinden der Libido bei allgemeinen Ernährungsstörungen (Diabetes, Morphinismus u. s. w.) zu deuten sein.

Endlich wäre der Hodenatrophie zu gedenken, die zuweilen in Folge von Herderkrankungen des Gehirns (Kleinhirn) beobachtet wurde.

Eine Herabsetzung der Vita sexualis durch Degeneration der Leitungsbahnen und des Centr. genitospinale findet sich bei Rückenmarks- und Hirnkrankheiten. Eine centrale Schädigung des Geschlechtstriebs kann organisch durch Hirnrindenerkrankung (Dem. paralytica in vorgerücktem Stadium), funktionell durch Hysterie (centrale Anästhesie?), durch Gemüthskrankheit (Melancholie, Hypochondrie) hervorgerufen sein.

C. Hyperästhesie (krankhaft gesteigerter Geschlechtstrieb).

Nicht geringe Schwierigkeit hat die Pathologie, selbst im Einzelfall, wenn sie angeben soll, ob der Drang nach sexueller Befriedigung pathologische Höhe erreicht hat. Emminghaus, Psychopathologie, p. 225, bezeichnet als entschieden krankhaft das unmittelbare Wiedererwachen der Begierde nach der Befriedigung, mit Inbeschlagnahme der ganzen Aufmerksamkeit, nicht minder das Erwachen der Libido bei an und für sich geschlechtlich indifferentem Anblick von Personen oder Sachen. Im Allgemeinen stehen sexueller Trieb und entsprechendes Bedürfniss in Proportion zur körperlichen Kraft und zum Alter.

Von der Pubertät an erhebt sich der Sexualtrieb rapid zu bedeutender Höhe, ist von den 20er bis zu den 40er Jahren am mächtigsten, um von da an langsam abzunehmen. Das eheliche Leben scheint den Trieb zu conserviren und zu zügeln.

Sexueller Verkehr bei wechselndem Objekt der Befriedigung steigert den Trieb.

Da das Weib weniger geschlechtsbedürftig ist als der Mann, muss ein Vorherrschen geschlechtlichen Bedürfnisses bei jenem die Vermuthung pathologischer Bedeutung erwecken, um so mehr, wenn dieses Bedürfniss in Putzsucht, Coquetterie oder gar Männersucht zu Tage tritt und so über die von Zucht und Sitte gezogenen Schranken hinaus sich bemerklich macht.

Von grösster Bedeutung ist bei beiden Geschlechtern die Constitution. Mit einer neuropathischen Constitution ist häufig ein krankhaft gesteigertes geschlechtliches Bedürfniss verbunden, und derlei Individuen tragen einen grossen Theil ihres Lebens schwer unter der Last dieser constitutionellen Anomalie ihres Trieblebens. Die Gewalt des Sexualtriebs kann bei ihnen zeitweise geradezu die Bedeutung einer organischen Nöthigung gewinnen und die Willensfreiheit ernstlich gefährden. Die Nichtbefriedigung des Drangs kann hier eine wahre Brunst oder eine mit Angstempfindungen einhergehende psychische Situation herbeiführen, in welcher das Individuum dem Trieb erliegt und seine Zurechnungsfähigkeit zweifelhaft wird.

Unterliegt das Individuum nicht seinem mächtigen Drang, so steht es in Gefahr, durch die erzwungene Abstinenz sein Nervensystem im Sinne einer Neurasthenie zu ruiniren oder eine bereits vorhandene bedenklich zu steigern.

Auch bei normal organisirten Individuen ist der Sexualtrieb keine constante Grösse. Abgesehen von der der Befriedigung folgenden temporären Gleichgültigkeit, dem Nachlass des Triebs bei dauernder Abstinenz, nachdem ein gewisses Reactionsstadium des sexuellen Verlangens glücklich überwunden ist, hat die Art der Lebensweise grossen Einfluss.

Der Grossstädter, welcher beständig an sexuelle Dinge erinnert und zu sexuellem Genuss angeregt wird, ist jedenfalls geschlechtsbedürftiger als der Landbewohner. Excedirende, weichliche, sitzende Lebensweise, vorwiegend animalische Nahrung, der Genuss von Spirituosen, Gewürzen u. dergl. wirken stimulirend auf das Sexualleben.

Beim Weibe ist dieses postmenstrual gesteigert. Bei neuropathischen Frauen kann die Erregung zu dieser Zeit pathologische Höhe erreichen.

Bemerkenswerth ist die grosse Libido der Phthisiker. Hofmann a. a. O. berichtet von einem phthisischen Bauern, der noch am Abend vor seinem Tod sein Weib sexuell befriedigte.

Die sexuellen Akte sind Coitus (eventuell Nothzucht), faute de mieux: Masturbation, bei defektem moralischem Sinn Päderastie, Bestialität. Ist bei übermässigem Sexualtrieb die Potenz herabgesetzt oder gar erloschen, so sind alle möglichen Perversitäten geschlechtlichen Handels möglich.

Die excessive Libido kann peripher und central hervorgerufen sein. Die erstere Entstehungsweise ist die seltenere. Pruritus der Genitalien, Ekzem können sie bedingen, desgleichen gewisse, die Geschlechtslust mächtig stimulirende Stoffe, wie z. B. Canthariden.

Bei Frauen kommt nicht selten im Klimakterium eine durch Pruritus vermittelte sexuelle Erregung vor, aber auch sonst bei neuropathischer Belastung. Magnan (Annales médico-psychol. 1885, p. 157) berichtet von einer Dame, die anfallsweise Morgens von einem schrecklichen Erethismus genitalis befallen wurde, desgleichen von einem 55jährigen Manne, der Nachts von unerträglichem Priapismus gefoltert war. In beiden Fällen bestand eine Neurose.

Centrale Auslösung von geschlechtlicher Erregung ist ein bei Belasteten, Hysterischen und in psychischen Exaltationszuständen häufiges Vorkommen[1]). Hier, wo die Hirnrinde und damit das psychosexuale Centrum in einem Zustand von Hyperästhesie sich befindet (abnorme Erregbarkeit der Phantasie, erleichterte Associationen), können nicht bloss optische und Tastempfindungen, sondern auch solche des Gehörs und Geruchs genügen, um lascive Vorstellungen hervorzurufen.

Magnan (op. cit.) berichtet von einem Fräulein, das mit der Pubertät wachsenden sexuellen Drang hatte und ihn durch Masturbation befriedigte. Allmählig bekam die Dame beim Anblick eines beliebigen Mannes heftige sexuelle Erregung, und da sie für sich nicht gut stehen konnte, schloss sie sich jeweils in ein Zimmer ein, bis der Sturm sich gelegt hatte. Schliesslich gab sie sich beliebigen Männern hin, um vor ihrem quälenden Trieb Ruhe zu bekommen, aber weder Coitus noch Onanie brachten Erleichterung, so dass sie in ein Irrenhaus ging.

Ein Pendant ist eine Mutter von fünf Kindern, die, sehr unglücklich über ihren sexuellen Drang, Suicidversuche machte, dann eine Irrenanstalt aufsuchte. Dort besserte sich ihr Zustand, aber sie getraute sich nicht mehr das Asyl zu verlassen.

Mehrere prägnante, Männer und Frauen betreffende Fälle siehe in des

---

[1]) Bei Individuen, in welchen hochgradige sexuelle Hyperästhesie mit erworbener reizbarer Schwäche des sexuellen Apparates einhergeht, kann es sogar dazu kommen, dass auf den blossen Anblick gefälliger weiblicher Gestalten hin, vom psychosexualen Centrum aus, ohne jede periphere Reizung der Genitalien, nicht allein der Erections-, sondern auch der Ejaculationsmechanismus in Thätigkeit gesetzt wird. Solche Individuen haben nur nöthig mit einem weiblichen Vis-à-vis im Eisenbahn-Coupé, Salon u. s. w. sich in ideelle sexuelle Relation zu setzen, um zum Orgasmus und zur Ejaculation zu gelangen.

Hammond, op. cit. p. 40, beschreibt eine Reihe derartiger Fälle, welche wegen consecutiver Impotenz in seine Behandlung kamen, und erwähnt, dass die betreffenden Individuen für diesen Vorgang den Ausdruck „ideeller Coitus“ gebrauchen. Herr Dr. Moll in Berlin theilte mir einen ganz gleichen Fall mit; auch dort wurde für den Vorgang die gleiche Bezeichnung gewählt.

Verfassers Arbeit „Ueber gewisse Anomalien des Geschlechtstriebs", Beob. 6, 7 (Archiv für Psychiatrie VII, 2), von denen 3 u. 5 hier Aufnahme finden mögen.

Beobachtung 11. Am 7. Juli 1874 Nachmittags verliess der von Triest in Geschäftsangelegenheiten nach Wien reisende Ingenieur Clemens iu Bruck den Bahnzug, ging durch die Stadt nach dem nahen Dorf St. Ruprecht und machte dort an einem 70 Jahre alten, allein in einem Hause befindlichen Weib einen Nothzuchtsversuch. Er wurde von den Ortsbewohnern festgenommen und von der Ortspolizei arretirt. Er gab im Verhör an, die Wasenmeisterei aufsuchen gewollt zu haben, um dort seinen aufgeregten Geschlechtstrieb an einer Hündin zu befriedigen. Er leide oft an solchen Geschlechtsaufregungen. Er leugnet nicht seine Handlung, entschuldigt sie mit Krankheit. Die Hitze, das Rütteln des Waggon, Sorge um seine Familie, zu der er sich begeben wollte, hätten ihn verwirrt und krank gemacht. Scham und Reue waren nicht an ihm zu bemerken. Sein Benehmen war offen, seine Miene heiter, die Augen geröthet, glänzend, der Kopf heiss, die Zunge belegt. Puls voll, weich, über 100 Schläge, die Finger etwas zitternd.

Die Angaben des Delinquenten sind präcise, aber hastig, der Blick unsicher, mit dem unverkennbaren Ausdruck der Lüsternheit. Dem herbeigerufenen Gerichtsarzt macht er einen pathologischen Eindruck, wie wenn er sich im Beginn eines Säuferwahnsinns befände.

Cl. ist 45 Jahre alt, verheirathet, Vater eines Kindes. Die Gesundheitsverhältnisse seiner Eltern und sonstigen Familie sind ihm unbekannt.

In der Kindheit war er schwächlich, neuropathisch. Mit 5 Jahren erlitt er eine Kopfverletzung durch einen Hieb mit einer Haue. Davon datirt eine auf dem rechten Scheitel- und Stirnbein sich befindende 1/2" breite, über 1" lange Narbe. Der Knochen ist hier etwas eingedrückt. Die überliegende Haut mit dem Knochen verwachsen.

An dieser Stelle erzeugt Druck Schmerz, der in den unteren Ast des Trigeminus irradiirt. Auch spontan ist diese Stelle häufig schmerzhaft. In der Jugend öfter Anfälle von „Ohnmacht" Vor der Pubertätszeit Pneumonie, Rheumatismus und Darmkatarrh.

Schon mit 7 Jahren empfand er eine auffällige Hinneigung zu Männern, resp. zu einem Oberst. Er empfand einen Stich durchs Herz, wenn er diesen Mann sah; küsste den Boden, deu dieser betreten hatte. Mit 10 Jahren verliebte er sich in einen Reichstagsabgeordneten. Auch später schwärmte er für Männer, jedoch iu durchaus platonischer Weise. Vom 14. Jahre an onanirte er. Mit 17 Jahren erster Umgang mit Frauen. Damit verloren sich sofort die früheren Erscheinungen conträrer Sexualempfindung. Damals auch ein acuter eigenthümlicher psychopathischer Zustand, den Cl. als eine Art Clairvoyance schildert. Vom 15. Jahre an Hämorrhoidalleiden mit Erscheinungen von Plethora abdominalis. Wenn er, wie dies alle 3—4 Wochen stattfand, profusen Hämorrhoidalblutfluss hatte, befand er sich besser. Sonst war er beständig in einer peinlichen geschlechtlichen Erregung, der er theils durch Onanie, theils durch Coitus Abhilfe schuf. Jedes Weib, dem er begegnete, reizte ihn. Selbst wenn er unter weiblichen Verwandten sich befand, trieb es ihn, ihnen unzüchtige Anträge zu machen. Zuweileu gelang es ihm, seiner Triebe Herr zu werden, zu Zeiten wurde er zu unzüchtigen Handlungen hingerissen.

Wenn man ihn dann zur Thüre hinauswarf, war es ihm ganz recht, denn er bedurfte, wie er meint, einer solchen Correctur und Unterstützung gegenüber seinem übermächtigen Trieb, der ihm selbst lästig war. Eine Periodicität war in diesen geschlechtlichen Regungen nicht zu erkennen.

Bis zum Jahre 1861 excedirte er in Venere und zog sich mehrere Tripper und Chancres zu.

1861 Heirath. Er fühlte sich geschlechtlich befriedigt, fiel aber seiner Frau lästig durch seine grossen Bedürfnisse.

1864 machte er einen Anfall von Manie im Spital zu Fiume durch, erkraukte nochmals im gleichen Jahr und wurde nach der Irrenanstalt Ybbs gebracht, wo er bis 1867 blieb.

Er litt dort an recidivirender Manie mit grosser geschlechtlicher Erregung. Einen Darmkatarrh und Aerger bezeichnet er als Ursache seiner damaligen Erkrankung.

In der Folge war er wohl, aber er litt sehr unter der Uebermacht seiner geschlechtlichen Bedürfnisse. Wenn er nur kurze Zeit von seiner Frau entfernt war, zeigte sich der Trieb so mächtig, dass ihm Mensch oder Thier ganz gleich zur Befriedigung seiner Geschlechtslust war. Namentlich zur Sommerszeit war es gar arg mit diesen Antrieben, die immer mit einem starken Blutandrang zum Unterleib einhergingen. Er meint auf Grund von medicin. Reminiscensen aus medic. Lectüre, bei ihm überwiege eben das Gangliensystem über das cerebrale.

Im October 1873 musste er sich seines Berufs wegen von seiner Frau trennen. Bis Ostern, ausser zeitweiser Onanie, keine geschlechtlichen Handlungen. Von da an brauchte er Weiber und Hündinnen. Von Mitte Juni bis 7. Juli hatte er keine Gelegenheit zu geschlechtlicher Befriedigung. Er fühlte sich nervös aufgeregt, abgespannt, wie wenn er irre würde. Schlief die letzten Nächte schlecht. Die Sehnsucht nach seiner Frau, die in Wien lebte, trieb ihn von seinem Dienst fort. Er nahm Urlaub. Die Hitze unterwegs, der Lärm der Eisenbahn machten ihn ganz confus, er konnte es vor geschlechtlicher Aufregung und Blutwallung im Unterleib nicht mehr aushalten, Alles tanzte ihm vor den Augen. Da verliess er in Bruck das Coupé, er sei ganz verwirrt gewesen, habe nicht gewusst, wohin er gehe, es sei ihm momentan der Gedanke gekommen, sich ins Wasser zu stürzen, es sei ihm wie ein Nebel vor den Augen gewesen. Mulierem tunc adspexit, penem nudavit feminamque amplecti conatus est. Diese schrie jedoch um Hilfe und so wurde er arretirt.

Nach dem Attentat wurde es ihm plötzlich klar, was er gethan. Er bekannte offen seine That, der er sich in allen Details erinnert, die ihm aber als etwas Krankhaftes erscheint. Er habe nichts dafür gekonnt.

Cl. litt noch einige Tage an Kopfweh, Congestionen, war ab und zu aufgeregt, unruhig, schlief schlecht. Seine geistigen Funktionen sind ungestört, jedoch ist er ein originär eigenthümlicher Mensch, von schlaffem, energielosem Wesen. Der Gesichtsausdruck hat etwas faunartig Lüsternes und Verschrobenes. Er leidet an Hämorrhoiden. Die Genitalien bieten nichts Abnormes. Der Schädel ist im Stirntheil schmal und etwas fliehend. Körper gross, gut genährt. Ausser einer Diarrhöe ist an ihm keine Störung der vegetativen Funktionen bemerkbar.

Beobachtung 12. Frau E., 47 Jahre. Onkel väterlicherseits war irrsinnig, Vater ein exaltirter und in Venere excessiver Mann. Bruder der Pat. an einer acuten Hirnaffektion gestorben. Pat., von Kindheit auf nervös, excentrisch, romantisch, zeigte, kaum den Kinderschuhen entronnen, einen excessiven Geschlechtstrieb und ergab sich schon mit dem 10. Jahre dem Geschlechtsgenuss. Mit 19 Jahren Heirath. Leidliche Ehe; der sonst leistuugsfähige Gemahl genügte ihr nicht, sie hatte bis auf die letzten Jahre beständig ausser dem Manne noch mehrere Freunde. Sie war sich der Verwerflichkeit dieser Lebensweise wohl bewusst, fühlte aber die Ohnmacht ihres Willens gegenüber dem unersättlichen Trieb, den sie äusserlich wenigstens geheim zu halten suchte. Sie meinte später, sie habe eben an „Männermanie" gelitten.

Pat. hat 6mal geboren. Vor 6 Jahren Sturz aus dem Wagen mit bedeutender Hirnerschütterung. In der Folge Melancholie mit Persecutionsdelirium, welche Krankheit sie der Irrenanstalt zuführte. Pat. nähert sich dem Klimakterium. Menses in letzter Zeit profus und zu häufig. Seitdem ihr selbst angenehmes Zurücktreten des früher übermächtigen Triebes. Decentes Verhalten. Geringer Grad von Descensus uteri und Prolapsus ani.

Die Hyperaesthesia sexualis kann continuirlich mit Exacerbationen vorhanden sein oder intermittirend, selbst periodisch. Im letzteren Fall ist sie eine cerebrale Neurose für sich (siehe specielle Pathologie) oder Theilerscheinung eines allgemeinen psychischen Erregungszustandes (Manie, episodisch bei Dementia paralytica, senilis u. s. w.).

Einen bemerkenswerthen Fall von intermittirender Satyriasis hat Lentz (Bulletin de la société de méd. légale de Belgique Nr. 21) veröffentlicht.

Beobachtung 13. Seit 3 Jahren hatte der allgemein geachtete, verheirathete Landwirth D., 35 Jahre alt, immer häufigere und heftigere Zustände von geschlechtlicher Aufregung geboten, die seit einem Jahre sich zu wahren Paroxysmen von Satyriasis gesteigert hatten. Eine erbliche oder sonstige organische Ursache war nicht aufzufinden.

D. musste in Zeiten grösserer geschlechtlicher Erreguug den Beischlaf 10—15mal in 24 Stunden ausführen, ohne davon Befriedigung zu fühlen.

Allmählig entwickelte sich bei ihm ein Zustaud allgemeiner nervöser Ueberreiztheit (éréthisme général) mit grosser Gemüthsreizbarkeit bis zu pathologischen Zornaffekten und Drang zu Alkoholausschweifung, die Symptome von Alkoholismus herbeiführte. Seine Anfälle von Satyriasis erreichten solche Heftigkeit, dass das Bewusstsein sich verdunkelte und der Kranke in blindem Drang zu geschlechtlichen Akten sich hinreissen liess. Qua de causa factum est ut uxorem suam alienis viris immovero animalibus ad coeundum tradi, cum ipso filiabus praesentibus concubitum exsequi jusserit, propterea quod haec facta majorem ipsi voluptatem afferent. Die Erinnerung für die Ereignisse auf der Höhe dieser Anfälle, in welchen die extreme Gereiztheit selbst zu Wuthzornanfällen führte, fehlte gänzlich. D. meinte selbst, er habe Momente gehabt, in welchen er seiner Sinne nicht mehr mächtig war und, ohne Befriedigung durch die Frau, an dem nächst besten weiblichen Individuum sich hätte vergreifen müssen. Nach einer heftigen Gemüthsbewegung verloren sich mit einem Male diese geschlechtlichen Aufregungszustände.

Wie mächtig, bedenklich und peinlich die sexuelle Hyperästhesie für mit dieser Anomalie Behaftete werden kann, lehren folgende zwei Beobachtungen.

Beobachtung 14. Hyperaesth. sexualis. Delir. acutum ex abstinentia.

Am 29. Mai 1882 wurde F., 23 Jahre, ledig, Schuhmacher, auf der Klinik aufgenommen. Er stammt von jähzornigem Vater, neuropathischer Mutter, deren Bruder irrsinnig war.

Pat. war früher nie erheblich krank, kein Trinker, aber von jeher sexuell sehr bedürftig. Vor 5 Tagen war er acut psychisch erkrankt. Er machte am hellen Tage und vor Zeugen 2 Nothzuchtsversuche, delirirte verhaftet nur von obscönen Dingen, masturbirte masslos, gerieth vom 3. Tage ab in zornige Tobsucht und bot bei der Aufnahme das Bild eines schweren Delirium acutum mit heftigen motorischen Reizerscheinungen und Fieber. Unter Ergotinbehandlung wurde Genesung erzielt.

Am 5. Januar 1888 zweite Aufnahme in zorniger Tobsucht. Am 4. war er moros, reizbar, weinerlich, schlaflos geworden, dann hatte er nach fruchtlosen Attaquen auf Frauenzimmer wachsende zornige Erregung geboten.

Am 6. Steigerung des Zustands zu schwerem Delir. acutum (schwere Bewusstseinsstörung, Jactation, Zähneknirschen, Grimassiren u. a. motorische Reizerscheinungen, Temp. bis 40,7). Ganz triebartiges Masturbiren. Genesung unter energischer Ergotinbehandlung bis 11. Januar.

Pat. gibt genesen interessante Aufschlüsse über die Ursache seiner Erkrankung.

Von jeher sexuell sehr bedürftig. Erster Coitus mit 16 Jahren. Abstinenz machte Kopfweh, grosse psychische Reizbarkeit, Mattigkeit, Nachlass der Arbeitslust, Schlaflosigkeit. Da er auf dem Lande selten Gelegenheit zur Befriediguug seiner Bedürfnisse hatte, half er sich mit Masturbation. Er musste 1—2mal täglich masturbiren.

Seit 2 Monaten kein Coitus. Zunehmende sexuelle Erregung, konnte nur an Mittel zur Befriedigung seines Triebes denken. Masturbation genügte nicht zur Bannung der immer mehr sich geltend machenden Beschwerden ex abstinentia. In den letzten Tagen heftiger Drang nach Coitus, zunehmende Schlaflosigkeit und Reizbarkeit. Für die Höhe der Erkrankung nur summarische Erinnerung. Pat. genesen im December, höchst anständiger Mensch. Er fasst seinen unbändigen Trieb als entschieden pathologisch auf und fürchtet sich vor der Zukunft.

Beobachtung 15. Am 11. Juli 1884 wurde R., 33 Jahre, Bediensteter, mit Paranoia persecutor. und Neurasthenia sexualis aufgenommen. Mutter war neuropathisch. Vater starb an Rückenmarkskrankheit. Von Kindesbeinen auf mächtiger, dabei schon im 6. Jahr bewusst gewordener Sexualtrieb. Seit dieser Zeit Masturbation, vom 15. Jahr an faute de mieux Päderastie, gelegentlich sodomitische Anwandlungen. Später Abusus des Coitus, in der Ehe cum uxore.

Ab und zu selbst perverse Impulse, Cunnilingus auszuführen, der Frau Canthariden beizubringen, da ihre Libido der seinigen nicht entsprach. Nach kurzer Ehe starb die Frau. Pat. gerieth in schlechte Verhältnisse, hatte keine Mittel zu coitiren. Nun wieder Masturbation, Benutzung von Lingua canis zur Erzielung von Ejaculation. Zeitweise Priapismus und der Satyriasis nahe Zustände. Er war dann gezwungen, zu masturbiren, damit ihm nicht Stuprum passire. Mit überhandnehmender sexueller Neurasthenie und hypochondrischen Anwandlungen wohlthätig empfundene Abnahme der Libido nimia.

Ein klassisches Beispiel von reiner Hyperaesthesia sexualis bietet folgender, für das Verständniss so mancher, theilweise selbst geschichtlich berühmter Messalinen werthvolle Fall, den ich Trelat's Folie lucide entlehne.

Beobachtung 16. Frau V. leidet seit frühester Jugend an Männersucht. Aus guter Familie, feingebildet, gutmüthig, sittsam bis zum Erröthen, war sie schon als junges Mädchen der Schreck ihrer Familie. Quandoquidem sola erat cum homine sexus alterius, negligens, utrum infans sit an vir, an senex, utrum pulcher an teter, statim corpus nudavit et vehementer libidiues suas satiari rogavit vel vim et manus ei iniecit. Man versuchte sie durch Heirath zu kuriren. Sie liebte rasend ihren Mann, aber neben ihm konnte sie nicht umhin, von jedem Anderen, dessen sie allein habhaft werden konnte, mochte er Dienstbote, Taglöhner, Schüler u. s. w. sein, den Coitus zu begehren.

Nichts konnte sie von dem Drange kuriren. Selbst als sie Grossmutter war, blieb sie Messaline. Puerum quondam duodecim annos natum in cubiculum allectum stuprare voluit. Der Junge wehrte sich, entwich. Sie bekam eine derbe Züchtigung durch dessen Bruder. Alles vergebens. Man that sie in ein Kloster. Sie war dort ein Muster von guter Sitte und liess sich nicht das Mindeste zu Schulden kommen. Sofort nach der Zurücknahme begannen wieder die Skandale. Die Familie verbannte sie, warf ihr eine kleine Rente aus. Sie verdiente durch ihrer Hände Arbeit das Nöthige, um sich Liebhaber erkaufen zu können. Wer diese sauber gekleidete Matrone von guten Manieren und liebenswürdigem Wesen sah, konnte nicht ahnen, wie rücksichtslos geschlechtsbedürftig sie mit 65 Jahren noch war Am 17. Januar 1854 brachte sie ihre Familie, verzweifelt durch neue Skandale, in die Irrenanstalt.

Sie lebte dort bis zum Mai 1858, wo sie einer Apoplexia cerebri im 73. Lebensjahr erlag. Ihr Benehmen in der Ueberwachung der Anstalt war musterhaft. Sich selbst überlassen und unter günstiger Gelegenheit traten bis kurz vor dem Tod die sexuellen Dränge zu Tage. Ausgenommen diese, ergab die vierjährige Beobachtung durch Irrenärzte niemals ein Zeichen von geistiger Abnormität.

D. Parästhesie der Geschlechtsempfindung (Perversion des Geschlechtstriebs).

Hier findet eine perverse Betonung sexueller Vorstellungskreise mit Gefühlen statt, insofern Vorstellungen, die physio-psychologisch sonst mit Unlustgefühlen betont sind, mit Lustgefühlen einhergehen, und zwar können diese abnorm stark damit sich associiren, bis zur Höhe von Affekten. Das praktische Resultat sind perverse Handlungen (Perversion des Geschlechtstriebs). Dies ist um so leichter der Fall, wenn bis zur Höhe von Affekt gesteigerte Lustgefühle die etwa noch möglichen gegensätzlichen Vorstellungen mit entsprechenden Unlustgefühlen hemmen, oder aber solche durch Fehlen oder Verlust von moralischen, ästhetischen, rechtlichen Vorstellungen überhaupt nicht hervorgerufen werden können. Dieser Fall ist aber nur zu häufig da vorhanden, wo die Quelle ethischer Vorstellungen und Gefühle (eine normale Geschlechtsempfindung) von jeher eine trübe oder verpestete war.

Als pervers muss — bei gebotener Gelegenheit zu naturgemässer geschlechtlicher Befriedigung — jede Aeusserung des Geschlechtstriebs erklärt werden, die nicht den Zwecken der Natur, i. e. der Fortpflanzung entspricht. Die aus Parästhesie entspringenden perversen geschlechtlichen Akte sind klinisch, social und forensisch äusserst wichtig; deshalb muss auf sie hier näher eingegangen und jeder ästhetische und sittliche Ekel überwunden werden.

P e r v e r s i o n des Geschlechtstriebs ist, wie sich unten ergeben wird, nicht zu verwechseln mit P e r v e r s i t ä t geschlechtlichen Handelns, denn dieses kann auch durch nicht psychopathologische Bedingungen hervorgerufen sein. Die concrete perverse Handlung, so monströs sie auch sein mag, ist nicht entscheidend. Um zwischen Krankheit (Perversion) und Laster (Perversität) unterscheiden zu können, muss auf die Gesammtpersönlichkeit des Handelnden und auf die Triebfeder seines perversen Handelns zurückgegangen werden. Darin liegt der Schlüssel der Diagnostik (s. u.).

Parästhesie kann mit Hyperästhesie combinirt vorkommen. Diese Combination erscheint klinisch als eine häufige. Bestimmt sind dann sexuelle Akte zu gewärtigen. Die perverse Richtung der Geschlechtsbethätigung kann auf sexuelle Befriedigung am anderen Geschlecht und auf solche am eigenen abzielen.

Damit ergeben sich zwei für die Eintheilung des zu behandelnden Stoffes benützbare grosse Gruppen von Perversion des Sexuallebens.

I. Geschlechtliche Neigung zu Personen des anderen Geschlechts in perverser Bethätigung des Triebs.

1) Verbindung von aktiver Grausamkeit und Gewaltthätigkeit mit Wollust — Sadismus [1]).

Dass Wollust und Grausamkeit häufig mit einander verbunden auftreten, ist eine längst bekannte und nicht selten zu beobachtende Thatsache. Schriftsteller aller Richtungen haben auf diese Erscheinung hingewiesen [2]). Noch innerhalb der Breite des Physiologischen stehen die nicht seltenen Fälle, wo sexuell sehr erregbare Individuen während des Coitus den Consors beissen oder kratzen [3]).

Schon ältere Autoren haben auf den Zusammenhang zwischen Wollust und Grausamkeit aufmerksam gemacht.

Blumröder (Ueber Irresein, Leipzig 1836, p. 51) sah einen Menschen, der mehrere in den Brustmuskel gebissene Wunden hatte, die ihm ein geschlechtlich hoch erregtes Weib im höchsten Moment der Wollust zugefügt hatte.

In einer Abhandlung „Ueber Lust und Schmerz“ (Friedreich's Magazin für Seelenkunde 1830, II, 5) macht er speciell aufmerksam auf den psychologischen Zusammenhang zwischen Wollust und Mordlust. Er verweist in dieser Hinsicht auf die indische Mythe von Siwa und Durga (Tod und Wollust), auf die Menscheuopfer mit wollüstigen Mysterien, auf die sexuellen Triebe in der Pubertät mit wollüstig gefühltem Drang zum Selbstmord, mit Peitschen, Zwicken, Blutigstechen der Genitalien im dunklen Drang nach Befriedigung der Geschlechtslust.

Auch Lombroso (Verzeni e Agnoletti, Roma 1874) bringt zahlreiche Beispiele für das Auftreten von Mordlust bei hochgesteigerter Wollust.

---

[1]) So genannt nach dem berüchtigten Marquis de Sade, dessen obscöne Romane von Wollust und Grausamkeit triefen. In der französischen Literatur ist der Ausdruck „Sadismus“ zur Bezeichnung dieser Perversion eingebürgert.

[2]) U. A. Novalis in seinen „Fragmenten“, Görres, „Christliche Mystik“, Bd. III, S. 460.

[3]) Vergl. auch die berühmten Verse Alfred de Musset's an die Andalusierin:

Qu'elle est superbe en son désordre, — quand elle tombe, les seins nus —
Qu'on la voit, béante, se tordre — dans un baiser de rage et mordre —
En hurlant des mots inconnus!

Umgekehrt tritt oft, wenn die Mordlust aufgestachelt ist, in ihrem Gefolge die Wollust auf. Lombroso führt op. cit. die von Mantegazza erwähnte Thatsache an, dass sich den Schrecken einer Plünderung seitens der Soldateska regelmässig viehische Wollust hinzugeselle [1]).

Diese Beispiele stellen Uebergänge zu ausgesprochen pathologischen Fällen dar.

Belehrend sind die Beispiele entarteter Cäsaren (Nero, Tiberius), die sich daran ergötzten, Jünglinge und Jungfrauen vor ihren Augen abschlachten zu lassen, nicht minder die Geschichte jenes Scheusals, des Marschalls Gilles de Rays (Jacob, Curiosités de l'histoire de France. Paris 1858), der 1440 wegen Schändung und Tödtung, die er während 8 Jahren an über 800 Kindern begangen hatte, hingerichtet wurde. Wie dieses Ungeheuer bekannte, war es durch die Lectüre des Suetonius und die Schilderungen der Orgien eines Tiber, Caracalla u. s. w. auf die Idee gekommen, Kinder in seine Schlösser zu locken, sie unter Martern zu schänden und dann zu tödten. Der Unmensch versicherte, bei der Verübung dieser Thaten eine unerklärliche Seligkeit genossen zu haben. Er hatte dabei zwei Helfershelfer. Die Leichen der unglücklichen Kinder wurden verbrannt und nur eine Anzahl von besonders hübschen Kinderköpfen wurde — zum Andenken aufbewahrt.

Beim Versuch einer Erklärung der Verbindung von Wollust und Grausamkeit muss man auf die quasi noch physiologischen Fälle zurückgehen, in denen, im Momente der höchsten Wollust, ein sehr erregbares, aber sonst normales Individuum Akte wie Beissen und Kratzen begeht, die sonst vom Zorne eingegeben werden. Erinnert muss ferner daran werden, dass die Liebe und der Zorn nicht nur die beiden stärksten Affekte, sondern auch die beideu allein möglichen Formen des rüstigen (sthenischen) Affekts sind. Beide suchen ihren Gegenstand auf, wollen sich seiner bemächtigen und entladen sich naturgemäss in einer körperlichen Einwirkung auf denselben; beide versetzen die psychomotorische Sphäre in die heftigste Erregung und gelangen mittelst dieser Erregung zu ihrer normalen Aeusserung.

---

[1]) In der Exaltation des Kampfes drängt sich die Vorstellung der Exaltation der Wollust ins Bewusstsein. Vgl. bei Grillparzer die Schilderung einer Schlacht durch einen Krieger:

„Und als nun erschallt das Zeichen, — beide Heere sich erreichen, — Brust an Brust, — Götterlust! — herüber, hinüber, — jetzt Feinde, jetzt Brüder — streckt der Mordstahl nieder. — Empfangen und Geben — den Tod und das Leben — im wechselnden Tausch — wild taumelnd im Rausch!“

Traum ein Leben, 1. Akt.

Von diesem Standpunkte aus wird es begreiflich, dass die Wollust zu Handlungen treibt, die sonst dem Zorn adäquat sind [1]). Sie ist wie dieser ein Exaltationszustand, eine mächtige Erregung der gesammten psychomotorischen Sphäre. Daraus entsteht ein Drang gegen das Objekt, welches den Reiz hervorruft, auf alle mögliche Weise und in der intensivsten Art zu reagiren. So wie die maniakalische Exaltation leicht in furibunde Zerstörungssucht übergeht, so erzeugt die Exaltation des geschlechtlichen Affekts manchmal einen Drang, die allgemeine Erregung in sinnlosen und scheinbar feindseligen Akten zu entladen. Diese stellen sich gewissermassen als psychische Mitbewegungen dar; es handelt sich aber nicht etwa um eine blosse unbewusste Erregung der Muskelinnervation (was als blindes Umsichschlagen nebenbei auch vorkommt), sondern um eine wahre Hyperbulie, um den Willen, auf das Individuum, von dem der Reiz ausgeht, eine möglichst starke Wirkung auszuüben. Das stärkste Mittel dazu ist aber die Zufügung von Schmerz.

Von solchen Fällen der Schmerzzufügung im höchsten Affekte der Wollust ausgehend, gelangt man zu Fällen, in denen es zur ernstlichen Misshandlung, zur Verwundung und selbst zur Tödtung des Opfers kommt [2]). In diesen Fällen ist der Trieb zur Grausamkeit, der den wollüstigen Affekt begleiten kann, in einem psychopathischen Individuum ins Masslose gewachsen, während andererseits wegen Defektuosität der moralischen Gefühle alle normalen Hemmungen entfallen oder sich zu schwach erweisen.

Derartige monströse — sadistische Handlungen haben aber beim Manne, bei welchem sie weit häufiger vorkommen als beim Weibe, noch eine zweite starke Wurzel in physiologischen Verhältnissen.

Im Verkehr der Geschlechter kommt dem Manne die aktive, selbst aggressive Rolle zu, während das Weib passiv, defensiv sich verhält [3]). Für den Mann gewährt es einen grossen Reiz, das

---

[1]) Schulz, Wiener med. Wochenschrift 1869, Nr. 49, berichtet einen merkwürdigen Fall von einem 28jährigen Mann, der mit seiner Frau den Coitus nur dann vollziehen konnte, wenn er sich vorher künstlich in die Stimmung des Zornes versetzte.

[2]) Ueber analoge Vorkommnisse bei brünstigen Thieren s. Lombroso (Der Verbrecher, übers. v. Fränkel p. 18).

[3]) Auch bei den Thieren ist es regelmässig das Männchen, welches das Weibchen mit Liebesanträgen verfolgt. Verstellte oder ernstliche Flucht des

Weib sich zu erobern, es zu besiegen und in der Ars amandi bildet die Züchtigkeit des in der Defensive bis zum Zeitpunkte der Hingebung verharrenden Weibes ein Moment von hoher psychologischer Bedeutung und Tragweite. Unter normalen Verhältnissen sieht sich also der Mann einem Widerstande gegenüber, welchen zu überwinden seine Aufgabe ist und zu dessen Ueberwindung ihm die Natur den aggressiven Charakter gegeben hat. Dieser aggressive Charakter kann aber unter pathologischen Bedingungen gleichfalls ins Masslose wachsen und zu einem Drange werden, sich den Gegenstand seiner Begierden schrankenlos zu unterwerfen, bis zur Vernichtung, Tödtung desselben [1] [2]).

Treffen diese beiden constituirenden Elemente, der abnorm gesteigerte Drang nach einer heftigen Reaction gegen den Gegenstand des Reizes und das krankhaft gesteigerte Bedürfniss, sich das Weib zu unterwerfen, zusammen, so wird es zu den heftigsten Ausbrüchen des Sadismus kommen.

Sadismus ist also nichts Anderes als eine pathologische Steige-

---

Weibchens ist nicht selten zu beobachten; dann kommt es zu einem ähnlichen Verhältniss wie zwischen Raubthier und Beutethier.

[1]) Die Eroberung des Weibes findet heutzutage in der civilen Form der Courmacherei, Verführung, List u. s. w. statt. Aus der Culturgeschichte und der Anthropologie wissen wir, dass es Zeiten gab und noch Völker gibt, in welchen die brutale Gewalt, der Raub, selbst die Wehrlosmachung des Weibes durch Keulenschläge die Liebesbewerbung ersetzte. Es ist möglich, dass atavistische Rückschläge in derartige Neigungen zu Ausbrüchen des Sadismus beitragen.

[2]) In den Jahrbüchern für Psychologie II p. 128 referirt Schäfer (Jena) über zwei Krankheitsberichte A. Payer's. In dem ersten Falle wurden Zustände höchster sexueller Erregung durch den Anblick von Kampfscenen, selbst gemalten, ausgelöst; in dem anderen durch grausame Quälereien kleiner Thiere (s. unten pag. 72). Referent fügt hinzu: „Kampflust und Mordgier sind in der ganzen Thierreihe so überwiegend ein Attribut des männlichen Geschlechts, dass ein engster Zusammenhang dieser Seite männlicher Neigungen mit der rein sexuellen wohl ausser Frage steht. Ich glaube übrigens auf Grund einwandfreier Beobachtungen konstatiren zu dürfen, dass auch bei psychisch und sexuell vollkommen gesunden männlichen Personen die ersten dunklen und unverstandenen Vorboten sexueller Regungen durch die Lektüre aufregender Jagd- und Kampfscenen ausgelöst werden können, resp. in unbewusstem Drange nach einer Art Befriedigung zu kriegerischen Knabenspielen (Ringkämpfen) Veranlassung geben, in denen ja auch der Fundamentaltrieb des Geschlechtslebens nach möglichst extensiver und intensiver Berührung des Partners mit dem mehr oder weniger deutlichen Hintergedanken der Ueberwältigung zum Ausdruck kommt."

rung von — andeutungsweise auch unter normalen Umständen möglichen — Begleiterscheinungen der psychischen Vita sexualis, insbesondere der männlichen, ins Masslose und Monströse. Es ist aber selbstverständlich durchaus nicht nothwendig und durchaus nicht die Regel, dass das sadistische Individuum sich dieser Elemente seines Triebs bewusst sei. Was es empfindet, ist in der Regel nur der Drang nach grausamen und gewaltthätigen Handlungen am entgegengesetzten Geschlecht und die Betonung der Vorstellung solcher Akte mit wollüstigen Empfindungen. Daraus ergibt sich ein mächtiger Impuls, die vorgestellten Handlungen wirklich zu begehen. Insofern die eigentlichen Motive dieses Dranges dem Handelnden nicht bewusst werden, tragen die sadistischen Akte den Charakter impulsiver Handlungen.

Wenn die Association zwischen Wollust und Grausamkeit vorhanden ist, so weckt nicht nur der wollüstige Affekt den Drang zur Grausamkeit, sondern auch umgekehrt: Grausame Vorstellungen und Handlungen wirken sexuell erregend und werden in diesem Sinne vom perversen Individuum benützt [1]).

Eine Unterscheidung zwischen originären und erworbenen Fällen von Sadismus ist kaum durchführbar. Viele ab origine belastete Individuen bieten geraume Zeit hindurch Alles auf, um ihren perversen Trieben zu widerstehen. Ist die Potenz noch vorhanden, so führen sie anfangs, oft mit Zuhülfenahme innerlicher Vorstellungen perverser Art, eine normale Vita sexualis. Später erst, nach allmähliger Ueberwindung der ethischen und ästhetischen Gegenmotive und nach immer wiederholter Erfahrung, dass der normale Akt nicht voll befriedigt, kommt es zum Durchbruch des krankhaften Triebes nach aussen. Durch diese späte Umsetzung einer originären perversen Anlage in Handlungen kann der Schein einer erworbenen Perversion vorgetäuscht werden. In der Regel ist wohl anzunehmen, dass dieser psychopathische Zustand ab origine besteht.

Die sadistischen Akte sind dem Grade ihrer Monstrosität nach verschieden, je nach der Macht des perversen Triebs über das ergriffene Individuum und der Stärke der noch vorhandenen Widerstände, welche fast immer durch originäre ethische Defekte, erbliche

---

[1]) Es kommt auch vor, dass eine zufällige Wahrnehmung von Blutvergiessen u. dgl. den präformirten psychischen Mechanismus des Sadisten erst in Bewegung setzt und den latenten perversen Trieb weckt.

Degenerescenz, moralisches Irresein, mehr oder minder herabgesetzt sind. So entsteht eine lange Reihe von Formen, welche mit den schwersten Verbrechen beginnt und bei läppischen Handlungen endigt, die dem perversen Bedürfnisse des Sadisten eine bloss symbolische Befriedigung gewähren sollen.

Die sadistischen Akte können ferner noch ihrer Art nach unterschieden werden, je nachdem sie entweder nach consumirtem Coitus, durch welchen die Libido nimia noch nicht gesättigt ist, vorgenommen werden, oder bei gesunkener Potenz präparatorisch zur Aufstachelung der gesunkenen Kraft verwendet werden, oder endlich bei gänzlich fehlender Potenz als Aequivalent an die Stelle des unmöglich gewordenen Coitus, zur Erzielung der Ejaculation treten. In den beiden letzteren Fällen besteht jedoch trotz der Impotenz noch heftige Libido, oder hat wenigstens beim betreffenden Individuum zur Zeit bestanden, als sadistische Akte gewohnheitsmässig wurden. Sexuelle Hyperästhesie ist immer als Basis sadistischer Neigungen zu betrachten. Die Impotenz, welche bei den hier in Betracht kommenden psycho- und neuropathischen Individuen, in Folge ihrer meistens von früher Jugend an geübten Excesse, so häufig ist, wird in der Regel spinale Schwäche sein. Manchmal mag auch eine Art psychischer Impotenz eintreten, durch die Concentration des Denkens auf den perversen Akt, neben welchem das Bild der normalen Befriedigung verblasst.

Wie immer die That äusserlich beschaffen sein mag, für ihr Verständniss wesentlich ist immer die seelisch-perverse Veranlagung und Triebrichtung des Thäters.

a) Lustmord [1]) (Wollust, potenzirt als Grausamkeit, Mordlust bis zur Anthropophagie).

Am grässlichsten, aber auch am bezeichnendsten für den Zusammenhang zwischen Wollust und Mordlust ist der Fall des Andreas Bichel, den Feuerbach in seiner „aktenmässigen Darstellung merkwürdiger Verbrechen“ veröffentlicht hat.

B. puellas stupratas necavit et dissecuit. Bezüglich des Mordes eines seiner Opfer äusserte er sich folgendermassen im Verhör:

„Ich habe ihr die Brust geöffnet und mit einem Messer die fleischigen Theile des Körpers durchschnitten. Darauf habe ich mir diese Person, wie

---

[1]) Vgl. Metzger's ger. Arzneiw., herausgegeben von Remer, p. 539. Klein's Annalen X, p. 176, XVIII, p. 311. Heinroth, System der psych. ger. Med. p. 270. Neuer Pitaval 1855. 23. Th. (Fall Blaize Ferrage).

der Metzger das Vieh, zugerichtet und habe den Körper mit dem Beil von einander gehackt, so wie ich ihn für das Loch brauchen konnte, das ich zum Einscharren auf dem Berg gemacht hatte. Ich kann sagen, dass ich während des Oeffnens so gierig war, dass ich zitterte und mir ein Stück wollte herausgeschnitten und gegessen haben."

Auch Lombroso (Geschlechtstrieb und Verbrechen in ihren gegenseitigen Beziehungen, Goltdammer's Archiv Bd. 30) führt bezügliche Fälle an, so einen gewissen Philippe, der die Freudenmädchen post actum zu erwürgen pflegte und meinte: „Die Weiber habe ich lieb, aber es macht mir Spass, sie zu erwürgen, nachdem ich sie genossen."

Ein gewisser Grassi (Lombroso op. cit. p. 12) wurde Nachts von geschlechtlicher Begierde gegen eine Verwandte ergriffen. Durch ihren Widerstand gereizt, versetzte er ihr mehrere Messerstiche in den Unterleib, und da der Vater und der Onkel der Unglücklichen ihn zurückhalten wollten, erschlug er auch diese. Gleich darauf eilte er zu einer Buhldirne, um in ihren Armen seine geschlechtliche Brunst zu kühlen. Doch das genügte nicht. Er mordete dann noch seinen Vater und tödtete mehrere Ochsen im Stalle.

Dass eine grössere Anzahl von sog. Lustmorden auf Hyperästhesie in Verbindung mit Paraesthesia sexualis beruhen, ist nach allem Vorausgehenden nicht zu bezweifeln.

So kann es auf Grund perverser Gefühlsbetonung zu weiteren Akten der Brutalität gegen den Leichnam kommen, so z. B. zum Zerstücken desselben, wollüstigem Wühlen in dessen Eingeweiden. Schon der Fall Bichel deutet diese Möglichkeit an.

Ein Beispiel aus neuerer Zeit ist Menesclou (Annales d'hygiène publique), von Lasègue, Brouardel, Motet begutachtet, für geistig gesund erklärt und hingerichtet.

Beobachtung 17. Am 15. April 1880 verschwand ein vierjähriges Mädchen aus der Wohnung seiner Eltern. Am 16. verhaftete man Menesclou, einen der Miether des Hauses. In seinen Taschen fand man die Vorderarme des Kindes, aus dem Ofen zog man den Kopf und Eingeweide halb verkohlt hervor. Auch im Abort fanden sich Theile der Leiche. Die Genitalien wurden nicht aufgefunden. M., über ihren Verbleib gefragt, wurde verlegen. Die Umstände, sowie ein bei ihm gefundenes schlüpfriges Gedicht liessen keinen Zweifel, dass er das Kind geschändet und dann ermordet hatte. M. äusserte keine Reue, seine That sei eben ein Unglück. Die Intelligenz ist beschränkt. Er bietet keine anatomischen Degenerationszeichen, ist schwerhörig, skrophulös.

M., 20 Jahre alt, litt im Alter von 9 Monaten an Convulsionen; später litt er an unruhigem Schlaf, Enuresis nocturna, war nervös, entwickelte sich verspätet und mangelhaft. Von der Pubertät an wurde er reizbar, zeigte schlimme Neigungen, war faul, ungelehrig, in allen Beschäftigungen unbrauchbar. Selbst im Correctionshause wurde er nicht besser. Man that ihn zur Marine, auch dort that er nicht gut. Heimgekehrt, bestahl er seine Eltern, trieb sich in schlechter Gesellschaft herum. Den Weibern lief er nicht nach, der Onanie war er eifrig ergeben, gelegentlich sodomisirte er Hündinnen. Seine Mutter litt an Mania menstrualis periodica, ein Onkel war irrsinnig, ein anderer trunksüchtig.

Bei der Untersuchung von M.'s Gehirn erwiesen sich beide Stirnlappen, die erste und zweite Schläfenwindung, sowie ein Theil der Occipitalwindungen krankhaft verändert.

Beobachtung 18. Commis Alton in England geht vor die Stadt spazieren. Er lockt ein Kind in ein Gebüsch, kehrt nach einer Weile zurück und geht auf sein Bureau, wo er die Notiz „Killed to-day a young girl, it was fine and hot" in sein Tagebuch macht.

Man vermisst das Kind, sucht es, findet es in Stücke zerfetzt; manche Theile, darunter die Genitalien, sind nicht auffindbar. A. zeigte nicht die geringste Spur von Gemüthsbewegung und gab keine Aufschlüsse über Motive und Umstände seiner schrecklichen That.

Er war ein psychopathischer Mensch, hatte zeitweise Depressionszustände mit Taedium vitae.

Sein Vater hatte einen Anfall von acuter Manie gehabt, ein naher Verwandter litt an Manie mit Mordtrieben. A. wurde hingerichtet.

In derartigen Fällen kann es geschehen, dass sogar Gelüste nach dem Fleisch des ermordeten Opfers auftreten und dass in Folgegebung dieser perversen Betonung der bezüglichen Vorstellung Theile der Leiche verzehrt werden.

Beobachtung 19. Leger, Winzer, 24 Jahre alt, von Jugend auf finster, verschlossen, leutscheu, geht fort, um eine Stelle zu suchen. Er treibt sich 8 Tage in einem Walde herum, fängt dort ein Mädchen von 12 Jahren, nothzüchtigt es, verstümmelt dessen Genitalien, reisst ihm das Herz heraus, isst davon, trinkt das Blut und verscharrt den Leichnam. Verhaftet, leugnet er anfangs, gesteht aber endlich sein Verbrechen mit cynischer Kaltblütigkeit. Er hört sein Todesurtheil gleichgültig an und wird hingerichtet. Esquirol fand bei der Section krankhafte Verwachsungen zwischen Hirnhäuten und Gehirn (Georget, Darstellung der Prozesse Leger, Feldtmann etc., übersetzt von Amelung, Darmstadt 1827).

Beobachtung 20. Tirsch, Siechenhauspfründner in Prag, 55 Jahre alt, von jeher verschlossen, eigenthümlich, roh, höchst reizbar, mürrisch, rachsüchtig, wegen Nothzuchtsversuchs an einem 10jährigen Mädchen zu 20 Jahren verurtheilt, hatte in letzter Zeit durch Wuthausbrüche aus geringem Anlass und durch Taedium vitae Aufmerksamkeit erregt.

1864, nach Abweisung eines einer Wittwe gemachten Heirathsantrags, hatte er einen Hass gegen die Frauenzimmer gefasst und trieb sich am 8. Juli herum, in der Absicht, eine von diesem verhassten Geschlecht zu tödten.

Vetulam occurentem in silvam allexit, coitum poposcit, renitentem prostravit, jugulum feminae compressit „furore captus". Cadaver virga betulae desecta verberare voluit nequetamen id perfecit, quia conscientia sua haec fieri vetuit, cultello mammas et genitalia desecta domi cocta proximis diebus cum globis comedit. Am 12. September bei der Verhaftung fand man noch Reste dieses grauenvollen Mahles vor. Er motivirte seine Handlung mit „innerlicher Gier“, wünschte selbst seine Hinrichtung, da er ja immer ein Verstossener gewesen sei. In der Haft enorme Gemüthsreizbarkeit, gelegentlich Wuthausbruch, der mehrtägige Beschränkung nöthig machte und mit Nahrungsweigerung einherging. Es wurde aktenmässig constatirt, dass die meisten seiner früheren Excesse mit Ausbrüchen von Aufregung und Wuth zusammenfielen (Maschka, Prager Vierteljahrsschrift 1866, I, p. 79).

In die Reihe dieser psycho-sexualen Monstra gehört wohl auch der Frauenmörder von Whitechapel [1]), auf den die Polizei noch immer vergeblich fahndet. Das regelmässige Fehlen von Uterus, Ovarien und Labien bei den (10) Opfern dieses modernen „Blaubart“ spricht überdies für die Annahme, dass er in Anthropophagie noch weitergehende Befriedigung sucht und findet.

In anderen Fällen von Lustmord unterbleibt aus physischen oder psychischen Gründen (s. oben) das Stuprum, und das sadistische Verbrechen tritt allein als Ersatz für den Coitus auf.

Das Prototyp solcher Fälle ist der folgende Fall des Verzeni. Das Leben seiner Opfer hing von dem raschen oder tardiven Eintreten der Ejaculation ab. Da dieser denkwürdige Fall Alles bietet, was die gegenwärtige Wissenschaft über den Zusammenhang von Wollust mit Mordlust bis zur Anthropophagie kennt, so möge er, zumal da er gut beobachtet ist, ausführliche Erwähnung finden.

Beobachtung 21. Vincenz Verzeni, geb. 1849, seit dem 11. Januar 1872 in Haft, ist angeklagt 1. der versuchten Erdrosselung seiner Muhme Marianne, als dieselbe vor vier Jahren krank zu Bette lag; 2. des gleichen Verbrechens an der 27jährigen Ehefrau Arsuffi; 3. der versuchten Erdrosselung der Ehefrau Gala, indem er ihr die Kehle zudrückte, während er auf ihrem Leib kniete; 4. ausserdem verdächtig folgender Mordthaten:

Im December begab sich die 14jährige Johanna Motta Morgens zwischen 7 und 8 Uhr auf ein benachbartes Dorf. Da sie nicht zurück kam, ging ihr Dienstherr aus, um sie zu suchen, und fand ihren Leichnam in der Nähe des Dorfes an einem Feldweg, durch eine Unzahl von Wunden greulich verstümmelt. Die Gedärme und Genitalien waren aus dem geöffneten Leibe herausgerissen und fanden sich in der Nähe. Die Nacktheit der Leiche, Erosionen an deren Schenkeln liessen ein unsittliches Attentat vermuthen, der mit Erde gefüllte Mund deutete auf Erstickung. In der Nähe der Leiche unter einem Strohhaufen fanden sich ein abgerissenes Stück der rechten Wade und Kleidungsstücke vor. Der Thäter blieb unermittelt.

---

[1]) Vgl. u. A. Spitzka, The Journal of nervous and mental Disease, Dec. 1888; Kiernan, The medical Standard, Nov.-Dec. 1888.

Am 28. August 1871 früh Morgens ging die 28jährige Ehefrau Frigeni aufs Feld. Da sie um 8 Uhr nicht zurück war, ging ihr Mann fort, sie zu holen. Er fand sie als Leiche nackt auf dem Feld, mit einer von Erdrosselung herrührenden Strangrinne am Hals, mit zahlreichen Verletzungen, aufgeschlitztem Bauch und heraushängenden Därmen.

Am 29. August, Mittags, als Maria Previtali, 19 Jahre alt, übers Feld ging, wurde sie von ihrem Vetter Verzeni verfolgt, in ein Getreidefeld geschleppt, zu Boden geworfen und am Halse gewürgt. Als er sie einen Moment losliess, um zu spähen, ob Niemand in der Nähe sei, erhob sich das Mädchen und erreichte durch sein flehentliches Bitten, dass V. es laufen liess, nachdem er ihm während einiger Zeit noch die Hände zusammengepresst hatte.

V. wurde vor Gericht gestellt. Er ist 22 Jahre alt, sein Schädel über mittelgross, asymmetrisch. Das rechte Stirnbein ist schmäler und niedriger als das linke, der Stirnhöcker rechts wenig entwickelt, das rechte Ohr kleiner als das linke (um 1 cm in der Höhe und 3 in der Breite); beide Ohren ermangeln der unteren Hälfte des Helix, die rechte Schläfenarterie ist etwas atheromatös. Stiernacken, enorme Entwicklung des Os zygomat. und des Unterkiefers, Penis sehr entwickelt, Frenulum fehlend; leichter Strabismus alternans divergens (Insufficienz der Mm. recti interni und Myopie). Lombroso schliesst aus diesen Degenerationszeichen auf eine angeborene Bildungshemmung des rechten Stirnlappens. Wie es scheint, ist Verzeni ein Hereditarier — zwei Onkel sind Cretins, ein dritter ist mikrocephal, bartlos, ein Hode fehlend, der andere atrophisch. Der Vater bietet Spuren von pellagröser Entartung und hatte einen Anfall von Hypochondria pellagrosa. Ein Vetter litt an Hyperaemia cerebri, ein anderer ist Gewohnheitsdieb.

Verzeni's Familie ist bigott, von schmutzigem Geiz. Er selbst zeigt gewöhnliche Intelligenz, weiss sich gut zu vertheidigen, sucht sein Alibi zu beweisen, Andere zu verdächtigen. In seiner Vergangenheit findet sich nichts, das auf Geisteskrankheit deutet; sein Charakter ist übrigens auffällig; er ist schweigsam, liebt die Einsamkeit. Im Gefängniss cynisch, Masturbant, sucht sich um jeden Preis den Anblick von Weibern zu verschaffen.

V. gestand endlich seine Thaten und deren Motive ein. Ihre Begehung habe ihm ein unbeschreiblich angenehmes (wollüstiges) Gefühl verschafft, das von Erection und Samenergiessung begleitet war. Schon wenn er seine Opfer am Halse kaum berührt hatte, stellten sich sexuelle Empfindungen ein. Es sei ihm ganz gleich in Bezug auf diese Empfindungen gewesen, ob die Frauen alt, jung, hässlich oder schön waren. Gewöhnlich habe schon das einfache Drosseln derselben ihn befriedigt, und dann habe er seine Opfer am Leben gelassen in den erwähnten 2 Fällen habe die geschlechtliche Befriedigung gezögert, einzutreten, und da habe er zugedrückt, bis seine Opfer todt waren. Seine Befriedigung bei diesen Garottirungen sei grösser gewesen, als wenn er onanirte. Die Hautabschürfungen an den Schenkeln der Motta seien durch seine Zähne entstanden, als er mit grossem Genuss das Blut aussaugte. Ein Wadenstück derselben habe er ausgesogen und dann mitgenommen, um es daheim zu rösten, es indessen unterwegs unter einem Strohhaufen verborgen, aus Furcht, dass seine Mutter hinter seine Streiche komme. Auch die Kleider und Eingeweide habe er ein Stück weit mitgenommen, weil es ihm einen Genuss gewährte, sie zu beriechen und zu betasten. Die Stärke, die er in diesen

Momenten höchster Wollust besessen, sei enorm gewesen. Ein Narr sei er nie gewesen; bei der Ausführung seiner Thaten habe er gar nichts mehr um sich gesehen (offenbar durch höchste sexuelle Erregung aufgehobene Apperception und instinktives Handeln). Nachher sei ihm immer sehr behaglich gewesen, ein Gefühl grosser Befriedigung; Gewissensbisse habe er nie gehabt. Nie sei es ihm in den Sinn gekommen, die Geschlechtstheile der von ihm gemarterten Frauen zu berühren oder die Opfer zu stupriren, es habe ihm genügt, sie zu erdrosseln und ihr Blut zu saugen. In der That scheinen die Angaben dieses modernen Vampyrs auf Wahrheit zu beruhen. Normale geschlechtliche Antriebe scheinen ihm fremd gewesen zu sein — zwei Geliebte, die er hatte, begnügte er sich zu beschauen — es ist ihm selbst auffällig, dass er keine Gelüste ihnen gegenüber hatte, sie zu drosseln oder ihnen die Hände zu pressen, aber freilich habe er mit ihnen nicht denselben Genuss gehabt wie mit seinen Opfern. Von moralischem Sinne, Reue u. dgl. fand sich keine Spur.

Verzeni sagte selbst, es dürfte gut sein, wenn man ihn eingesperrt lasse, denn in der Freiheit könne er seinem Gelüste keinen Widerstand leisten. V. wurde zu lebenslänglichem Kerker verurtheilt. (Lombroso: Verzeni e Agnoletti, Roma 1873.)

Interessant sind die Geständnisse, welche V. nach seiner Verurtheilung machte.

„Ich hatte einen unsäglichen Genuss, wenn ich Weiber würgte, empfand dabei Erectionen und hatte eine wahre Geschlechtslust. Es war mir schon ein Genuss, auch nur die weiblichen Kleider zu beriechen. Das Lustgefühl beim Drosseln war viel grösser als das, welches ich beim Onaniren empfand. Bei dem Trinken des Blutes der Motta empfand ich grosses Wohlgefallen. Es gewährte mir auch grossen Genuss, den Ermordeten die Haarnadeln aus dem Haar zu ziehen.

„Die Kleider und Eingeweide nahm ich aus Lust, sie zu beriechen und zu betasten. Meine Mutter kam schliesslich hinter meine Streiche, weil sie nach jedem Mord oder Mordversuch Samenflecke in meinem Hemd bemerkte. Verrückt bin ich nicht, aber in jenen Augenblicken des Würgens sah ich gar nichts mehr. Nach der Verübung der Thaten war ich befriedigt und fühlte mich wohl. Es fiel mir nie ein, die Geschlechtstheile u. dgl. zu berühren oder zu beschauen. Es genügte mir, die Weiber am Halse zu quetschen und ihr Blut zu saugen. Ich weiss heute noch nicht, wie das Weib gebaut ist.

„Während des Würgens und nach demselben drückte ich mich an den ganzen Leib, ohne auf einen Körpertheil mehr als auf den anderen zu achten."

V. war ganz von selbst auf seine perversen Akte gekommen, nachdem er, 12 Jahre alt, bemerkt hatte, dass ihn ein seltsames Lustgefühl überkomme, wenn er Hühner zu erwürgen hatte. Deshalb habe er auch öfters Massen davon getödtet und dann vorgegeben, ein Wiesel sei in den Hühnerstall eingedrungen (Lombroso, Goltdammer's Archiv Bd. 30, p. 13).

Einen analogen Fall führt Lombroso (Goltdammer's Archiv) an, der in Vittoria (Spanien) vorkam.

Beobachtung 22. Ein gewisser Gruyo, 41 Jahre alt, von früher unbescholtenem Lebenswandel und 3mal verheirathet gewesen, erwürgte im Lauf von 10 Jahren 6 Weiber. Sie waren fast sämmtlich öffentliche Dirnen und schon ziemlich alt. Nach dem Erwürgen riss er ihnen per vaginam Darm und Nieren heraus. Einige seiner Opfer schändete er vor dem Mord, andere (eingetretener Impotenz wegen) nicht. Er verfuhr bei seinen Greuelthaten mit solcher Vorsicht, dass er 10 Jahre lang unentdeckt blieb.

b) Leichenschänder.

An die grauenvolle Gruppe der Lustmörder reihen sich naturgemäss die Nekrophilen, insofern bei ihnen, gleichwie bei Lustmördern und analogen Fällen, eine an und für sich Grauen erweckende Vorstellung, vor der der Gesunde bezw. Nichtentartete zurückschaudert, mit Lustgefühlen betont und damit zum Impuls für nekrophile Akte wird.

Die in der Literatur vorkommenden Fälle von Leichenschändung machen den Eindruck pathologischer, nur sind sie bis auf den berühmten des Sergeant Bertrand (s. u.) nichts weniger als genau beobachtet und beschrieben.

In einzelnen Fällen mag nichts Anderes vorliegen, als dass zügellose Begierde in der Vorstellung des eingetretenen Todes kein Hinderniss ihrer Befriedigung sieht.

Ein derartiger Fall ist vielleicht der siebente unter den von Moreau mitgetheilten.

In diesem machte ein 23 Jahre alter Mann einen Nothzuchtsversuch an der 53 Jahre alten X., tödtete die sich Sträubende, benutzte sie dann geschlechtlich, warf sie dann ins Wasser, fischte sie aber heraus, um sie neuerlich zu stupriren.

Der Mörder wurde hingerichtet. Die Meningen des Stirnhirns fand man verdickt und mit der Hirnrinde verwachsen.

Mehrere Beispiele von Nekrophilie haben andere französische Schriftsteller mitgetheilt. Zwei Fälle betrafen Mönche, während sie die Todtenwache hielten. In einem dritten handelte es sich um einen Idioten, der überdies an periodischer Manie litt, nach Nothzucht in einer Irrenanstalt Aufnahme gefunden hatte und dort weibliche Leichen in der Todtenkammer schändete.

In anderen Fällen liegt aber unzweifelhaft eine direkte Bevorzugung der Leiche vor dem lebenden Weibe vor. Wenn keine weiteren Akte der Grausamkeit — Zerstückelung etc. — an der Leiche vorgenommen werden, so ist es wahrscheinlich die Leblosigkeit selbst, welche den Reiz für den perversen Thäter bildet. Es mag sein, dass die Leiche, welche allein menschliche Form mit vollkommener Willenslosigkeit verbindet, deshalb ein krankhaftes

Bedürfniss befriedigt, den Gegenstand der Begierde sich ohne Möglichkeit eines Widerstandes schrankenlos unterworfen zu sehen.

Brierre de Boismont (Gazette médicale 1859, 21. Juli) theilte die Geschichte eines Leichenschänders mit, der sich nach Bestechung der Leichenwächter zur Leiche eines 16jährigen Mädchens aus vornehmem Hause eingeschlichen hatte. Nachts hörte man im Todtenzimmer ein Geräusch, wie wenn ein Stück Möbel umfalle. Die Mutter des verstorbenen Mädchens drang ein, bemerkte einen Menschen, der im Nachthemd vom Bett der Todten herabsprang. Man meinte zuerst, man habe es mit einem Dieb zu thun, erkannte aber bald den wahren Thatbestand. Es stellte sich heraus, dass der Schänder, ein Mensch aus vornehmem Hause, schon öfter die Leichen junger Weiber geschändet hatte. Er wurde zu lebenslänglichem Kerker verurtheilt.

Von hohem Interesse auf dem Gebiet der Nekrophilie ist die von Taxil (La prostitution contemporaine p. 171) berichtete Geschichte eines Prälaten, der zeitweise in einem Prostitutionshause in Paris erschien und eine Prostituirte, als Leiche weiss geschminkt auf dem Paradebett liegend, bestellte.

Zur bestimmten Stunde erschien er dann in dem zu einem Trauergemach hergerichteten Zimmer in vollem Ornat, that, wie wenn er eine Seelenmesse lese und warf sich dann auf das Mädchen, das die ganze Zeit über die Rolle der Leiche spielen musste [1]).

Durchsichtiger sind die Fälle, in denen der Thäter die Leiche misshandelt und zerstückelt. Solche Fälle schliessen sich unmittelbar an die Lustmörder an, indem Grausamkeit, wenigstens ein Drang, sich am weiblichen Körper zu vergreifen, mit der Wollust dieser Individuen verbunden ist. Vielleicht schreckt ein Rest moralischer Bedenken von der Vorstellung grausamer Akte am lebenden Weibe ab, vielleicht überspringt die Phantasie den Lustmord und hängt sich gleich an sein Resultat, die Leiche. Möglicher Weise spielt auch hier die Vorstellung der Willenslosigkeit der Leiche eine Rolle.

Beobachtung 23. Sergeant Bertrand ist ein Mensch von zartem Körperbau, von auffälligem Charakter, von Kindheit auf verschlossen und die Einsamkeit liebend.

Die Gesundheitsverhältnisse seiner Familie sind nicht genügend bekannt, das Vorkommen von Geisteskrankheiten in der Ascendenz ist jedoch sichergestellt. Schon als Kind will er mit einem ihm unerklärlichen Zerstörungsdrang behaftet gewesen sein. Er habe zerbrochen, was er gerade zur Hand hatte.

Schon in früher Kindheit kam er ohne alle Verführung zur Onanie. Mit 9 Jahren begann er Hinneigung zu Personen des anderen Geschlechts zu verspüren. Mit 13 Jahren erwachte mächtig in ihm der Drang zu geschlecht-

---

[1]) Simon (Crimes et délits p. 209) theilt eine Erfahrung Lacassagne's mit, dem ein anständiger Mann berichtete, er sei jeweils, aber nur dann mächtig sexuell erregt, wenn er Zuschauer bei einem — Leichenbegängniss sei.

licher Befriedigung an Weibern; er onanirte nun sehr viel. Wenn er dies that, stellte er sich in seiner Phantasie jeweils ein Zimmer, erfüllt mit Frauen, vor. Er stellte sich vor, er übe den Geschlechtsakt mit denselben und martere sie dann. Darauf stellte er sich dieselben als Leichen vor und wie er sie als Leichen befleckte. Gelegentlich kam bei solcher Situation auch die Vorstellung, es mit männlichen Leichen zu thun zu haben, aber sie war mit Ekel betont.

Mit der Zeit empfand er den Drang, mit wirklichen Leichen derartige Situationen durchzumachen.

Aus Mangel an menschlichen Leichen verschaffte er sich Thierleichen, schlitzte ihnen den Leib auf, riss die Eingeweide heraus und masturbirte dabei. Er will damit einen unsäglichen Genuss empfunden haben. 1846 genügten ihm nicht mehr Leichen. Er tödtete nun Hunde und verfuhr dann mit ihnen wie früher. Ende 1846 bekam er zum ersten Male das Gelüste, Menschenleichen zu benutzen. Er scheute sich anfangs davor. 1847, als er zufällig auf dem Kirchhof das Grab einer frisch beerdigten Leiche gewahr wurde, kam dieser Drang unter Kopfweh und Herzklopfen mit solcher Macht, dass er, obwohl Leute in der Nähe waren und Gefahr der Entdeckung bestand, die Leiche ausgrub. Beim Abgang eines geeigneten Instruments, um sie zu zerstückeln, begnügte er sich, dieselbe mit der Todtengräberschaufel voll Wuth zu hauen.

1847 und 1848 kam, angeblich in Zwischenräumen von etwa 14 Tagen und unter heftigen Kopfschmerzen, der Drang, an Leichen Brutalitäten zu verüben. Mitten unter den grössten Gefahren und mit den grössten Schwierigkeiten genügte er etwa 15mal diesem Trieb. Er grub die Leichen mit den Händen aus, spürte vor Erregung gar nicht die Verletzungen, die er sich dabei zuzog. Im Besitz der Leiche, schnitt er sie mit Säbel oder Taschenmesser auf, riss die Eingeweide aus und masturbirte in dieser Situation. Das Geschlecht der Todten war ihm angeblich ganz gleichgültig, jedoch wurde constatirt, dass dieser moderne Vampyr mehr weibliche als männliche Leichen ausgrub.

Während dieser Akte sei er in unbeschreiblicher geschlechtlicher Aufregung gewesen. Nachdem er sie zerschnitten, hatte er die Leichen jeweils wieder eingegraben.

Im Juli 1848 gerieth er zufällig an die Leiche eines etwa 16jährigen Mädchens.

Da erwachte zum ersten Mal in ihm das Gelüste, an dem Cadaver den Coitus auszuüben. „Ich bedeckte ihn allenthalben mit Küssen, drückte ihn wie rasend an mein Herz. Alles, was man an einem lebenden Weib geniessen kann, war nichts im Vergleich zu dem empfundenen Genuss. Nachdem ich diesen etwa eine 1/4 Stunde gekostet, zerstückte ich wie gewöhnlich die Leiche und riss die Eingeweide heraus. Dann begrub ich den Cadaver wieder.“

Erst von diesem Attentat ab will B. den Drang verspürt haben, Leichen vor der Zerstückung geschlechtlich zu benutzen und habe er in der Folge bei etwa drei weiblichen Leichen dies gethan. Das eigentliche Motiv des Leichenausgrabens sei aber nach wie vor das Zerstücken gewesen und der Genuss bei dieser Handlung grösser als beim geschlechtlichen Benutzen der Leiche.

Diese letzte Handlung habe immer nur eine Episode des Hauptaktes gebildet und niemals seine Brunst gestillt, weshalb er immer nachher dieselbe oder eine andere Leiche verstümmelt habe.

Die Gerichtsärzte nahmen „Monomanie" an. Das Kriegsgericht verurtheilte B. zu 1 Jahr Kerker.

(Michéa, Union méd. 1849. — Lunier, Annal. méd. psychol. 1849, p. 153. — Tardieu, Attentats aux moeurs 1878. p. 114. — Legrand, La folie devant les tribun. p. 524.)

c) Misshandeln von Weibern (Blutigstechen, Flagelliren etc.).

An die Lustmörder und Leichenschänder, und den Ersteren noch nahestehend, reihen sich solche Fälle an, wo Verletzung des Opfers der Lüste und der Anblick des fliessenden Blutes desselben Reiz und Genuss für entartete Menschen ist.

Ein solches Ungeheuer war der berüchtigte Marquis de Sade [1]), nach welchem die Verbindung von Wollust und Grausamkeit deshalb genannt wird. Der Coitus hatte für ihn nur einen Reiz, wenn er den Gegenstand seiner Lüste blutig stechen konnte. Seine höchste Wollust war es, nackte Freudenmädchen zu verwunden und dann ihre Wunden zu verbinden.

Hierher gehört auch wohl der Fall eines Capitäns, von dem Brierre de Boismont (a. a. O.) erzählt, der seine Geliebte zwang, jeweils vor dem sehr häufigen Coitus sich Blutegel ad pudenda zu setzen. Schliesslich verfiel dieses Weib in tiefe Anämie und wurde dadurch irrsinnig.

In sehr bezeichnender Weise zeigt diesen Zusammenhang zwischen Wollust und Grausamkeit mit Drang, Blut zu vergiessen und Blut zu sehen, folgender meiner Clientel entlehnte Fall.

---

[1]) Taxil (op. cit. p. 180) gibt nähere Mittheilungen über dieses psychosexuale Monstrum, das ein Fall von habitueller Satyriasis, zugleich mit Paraesthesia sexualis gewesen sein dürfte.

S. war so cynisch, dass er ernstlich seine grausame Lüsternheit idealisiren und sich zum Apostel einer darauf bezüglichen Lehre machen wollte. Er trieb es so arg (u. A. machte er eine geladene Gesellschaft von Herren und Damen liebestoll, indem er ihr mit Canthariden versetzte Chocoladebonbons serviren liess), dass man ihn in die Irrenanstalt Charenton sperrte. In der Revolution (1790) wurde er frei. Er schrieb nun obscöne Romane, die von Wollust und Grausamkeit triefen. Als Bonaparte Consul wurde, machte ihm S. seine Romane, prachtvoll gebunden, zum Geschenk. Der Consul liess seine Werke vernichten und den Verfasser neuerdings in Charenton interniren, wo er 1814, 64 Jahre alt, starb.

Beobachtung 24. Herr X., 25 Jahre alt, stammt von luetischem, an Dem. paralytica gestorbenem Vater und constitutionell hystero-neurasthenischer Mutter. Er ist ein schwächliches, constitutionell neuropathisches, mit mehrfachen anatomischen Degenerationszeichen behaftetes Individuum. Schon als Kind Anwandlungen von Hypochondrie und Zwangsvorstellungen. Später beständiger Wechsel zwischen exaltirten und deprimirten Stimmungen. Schon als Junge von 10 Jahren fühlte Pat. einen sonderbar wollüstigen Drang, Blut aus seinen Fingern fliessen zu sehen. Er schnitt oder stach sich deshalb öfters in die Finger und fühlte sich dann ganz beseligt. Schon früh gesellten sich dazu Erectionen, desgleichen, wenn er fremdes Blut sah, z. B. ein Dienstmädchen sich in den Finger schnitt. Das machte ihm besonders wollüstige Empfindungen. Seine Vita sexualis regte sich nun immer mächtiger. Ganz ohne Verführung begann er zu onaniren, dabei kamen ihm jeweils Erinnerungsbilder blutender Frauenzimmer. Es genügte ihm nun nicht mehr, sein eigenes Blut fliessen zu sehen. Er lechzte nach dem Anblick des Blutes junger Frauenspersonen, besonders solcher, die ihm sympathisch waren. Er konnte sich oft kaum bezwingen, zwei Cousinen und ein Stubenmädchen nicht zu verletzen. Aber auch an und für sich nicht sympathische Frauenzimmer riefen diesen Drang hervor, wenn sie ihn durch besondere Toilette, Schmuck, namentlich Corallenschmuck, reizten. Es gelang ihm, diesen Gelüsten zu widerstehen, aber in seiner Phantasie waren blutige Gedanken beständig gegenwärtig und nnterhielten wollüstige Erregungen. Ein inniger Zusammenhang bestand zwischen beiden Gedanken- und Gefühlskreisen. Oft kamen auch anderweitige grausame Phantasien, z. B. dachte er sich in der Rolle eines Tyrannen, der das Volk mit Kartätschen zusammenschiessen liess. Er musste sich die Scene ausmalen, wie es wäre, wenn Feinde eine Stadt überfallen, die Jungfrauen schänden, martern, tödten, rauben würden. In ruhigeren Zeiten schämte und ekelte sich der sonst gutmüthige und ethisch nicht defekte Patient vor solchen grausam-wollüstigen Phantasien, gleichwie sie auch sofort latent wurden, sobald er durch Masturbation seiner sexuellen Erregung Befriedigung verschafft hatte.

Schon nach wenigen Jahren war Pat. neurasthenisch geworden. Nun genügte ihm die blosse Phantasievorstellung von Blut und Blutscenen, um zur Ejaculation zu gelangen. Um sich von seinem Laster und seinen cynisch grausamen Phantasien zu befreien, trat Pat. in sexuellen Verkehr mit weiblichen Individuen. Coitus war möglich, aber nur indem Pat. sich vorstellte, das Mädchen blute aus den Fingern. Ohne Zuhülfenahme dieser Phantasievorstellung wollte sich keine Erection einstellen. Die grausamen Gedanken, hineinzuschneiden, beschränkten sich auf die Hand des Weibes. In Zeiten höchst gesteigerter sexueller Erregung g e n ü g t e d e r A n b l i c k e i n e r s y m p a t h i s c h e n F r a u e n h a n d, u m d i e h e f t i g s t e n E r e c t i o n e n h e r v o r z u r u f e n. Erschreckt durch populäre Lectüre über die schädlichen Folgen der Onanie und abstinirend, verfiel Pat. in einen Zustand schwerer allgemeiner Neurasthenie mit hypochondrischer Dysthymie, taed. vitae. Eine complicirte und wachsame ärztliche Behandlung stellte binnen Jahresfrist den Kranken wieder her. Er ist seit drei Jahren psychisch gesund, ist nach wie vor sexuell sehr bedürftig, aber nur selten von seinen früheren blutdürstigen Ideen heimgesucht. Der Masturbation hat X. ganz entsagt. Er findet Befriedigung im natürlichen Geschlechtsgenuss, ist vollkommen potent und nicht mehr genöthigt, seine Blutideen zu Hülfe zu nehmen.

Dass derlei wollüstig-grausame Dränge bloss episodisch und unter bestimmten Ausnahmezuständen bei Belasteten vorkommen können, lehrt folgender von Tarnowsky (op. cit. p. 61) berichteter Fall.

Beobachtung 25. Z., Arzt, von neuropathischer Constitution, auf Alkohol schlecht reagirend, unter gewöhnlichen Verhältnissen normal coitirend, fühlte, sobald er Wein getrunken, durch einfachen Coitus seine gesteigerte Libido nicht mehr befriedigt. In diesem Zustand musste er in die nates der Puella stechen oder mit einer Lancette einschneiden, Blut sehen und das Eindringen der Klinge in den lebenden Körper fühlen, um Ejaculation zu erzielen und das Gefühl vollständiger Sättigung seiner Wollust zu haben.

Die Meisten aber, die mit dieser Form der Perversion belastet sind, erscheinen als durch den normalen Reiz des Weibes nicht erregbar. Schon im obigen ersten Fall musste die Vorstellung des Blutens zu Hülfe genommen werden, um Erectionen zu erzielen. Der folgende Fall betrifft einen Mann, der durch Onanie in früher Jugend etc. seine Erectionsfähigkeit eingebüsst hat, so dass der sadistische Akt bei ihm an die Stelle des Coitus tritt.

Beobachtung 26. Der Mädchenstecher in Bozen (mitgetheilt von Demme, Buch der Verbrechen Bd. II, p. 341).

1829 kam H., 30 Jahre alt, Soldat, in gerichtliche Untersuchung. Er hatte zu verschiedenen Zeiten und an verschiedenen Orten mit einem Brod- oder Federmesser Mädchen mit Stichen in den Unterleib, am liebsten in die Schamgegend verwundet und motivirte diese Attentate mit einem bis zur Wuth gesteigerten Geschlechtstrieb, der nur in dem Gedanken und der Handlung des Stechens von weiblichen Personen Befriedigung fand.

Dieser Drang habe ihn oft tagelang verfolgt. Er sei dann in einen ganz verwirrten Seelenzustand gerathen, der sich erst wieder löste, wenn diesem Drang durch die That entsprochen war. Im Moment des Stechens habe er die Befriedigung des vollbrachten Beischlafs gehabt und diese Befriedigung sei gesteigert worden durch den Anblick des Blutes, das am Messer herunterlief.

Schon im 10. Jahre war bei ihm der Geschlechtstrieb mächtig zu Tage getreten. Er verfiel zuerst der Masturbation und fühlte sich davon an Körper und Geist geschwächt.

Bevor er zum „Mädchenstecher“ wurde, hatte er durch Missbrauch unreifer Mädchen, durch Onanirung von solchen, ferner durch Sodomie seine Geschlechtslust befriedigt. Allmählig war ihm der Gedanke gekommen, welch ein Genuss es sein müsse, ein junges hübsches Mädchen in die Schamgegend zu stechen und an dem Anblick des vom Messer ablaufenden Blutes sich zu weiden.

Unter seinen Effekten fanden sich Nachbildungen von Gegenständen des Cultus, von ihm selbst gemalte obscöne Bilder der Empfängniss Maria's, des im Schoosse der Jungfrau „geronnenen Gedanken Gottes“ Er galt als ein sonderbarer, sehr reizbarer, leutscheuer, weibersüchtiger, mürrischer, verdrossener Mensch. Scham und Reue über seine Handlungen wurden an ihm nicht wahrgenommen. Offenbar war er eine durch frühe sexuelle Excesse impotent gewordene Persönlichkeit [1]), die bei fortdauernder starker Libido sexualis und durch Belastung zu Perversion des Geschlechtslebens hinneigte.

Beobachtung 27. In den 60er Jahren wurde die Bevölkerung von Leipzig durch einen Mann erschreckt, welcher junge Mädchen auf der Strasse mit einem Dolch anzufallen pflegte und sie am Oberarm verletzte. Endlich verhaftet, erkannte man in ihm einen Sadisten, welcher im Moment des Dolchstichs eine Ejaculation hatte und bei dem also die Verwundung der Mädchen Aequivalent für Coitus war. (Wharton, a treatise on mental unsoundness Philadelphia 1873, §. 623) [2]).

In den drei nächsten Fällen besteht gleichfalls Impotenz. Dieselbe ist aber vielleicht psychisch bedingt, indem ab origine der Hauptton der Vita sexualis auf der sadistischen Neigung liegt und deren normale Elemente verkümmert sind.

Beobachtung 28 (mitgetheilt von Demme, Buch der Verbrechen, VII, p. 281). Der Mädchenschneider von Augsburg, Bartle, Weinhändler, hatte schon mit 14 Jahren sexuelle Regungen, jedoch entschiedenen Widerwillen gegen Befriedigung derselben durch Coitus bis zu Ekel gegen das weibliche Geschlecht. Schon damals kam ihm die Idee, Mädchen zu schneiden und sich dadurch geschlechtlich zu befriedigen. Er verzichtete aber darauf aus Mangel an Gelegenheit und Muth.

Masturbation verschmähte er; ab und zu hatte er Pollutionen mit erotischen Träumen von geschnittenen Mädchen.

19 Jahre alt, schnitt er zum ersten Mal ein Mädchen. Er hatte dabei Samenergiessung und fühlte die höchste Wollust. Seither wurde der Impuls immer machtvoller. Er wählte nur junge und hübsche Mädchen und fragte sie meist vorher, ob sie noch ledig seien. Jeweils trat die Ejaculation und sexuelle Befriedigung ein, aber nur dann, wenn er merkte, dass er die Mädchen wirklich verwundet hatte. Nach dem Attentat fühlte er sich immer matt und übel, auch von Gewissensbissen gefoltert. Bis zum 32. Jahr verwundete er

---

[1]) Vgl. Krauss, Psychologie des Verbrechens, 1884, p. 188. Dr. Hofer, Annalen der Staatsarzneikunde, 6. Jahrgang, Heft 2; Schmidt's Jahrbücher Bd. 59, p. 94.

[2]) Nach Zeitungsnachrichten wurden im December 1890 eine Reihe ähnlicher Attentate in Mainz verübt. Ein junger Bursche von 14 bis 16 Jahren drängte sich an Frauen und Mädchen heran und stach sie mit einem spitzen Instrument in die Beine. Er wurde verhaftet und machte den Eindruck geistig gestört zu sein. Näheres über den offenbar sadistischen Fall ist nicht bekannt.

durch Schneiden, hatte aber immer Sorge, die Mädchen nicht gefährlich zu verletzen. Von da ab bis zum 36. Jahr vermochte er seinen Trieb zu beherrschen. Nun versuchte er sich zu befriedigen, indem er Mädchen bloss am Arm oder Hals drückte, aber es kam dabei nur zur Erection, nicht zur Ejaculation. Nun versuchte er es, die Mädchen mit dem in der Scheide gelassenen Messer zu stechen, aber auch das genügte nicht. Endlich stach er mit dem offenen Messer und hatte vollen Erfolg, da er sich vorstellte, ein gestochenes Mädchen blute stärker und habe mehr Schmerz als ein geschnittenes. Im 37. Jahr wurde er erwischt und verhaftet. In seiner Behausung fand man eine Menge von Dolchen, Stockdegen, Messern. Er gab an, dass der blosse Anblick dieser Waffen, noch mehr das Anfassen derselben ihm Wollustgefühle mit heftiger Erregung verschafft habe.

Im Ganzen hatte er 50 Mädchen eingestandenermassen verletzt.

Seine äussere Erscheinung war eher eine angenehme. Er lebte in sehr guten Verhältnissen, war aber ein eigenthümlicher, leutscheuer Patron.

Beobachtung 29. J. H., 25 J., kam im Jahre 1883 zur Consultation wegen seiner hochgradigen Neurasthenie und Hypochondrie. Pat. gibt zu, seit seinem 14. Jahre onanirt zu haben, und zwar bis zum 18. Jahre weniger, seit dieser Zeit aber fehlt ihm jede Kraft, dem Triebe zu widerstehen. Bis dahin hatte er, da er ängstlich gehütet wurde und man ihn wegen seiner Kränklichkeit fast nie allein liess, sich nie einer Frauensperson nähern können. Er hatte auch kein rechtes Verlangen nach dem ihm unbekannten Genuss.

Durch Zufall kam er aber dazu, als ein Stubenmädchen der Mutter beim Fensterwaschen eine Scheibe zerbrach und sich heftig in die Hand schnitt. Als er dabei behülflich war, die Blutung zu stillen, konnte er sich nicht enthalten, das ausströmende Blut von der Wunde aufzusaugen, wobei er in äusserst heftige erotische Erregung kam, bis zu vollständigem Orgasmus und Ejaculation.

Von nun an suchte er auf jede mögliche Weise sich den Anblick und womöglich den Geschmack von ausfliessendem frischem Blute von weiblichen Personen zu verschaffen. Am liebsten war ihm das von jungen Mädchen. Er scheute kein Opfer und keine Geldausgabe, um sich diesen Genuss zu verschaffen. Anfänglich stand ihm das junge Mädchen zu Diensten, das sich nach seinem Wunsch mit einer Nadel oder sogar Lancette in die Finger stechen liess. Als aber die Mutter es erfuhr, entliess sie das Mädchen. Nun musste er sich an Meretrices halten, um sich Ersatz zu verschaffen, was mit Schwierigkeiten, aber doch oft genug gelang. In der Zwischenzeit betrieb er Onanie und Manustupration per feminam, was ihm aber nie volle Befriedigung, dagegen Abspannung und Selbstvorwürfe einbrachte. Er besuchte wegen seiner nervösen Leiden viele Curorte und war zweimal in Anstalten internirt, die er aus eigenem Antriebe aufsuchte. Er gebrauchte Hydrotherapie, Electricität und roborirende Curen ohne besonderen Erfolg. Es gelang, seine abnorme geschlechtliche Erregbarkeit und den Drang zur Onanie durch kalte Sitzbäder, Monobromkampher und Gebrauch von Bromsalzen zeitweise zu bessern. Jedoch wenn Pat. sich frei fühlte, verfiel er sofort wieder in seine alte Leidenschaft und scheute weder Mühe noch Geld, um seine Geschlechtslust auf die besagte abnorme Weise zu befriedigen.

Beobachtung 30 (mitgetheilt von Dr. Albert Moll in Berlin). L. T., 21 Jahre, Kaufmann in einer rheinischen Stadt, gehört einer Familie an, in der sich mehrere nervöse und psychopathische Mitglieder befinden. Eine Schwester leidet an Hysterie und Melancholie.

Patient war immer von sehr ruhigem Wesen, dabei schüchtern. Er zog sich schon auf der Schule oft von anderen Schülern zurück, besonders wenn diese Gespräche über Mädchen führten. In Damengesellschaft glaubte er mit jeder Aeusserung, die er that, den Anstand zu verletzen. Es war ihm z. B. sehr anstössig, in Gegenwart von Damen, verheiratheten und unverheiratheten, vom Schlafengehen, Aufstehen u. s. w. zu reden. In den unteren Klassen lernte Pat. gut. Später wurde er träger und kam nicht gut vorwärts.

Pat. kam wegen abnormer Erscheinungen in seinem sexuellen Leben am 17. August 1890 zu Dr. Moll. Er that dies auf den Rath eines ihm verwandten Arztes X., dem er sich früher anvertraut hatte.

Pat. macht einen auffallend ängstlichen und scheuen Eindruck, gibt auf Befragen an, dass er überhaupt sehr ängstlich sei, besonders in Gegenwart anderer Personen gehe ihm jedes Selbstvertrauen und sicheres Auftreten ab. Diese Angabe wird von Dr. X. bestätigt.

Was das sexuelle Leben des Pat. betrifft, so kann er die Anfänge desselben bis zu seinem 7. Lebensjahr zurückdatiren. Er spielte schon damals viel mit seinen Genitalien und wurde dafür auch bestraft. Bei diesem Onaniren, wobei angeblich sein Glied in Erection gerieth, stellte er sich stets vor, dass er ein Weib mit der Ruthe auf die entblössten Nates schlage, und zwar so lange, bis sie Schwielen bekam. „Namentlich reizte mich," so erzählte Pat., „wenn ich mir dachte, dass es ein stolzes schönes Frauenzimmer wäre und ich diesen Akt im Beisein Anderer, besonders Frauen, vornähme, damit die Betreffende fühlte, welche Macht ich über sie hätte. Ich suchte in Folge dessen frühzeitig Lectüre zu bekommen, die vom Schlagen handelte, z. B. über die Misshandlung römischer Sklaven. Erectionen bekam ich jedoch nur dann, wenn die vorgestellten Misshandlungen im Schlagen auf Rücken oder Hinterbacken bestanden. Anfangs glaubte ich, dass diese Art von Erregung sich mit der Zeit verlieren würde, und machte deshalb Niemand Mittheilung davon."

Die zeitig begonnene Onanie setzte Pat. fort, und zwar immer mit dem gleichen Gedankeninhalt. Seit dem 13. oder 14. Lebensjahre hatte er beim Onaniren Samenerguss. Decimum septimum annum agens primum feminam adiit coëundi causa neque coitum perficere potuit libidine et erectione deficientibus. Mox autem iterum apud alteram coitum conatus est nullo successu. Tum feminam per vim verberavit. Tantopere erat excitatus ut mulierem dolore clamantem atque lamentantem verberare non desierit. An irgend welche strafrechtliche Folgen, die auch ausblieben, dachte er nicht. Bei dieser Procedur stellten sich Erection, Orgasmus und Ejaculation ein. Den Akt führte Pat. so aus, dass er das Weib zwischen seine Kniee nahm, so dass sein Glied den Körper des Weibes berührte, aber ohne immissio penis in vaginam, die dem Patienten überhaupt ganz überflüssig scheint.

Nachträglich empfand aber Pat. über das Schlagen solches Schamgefühl und es bemächtigte sich seiner eine so trübe Stimmung, dass er öfters an Selbstmord dachte. Pat. ging in den folgenden 3 Jahren noch einige Male zu

Weibern. Niemals machte er aber wieder einem solchen die Zumuthung, sich von ihm schlagen zu lassen. Er versuchte Erection dadurch zu erzielen, dass er an das Schlagen dachte; doch hatte dies keinen Erfolg und auch Manipulation am Gliede durch das Weib führte nicht zur Erection. Nach einem solchen missglückten Versuch fasste Pat. endlich den Entschluss, sich einem Arzte zu offenbaren.

Pat. macht noch eine Reihe weiterer Angaben betreffend seine vita sexualis. Der abnorme Geschlechtstrieb habe ihn auch durch seine Stärke belästigt. Er ging mit sexuellen Gedanken schlafen, sie verfolgten ihn des Nachts und gleich nach dem Erwachen waren sie wieder da. Nie war er längere Zeit vor dem Andrängen der krankhaften, ihn erregenden Vorstellungen sicher, denen er sich dann allerdings auch mit Vorliebe hingab und von denen er sich nur durch Onanie auf kurze Zeit befreien konnte.

Auf meine Frage gibt Pat. an, dass ein anderes Mittel gegen das Weib angewendet, als die erwähnten Schläge auf Rücken und besonders nates, auf ihn keinen Reiz ausübt. Weder Fesselung desselben, noch Treten und Stossen kann ihm einen solchen gewähren. Es ist dies um so mehr zu betonen, als das den Pat. erregende Schlagen des Weibes ihm deshalb als sexueller Reiz gilt, weil es für das Weib „demüthigend und entehrend" ist, und weil dasselbe fühlen soll, „dass es vollständig in seiner Gewalt ist". Auch würde es dem Pat. keinen Reiz verursachen, wenn er das Weib auf einen anderen als die erwähnten Körpertheile schlüge oder ihm auf eine andere Art als durch Schläge Schmerz zufügte.

Multo minorem ei affert voluptatem si nates suae a muliere verberantur; tamen ea res saepe eiaculationem seminis effecit, sed haec fieri putat erectione deficienti.

Inter verbera autem penem in vaginam immittendo nullam voluptatem se habere ratus qualibet parte corporis feminae pene tacta semen eiaculat. Ebenso wie bei dem Schlagen des Weibes den Reiz für ihn das Demüthigen des Weibes bildet, so fühlt er sich im umgekehrten Falle dadurch sexuell erregt, dass das Schlagen ihn demüthigt und er sich ganz in die Gewalt des Weibes hingegeben fühlt Dennoch konnte ihn eine andere Art der eigenen Demüthigung, als das Schlagen auf seine Hinterbacken, nicht erregen. Sich selbst fesseln zu lassen oder von dem Weibe mit Füssen getreten zu werden, ist dem Pat. zuwider.

Die Träume des Pat. bewegten sich, so weit sie erotischer Natur waren, stets in derselben Richtung, wie seine sexuellen Neigungen im wachen Zustand: es erfolgte dabei im Traume gleichfalls oft ein wirklicher Samenerguss. Ob übrigens die perversen sexuellen Gedanken zuerst im Traum oder im wachen Zustand aufgetaucht sind, kann Pat. nicht mehr genau angeben, da die Erinnerung auf eine so frühe Zeit, das 7. Lebensjahr, zurückgeht. Doch glaubt er, dass diese Gedanken sich zuerst im Wachen gezeigt haben. In seinen Träumen begegnete es dem Pat. öfters, dass er eine männliche Person schlug, wobei gleichfalls Samenerguss eintrat. Im wachen Zustand bewirkt es bei ihm nur sehr geringe Erregung, wenn er sich vorstellt, dass er eine männliche Person schlage. Die nackte Gestalt eines Mannes allein hat indessen für ihn keinerlei Reiz, während ihn die nackte Gestalt eines Weibes entschieden anlockt, obwohl seine Libido erst dann ihre eigentliche Befriedigung finde, wenn die oben geschilderten Vorgänge stattfinden und er, wie gesagt, keinen Drang zum Coitus in vaginam empfindet.

Die Behandlung des Pat. ist wesentlich auf die Erzielung eines normalen Beischlafs, womöglich mit normalem Trieb, gerichtet, da anzunehmen ist, dass, wenn es gelingt, sein sexuelles Leben normal zu gestalten, auch das scheue und ängstliche Wesen des Pat., welches ihn sehr belästigt, leichter zum Schwinden gebracht werden kann. Die von mir (Dr. Moll) seit 3½ Monaten durchgeführte Behandlung lief auf dreierlei hinaus.

Erstens wurde dem Pat., der seine Heilung lebhaft wünscht, auf das Entschiedenste verboten, sich den perversen Gedanken beliebig hinzugeben. Selbstverständlich gab ich ihm nicht den thörichten Rath, an das Schlagen überhaupt nicht zu denken. Ein solcher Rath kann von dem Pat. nicht befolgt werden, da die Gedanken ihm ohne sein Zuthun kommen und schon beim zufälligen Lesen des Wortes „schlagen“ rege werden. Nur das verbot ich ihm entschieden, dass er sich solchen Gedanken jemals willkürlich hingebe. Ich empfahl ihm vielmehr, Alles zu thun, um seine Vorstellungen auf ein anderes Gebiet hinüberzuleiten.

Zweitens gestattete ich, ja empfahl ich dem Pat., da ihn manche nackte Weiber interessirten, wenn auch nicht, wie er meinte, in sexueller Beziehung erregten, sich in seiner Phantasie solche Weiber vorzustellen.

Drittens suchte ich durch allerdings schwer zu erzielende Hypnose und Suggestion den Pat. möglichst in dieser Richtung zu unterstützen. Jeder Beischlafsversuch wurde dem Pat. vorläufig untersagt, um ihn durch einen Misserfolg nicht zu entmuthigen.

Diese Behandlung führte innerhalb 2½ Monaten dazu, dass nach Angabe des Pat. die perversen Vorstellungen viel seltener auftauchten und immer mehr in den Hintergrund traten, ja es stellten sich nach seinen Angaben bei der Vorstellung nackter Weiber Erectionen ein, deren Häufigkeit zunahm und die ihn öfters dazu brachten, mit der Vorstellung des Coitus zu onaniren, ohne dass dabei die Vorstellung des Schlagens aufgetaucht wäre. Im Schlaf traten erotische Träume nur selten auf: diese hatten jetzt bald normalen Coitus, bald das Schlagen zum Inhalt.

Nach Verlauf von 2½ Monaten seit Beginn der Behandlung empfahl ich dem Pat., den Coitus zu versuchen. Er hat dies seitdem viermal gethan. Ich empfahl ihm stets, ein Weib zu wählen, das ihm zusagte, versuchte auch vor dem Coitus seine sexuelle Erregung durch Tinctura cantharidum zu erhöhen.

Die vier Versuche, deren letzter am 29. November 1890 stattfand, verliefen in folgender Weise: Beim ersten waren längere Manipulationen des Weibes am Penis nöthig, um Erection zu erzielen. Dann gelang immissio in vaginam, Ejaculation mit Orgasmus. Während des ganzen Aktes trat keine Vorstellung auf, dass er das Weib schlage oder geschlagen werde, vielmehr erregte ihn das Weib als solches genügend, um den Coitus auszuführen. Beim zweiten Versuch gelang dies noch besser und schneller; Manipulationen des Weibes ad genitalia waren nur in ganz geringem Masse nöthig. Beim dritten Versuch gelang Beischlaf erst, nachdem Pat. lange Zeit an das Schlagen gedacht und dadurch Erection erzielt hatte; zum Schlagen selbst kam es indessen nicht. Beim vierten Versuch gelang der Coitus wieder ohne jeden Gedanken an das Schlagen und dabei ohne jede Manipulation am Penis.

Selbstverständlich kann der geschilderte Fall bis jetzt in keiner Weise als geheilt betrachtet werden. Wenn Pat. auch einige Male in annähernd oder ganz normaler Weise den Coitus ausführen konnte, so ist damit noch nicht gesagt, dass er auch in Zukunft dazu stets im Stande sein wird. Dazu kommt, dass der Gedanke des Schlagens ihm immer noch einen grossen Reiz gewährt, wenn er auch sehr viel seltener auftritt als früher. Dennoch ist die Möglichkeit vorhanden, dass der abnorme Trieb, der gegenwärtig eine wesentliche Schwächung erfahren hat, auch in Zukunft vermindert bleiben, vielleicht sogar verschwinden wird.

Dieser sorgfältig beobachtete Fall ist in mehrfacher Beziehung äusserst interessant. Er deckt deutlich erkennbar eine der verborgenen Wurzeln des Sadismus auf, den Drang zur schrankenlosen Unterwerfung des Weibes, welcher hier bewusst geworden ist. Dies ist um so merkwürdiger, da es sich hier um ein schüchternes, im sonstigen Leben möglichst bescheiden, ja ängstlich auftretendes Individuum handelt. Der Fall zeigt auch deutlich, dass starke, ja das Individuum gegen alle Hindernisse mit sich fortreissende Libido vorhanden sein kann, während gleichzeitig der Coitus nicht begehrt wird, weil der Hauptton des Gefühls auf den grausamen Theil des sadistischen, wollüstig-grausamen Vorstellungskreises ab origine gefallen ist. — Dieser Fall enthält gleichzeitig schwache Elemente von Masochismus (s. unten).

Die Fälle sind übrigens durchaus nicht selten, in denen Männer mit perversen Neigungen mittelst hoher Bezahlung Prostituirte bewegen, sich von ihnen flagelliren und selbst blutig verwunden zu lassen. Die Werke, die sich mit der Prostitution beschäftigen, enthalten darüber Berichte. So Coffignon, la corruption à Paris etc.

d) Besudelung weiblicher Personen.

Mitunter äussert sich der perverse sadistische Trieb, Frauen zu beschädigen und verächtlich, demüthigend zu behandeln in dem Drange, dieselben mit ekelhaften oder wenigstens beschmutzenden Dingen zu besudeln.

Hierher gehört der folgende von Arndt (Vierteljahrsschr. f. ger. Medicin N. F. XVII, H. 1) veröffentlichte Fall.

Beobachtung 31. Stud. med. A. in Greifswald accusatus quod iterum iterumque puellis honestis parentibus natis in publico genitalia sua e bracis dependentia plane nudata quae antea summo amiculo (Paletotschösse) tecta erant, ostenderat. Nonnunquam puellas fugientes secutus easque ad se attractas urina oblivit. Haec luce clara facta sunt; nunquam aliquid haec faciens locutus est.

A. ist 23 Jahre alt, kräftig von Körper, sauber im Anzug, decent in seinen Manieren. Andeutung von Cranium progeneum. Chronische Pneunomie der rechten Lungenspitze. Emphysem. Puls 60, in der Erregung nur 70—80 Schläge. Genitalien normal. Klagen über zeitweise Verdauungsstörungen, Hartleibigkeit, Schwindel, excessive Erregung des Geschlechtstriebs, die schon früh zur Onanie führte, nie aber, auch in der Folge nicht, auf naturgemässe Befriedigung desselben gerichtet war. Klagen über zeitweise melancholische Verstimmung, selbstquälerische Gedanken und perverse Antriebe, zu denen er selbst kein Motiv finden könne, z. B. zum Lachen bei ernsten Veranlassungen, sein Geld ins Wasser zu werfen, im strömenden Regen umherzulaufen.

Der Vater des Inculpaten ist von nervösem Temperament, die Mutter nervösem Kopfweh unterworfen. Ein Bruder litt an epileptischen Krämpfen.

Inculpat zeigte von Jugend auf nervöses Temperament, war zu Krämpfen und Ohnmachten geneigt, gerieth in Zustände von momentaner Erstarrung, wenn er hart getadelt wurde. 1869 studirte er Medicin in Berlin. 1870 machte er als Lazaretbgehilfe den Krieg mit. Seine Briefe aus dieser Zeit verrathen eine auffallende Schlaffheit und Weichheit. Bei der Rückkehr nach Hause im Frühjahr 1871 fällt seine Gemüthsreizbarkeit der Umgebung auf. In der Folge häufig Klagen über körperliche Beschwerden, Unannehmlichkeiten wegen eines Liebesverhältnisses. Im November 1871 lebte er in Greifswald eifrig seinen Studien. Er galt als ein höchst anständiger Mensch. In der Haft ist er ruhig, gelassen, zeitweise in sich versunken. Seine Handlungen schiebt er auf Rechnung von peinigenden und in letzter Zeit excessiven geschlechtlichen Regungen. Seiner unzüchtigen Handlungen sei er sich wohl bewusst gewesen und habe sich ihrer hinterher geschämt. Eine wirkliche geschlechtliche Befriedigung habe er dabei nicht empfunden. Einer rechten Einsicht in seine Lage wird er sich nicht bewusst. Er betrachtet sich als eine Art Märtyrer, der einer bösen Macht zum Opfer gefallen ist. Annahme von Aufhebung der freien Willensbestimmung.

Dieser Besudelungsdrang kommt auch bei paradoxem, im Greisenalter wieder erwachendem Geschlechtstrieb vor, der sich ja so oft gleichzeitig auf perverse Art äussert.

So berichtet Tarnowsky (op. cit. p. 76) folgenden Fall:

Beobachtung 32. Ich kannte einen solchen Patienten, der ein mit einem decolletirten Ballkleid geputztes Frauenzimmer sich in einem hell erleuchteten Zimmer auf ein niedriges Sopha hinlegen liess. Ipse apud januam alius cubiculi obscurati constitit adspiciendo aliquantulum feminam, excitatus in eam insiluit excrementa in sinus eius deposuit. Haec faciens eiaculationem quandam se sentire confessus est.

Ein Wiener Gewährsmann theilt mir mit, dass Männer Prostituirte mittelst hoher Belohnungen dazu bringen, zu dulden, ut illi viri in ora earum spuerent et faeces et urinas in ora explerent[1]).

[1]) Leo Taxil, La Corruption, Paris, Noiret, macht pag. 223 dieselben Angaben. Es gibt auch Männer, die introductio linguae meretricis in anum verlangen.

Hierher scheint auch der folgende Fall des Dr. Pascal (Igiene dell' amore) zu gehören.

Beobachtung 33. Ein Mann hatte eine Geliebte. Seine einzigen Beziehungen zu dieser bestanden darin, dass sie sich mit Kohle oder Russ die Hände von ihm schwärzen liess, dann musste sie sich vor einen Spiegel setzen, so dass er ihre Hände in diesem sehen konnte. Während einer oft längeren Conversation mit der Geliebten schaute er unverwandt nach dem Spiegelbild ihrer Hände und empfahl sich dann nach einiger Zeit sehr befriedigt.

Bemerkenswerth in dieser Art dürfte folgender, mir von ärztlicher Seite mitgetheilter Fall sein: Ein Offizier war in einem Bordell zu K. nur unter dem Namen „Oel" bekannt. Oel erzielte Erection und Ejaculation einzig dadurch, dass er puell. publ. nudam in einen mit Oel gefüllten Bottich treten liess und sie am ganzen Körper einölte!

Angesichts dieser Vorkommnisse drängt sich die Vermuthung auf, dass gewisse Fälle von Schädigung weiblicher Personen (z. B. Bespritzen mit Schwefelsäure, Tinte u. s. w.) in der Befriedigung eines perversen Sexualtriebs wurzeln, wenigstens handelt es sich hier auch um eine Art von Wehethun und sind die Beschädigten jeweils Frauenzimmer, die Beschädiger männliche Individuen. Jedenfalls verlohnt es sich der Mühe, in derlei Gerichtsfällen künftig der Vita sexualis der Attentäter Aufmerksamkeit zu schenken.

Auf die sexuelle Natur derartiger Attentate wirft auch der unten mitgetheilte Fall Bachmann helles Licht, da in diesem Falle das sexuelle Motiv des Delicts erwiesen ist.

e) Sonstige Ausübung von Gewalt gegen weibliche Personen. Symbolischer Sadismus.

Mit den vorstehenden Gruppen sind die Formen, in welchen sich der sadistische Trieb gegen das Weib äussert, noch nicht erschöpft. Wenn der Trieb nicht übermächtig oder noch genügender moralischer Widerstand vorhanden ist, kann es geschehen, dass die perverse Neigung durch einen scheinbar ganz sinnlosen läppischen Akt befriedigt wird, der aber für den Thäter symbolische Bedeutung hat.

Dies scheint der Sinn der folgenden zwei Fälle zu sein.

Beobachtung 34. (Dr. Pascal, Igiene dell' amore). Ein Mann ging an einem festgesetzten Tage ein Mal monatlich zu seiner Geliebten und schnitt ihr mit einer Scheere die Haare ab, welche ihr über die Stirne herabhingen. Es gewährte ihm dies den grössten Genuss. Sonst stellte er keine Ansprüche an das Mädchen.

Beobachtung 35. Ein Mann in Wien besucht regelmässig mehrere Prostituirte, nur um ihnen das Gesicht einzuseifen und ihnen dann mit einem Rasirmesser so über das Gesicht zu fahren, als ob er ihnen einen Bart abscheeren wollte. Er verletzt die Mädchen dabei niemals, geräth aber in sexuale Erregung und ejaculirt während dieser Procedur.

Durchsichtiger ist die Bedeutung des folgenden Falles, in welchem eine sadistische Comödie gespielt wird.

Beobachtung 36. Ein Mann benachrichtigt eine Puella publica stets im Voraus von seinen Besuchen. Sie muss ihn am Fenster stehend mit einer verbundenen Wange erwarten und bei seinem Eintritt ins Zimmer über heftigen Zahnschmerz klagen Er bedauert sie, erkundigt sich nach den näheren Umständen des Schmerzes. nimmt das Tuch ab und legt es wieder an; coitirt aber niemals, sondern findet in diesem Vorgang allein seine Befriedigung [1]).

Ganz einzig in seiner Art ist der folgende Fall, welcher leider wissenschaftlich nicht näher explorirt ist.

Bei einer Verhandlung vor einem Wiener Strafgerichte kam der folgende Vorgang zur Cognition: In einem öffentlichen Gasthausgarten erschien ein Graf N. in Begleitung einer jungen Frauensperson und gab dort durch sein Treiben ein öffentliches Aergerniss. Er verlangte von seiner Begleiterin, dass sie vor ihm niederknie und ihn mit gefalteten Händen anbete. Dann musste die Person seine Stiefel lecken. Endlich forderte er von ihr öffentlich „etwas ganz Unerhörtes“ (Osculum ad nates oder dgl.), und liess erst ab, nachdem die Person geschworen hatte, es zu Hause auszuführen.

In diesem Falle fällt vor allem auf: das Bedürfniss des perversirten Mannes, das Weib vor Zeugen zu demüthigen (vgl. oben die Phantasien des Sadisten, Beobachtung 29); ferner dass hier der Wunsch nach Demüthigung des Weibes ganz in den Vordergrund tritt, Akte rein symbolischer Natur vorgenommen werden. Daneben sind freilich auch in diesem nicht näher bekannten Falle grausame Akte wahrscheinlich.

f) Sadismus an beliebigem Object. — Knabengeissler.

Ausser den geschilderten sadistischen Handlungen an weiblichen Individuen kommen solche an beliebigen lebenden und empfindenden Objekten, Kindern und Thieren, vor. Es kann dabei volles Bewusstsein bestehen, dass der grausame Drang eigentlich gegen Weiber gerichtet ist und nur faute de mieux das nächste erreichbare Object (Schüler) misshandelt werden: — es kann aber

[1]) Leo Taxil op. cit. pag. 224 erzählt, dass in den Pariser Lupanaren Instrumente bereit gehalten werden, die Knüttel vorstellen, aber nur luftgefüllte Hülsen sind, dieselben, mit denen sich im Circus die Clowns prügeln. Sadistische Männer verschaffen sich damit die Illusion. Weiber zu prügeln.

auch der Zustand des Thäters so beschaffen sein, dass der Drang nach grausamen Handlungen allein von wollüstigen Regungen begleitet ins Bewusstsein tritt, während dessen eigentliches Objekt (das die wollüstige Betonung solcher Handlungen erst erklären kann) im Dunklen bleibt.

Die erstere Alternative genügt zur Erklärung in den Fällen, welche Dr. Albert (Friedreich's Blätter f. ger. Med. 1859 p. 77) erzählt, Fälle, in welchen wollüstige Erzieher ihre Zöglinge ohne alle Veranlassung auf den entblössten Podex peitschten.

An die zweite Alternative, den in Bezug auf sein Objekt unbewussten sadistischen Trieb, müssen wir wohl denken, wenn Knaben beim Anblick der Züchtigung ihrer Altersgenossen sofort sexuell erregt und dadurch in ihrer weiteren Vita sexualis bestimmt werden, wie in den folgenden Fällen.

Beobachtung 37. K., 25 Jahre, Kaufmann, wendete sich im Herbst 1889 an mich um Rath wegen einer Anomalie seiner Vita sexualis, welche ihn Siechthum und Versagtbleiben künftigen ehelichen Glückes fürchten lasse.

Pat. stammt aus nervöser Familie, war als Kind zart, schwächlich, nervös, gesund bis auf Morbilli, entwickelte sich später kräftig.

Mit 8 Jahren, in der Schule, war er Zeuge, wie der Lehrer Knaben züchtigte, indem er deren Kopf zwischen die Schenkel nahm und deren Gesäss mit Ruthenstreichen bearbeitete.

Dieser Anblick verursachte Pat. eine wollüstige Erregung. „Ohne eine Ahnung von der Gefährlichkeit und Abscheulichkeit der Onanie“ befriedigte er sich durch solche und masturbirte von nun an oft, indem er jeweils das Erinnerungsbild gezüchtigter Knaben sich vergegenwärtigte.

So ging es fort bis zum 20. Jahre. Da erfuhr er von der Bedeutung der Onanie, erschrack heftig, suchte seinen Drang zur Masturbation zu unterdrücken, verfiel aber auf nach seiner Meinung unschädliche und moralisch zu rechtfertigende psychische Onanie, wozu er die erwähnten Erinnerungsbilder flaggellirter Knaben benutzte.

Pat. wurde nun neurasthenisch, litt unter Pollutionen, versuchte sich durch Besuch öffentlicher Häuser zu heilen, brachte es aber zu keiner Erection.

Er bestrebte sich nun, zu normalen geschlechtlichen Empfindungen durch geselligen Verkehr mit anständigen Damen zu gelangen, erkannte aber, dass er ganz unempfindlich für die Reize des schönen Geschlechts sei.

Pat. ist ein intelligenter, normal gewachsener, schöngeistig veranlagter Mann. Neigung zu Personen des eigenen Geschlechts besteht nicht.

Mein ärztlicher Rath bestand in Vorschriften zur Bekämpfung der Neurasthenie, der Pollutionen, Verbot psychischer und manueller Onanie, Fernhaltung aller sexuellen Reize, Inaussichtstellung hypnotischer Behandlung behufs successiver Rückerziehung der Vita sexualis zur Norm.

Beobachtung 38. Abortiver Sadismus. N., Stud. Kommt im December 1890 zur Beobachtung. Er treibt seit früher Jugend Onanie. Nach seinen

Angaben wurde er geschlechtlich erregt, als er seine Geschwister durch den Vater züchtigen sah, später Mitschüler durch den Lehrer. Als Zuschauer solcher Akte hatte er immer Wollustgefühle. Wann dies zum ersten Male auftrat, weiss er nicht genau zu sagen; etwa mit 6 Jahren sei dies schon der Fall gewesen. Er weiss auch nicht mehr genau, wann er zur Onanie kam; behauptet aber bestimmt, dass sein Sexualtrieb durch Züchtigung Anderer geweckt worden sei und dass er dadurch ganz unbewusst zur Onanie gelangte. Pat. erinnert sich bestimmt, dass er vom 4.—8. Jahre öfters selbst auf den Podex gezüchtigt worden ist, davon aber nur Schmerz und niemals Wollust empfunden habe.

Da er nicht immer Gelegenheit hatte, Andere züchtigen zu sehen, stellte er sich nun in seiner Phantasie vor, wie Solche gezüchtigt wurden. Das erregte seine Wollust und er onanirte dann. Wo immer er konnte, suchte er es in der Schule so einzurichten, dass er beim Züchtigen Anderer zusehen konnte. Er fühlte ab und zu auch den Wunsch, selbst Andere zu züchtigen. Mit 12 Jahren brachte er einen Kameraden dazu, dass dieser sich von ihm züchtigen liess. Dabei empfand er grosse Wollust. — Als aber der Andere ihn dann en revanche züchtigte, empfand er nur Schmerz.

Der Drang, Andere zu züchtigen, war nie sehr stark. Pat. empfand mehr Befriedigung darin, seine Phantasie in Geisselscenen schwelgen zu lassen. Sonstige sadistische Anwandlungen hatte er nie. Niemals Drang, Blut zu sehen u. dgl.

Bis zum 15. Jahre bestand sein sexueller Genuss in Onanie im Anschluss an obige Phantasien.

Von da an (Tanzstunde, Umgang mit Mädchen) schwanden die früheren Phantasien fast völlig und waren nur mehr schwach von Wollustgefühlen begleitet, so dass Pat. davon ganz abliess. An die Stelle derselben traten Coitusphantasien in natürlicher, nicht sadistischer Art.

Aus „Gesundheitsrücksichten“ coitirte Pat. zum ersten Mal. Er war potent und vom Akt befriedigt. Er suchte nun von Onanie sich zu enthalten, aber es gelang nicht, obwohl er öfter coitirte und dabei mehr Genuss fand als bei Onanie.

Er möchte von der Onanie als etwas Unwürdigem loskommen. Schädliche Wirkungen hat er davon nicht bemerkt. Coitirt 1mal monatlich, onanirt aber 1—2mal in jeder Nacht. Er ist jetzt sexuell ganz normal bis auf die Onanie. Von Neurasthenie ist nichts zu finden. Genitalien normal.

Beobachtung 39. P., 15 Jahre, aus vornehmem Hause, stammt von hysterischer Mutter. Deren Bruder und Vater starben im Irrenhause.

Zwei Geschwister starben an Fraisen im zarten Kindesalter.

P. ist talentirt, brav, ruhig, zeitweilig aber sehr ungehorsam, halsstarrig, jähzornig. Er leidet an Epilepsie, ist Onanist. Eines Tages kam heraus, dass P. den 14jährigen, mittellosen Kameraden B. durch Geld dazu vermochte, sich von ihm in Oberarme, Hinterbacken, Oberschenkel kneipen zu lassen. Wenn dann B. weinte, wurde P. aufgeregt, schlug auf B. mit der rechten Hand los, während er mit der linken in seiner linken Hosentasche manipulirte.

P. gestand, dass ihm die Misshandlung des Freundes, den er sonst sehr gern habe, ein besonderes Vergnügen bereitet habe, und dass ihm die Ejaculation, da er während der Misshandlung masturbirte, bedeutend mehr Genuss verschaffe, als wenn er solitär masturbirte. (v. Gyurkovechky, Pathologie und Therapie der männlichen Impotenz. 1889, p. 80.)

Dass in allen diesen Fällen sadistischer Misshandlungen an Knaben nicht etwa an eine Combination von Sadismus mit conträrer Sexualempfindung, wie sie bei conträr Sexualen öfters vorkommt (s. unten), zu denken ist, ergibt sich — abgesehen davon, dass alle positiven Anzeichen dafür fehlen — auch aus der Betrachtung der nächsten Gruppe, wo neben dem Objekt der Misshandlung — Thiere — die Richtung des Triebes auf das Weib wiederholt deutlich hervortritt.

g) Sadistische Akte an Thieren.

In zahlreichen Fällen benützen sadistisch perverse Männer, die vor einem Verbrechen am Menschen zurückschrecken, oder denen es überhaupt nur auf den Anblick der Leiden eines empfindenden Wesens ankommt, zur Potenzirung oder Erregung ihrer Wollust den Anblick des Sterbens von Thieren oder die Marterung derselben.

Bezeichnend in dieser Hinsicht ist der von Hofmann in seinem Lehrbuch der gerichtlichen Medicin berichtete Fall eines Mannes in Wien, der sich nach der gerichtlichen Aussage mehrerer Prostituirten vor dem Geschlechtsakt durch Martern und Tödten von Hühnern, Tauben und anderen Vögeln aufzuregen pflegte und deshalb von ihnen den Spitznamen „Hendlmann" erhielt.

Werthvoll für die Bedeutung eines derartigen Falles ist die Beobachtung von Lombroso bezüglich zweier Männer, die, wenn sie Hühner oder Tauben drosselten oder schlachteten, Ejaculationen bekamen.

Derselbe Autor berichtet in seinem Uomo delinquente p. 201 von einem bedeutenden Dichter, der beim Anblick des Zerstückelns eines geschlachteten Kalbes oder auch beim blossen Gewahrwerden von blutigem Fleisch sexuell mächtig erregt wurde.

Ein entsetzlicher Sport soll nach Mantegazza (op. cit. p. 114) bei entarteten Chinesen darin bestehen, Anseres zu sodomisiren und ihnen tempore ejaculationis den Hals abzusäbeln. (!)

Mantegazza (Fisiologia del piacere, 5. ed. p. 394—395) berichtet von einem Mann, der einmal zusah, wie man Hähne abschlachtete und seit dieser Zeit eine Gier hatte, die warmen, noch dampfenden Eingeweide derselben zu durchwühlen, weil er dabei ein Wollustgefühl empfand.

Die Vita sexualis ist also auch in diesem und ähnlichen Fällen ab origine so beschaffen, dass der Anblick von Blut, Tödtung etc. wollüstige Gefühle erregt. Ebenso im folgenden Falle:

Beobachtung 40. C. L., 42 Jahre alt, Ingenieur, verheirathet, Vater von 2 Kindern. Stammt aus neuropathischer Familie, Vater jähzornig, Potator. Mutter hysterisch, litt an eclamptischen Anfällen.

Pat. erinnert sich, in seinen Knabenjahren mit Vorliebe der Schlachtung von Hausthieren zugesehen zu haben, insbesondere der von Schweinen. Es kam dabei zu ausgesprochenem Wollustgefühl und Ejaculation. Später suchte er Schlachthäuser auf, um sich am Anblick des ausfliessenden Blutes und der Todeszuckungen der Thiere zu ergötzen. Wo er Gelegenheit dazu finden konnte, tödtete er selbst ein Thier, was ihm jedesmal ein vicariirendes Gefühl des Geschlechtsgenusses verschaffte.

Erst um die Zeit der vollen Entwicklung kam er zur Erkenntniss seiner Abnormität. Weibern war Pat. nicht geradezu abgeneigt, aber nähere Berührung mit ihnen schien ihm ein Gräuel. — Auf Anrathen eines Arztes heirathete er mit 25 Jahren eine ihm sympathische Frau, in der Hoffnung, seinen abnormen Zustand los zu werden. Obwohl er seiner Frau sehr zugethan war, konnte er nur selten und nach langer Bemühung und Anspannung seiner Phantasie mit ihr den Coitus ausüben. Trotzdem zeugte er 2 Kinder. Im Jahre 1866 machte er den Krieg in Böhmen mit. Seine Briefe von dort an seine Frau waren in einem exaltirt enthusiastischen Tone geschrieben. Seit der Schlacht von Königgrätz ist er verschollen.

War die Fähigkeit zum normalen Beischlafe in diesem Falle durch das Ueberwiegen der perversen Vorstellungen sehr beeinträchtigt, so erscheint sie im folgenden Falle gänzlich unterdrückt.

Beobachtung 41. (Dr. Pascal, Igiene dell' amore). Ein Herr erschien bei Prostituirten, liess von ihnen lebendes Geflügel oder ein Kaninchen kaufen und verlangte, dass die Person das Thier martere. Er hatte es abgesehen auf Köpfen. Augenausreissen. Ausreissen der Eingeweide. Fand er eine Puella, die sich zu derlei herbeiliess und recht grausam vorging, so war er entzückt, zahlte und ging, ohne von der Person etwas weiter zu verlangen oder sie zu berühren, seiner Wege.

Aus den beiden letzten Abschnitten ergibt sich, dass das Leiden eines jeden empfindenden Wesens für sadistisch veranlagte Naturen zur Quelle eines perversen sexuellen Genusses werden kann, dass es einen Sadismus an beliebigem Object gibt.

Es wäre jedoch durchaus falsch und übertrieben, überall wo ausserordentliche, überraschende Grausamkeit sich findet, diese aus sadistischer Perversion erklären zu wollen, und, wie es hie und da geschieht, in den zahllosen Gräueln der Geschichte oder auch in gewissen massenpsychologischen Erscheinungen der Gegenwart den Sadismus als Motiv vorauszusetzen.

Grausamkeit fliesst ja aus verschiedenen Quellen und ist dem primitiven Menschen natürlich. Mitleid ist dem gegenüber die secundäre und spät erworbene Erscheinung. Der Kampf- und Vernichtungstrieb, der für die prähistorischen Zustände eine so werthvolle Ausrüstung war, wirkt noch lange nach und erhält durch

Culturbegriffe wie „der Verbrecher“ noch neue Objecte, während sein ursprüngliches Object „der Feind“ noch da ist. Dass nicht die blosse Tödtung, sondern die Marter des Unterlegenen verlangt wird, erklärt sich theils aus dem Machtgefühl, das sich auf diesem Wege befriedigt, theils aus der Masslosigkeit des Vergeltungstriebes. So lassen sich alle Gräuel und alle historischen Ungeheuer erklären, ohne auf den Sadismus zu recurriren (der ja öfters im Spiele gewesen sein mag, aber als relativ seltene Perversion nicht vorausgesetzt werden darf).

Daneben ist noch ein starkes psychisches Element zu berücksichtigen, welches namentlich die Anziehungskraft erklärt, die heute noch Hinrichtungen u. dgl. ausüben: das ist die Lust am starken und ungewöhnlichen Eindruck überhaupt, am seltenen Schauspiel, der gegenüber das Mitleid in rohen oder abgestumpften Naturen schweigt.

Es gibt aber unzweifelhaft Naturen, auf die trotz oder gerade vermittelst ihres lebhaften Mitleidens Alles, was mit Tod und Qualen zusammenhängt, eine geheimnissvolle Anziehungskraft hat, die innerlich widerstrebend und doch einem dunklen Drange folgend, sich mit solchen Dingen oder wenigstens Bildern und Berichten davon zu beschäftigen trachten. Auch dies ist noch nicht Sadismus, so lange dabei kein sexuelles Element ins Bewusstsein tritt, obwohl möglicher Weise dunkle Fäden im Unbewussten solche Erscheinungen mit einem verborgenen Untergrund des Sadismus verbinden mögen.

h) Sadismus des Weibes.

Dass Sadismus — eine, wie wir gesehen haben, beim Manne häufige Perversion — beim Weibe weit seltener vorkommt, ist leicht erklärlich. Einmal stellt der Sadismus, in welchem das Bedürfniss nach Unterwerfung des anderen Geschlechts ein constituirendes Element bildet, seiner Natur nach eine pathologische Steigerung des männlichen Geschlechtscharakters dar, zweitens sind die Hindernisse, die sich der Aeusserung des monströsen Triebes entgegenstellen, begreiflicherweise für das Weib noch grösser als für den Mann.

Gleichwohl kommt Sadismus des Weibes vor und lässt sich recht wohl aus dem ersten constitutiven Element des Sadismus, der allgemeinen Uebererregung der motorischen Sphäre, allein erklären.

Wissenschaftlich beobachtet sind bis jetzt nur zwei Fälle.

Beobachtung 42. Ein verheiratheter Mann stellt sich mit zahlreichen Schnittnarben an den Armen vor. Er gibt über den Ursprung derselben Folgendes an: Wenn er sich seiner jungen, etwas „nervösen“ Frau nähern wolle, müsse er sich erst einen Schnitt am Arme beibringen. Sie sauge dann an der Wunde, worauf sich bei ihr eine hochgradige sexuelle Erregung einstelle.

Dieser Fall erinnert an die überall verbreitete Vampyrsage, deren Entstehung vielleicht auf solche sadistische Thatsachen zurückzuführen ist [1]).

In einem zweiten Falle von Sadismus des Weibes, den ich Herrn Dr. Moll in Berlin verdanke, liegt neben der perversen Richtung des Triebes, wie so oft, Anästhesie gegenüber den normalen Vorgängen des Geschlechtslebens vor, auch treten hier gleichzeitig Spuren von Masochismus (s. unten) auf.

Beobachtung 43. Frau H. in H., 26 Jahre alt, stammt aus einer Familie, in der sich Nervenkrankheiten oder psychische Störungen angeblich nicht finden; hingegen bietet Patientin selbst Zeichen von Hysterie und Neurasthenie. Obwohl 8 Jahre verheirathet und Mutter eines Kindes, hatte Frau H. niemals das Verlangen, den Coitus auszuführeu. Als junges Mädchen streng sittlich erzogen, blieb sie bis zur Verheirathung in fast naiver Unkenntniss der sexuellen Vorgänge. Sie ist seit dem 15. Lebensjahre regelmässig menstruirt. Eine wesentliche Abnormität an den Genitalien scheint nicht vorhanden zu sein. Der Coitus ist der Patientin nicht nur kein Vergnügen, sonderu geradezu ein unangenehmer Akt; der Abscheu davor hat immer mehr zugenommen. Es ist der Patientin durchaus unklar, wie man einen solchen Akt als höchsten Genuss der Liebe bezeichnen kann, die ihr etwas bei weitem Höheres sei, das nicht mit solchem sinnlichen Triebe zusammenhänge. Dabei sei erwähnt, dass die Patientin ihren Mann ernstlich liebt. Sie hat auch am Küssen desselben einen entschiedenen Genuss, den sie aber nicht genauer beschreiben kann. Dass aber die Genitalien irgend etwas mit Liebe zu thun hätten, kann ihr nicht einleuchten. Frau H. ist übrigens eine entschieden verständige Frau mit weiblichem Wesen.

Si oscula dat conjugi, magnum voluptatem percipit in mordendo eum. Gratissimum ei esset conjugem mordere eo modo ut sanguis fluat. Contenta esset, si loco coitus morderetur a conjuge ipsaeque eum mordere liceret. Tamen eam poeniteret, si morsu magnum dolorem faceret (Dr. Moll).

In anderen Fällen von Sadismus, welche uns Geschichte und Literatur bieten, müssen wir wohl an eine Umkehrung des weib-

---

[1]) Die Sage ist besonders auf der Balkanhalbinsel viel verbreitet. Bei den Neugriechen geht sie auf die antike Mythe von den Lamien und Mormolyken — blutsaugende Weiber — zurück. Diesen Stoff hat Goethe in seiner „Braut von Korinth“ bearbeitet. Die auf Vampyrismus bezüglichen Verse: „saugen deines Herzens Blut“ etc. sind erst durch Vergleich der antiken Quellen ganz verständlich.

lichen Geschlechtscharakters, eine partielle Viraginität, denken, um die sadistischen Akte zu erklären.

In der Geschichte finden sich Beispiele von zum Theil illustren sadistisch empfindenden Frauen, deren Herrschsucht, Wollust und Grausamkeit diese Messalinen in ganz eigenartiger Betonung erscheinen lässt. Hierher gehört Valeria Messalina selbst, Katharina von Medici, die Anstifterin der Bartholomäusnacht, deren Hauptvergnügen es war, ihre Hofdamen vor ihren Augen mit Ruthen streichen zu lassen, u. A.

Ein meisterhaftes Gemälde des vollkommenen weiblichen Sadismus bietet der geniale, aber zweifellos geistig nicht normale Heinrich von Kleist in seiner „Penthesilea".

In seiner Penthesilea (22. Auftritt) schildert Kleist seine Heldin, wie sie, von wollüstig-mordlustiger Raserei ergriffen, den in ihre Hände gelockten, in Liebesbrunst bisher verfolgten Achilles in Stücke reisst, ihre Meute auf ihn hetzt.

„Sie schlägt, die Rüstung ihm vom Leibe reissend, den Zahn schlägt sie in seine weisse Brust, sie und die Hunde, die wetteifernden, Oxus und Sphynx den Zahn in seine rechte, in seine linke sie; als ich erschien, troff Blut von Mund und Händen ihr herab," und später als Penthesilea ernüchtert ist:

„Küsst ich ihn todt? — Nicht küsst ich ihn nicht? Zerrissen wirklich? — So war es ein Versehen; Küsse, Bisse, das reimt sich und wer recht von Herzen liebt, kann schon das Eine für das Andre greifen" [1].

2) Verbindung passiv erduldeter Grausamkeit und Gewaltthätigkeit mit Wollust. — Masochismus [2].

Das Gegenstück des Sadismus ist der Masochismus. Während jener Schmerzen zufügen und Gewalt ausüben will, geht dieser darauf aus, Schmerzen zu leiden und sich der Gewalt unterworfen zu fühlen.

Unter Masochismus verstehe ich eine eigenthümliche Perversion der psychischen Vita sexualis, welche darin besteht, dass das von derselben ergriffene Individuum in seinem geschlechtlichen Fühlen und Denken von der Vorstellung beherrscht wird, dem Willen

---

[1]) In der neuesten Literatur findet sich der Stoff benützt, vor Allem in den weiter unten zu besprechenden Romanen Sacher-Masoch's, dann in Ernst von Wildenbruch's „Brunhilde", Rachilde's „La Marquise de Sade" etc.

[2]) So genannt nach dem Schriftsteller Sacher-Masoch, dessen Romane und Novellen die Darstellung dieser Perversion zum Lieblingsgegenstande haben.

einer Person des anderen Geschlechts vollkommen und unbedingt unterworfen zu sein, von dieser Person herrisch behandelt, gedemüthigt und misshandelt zu werden. Diese Vorstellung wird mit Wollust betont: der davon Ergriffene schwelgt in Phantasien, in welchen er sich Situationen dieser Art ausmalt, trachtet oft nach einer Verwirklichung derselben und wird durch diese Perversion seines Geschlechtstriebs nicht selten für die normalen Reize des anderen Geschlechts mehr oder weniger unempfänglich, zu einer normalen Vita sexualis unfähig — psychisch impotent. Diese psychische Impotenz beruht dann aber durchaus nicht etwa auf einem horror sexus alterius, sondern nur darauf, dass dem perversen Trieb eine andere Befriedigung als die normale, zwar auch durch das Weib, aber nicht durch den Coitus, adäquat ist.

Es kommen aber auch Fälle vor, in welchen neben der perversen Richtung des Triebs auch die Empfänglichkeit für normale Reize noch leidlich erhalten ist und nebenher ein geschlechtlicher Verkehr unter normalen Bediugungen stattfindet. In anderen Fällen wieder ist die Impotenz eine nicht rein psychische, sondern eine physische, i. e. spinale, da diese Perversion, wie fast alle anderen Perversionen des Geschlechtstriebs, nur auf dem Boden einer psychopathischen, meistens einer belasteten Individualität sich zu entwickeln pflegt, und solche Individuen in der Regel sich masslosen Excessen, besonders masturbatorischen, zu welchen sie die Schwierigkeit, ihre Phantasien zu verwirklichen, immer wieder hindrängt, von früher Jugend an hinzugeben pflegen.

Die Zahl der bis jetzt beobachteten Fälle von unzweifelhaftem Masochismus ist bereits eine recht grosse. Ob Masochismus neben einem normalen Geschlechtsleben vorkommt oder das Individuum ausschliesslich beherrscht, ob und inwieweit der von dieser Perversion Ergriffene eine Verwirklichung seiner seltsamen Phantasien anstrebt oder nicht, ob er seine Potenz dabei mehr oder weniger eingebüsst hat oder nicht — das Alles hängt nur vom Grade der Intensität der im einzelnen Falle vorhandenen Perversion und von der Stärke der ethischen und ästhetischen Gegenmotive sowie von der relativen Rüstigkeit der physischen und psychischen Organisation des Ergriffenen ab. Das für den Standpunkt der Psychopathie Wesentliche und das Gemeinsame aller dieser Fälle ist: *die Richtung des Geschlechtstriebs auf den Vorstellungskreis der Unterwerfung unter und Misshandlung durch das andere Geschlecht.*

Was oben vom Sadismus bezüglich des impulsiven Charakters (Verdunklung der Motivation) der aus ihm fliessenden Handlungen, und bezüglich des regelmässig originären Charakters der Perversion gesagt wurde — gilt auch vom Masochismus.

Auch beim Masochismus findet sich eine Abstufung der Akte von den widerlichsten und monströsesten Handlungen bis zum einfach läppischen herab, je nach dem Grade der Intensität des perversen Triebes und der restlichen Kraft der moralischen und ästhetischen Gegenmotive. Den äussersten Consequenzen des Masochismus wirkt aber auch der Selbsterhaltungstrieb entgegen, und deshalb finden Mord und schwere Verletzung, die im sadistischen Affekte begangen werden können, hier, soweit bis jetzt bekannt, kein passives Gegenstück in der Wirklichkeit. Wohl aber können die perversen Wünsche masochistischer Individuen in innerlichen Phantasien bis zu diesen äussersten Consequenzen fortschreiten (s. unten Beobachtung 54).

Auch die Akte, denen die Masochisten sich hingeben, werden von Einigen in Verbindung mit dem Coitus ausgeführt, resp. präparatorisch verwendet, von Anderen zum Ersatze des unmöglichen Coitus. Auch hier hängt dies nur vom Zustande der meist physisch oder psychisch, durch die perverse Richtung der sexuellen Vorstellungen beeinträchtigten Potenz ab und betrifft nicht das Wesen der Sache.

a) Aufsuchen von Misshandlungen und Demüthigungen zum Zweck sexueller Befriedigung.

Die folgende ausführliche Selbstbiographie eines Masochisten gibt eine erschöpfende Darstellung eines typischen Falles dieser seltsamen Perversion.

Beobachtung 44. Ich stamme aus einer neuropathischen Familie, in welcher neben allerlei Sonderbarkeiten des Charakters und der Lebensführung auch mehrfache Abnormitäten in sexueller Beziehung vorkommen.

Meine Phantasie war von jeher ungemein lebhaft und sehr früh auf sexuelle Dinge gerichtet. Dabei war ich, soweit ich mich zurückerinnern kann, lange vor dem Eintritt der Pubertät der Onanie sehr stark ergeben. Meine Gedanken waren schon damals in stundenlangem Brüten auf den Verkehr mit dem weiblichen Geschlecht gerichtet. Aber die Beziehungen, in die ich mich dabei zum anderen Geschlechte setzte, waren ganz seltsamer Art. Ich stellte mir nämlich vor, dass ich in der Gefangenschaft, in der unumschränkten Macht einer Frau sei, und dass diese Frau ihre Macht dazu benütze, mich auf jede mögliche Weise zu quälen und zu misshandeln. Dabei spielten namentlich Schläge und Hiebe in meiner Phantasie eine grosse Rolle, aber auch noch eine ganze Reihe anderer Handlungen und Situationen, welche alle ein Verhältniss der Knechtschaft und Unterwerfung ausdrückten. Ich sah mich vor meinem Ideal stets auf den Knieen liegen, wurde mit Füssen getreten, mit Ketten beladen und in Kerker gesperrt. Schwere Leiden aller Art wurden mir zur Probe meines Gehorsams und zur Belustigung meiner Herrin auferlegt. Je ärger ich gedemüthigt und misshandelt wurde, desto mehr schwelgte ich in diesen Vorstellungen. (Daneben entstand bei mir eine grosse Vorliebe für Sammt und für Pelzwerk, die ich immer zu berühren und zu streicheln trachtete, und die in mir gleichfalls Erregungen geschlechtlicher Natur hervorriefen.)

Ich erinnere mich deutlich, als Kind mehrere wirkliche Züchtigungen, auch von weiblicher Hand, erhalten zu haben. Niemals war damit eine andere Empfindung als Schmerz und Scham verbunden; nie ist es mir eingefallen, solche Wirklichkeiten mit meinen Phantasien in Zusammenhang zu bringen. Die Absicht, mich gerecht zu strafen und mich zu bessern, erschütterte mich schmerzlich, während ich mit meinen Phantasiegebilden eine Absicht meiner „Herrin" voraussetzte, sich an meinen Leiden und Demüthigungen zu weiden, die mich entzückte. Ebensowenig habe ich je die Leitung und die Befehle weiblicher Personen, die mich zu beaufsichtigen hatten, zu meinen Phantasien in Beziehung gebracht. Es war mir früh gelungen, die Wahrheit über die normale Beziehung der Geschlechter zu entdecken; aber diese Entdeckung liess mich vollkommen kalt. Die Vorstelluug sinnlicher Genüsse blieb an die Bilder geknüpft, mit denen sie vom Anfang an verbunden war. Ich hatte zwar auch den Wunsch, weibliche Geschöpfe zu betasten, zu umarmen und zu küssen; die höchsten Freuden erwartete ich aber nur von ihren Misshandlungen und von solchen Situationen, in denen sie mich ihre Macht fühlen liessen. Ich hatte bald das Bewusstsein, anders zu sein als andere Menschen, und war am liebsten allein, um meinen Träumen nachzuhängen. Wirkliche Mädchen und Frauen interessirten mich in meinen Knabenjahren nur wenig, da ich gar keine Möglichkeit sah, sie in der von mir gewünschten Weise in Thätigkeit treten zu sehen. Auf einsamen Wegen im Walde geisselte ich mich mit von Bäumen herabgefallenen Zweigen und liess meine Einbildungskraft dabei in gewohntem Sinne spielen. Im Anblick von Bildern gebieterischer Frauengestalten schwelgte ich, namentlich dann, wenn sie, z. B. als Königinnen, einen Pelz trugen. In allerlei Lektüre suchte ich Beziehungen zu meinen Lieblingsvorstellungen. Rousseau's confessions, die mir damals in die Hände fielen, boten mir eine grosse Entdeckung. Ich fand einen Zustand geschildert, der in wesentlichen Punkten dem meinigen glich. Noch mehr erstaunte ich über die Uebereinstimmung mit meinen Ideen, als ich Sacher-Masoch's Schriften kennen lernte. Ich verschlang sie alle mit Begierde, obwohl die blutrünstigen Scenen oft weit über meine Phantasien hinausgingen und dann meinen Abscheu erregten. Später begann ich, um neue Nahrung für meine Phantasie zu haben, selbst schriftliche Schilderungen von erotischen Scenen in meinem Geschmacke zu entwerfen und Zeichnungen von Situationen auszuführen, die ich mir bis jetzt innerlich ausgemalt hatte. Dabei war mir die Wirklichkeit noch immer gleichgültig. In Gegenwart eines weiblichen Wesens war mir jede sinnliche Regung fremd, höchstens kam beim Anblick eines weiblichen Fusses mir flüchtig der Wunsch, von ihm getreten zu werden.

Diese Gleichgültigkeit bezog sich indessen nur auf das rein sinnliche Gebiet. Während meiner späteren Knaben- und ersten Jünglingsjahre erfasste mich oft eine schwärmerische Neigung für junge Mädchen meiner Bekanntschaft mit allen oft geschilderten Extravaganzen dieser jugendlichen Regungen. Dabei aber fiel mir niemals ein, die Welt meiner sinnlichen Gedanken mit diesen reinen Idealen in Beziehung zu setzen. Ich hatte eine solche Gedankenverbindung nicht einmal zurückzuweisen; sie tauchte gar nicht auf. Das ist um so merkwürdiger, als mir meine wollüstigen Phantasien wohl sehr seltsam und unrealisirbar, aber durchaus nicht schmutzig und verwerflich erschienen. Auch diese waren für mich eine Art von Poesie; es blieben aber zwei getrennte Welten: Dort war mein Herz oder vielmehr meine ästhetisch angeregte Phantasie, hier meine sinnlich entzündete Einbildungskraft. Während meine „erhabenen“ Gefühle immer ein bestimmtes junges Mädchen zum Gegenstande hatten, sah ich mich zu anderen Stunden zu den Füssen einer reifen Frau, die mich wie oben geschildert behandelte. Diese Rolle theilte ich jedoch niemals einer mir bekannten Dame zu. Auch in den Träumen meines Schlafs erschienen die beiden Kreise erotischer Vorstellungen mit einander abwechselnd, aber nie verschmelzend. Nur die Bilder des sinnlichen Kreises riefen Pollutionen hervor.

In meinem 19. Jahre liess ich mich von Freunden, innerlich widerstrebend, aber von Neugier getrieben, zu Prostituirten führen. Ich empfand aber dort nichts als Widerwillen und Abscheu und lief so bald als möglich davon, ohne auch nur die mindeste sinnliche Regung empfunden zu haben. — Später wiederholte ich den Versuch aus eigener Initiative, um mich zu überzeugen, ob ich geschlechtlich leistungsfähig sei, da ich über den ersten ganz unerwarteten Misserfolg sehr betrübt war. Das Resultat war immer dasselbe: Ich empfand keine Spur von Erregung und hatte nicht die mindeste Erection. Es war mir zunächst nicht möglich, ein wirkliches Weib als Gegenstand sinnlicher Befriedigung zu betrachten. Ferner konnte ich nicht auf die Umstände und Situationen verzichten, die für mich die Hauptsache in sexualibus ausmachten, und von denen ich doch um keinen Preis ein Wort gesagt hätte. Die immissio penis, die ich vornehmen sollte, erschien mir als ein ganz unsinniger und schmutziger Akt. Erst in zweiter Reihe traten zu diesen Umständen mein Widerwille gegen gemeine Frauenzimmer und die Furcht vor Ansteckung.

In der Einsamkeit ging indessen mein geschlechtliches Leben in der alten Weise fort. So oft meine alten Phantasiebilder auftauchten, traten kräftige Erectionen ein und ich provocirte fast täglich Ejaculationen. Ich begann an allerlei nervösen Zuständen zu leiden und hielt mich jetzt für impotent, trotz der kräftigen Erectionen und der heftigen Begierde, wenn ich allein war. Trotzdem setzte ich meine Experimente mit Prostituirten in Zwischenräumen fort. Mit der Zeit streifte ich meine Schüchternheit und theilweise den Widerwillen gegen das Berühren des Gemeinen ab; ich blieb aber trotzdem vollständig kalt.

Nachdem ich mit fortschreitendem Alter meine Menschenscheu und meinen Hang zur Träumerei etwas überwunden hatte, fand in meinem sexuellen

Denken insofern eine Annäherung an das Normale statt, als ich jetzt anfing, mein Interesse wirklichen Personen zuzuwenden. Es gelang mir sogar, sinnliche Wünsche an weibliche Personen meiner Bekanntschaft zu knüpfen, ohne dabei meine sonderbaren Ideen aus dem andern Kreise mit herüberzunehmen. So knüpfte ich einige Tändeleien mit anständigen Mädchen an. Es kam zu Umarmungen und Küssen, die Begierde regte sich, aber die Kraft nicht, oder doch zu schwach, als dass ich mich für potent unter normalen Umständen hätte halten können. Mein Lauern auf die Regungen meiner Geschlechtskraft war natürlich nicht geeignet, diese zu fördern. So brach ich das Verhältniss jedesmal tiefbeschämt wieder ab.

Dabei ging mein altes Treiben immer fort. Ich war noch immer sehr eifriger Onanist, wenn auch mit verminderter Kraft. Meine Phantasien genügten mir aber nicht mehr ganz. Ich fing jetzt an, auf der Strasse den Weibern, anständigen und anderen, nachzulaufen, namentlich im Winter solchen, die Sammt und Pelzwerk trugen; ich folgte oft den Prostituirten in ihre Wohnungen und liess mich von ihnen onanisiren. Ich meinte dabei immer ein reelleres Vergnügen zu finden, als bei meinen Gedankenschwelgereien, fand aber ein geringeres. Wenn das Weib sich auszog, folgte mein Interesse den Kleidern. Die leeren Gewänder haben mich nie stark angezogen, doch mehr als das nackte Weib. Der eigentliche Gegenstand meines Interesses war das bekleidete Weib. Dabei spielen Sammt und Pelz die erste Rolle, aber auch jeder andere Gegenstand der Bekleidung zog mich an und namentlich die Gestalt, wie sie durch Schnürung der Taille, Bauschen der Röcke etc. bestimmt wurde. Am nackten Körper hatte ich kaum je ein anderes Interesse als bestenfalls ein ästhetisches. Ein sehr grosses Interesse hatte ich von jeher für weibliche Schuhe und namentlich Stiefletten mit hohen Absätzen, immer verbunden mit der Vorstellung, getreten zu werden oder den Fuss huldigend zu küssen etc.

Ich überwand schliesslich auch meine letzte Scheu und liess mich eines Tages, um meine Träume zu realisiren, von einer Prostituirten flagelliren, treten etc. Der Effekt war e i n e g r o s s e E n t t ä u s c h u n g. Was da mit mir geschah, war für meine Empfindung roh, widerlich abstossend und lächerlich zugleich. Die Schläge verursachten mir nur Schmerz, die sonstige Situation Widerwillen und Beschämung. Trotzdem erzwang ich mechanisch eine Ejaculation, wobei ich mit Hülfe meiner Phantasie die wirkliche Situation in die von mir ersehnte umdichtete. Diese — die eigentlich erwünschte Situation — unterschied sich von der herbeigeführten wesentlich dadurch, dass ich mir ein Weib vorstellte, das mir die Misshandlung mit derselben Lust geben sollte, als ich sie von ihr empfangen wollte.

Auf der Voraussetzung einer solchen Gesinnung des Weibes, eines tyrannischen, grausamen Weibes, dem ich mich unterwerfen wollte, waren alle meine sexuellen Phantasien aufgebaut. Die Handlung, die das Verhältniss ausdrückte, war mir nebensächlich. Mir wurde jetzt erst, nach dem ersten Versuch einer unmöglichen Verwirklichung, ganz klar, worauf mein Sehnen eigentlich gerichtet war. Ich hatte freilich in meinen wollüstigen Träumen sehr oft von allen Misshandlungsvorstellungen abstrahirt, und mir nur ein gebieterisches Weib und etwa eine imperative Geberde, ein befehlendes Wort, einen Kuss auf ihren Fuss oder dergleichen vorgestellt; aber jetzt erst kam mir völlig zum Bewusstsein, was mich eigentlich anzog, und dass die Flagellation nur das stärkste Ausdrucksmittel der Hauptsache und ganz nebensächlich war.

Trotz dieser Enttäuschung gab ich die Versuche, meine erotischen Vorstellungen in die Wirklichkeit zu übertragen, nicht auf, nachdem der erste Schritt gethan war. Ich vertraute darauf, dass meine Phantasie, wenn einmal an die neue Wirklichkeit gewöhnt, in ihr Nahrung zu stärkeren Leistungen finden werde. Ich suchte zu meinem Zweck möglichst geeignete Weiber und instruirte sie sorgfältig zu einer complicirten Comödie. Dabei erfuhr ich auch gelegentlich, dass mir der Weg von gleichgesinnten Vorgängern vorbereitet war. Der Werth dieser Comödien für die Wirkung meiner Phantasiebilder auf meine Sinnlichkeit blieb problematisch. Was mir diese Handlungen und Geberden leisteten, um mir Nebenumstände der erwünschten Situation lebhafter vorzustellen, das nahmen sie mir oft an der Hauptsache wieder weg, die meine Phantasie allein — ohne das Bewusstsein einer bestellten groben Täuschung — leichter vor mich hinzaubern konnte. Die körperliche Empfindung unter den mannigfaltigen Misshandlungen war wechselnd. Je besser die Selbsttäuschung gelang, desto mehr wurde der Schmerz als Lust empfunden.

Oder vielmehr: die Misshandlung wurde dann vom Bewusstsein nur als symbolischer Akt aufgefasst. Daraus entstand die Illusion der ersehnten Situation, die zunächst von lebhafter psychischer Lustempfindung begleitet war. Diese Lust strahlte aber dann in wollüstigen physischen Empfindungen über den ganzen Körper aus, und dadurch wurde die Perception der Schmerzqualität der Misshandlung aufgehoben. Aehnlich, aber einfacher, weil ganz auf psychischem Gebiet, war der Vorgang bei den moralischen Misshandlungen, den Demüthigungen, denen ich mich unterwarf. Auch diese wurden mit Lust betont, wenn die Selbsttäuschung eben gelang. Sie gelang aber selten gut und nie vollkommen. Es blieb immer ein störendes Element im Bewusstsein. Deshalb kehrte ich dazwischen immer wieder zur einsamen Onanie zurück. Uebrigens war auch im andern Falle der Schluss des ganzen Aktes gewöhnlich eine durch Onanie provocirte Ejaculation, manchmal eine solche ohne mechanische Nachhülfe.

So trieb ich es eine ganze Reihe von Jahren bei abnehmender Potenz, aber wenig verminderter Begierde und ungeschwächter Gewalt meiner seltsamen geschlechtlichen Vorstellung über mich. Und so ist der Zustand meiner Vita sexualis auch noch in der Gegenwart. Der Coitus, den ich nie zu Stande gebracht habe, erscheint meiner Vorstellung noch immer wie einer jener seltsamen und unsauberen Akte, die ich aus den Darstellungen geschlechtlicher Verirrungen kenne. Meine eigenen geschlechtlichen Vorstellungen erscheinen mir natürlich und beleidigen meinen sonst empfindlichen Geschmack nicht im Mindesten. Ihre Verwirklichung lässt mich freilich, wie oben dargestellt ist, aus verschiedenen Gründen ziemlich unbefriedigt. An hübschen Mädchen und Frauen der anständigen Welt habe ich Gefallen, lasse mich aber längst nicht mehr näher mit ihnen ein. Eine direkte, eigentliche Verwirklichung meiner geschlechtlichen Phantasie habe ich niemals, auch nicht andeutungsweise erreicht. So oft ich zu weiblichen Wesen in nähere Beziehung getreten bin, habe ich den Willen des Weibes dem meinigen unterworfen gefühlt, nie umgekehrt. Ein Weib, das Herrschgelüste innerhalb der geschlechtlichen Beziehungen manifestirt, habe ich niemals begegnet. Frauen, die im Hause regieren wollen und sogenanntes

Pantoffelheldenthum sind etwas von meinen erotischen Vorstellungen ganz Verschiedenes. Ausser der Perversion meiner Vita sexualis bietet meine Gesammtpersönlichkeit noch viel Abnormes, meine neuropathische Anlage kommt in zahlreichen Symptomen auf psychischem und physischem Gebiet zum Ausdruck. Daneben glaube ich an mir originäre Abnormitäten des Charakters im Sinne einer Annäherung an den weiblichen Typus constatiren zu müssen. Wenigstens fasse ich in diesem Sinne meine hochgradige Willensschwäche auf und einem auffallenden Mangel an Muth gegenüber Menschen und Thieren, der mit meiner Kaltblütigkeit gegenüber Elementarereignissen contrastirt. Meine äussere Erscheinung ist durchaus männlich.

Der Verfasser dieser Autobiographie machte mir ferner noch folgende Mittheilungen:

„Es war stets mein eifriges Bestreben, zu erfahren, ob die seltsamen Vorstellungen, welche mich in geschlechtlicher Beziehung beherrschen, auch bei anderen Männern vorkommen, und seit den ersten Mittheilungen hierüber, die mir zufällig zu Ohren kamen, habe ich überall darnach geforscht. Freilich ist, da es sich hier eigentlich um einen Vorgang im Innern der Vorstellungswelt handelt, die Constatirung nicht leicht und nicht überall sicher. Ich nehme Masochismus da an, wo ich perverse Handlungen im sexuellen Verkehr finde, die ich nicht anders als durch diese dominirende Idee erklären kann. Ich halte diese Anomalie für eine sehr verbreitete.

Von einer ganzen Reihe von Prostituirten hier in Berlin und in Wien habe ich Berichte hierüber gehört und so erfahren, wie zahlreich meine Leidensgenossen sind. Immer gebrauche ich die Vorsicht, nicht etwa selbst Geschichten zu erzählen und zu fragen, ob diese ihnen vorgekommen sind, sondern ich liess diese Personen ihre Erlebnisse pêle-mêle erzählen.

Einfache Flagellation ist so verbreitet, dass fast jede Prostituirte darauf eingerichtet ist. Aber auch Fälle von unzweifelhaftem Masochismus sind äusserst häufig. Die von dieser Perversion beherrschten Männer unterwerfen sich den raffinirtesten Qualen. Dabei führen sie mit den dazu abgerichteten Prostituirten stets dieselbe Scene auf: demüthiges Niederwerfen des Mannes, Fusstritte, Befehle, eingelernte drohende und beschimpfende Reden, dann Flagellation, Schläge auf die verschiedensten Körpertheile und alle möglichen Misshandlungen, Blutigstechen mit Nadeln u. dgl. Die Scène endet manchmal mit dem Coitus, öfter mit Ejaculation ohne solchen. Zweimal haben mir solche Prostituirte schwere Eisenketten mit Handschellen, welche ihre Kunden anfertigen und sich anlegen liessen, dann die getrockneten Erbsen, auf welche sie knieen, mit Nadeln gespickte Sitze, auf welche sie sich auf Befehl setzen müssen, und dergleichen mehr gezeigt. Manches Mal begehrt der pervertirte Mann, dass das Weib seinen Penis schmerzhaft zusammenschnürt, mit Nadeln sticht, mit einer Klinge Einschnitte in ihn macht oder ihn mit einem Holzstück schlägt. Selbst die Procedur des Henkens wird nachgeahmt und eben rechtzeitig unterbrochen. Andere wieder lassen sich mit der Spitze eines Messers oder Dolches leicht ritzen, dabei aber muss das Weib sie mit dem Tode bedrohen.

Bei allen diesen Dingen ist die Symbolik des Unterwerfungsverhältnisses Hauptsache. Das Weib wird gewöhnlich „Herrin“ genannt, der Mann „Sklave“

Ein Mann in hervorragender Stellung hat, als Bedienter gekleidet, auf dem Kutschbock des Wagens seiner Maitresse Fahrten mitgemacht. Hierin dürfte eine bewusste Nachahmung der „Venus im Pelz“ vorliegen. Ueberhaupt scheint mir, dass die Schriften des Sacher-Masoch viel zur Entwickelung dieser Perversion bei Disponirten beigetragen haben. Eigenthümlich ist es, dass die ganz unerklärliche Schwärmerei für Pelzwerk sich sehr oft mit dieser Perversion verbindet. Sie ist auch, gleichwie die für Sammt, von frühester Jugend auf mir eigen.

Bei all diesen Comödien mit Prostituirten handelt es sich dem Masochisten um ein kümmerliches Surrogat. Ob es eine Verwirklichung masochistischer Träume in einem Liebesverhältniss gibt, weiss ich nicht.

Wenn die Sache vorkommt, so ist sie jedenfalls äusserst selten, weil die Geschmacksrichtung beim Weibe (Sadismus des Weibes, wie ihn Sacher-Masoch schildert) sehr selten zu finden sein dürfte und der Aeusserung sexueller Abnormitäten beim Weibe obendrein noch grössere Hindernisse der Scham etc. entgegenstehen als beim Manne. Ich selbst habe niemals das leiseste Anzeichen eines Entgegenkommens dieser Art bemerkt und keinen Versuch einer wirklichen Realisirung meiner Phantasien machen können. Einmal hat mir ein Mann seine masochistische Perversion anvertraut und behauptet, sein Ideal gefunden zu haben.“

Dem obigen Falle der Beobachtung 44 ähnlich sind die beiden folgenden Fälle.

Beobachtung 45. Herr Z., 29 J., Techniker, kommt wegen vermeintlicher Tabes in die Sprechstunde. Vater war nervös und starb tabisch. Vaters Schwester war irrsinnig. Mehrere Verwandte sind hochgradig nervös und sonderbare Leute.

Pat. erweist sich bei näherer Untersuchung als sexual, spinal und cerebral asthenisch. Er bietet keine anamnestischen noch gegenwärtigen Symptome im Sinne einer Tabes dorsalis. Die naheliegende Frage nach Missbrauch der Genitalorgane wird im Sinne der seit der Jugend geübten Masturbation beantwortet. Im Lauf der Exploration ergaben sich folgende interessante psychosexuale Anomalien.

Mit 5 Jahren erwachte die Vita sexualis im Sinne von wollüstig empfundenem Drang, sich selbst zu geisseln, zugleich mit dem Gelüste, der Flagellation durch Andere theilhaftig zu werden. An bestimmte, geschlechtlich differenzirte Individuen dachte er dabei nicht. Faute de mieux trieb er Autoflagellation und erzielte im Laufe der Jahre Ejaculation.

Schon lange vorher hatte er durch Masturbation sich zu befriedigen angefangen, wobei ihm jeweils Flagellationssituationen vorschwebten.

Herangewachsen suchte er zweimal ein Lupanar auf, um daselbst von Meretrices gegeisselt zu werden. Er suchte sich zu diesem Zweck das schönste Mädchen aus, aber er war enttäuscht, brachte es nicht zu Erection, geschweige zur Ejaculation.

Er erkannte, dass das Geisseln Nebensache, die Hauptsache die Idee des Unterworfenseins unter den Willen des Weibes sei. Dazu gelangte er das erste

Mal nicht, wohl aber das zweite Mal. Weil er im „Gedanken der Unterwerfung“ war, hatte er vollen Erfolg.

Mit der Zeit erzielte er unter Anstrengung seiner Phantasie im Sinne masochistischer Vorstellungen sogar Coitus, auch ohne Flagellation, aber er empfand davon wenig Befriedigung, so dass er es vorzog, auf masochistische Weise sexuell zu verkehren. Im Sinne seiner originären Flagellationsgelüste fand er an masochistischen Scenen nur Gefallen, wenn er ad Podicem flagellirt wurde oder sich wenigstens eine solche Situation phantastisch hinzudichtete. In Zeiten hoher Erregbarkeit genügte es ihm sogar, einem schönen Mädchen solche Scenen erzählen zu dürfen. Er gerieth dadurch in Orgasmus und gelangte meist zur Ejaculation.

Früh gesellte sich dazu eine höchst wirksame fetischistische Vorstellung. Er merkte, dass ihn nur solche Weiber fesselten und befriedigten, die hohe Stiefel und kurzen Rock („ungarische Tracht“) trugen. Wie er zu dieser fetischistischen Vorstellung gelangt ist, weiss er nicht anzugeben. Auch an Knaben reize ihn das mit hohem Stiefel bekleidete Bein, aber dieser Reiz sei rein ästhetisch, ohne jegliche sinnliche Betonung, wie er überhaupt nie homosexuale Empfindungen an sich wahrgenommen haben will. Seinen Fetischismus begründet Pat. mit einer Vorliebe für Waden. Es reize ihn aber nur die in einem eleganten Stiefel steckende Damenwade. Nackte Waden, überhaupt feminile Nuditäten üben auf ihn nicht den geringsten sexuellen Reiz aus. Eine untergeordnete Fetischuebenvorstellung ist für Pat. das menschliche Ohr. Es ist ihm ein wollüstiges Gefühl, schönen Menschen, d. h. Menschen, die schönes Ohr haben, über die Ohren zu streichen. Bei Männern gewährt ihm dies einen sehr geringen, bei Weibern einen hohen Genuss.

Auch habe er ein Faible für Katzen. Er finde sie einfach schön, jede ihrer Bewegungen sei ihm sympathisch. Der Anblick einer Katze könne ihn sogar aus der tiefsten Gemüthsdepression herausreissen. Die Katze erscheine ihm heilig, er sehe in einer solchen geradezu ein göttliches Wesen! Des Grundes dieser sonderbaren Idiosynkrasie ist er sich nicht bewusst.

Neuerlich habe er häufiger auch sadistische Vorstellungen im Sinne der Prügelung eines Knaben. Bei diesen Flagellationsphantasien spielen sowohl Männer als Weiber eine Rolle, vorwiegend aber letztere, und dabei ist sein Genuss ein weit grösserer.

Pat. findet, dass neben dem, was er als Masochismus kenne und empfinde, noch etwas Anderes bestehe, das er am liebsten mit „Pagismus“ bezeichnen möchte.

Während seine masochistischen Schwelgereien und Akte durchaus grobsinnlicher Art und Betonung seien, bestehe sein „Pagismus“ in der Idee, Page eines schönen Mädchens zu sein. Er stelle sich dieses ganz keusch vor, aber pikant, seine Stellung ihm gegenüber als die eines Sklaven, aber in ganz keuschem Verhältniss, rein „platonischer“ Hingebung. Dies Schwelgen in der Idee, einem solchen „schönen Geschöpf“ als Page zu dienen, sei mit einem köstlichen, aber durchaus nicht sexuellen Gefühl betont. Er empfinde davon eine exquisite moralische Befriedigung im Gegensatz zum sinnlich betonten Masochismus, und deshalb müsse er seinen „Pagismus“ für etwas Andersartiges halten.

Pat. bietet in seinem Aeusseren auf den ersten Blick nichts Auffälliges, aber sein Becken ist abnorm weit, hat flache Darmbeinschaufeln, ist abnorm geneigt und entschieden weiblich. Neuropathisches Auge. Er weist auch darauf hin, dass er oft Kitzel und Wollustreiz im Anus habe, auch von da aus (erogene Zone) sich Befriedigung ope digiti verschaffen könne.

Pat. zweifelt an seiner Zukunft. Hülfe wäre für ihn nur möglich, wenn er ein rechtes Interesse am Weibe bekommen könnte, aber sein Wille, seine Phantasie seien dazu zu schwach.

Was der Patient dieser Beobachtung als „Pagismus" bezeichnet, ist nichts vom Wesen des Masochismus Verschiedenes, wie sich aus dem Vergleich mit den unten folgenden Fällen von „symbolischem" Masochismus und anderen ergibt, ferner aus der Erwägung, dass der Coitus bei dieser Perversion mitunter als inadäquater Akt verschmäht wird, und aus der Thatsache, dass es in solchen Fällen öfters zu einer phantastischen Exaltirung des perversen Ideals kömmt.

Beobachtung 46. X., 28 Jahre, Literat, belastet, von Kind auf sexuell hyperästhetisch, bekam mit 6 Jahren Träume, es prügle ihn ein Weib ad nates. Er erwachte dabei jeweils in höchster wollüstiger Erregung und gelangte so zur Onanie. Mit 8 Jahren bat er einmal die Köchin, sie möge ihn durchprügeln. Vom 10. Jahre ab Neurasthenie. Bis zum 25. Jahre Flagellationsträume oder auch bezügliche Phantasien des wachen Lebens mit Onanie. Vor 3 Jahren Zwang, sich von einer Puella prügeln zu lassen. Pat. war enttäuscht, da dabei Erection und Ejaculation ausblieben. Neuer Versuch mit 27 Jahren in der Absicht, dadurch Erection und Coitus zu erzwingen. Dies gelang erst allmählig durch folgenden Kunstgriff. Die Puella musste, während er Coitus versuchte, ihm erzählen, wie sie andere Impotente unbarmherzig schlage, und ihm Gleiches androhen. Ueberdies musste er sich vorstellen, er sei gefesselt, ganz in der Gewalt des Weibes, hülflos, werde von demselben aufs Schmerzlichste geschlagen. Gelegentlich musste er, um potent zu sein, sich auch wirklich binden lassen. So gelang ihm Coitus. Pollutionen waren nur dann von Wollustgefühl begleitet, wenn er (selten) träumte, er werde misshandelt oder er sei Zuschauer, wie eine Puella die andere geisselte. Beim Coitus hatte er nie ein rechtes Wollustgefühl. Am Weib interessiren ihn nur die Hände. Kräftige handfeste Frauenzimmer mit derben Fäusten sind ihm die liebsten. Gleichwohl ist sein Flagellationsbedürfniss nur ein ideelles, denn bei seiner grossen Hautempfindlichkeit genügen im schlimmsten Fall einige Hiebe. Männerhiebe wären ihm zuwider. Er möchte heirathen. Aus der Unmöglichkeit, von einer honneten Frau Flagellation zu verlangen, und dem Zweifel, ob er ohne solche potent sei, entspringt seine Verlegenheit und sein Bedürfniss zu genesen.

In allen drei bis jetzt angeführten Fällen diente den von der Perversion des Masochismus Beherrschten als Ausdruck der von ihm ersehnten Situation der Unterwerfung unter das Weib hauptsächlich die passive Flagellation. Das gleiche Mittel wird von einer grossen Zahl von Masochisten benutzt.

Nun ist aber passive Flagellation ein Vorgang, welcher bekanntlich geeignet ist, durch mechanische Reizung der Gesässnerven reflektorisch Erectionen auszulösen [1]). Diese Wirkung der Flagellation wird von geschwächten Wüstlingen dazu benützt, ihrer gesunkenen Potenz durch diese Procedur nachzuhelfen und diese Perversität — nicht Perversion — ist eine ungemein häufige.

Es ist deshalb geboten, zu untersuchen, in welchem Verhältnisse die passive Flagellation der Masochisten zu jener psychisch nicht perverser, àber physisch geschwächter Wüstlinge steht.

Dass Masochismus etwas wesentlich Anderes und Umfassenderes sei als blosse Flagellation und diese vielmehr Beiwerk, eines der vielen Mittel zum Zweck masochistischer Befriedigung im Sinne einer Unterwerfung unter das Weib, dürfte nicht schwer zu erweisen sein.

Für den Masochisten ist die Unterwerfung unter das Weib die Hauptsache, die Misshandlung nur ein Ausdrucksmittel für dieses Verhältniss und die stärkste Einwirkung, die er erleiden kann. Die Handlung hat für ihn symbolischen Werth und ist Mittel zum Zweck seelischer Befriedigung im Sinne seiner besonderen Gelüste. Das Wesentliche ist der Drang nach Misshandlung, als Zeichen der Unterwerfung. Als Ausdruck dieser Unterwerfung dienen neben der Flagellation und oft ohne sie viele andere Mittel, wie die folgende Casuistik zeigt. Diese Thatsache setzt eine originäre Anomalie der sexuellen Empfindungsweise, eine Paraesthesia sexualis voraus.

Der nicht masochistische Geschwächte hingegen, der sich flagelliren lässt, sucht nur eine mechanische Reizung seines spinalen Centrums.

Ob in einem einzelnen Falle einfacher (reflektorischer) Flagellantismus oder wirklicher Masochismus vorliegt, wird durch die Aussagen der Betreffenden, oft schon durch die Nebenumstände der Handlung klar. Es kommt hier namentlich auf Folgendes an:

Erstens besteht beim Masochisten der Trieb zur passiven Flagellation fast immer ab origine. Er taucht als Wunsch auf, bevor eine Erfahrung über reflektorische Wirkung der Procedur gemacht wurde, oft zuerst in Träumen, wie z. B. in der unten folgenden Beob. 48.

---

[1]) Vgl. oben, Einleitung pag. 28.

Zweitens ist beim Masochisten in der Regel die passive Flagellation nur eine von den vielen und verschiedenartigen Misshandlungen, welche im Vorstellungskreise des Masochisten als Phantasien auftauchen und oft verwirklicht werden. Bei diesen anderen Misshandlungen und den häufigen rein symbolische Demüthigungen ausdrückenden Akten, die neben der Flagellation angewendet werden, kann von einer reflektorischen physischen Reizwirkung natürlich nicht die Rede sein.

Drittens ist der Umstand von Bedeutung, dass die ersehnte Flagellation beim Masochisten, wenn ausgeführt, gar nicht aphrodisisch zu wirken braucht. Es tritt sogar oft mehr oder minder deutlich eine Enttäuschung ein, und zwar jedesmal, wenn die Absicht des Masochisten nicht gelingt, sich durch diesen bestellten Vorgang die Illusion der ersehnten Situation (in der Gewalt des Weibes zu sein) zu verschaffen, so dass ihm das mit der Procedur beauftragte Weib nur als das executive Werkzeug seines eigenen Willens erscheint. So wenig als man sich selbst kitzeln kann, so wenig kann man sich einem Weibe unterworfen fühlen, das man durch den eigenen Willen lenkt. Vergl. in Bezug auf diesen wichtigen Punkt die drei vorangehenden Fälle und unten Beob. 50.

Zwischen Masochismus und einfachem (reflektorischem) Flagellantismus besteht ein analoges Verhältniss wie etwa zwischen conträrer Sexualempfindung und erworbener Päderastie.

Es benimmt dieser Anschauung nichts an Werth, dass auch beim Masochisten die Flagellation die bekannte reflektorische Wirkung haben kann, dass mitunter bei Gelegenheit einer in der Jugend erhaltenen Züchtigung auf diesem Wege die Wollust zum erstenmale geweckt und gleichzeitig dabei die masochistisch veranlagte Vita sexualis aus ihrer Latenz tritt. Dann muss der Fall eben durch die oben unter „zweitens“ und „drittens“ angeführten Umstände charakterisirt sein, um als masochistischer zu gelten.

Ist über die Entstehungsart des Falles nichts Näheres bekannt, so können Nebenumstände, wie die oben unter „zweitens“ angeführten, ihn doch deutlich als einen masochistischen erkennen lassen. Dies gilt z. B. von den beiden folgenden Fällen.

Beobachtung 47. Ein Kranker Tarnowsky's liess durch eine Vertrauensperson eine Wohnung für die Dauer seiner Anfälle miethen und das Personal (3 Prostituirte) genau instruiren, was mit ihm zu geschehen habe. Er erschien zeitweise, wurde entkleidet, masturbirt, flagellirt, wie es befohlen war. Er leistete anscheinend Widerstand, bat um Gnade, dann gab man ihm befohlenermassen zu essen, liess ihn schlafen, behielt ihn aber trotz Protest da, schlug ihn, wenn er sich nicht fügte. So ging es einige Tage. Mit Lösung des Anfalls wurde er entlassen und kehrte zu Frau und Kindern zurück, die von seiner Krankheit keine Ahnung hatten. Der Anfall wiederholte sich 1—2mal jährlich. (Tarnowsky — op. cit.)

Beobachtung 48. X., 34 Jahre, schwer belastet, leidet an conträrer Sexualempfindung. Aus verschiedenen Gründen war er nicht in der Lage, sich am Manne zu befriedigen, trotz grossem sexuellem Bedürfniss. Gelegentlich träumte ihm, ein Weib geissele ihn. Er hatte dabei eine Pollution.

Durch diesen Traum kam er dazu, als Surrogat für mannmännliche Liebe sich von Meretrices misshandeln zu lassen. Er miethet sich zeitweise eine solche, entkleidet sich vollkommen, während Jene die letzte Hülle nicht fallen lassen darf, und lässt sich von ihr mit den Füssen treten, peitschen, schlagen. Qua re summa libidine affectus pedem feminae lambit quod solum eum libidinosum facere potest: tum eiaculationem assequitur. Mit dieser tritt grösster Ekel an der moralisch entwürdigenden Situation ein, der er sich dann, so rasch als möglich ist, entzieht.

Es kommen aber auch Fälle vor, in welchen passive Flagellation allein den ganzen Inhalt masochistischer Phantasien ausmacht, ohne dass andere Vorstellungen der Demüthigung etc. auftreten, und ohne dass die eigentliche Natur dieses Ausdrucks mittels der Unterwerfung deutlich ins Bewusstsein tritt. Solche Fälle sind von denen des einfachen, reflektorischen Flagellantismus schwer zu unterscheiden. Die Ermittelung der primären Entstehung des Gelüstes, vor jeder Erfahrung reflektorischer Wirkung (s. oben unter „erstens“), sichert hier allein die Differentialdiagnose, neben dem Umstande, dass es sich bei echten Masochisten gewöhnlich um bereits in jungen Jahren perverse Individuen handelt und dass die Verwirklichung des Gelüstes meistens später unterbleibt oder enttäuscht (s. oben unter „drittens“), da ja sich das Ganze hauptsächlich auf dem Gebiete der Phantasie abspielt.

Ein solcher Fall ist der folgende.

Beobachtung 49. Autobiographie. Im Jänner 1891 erhielt ich folgenden Brief eines Herrn aus Ungarn; „In gedrückter Stimmung und verzweifelnd an einem Leben, das mich von Allem ausschliesst, was menschliches Glück ausmacht, wende ich mich an Sie mit dem letzten Schimmer von Hoffnung auf Errettung aus einem Zustand, der, wenn er andauert, nur in tragischer Weise seinen Abschluss finden kann.

Ich bin 30 Jahre, stamme von einer Mutter, die an periodischer Geistesstörung litt. Schon im 14. Jahre machten sich bei mir abnorme geschlechtliche Neigungen bemerklich. Es verursachte mir stets ein gewisses Wollustgefühl, von anderen gleichalterigen Knaben körperlich gezüchtigt zu werden, besonders wenn man mich über die Oberschenkel legte und mich auf das Gesäss schlug. Es hatte einen besonderen Reiz für mich, wenn dies schöne junge Leute oder Knaben thaten, mit wohlgestalteten Beinen und straff sitzenden Beinkleidern. Unter solchen Vorstellungen gelangte ich auch zur Onanie, die ich ziemlich häufig, zeitweise fast täglich trieb, und zwar in absoluter Unkenntniss der schrecklichen Folgen dieses Lasters. So ging es bis zum 18. Jahre, wo ich unbegreiflich Ahnungsloser auf die verderblichen Wirkungen dieses Treibens aufmerksam gemacht wurde.

Von nun an begann der furchtbare Kampf mit der stetigen Versuchung, der ich nur zu oft unterlag. Die erwähnten Vorstellungen wichen nicht von mir, ich wünschte mir sehnsüchtig von jungen hübschen Leuten von circa 20—22 Jahren in straffsitzenden Beinkleidern gezüchtigt zu werden. Besonders waren es junge Militärs, Husaren etc., die meine Phantasie belebten. Zeitweise vermochte ich mich meiner Vorstellungen und der Onanie zu erwehren, aber dann hatte ich Pollutionen unter denselben Traumvorstellungen.

In den 20er Jahren bemerkte ich zu meinem Erstaunen, dass die geschlechtliche Neigung zu weiblichen Personen, welche ich bei gleichalterigen Kameraden bemerkte und deren Eintreten ich erwartete, sich nicht einstellte. Ich war kalt und zum Theil verlegen Frauen gegenüber. Dabei waren mir weibliche Nuditäten keineswegs unangenehm — im Gegentheil, sie hatten etwas Anziehendes für mich, nur meine Sinnlichkeit wurde nicht erregt.

Ich versuchte 2mal Coitus, wurde durchaus nicht abgestossen durch Zusammenliegen im Bette mit dem betreffenden Mädchen, küsste und umarmte es vielmehr mit Vergnügen, hatte auch Spuren von Erection, weiter aber kam es nicht. Seitdem wurde ich hoffnungslos und unterlag zeitweise den Versuchungen zur Onanie, der ich bis vor wenigen Monaten fröhnte. Trotzdem pflegte ich zwar den gesellschaftlichen Verkehr mit Frauen und besonders mit jungen Mädchen, war auch in der Gesellschaft gerne gesehen, beliebt als flotter Tänzer, immer hoffend, dass auf diese Weise meine unglückselige Neigung erfolgreich bekämpft werden würde — aber vergebens, sie war immer wieder stärker. So habe ich todtunglückliche Stunden verlebt und es ist das Gespenst des Selbstmords an mir vorübergegangen. Einmal eröffnete ich mich einem Arzte in Pest, aber auch er hatte nur die gewöhnlichen Mittel für geschlechtlich reizbare Leute, wie kalte Bäder, beruhigende Medikamente, Umgang mit Frauen etc.

Vergebens versuchte ich Alles, bis mir durch Zufall ein Buch über die conträre Sexualempfindung in die Hände fiel und mir einen letzten Hoffnungsschimmer eröffnete. Ich bin in angesehener Stellung als Kaufmann, mit lebhaftem Sinn für das Familienleben begabt und in der Lage, mich mit einem Mädchen, das ich von Herzen gern habe und das mich gern hat, so günstig als möglich verheirathen zu können, und doch fühle ich die grausame Unmöglichkeit, diesen Schritt zu thun. Ich leide furchtbar unter der Erörterung dieser scheusslichen Abnormitäten.

Meine einzige Hoffnung ist eine Heilung auf hypnotischem Wege. Möchte sie nicht vergeblich sein."

Humanität und wissenschaftliches Interesse veranlassten mich, den Schreiber vorstehender Zeilen zu mir einzuladen. Anfangs Februar kam Herr D., eine distinguirte, sympathische, männliche Erscheinung.

Die Untersuchung des Falles liess ihn als solchen von Masochismus erkennen. Er erinnert sich bestimmt, dass, als er einmal Mitschüler in der Schule vom Lehrer prügeln sah, ihm dies ein wollüstiges Gefühl hervorrief. Er selbst kann sich nicht erinnern, vom Lehrer jemals geprügelt worden zu sein. Sein Masochismus sei eine durchaus primäre Erscheinung und ihm ganz unverständlich. Erst allmälig und faute de mieux sei er zur Onanie gekommen, wobei jeweils Flagellationssituationen, in welchen er die passive Rolle spielte, ihm vorschwebten. Gelüste nach Prügeln vom Lehrer habe er nie gehabt — es waren immer Mitschüler und herangewachsene junge Leute, von denen er geprügelt sein wollte. Als Erwachsener hat er es nie über sich vermocht, seine masochistischen Neigungen zu befriedigen.

Im Verkehr mit puellis kam ihm wiederholt die Idee, sich von solchen prügeln zu lassen, aber da sie sinnlich ganz unbetont blieb, kam es nicht zur Ausführung. Pat. erklärt, seine Neigung zu Personen des eigenen Geschlechts sei rein masochistisch. Sonst finde er am Manne sexuell nicht das mindeste Interesse. Bis zum 18. Jahr hatte Pat. auch sadistische Anwandlungen. Er schwärmte für den Stand des Pädagogen, dachte, er müsse Lehrer werden, um Knaben prügeln zu können. Dieser ideelle Sadismus verlor sich später vollständig. Pat. klagt, dass er sich so einsam in der Welt fühle, er komme sich wie ein Paria vor, habe das Gefühl, er sei nicht wie die anderen Menschen. Seine Libido zum Weib sei doch sehr herabgesetzt, möglicherweise in Folge seiner Masturbation. Er bekomme keine Erectionen bei Anblick weiblicher Reize, während z. B. der Anblick einer Reitpeitsche, eines Stockes ihn mächtig sexuell errege.

Als er zu coitiren versuchte, traten bei ihm keine masochistischen Vorstellungen auf. Solche stellten sich aber jeweils ein, wenn er sympathischer junger Männer ansichtig ward.

Er glaubt, dass wenn er von seinen Flagellationsgedanken frei würde, ihm geholfen wäre, da seine Sinnlichkeit sich dann gewiss auf ein normales Gebiet richten würde.

Pat. bietet neuropathisches Auge, ist frei von allen Degenerationszeichen. Bemerkenswerth ist noch im Sinne einer Belastung, dass der Vater seiner Mutter ein Sonderling gewesen ist und sich in psychopathischem Zustand erschossen hat.

Pat. fühlt sich wohl bis auf leichte neurasthenische Beschwerden. Der Patellarreflex ist gesteigert. Die Genitalien sind ganz normal. Seine Pollutionsträume drehen sich ausschliesslich um Züchtigung durch junge Leute, besonders Militärs, mit straffsitzender Hose.

Als Grundzüge der Behandlung werden aufgestellt: 1. Bekämpfung der Erscheinungen der neurasthenischen Neurose. 2. Suggestivbehandlung im Sinne a) des Meidens der Onanie, b) der Gleichgültigkeit gegenüber dem eigenen Geschlecht und des Verschwindens der Geisselgedanken sowohl im Wachen als im Traumleben, c) der ausschliesslichen Libido zum weiblichen Geschlecht, des Auftretens von Erectionen beim Anblick schöner Frauengestalten, der vollen Potenz dem Weibe gegenüber und des ausschliesslichen Träumens von Weibern. Pat. gerieth durch die Bernheim'sche Methode rasch in tiefes Engourdissement schon bei der ersten Sitzung.

In der 2. (5. 2.) wird ein kataleptiformer Zustand der Muskulatur überdies erzielt. Sitzungen fast täglich. Es zeigt sich, dass Stirnstreichen tiefere

Hypnose mit Katalepsie macht, die jedoch tiefes Engourdissement nicht überschreitet. In der 3. Sitzung wird mit den Suggestionen begonnen.

Am 10. 2. behauptet Pat., dass er kein Interesse für den Mann mehr habe, dafür wachsendes für das Weib. Er fange an von Weibern zu träumen.

13. 2. Pat. fühlte sich unter Tags ganz frei von Masochismus, auch Stöcke und Peitschen interessiren ihn nicht mehr. Nachts hat er noch „matte“ Flagellationsträume, Männer betreffend, aber ohne wollüstige Betonung und ohne Pollution. Kürzlich hatte er auch einen ihm bisher ganz fremden und nicht erotisch gefärbten Traum, des Inhalts, er geissle sich selbst.

19. 2. Pat. versuchte Coitus mit einer ihm sympathischen Puella. Die Erection blieb unvollständig, Ejaculation trat nicht ein, so dass er vom Versuch abstand. Pat. findet, dass seine Libido dem Weib gegenüber doch recht gering sei. Er fühlt sich aber nicht unglücklich über seinen vorläufigen Misserfolg und rechnet auf endlichen Erfolg, da er sich frei von seinen krankhaften Anwandlungen und als ein anderer Mensch fühle.

Am 20. 2. muss Pat. leider, durch verwandtschaftliche Pflichten heimberufen, die Behandlung abbrechen.

Zur Sicherung der Diagnose dieses rudimentären Falles als eines solchen von Masochismus trägt auch der Umstand bei, dass hier Andeutungen von Sadismus (s. unten) gleichzeitig vorhanden sind. Der rein psychische Charakter dieser letzteren Perversion ist aber ausser Frage. Gleichzeitig ist der Fall mit — nicht vollkommen ausgebildeter — conträrer Sexualempfindung combinirt, ein Zusammentreffen, welches bei Masochisten und Sadisten nicht selten ist.

Als Gegensatz zu diesem Falle von rudimentärem, schwer constatirbarem Masochismus möge hier wieder ein Fall von typischem Masochismus folgen, in welchem der gesammte Vorstellungskreis, wie er dieser Perversion eigenthümlich ist, vollkommen ausgebildet erscheint. Dieser Fall, über welchen wieder eine eingehende Selbstschilderung des gesammten psychischen Zustands vorliegt, unterscheidet sich von jenem der obigen Beobachtung 44 nur dadurch, dass auf eine Verwirklichung der perversen Phantasien hier ganz verzichtet wurde und dass neben der bestehenden Perversion der Vita sexualis normale Reize so weit wirksam sind, dass nebenher geschlechtlicher Verkehr unter normalen Bedingungen möglich ist.

Beobachtung 50. Ich bin 35 Jahre alt, geistig und körperlich normal. In dem weitesten Kreise meiner Verwandten — in gerader wie in der Seitenlinie — ist mir kein Fall von psychischer Störung bekannt. Mein Vater, welcher bei meiner Geburt etwa 30 Jahre alt war, hatte, soviel ich weiss, eine Vorliebe für üppige und grosse Frauengestalten.

Schon in meiner früheren Kindheit schwelgte ich gern in Vorstellungen, welche die absolute Herrschaft eines Menschen über den andern zum Inhalt hatten. Der Gedanke an die Sklaverei hatte für mich etwas höchst Aufregendes, und zwar gleich stark vom Standpunkte des Herrn wie von dem des Dieners aus. Dass ein Mensch den andern besitzen, verkaufen, prügeln könne, regte mich ungemein auf, und bei der Lektüre von „Onkel Tom's Hütte" (welches Werk ich etwa zur Zeit der eintretenden Pubertät las), hatte ich Erectionen. Besonders aufregend war für mich der Gedanke, dass ein Mensch vor einen Wagen gespannt würde, in welchem ein anderer, mit einer Peitsche versehener Mensch sass und den Ersteren lenkte und durch Schläge antrieb.

Bis zum 20. Lebensjahre waren diese Vorstellungen rein objectiv und geschlechtslos, d. h. der in meiner Vorstellung entstandene Unterworfene war ein Dritter (also nicht ich), auch war der Herrscher nicht nothwendig ein Weib.

Diese Vorstellungen waren daher auch ohne Einfluss auf meinen geschlechtlichen Trieb, beziehungsweise auf die Ausübung desselben. Wenngleich durch jene Vorstellungen Erectionen eintraten, so habe ich doch niemals in meinem Leben onanirt, auch coitirte ich von meinem 19. Jahre an ohne Beihülfe der erwähnten Vorstellungen und ohne jede Beziehung auf dieselben. Immerhin hatte ich eine grosse Vorliebe für ältere, üppige und grosse Frauenspersonen, wenngleich ich auch jüngere nicht verschmähte.

Von meinem 21. Lebensjahr ab fingen die Vorstellungen an, sich zu objektiviren und als Essentiale trat hinzu, dass die „Herrin" eine über 40 Jahre alte, grosse, starke Person sein musste. Von jetzt an war ich — in meinen Vorstellungen — stets der Unterworfene; die „Herrin" war ein rohes Weib, die mich in jeder Beziehung, auch geschlechtlich, ausnützte, die mich vor ihren Wagen spannte und sich von mir spazieren fahren liess, der ich folgen musste wie ein Hund, der nackt zu ihren Füssen liegen musste und von ihr geprügelt, bezüglich gepeitscht wurde. Das war das feststehende Gerippe meiner Vorstellungen, um welches sich alle anderen gruppirten.

Ich fand in diesen Vorstellungen stets ein unendliches Behagen, welches mir Erection, niemals aber Ejaculation verursachte. In Folge der entstandenen geschlechtlichen Aufregung suchte ich mir sodann irgend ein Weib, mit Vorliebe ein äusserlich meinem Ideale entsprechendes, aus und coitirte mit demselben, ohne irgend welches reale Beiwerk, zuweilen auch ohne beim Coitus von den Vorstellungen befangen zu sein. Daneben hatte ich jedoch auch Neigung zu anders gearteten Weibern und coitirte auch, ohne durch Vorstellung hierzu gezwungen zu sein.

Obgleich ich nach alledem ein in geschlechtlicher Beziehung nicht allzu anormales Leben führte, traten doch jene Vorstellungen periodisch mit Sicherheit ein, blieben sich im Wesentlichen auch stets gleich. Mit zunehmendem Geschlechtstriebe wurden die Zwischenräume immer geringer. Gegenwärtig melden sich die Vorstellungen etwa alle 14 Tage bis 3 Wochen. Würde ich vorher coitiren, so würde vielleicht dem Eintritt derselben vorgebeugt werden. Ich habe niemals den Versuch gemacht, meine sehr bestimmt und charakteristisch auftretenden Vorstellungen zu realisiren, d. h. sie mit der Aussenwelt in Verbindung zu bringen, sondern mich stets mit Schwelgereien in Gedanken begnügt, weil ich von der Ueberzeugung fest durchdrungen war, dass sich eine Realisirung meiner „Ideale" niemals auch nur annähernd würde herbeiführen lassen. Der

Gedanke an eine Comödie mit bezahlten Dirnen erschien mir stets lächerlich und zwecklos, denn eine von mir bezahlte Person könnte in meiner Vorstellung niemals die Stelle einer „grausamen Herrin" einnehmen. Ob es sadistisch angehauchte Weiber wie Sacher-Masoch's Heldinnen gibt, bezweifle ich. Wenn es deren aber auch gäbe und ich das Glück (!) gehabt hätte, eine solche zu finden, so würde mir ein Verkehr mit derselben mitten in der realen Welt immer nur als eine Comödie erschienen sein. Ja, sagte ich mir, wenn es mir sogar passirt wäre, in die Sklaverei einer Messalina zu gelangen, so glaube ich, dass ich bei den sonstigen Entbehrungen jenes von mir erstrebten Lebens sehr bald überdrüssig geworden wäre, und in den lucidis intervallis meine Freiheit unter allen Umständen zu erreichen getrachtet hätte.

Dennoch habe ich ein Mittel gefunden, in gewissem Sinne eine Realisirung herbeizuführen. Nachdem durch vorangegangene Schwelgereien mein Geschlechtstrieb stark angeregt ist, gehe ich zu einer Prostituirten und stelle mir dort irgend eine Geschichte des vorerwähnten Inhaltes, in welcher ich die Hauptperson bilde, innerlich lebhaft vor. Nach etwa halbstündiger, unter stetiger Erection erfolgenden inneren Ausmalung solcher Situationen coitire ich sodann mit gesteigertem Wollustgefühl und unter starker Ejaculation. Nach der letzteren ist der Spuk verschwunden. Beschämt entferne ich mich so bald als möglich, und vermeide auf das Vorangegangene zurückzukommen. Sodann habe ich etwa 14 Tage keinerlei Vorstellungen mehr; bei besonders befriedigendem Coitus kommt es sogar vor, dass ich bis zum nächsten Anfalle gar kein Verständniss für masochistische Situationen habe. Der nächste Anfall kommt aber sicher, ob früher oder später. Ich muss jedoch bemerken, dass ich auch coitire, ohne durch solche Vorstellungen präparirt zu sein, insbesondere auch mit weiblichen Wesen, die mich und meine bürgerliche Stellung genau kennen, und in deren Gegenwart ich jene Vorstellungen durchaus perhorrescire. In letzteren Fällen bin ich jedoch nicht immer potent, während die Potenz unter dem Banne masochistischer Vorstellungen eine unbedingte ist. Dass ich in meinem übrigen Denken und Fühlen sehr ästhetisch veranlagt bin und die Misshandlung eines Menschen an sich u. s. w. im höchsten Grade verachte, erscheint mir nicht überflüssig zu bemerken. Schliesslich will ich nicht unerwähnt lassen, dass auch die Form der Anrede von Bedeutung ist. Es ist ein Essentiale in meinen Vorstellungen, dass die „Herrin" mich mit „Du" anredet, während ich dieselbe mit „Sie" anreden muss. Dieser Umstand des Geduztwerdens von einer dazu geeigneten Person, als Ausdruck der absoluten Herrschaft, hat mir von früher Jugend an schon Wollustgefühle erregt und thut dies auch heute noch.

Ich habe das Glück gehabt, eine Frau zu finden, welche mir in allen Punkten, vor allem auch in geschlechtlicher Beziehung, durchaus zusagte, obwohl dieselbe, wie ich nicht erst hinzuzufügen brauche, in keiner Weise masochistischen Idealen ähnelt.

Dieselbe ist sanftmüthig, jedoch üppig, ohne welche Eigenschaft ich mir überhaupt einen geschlechtlichen Reiz nicht vorstellen kann.

Die ersten Monate der Ehe verliefen geschlechtlich ganz normal, die masochistischen Anfälle blieben gänzlich aus, ich hatte beinahe das Verständniss für den Masochismus verloren. Da kam das erste Kindbett und hiermit die nothwendig gewordene Abstinenz. Pünktlich stellten sich sodann mit eintretender Libido die masochistischen Anwandlungen wieder ein, welche mit unabweisbarer Nothwendigkeit einen ausserehelichen Coitus mit masochistischen Vorstellungen herbeiführten — trotz meiner aufrichtigen grossen Liebe zu meiner Frau.

Bemerkenswerth ist hierbei, dass der später wieder beginnende Coitus maritalis sich nicht als ausreichend erwies, um die masochistischen Vorstellungen zu bannen, wie das bei einem masochistischen Coitus regelmässig der Fall ist.

Was das Wesen des Masochismus anbelangt, so bin ich der Ansicht, dass bei demselben die Vorstellungen, also die geistige Seite, Haupt- und Selbstzweck sind.

Wäre die Verwirklichung masochistischer Ideen (also die passive Flagellation u. dergl.) das ersehnte Ziel, so steht hiermit die Thatsache im Widerspruche, dass ein grosser Theil der Masochisten zur Verwirklichung entweder gar nicht schreitet, oder, wenn er dies dennoch versucht, eine grosse Ernüchterung empfindet, jedenfalls die ersehnte Befriedigung nicht erzielt.

Also das Schwelgen selbst ist Hauptsache, und dieses bietet in der That einen unerhörten Genuss, welches den davon Befangenen über alles Aeusserliche, selbst über Kummer und Sorgen, hinwegsetzt.

Eine staunenerregende Thatsache ist es, dass es einen Autor gibt, der den Inhalt seiner derartigen Schwärmereien, anstatt dieselben, wie Andere, im tiefinnersten Gemüthe zu bewahren, der Allgemeinheit preisgibt und zwar in Form von Novellen und Romanen.

In der „Venus im Pelz“ finden wir Gleichempfindende Wort für Wort, Zeile für Zeile die uns so vertrauten Vorstellungen, von denen wir freilich bisher glaubten, sie seien unsere ureigenste Erfindung.

Ich hielt es bisher nicht für möglich, dass z. B. der mit Wollust betonte Gedanke, in einen Pflug gespannt und gleich einem Zugthier zur Arbeit getrieben zu werden, ausser in meinem noch in einem anderen Menschenhirn auftauchen könne.

Auch die Launenhaftigkeit der Herrin, das sie bedienen Müssen, bei der Toilette und im Bade, das Eingesperrtwerden — ach wie unendlich vertraut sind uns von Kindheit an solche Vorstellungen!

Daher wirkt, vielleicht gerade wegen dieser Hervorzerrung geheim zu haltender Dinge an das Tageslicht, die Lektüre dieses Buches auch auf Masochisten abstossend, und daher ernüchternd und heilend.

Schliesslich möchte ich nicht unterlassen, aus meiner Erfahrung zu bestätigen, dass die Zahl der Masochisten, besonders in grossen Städten, in der That eine ziemlich grosse zu sein scheint. Die einzige Quelle für derartige Forschungen sind — da Mittheilungen inter viros nicht stattzufinden pflegen — die Aussagen der Prostituirten und da diese in den wesentlichen Punkten übereinstimmen, wird man immerhin gewisse Thatsachen für erwiesen annehmen können.

Dahin gehört zunächst die Thatsache, dass jede erfahrene Prostituirte irgend ein zur Flagellation geeignetes Instrument (gewöhnlich eine Ruthe) im Besitze zu haben pflegt, wobei allerdings in Betracht zu ziehen ist, dass es Männer gibt, die sich lediglich zur Erhöhung ihrer Geschlechtslust geisseln lassen, also — im Gegensatze zu den Masochisten — die Flagellation als Mittel betrachten.

Dagegen stimmen die Prostituirten fast sämmtlich darin überein, dass es eine Anzahl von Männern gibt, welche gern „Sklaven“ spielen, d. h. sich gerne so nennen hören, sich schimpfen und treten, auch schlagen lassen. Wie gesagt, die Zahl der Masochisten ist grösser, als man es sich bisher hat träumen lassen.

Die Lektüre der „neuen Forschungen“ machte, wie Sie sich denken können, einen ungeheuren Eindruck auf mich. Ich möchte an eine Heilung, sozusagen an eine Heilung durch Logik, glauben, nach dem Motto: „tout comprendre c'est tout guérir.“

Freilich ist das Wort Heilung mit Einschränkung zu verstehen, und zwar muss man auseinanderhalten: allgemeine Gefühle und concrete Vorstellungen. Die ersteren sind niemals zu beseitigen. Sie kommen wie der Blitz und sind da, man weiss nicht von wannen und wieso.

Aber die Ausübung des Masochismus durch Schwelgen in concreten, zusammenhängenden Vorstellungen lässt sich vermeiden oder doch eindämmen.

Jetzt liegt die Sache anders. Ich sage mir: Was, du begeisterst dich an Dingen, die nicht nur das ästhetische Gefühl Anderer, sondern auch dein eigenes reprobirt? Du findest etwas schön und begehrenswerth, was andererseits, nach deinem eigenen Urtheil, hässlich, gemein, lächerlich und unmöglich zugleich ist? Du sehnst eine Situation herbei, in die du in Wirklichkeit niemals gelangen möchtest? Diese Gegenvorstellung wirkt sofort hemmend und ernüchternd, und bricht den Phantasien die Spitze ab. Thatsächlich habe ich auch seit der Lektüre der „neuen Forschungen“ (etwa Anfang dieses Jahres) nicht ein einziges Mal mehr geschwelgt, obwohl die masochistischen Anwandlungen selbst sich in den regelmässigen Intervallen einstellten.

Im Uebrigen muss ich gestehen, dass der Masochismus trotz seines stark pathologischen Charakters nicht nur nicht im Stande ist, mir den Genuss des Lebensglückes zu vereiteln, sondern überhaupt auch nicht im Geringsten in mein äusseres Leben eingreift. In nicht masochistischem Zustande bin ich, was Fühlen und Handeln anlangt, ein äusserst normaler Mensch. Während der masochistischen Anwandlungen ist zwar im Gefühlsleben eine grosse Revolution ausgebrochen, meine äussere Lebensweise erleidet jedoch keine Aenderung. Ich habe einen Beruf, welcher es mit sich bringt, dass ich mich viel in der Oeffentlichkeit bewege. Ich übe denselben auch im masochistischen Zustande ebenso aus wie sonst.

Der Verfasser der vorstehenden Aufzeichnungen übersandte mir ferner noch die folgenden Bemerkungen:

I. Masochismus ist meiner Erfahrung gemäss unter allen Umständen angeboren, und keineswegs vom Individuum gezüchtet. Ich weiss es positiv, dass ich niemals auf das Gesäss geschlagen worden bin, und dass meine masochistischen Vorstellungen von frühester Jugend an sich zeigten, und dass ich, solange ich überhaupt zu denken vermag, derartige Gedanken hegte. Wäre die Entstehung derselben die Folge eines bestimmten Ereignisses, insbesondere eines Schlages gewesen, so würde ich ganz bestimmt die Erinnerung hieran nicht verloren haben. Charakteristisch ist, dass die Vorstellungen bereits vorhanden waren, ehe noch Libido überhaupt vorhanden war. Damals waren die Vorstellungen auch gänzlich geschlechtslos. Ich besinne mich, dass es mich als Knabe stark anregte (um nicht zu sagen aufregte), als ein älterer Knabe mich duzte, während ich zu ihm „Sie" sagte. Ich drängte mich zu einer Unterhaltung mit demselben, wobei ich dafür sorgte, dass diese gegenseitige Anrede möglichst häufig erfolgte. Später, als ich geschlechtsreifer wurde, hatten derartige Sachen nur dann Reiz, wenn sie Beziehung zu einer Frau, und zwar zu einer (relativ) älteren hatten.

II. Ich bin körperlich und seelisch durchaus männlich veranlagt. Ueberstarker Bartwuchs und starke Behaarung am ganzen Körper. In meinen nicht masochistischen Beziehungen zum weiblichen Geschlecht ist für mich die dominirende Stellung des Mannes eine unerlässliche Bedingung, und jeden Versuch, dieselbe zu beeinträchtigen, würde ich mit Energie zurückweisen. Ich bin energisch, wenn auch nicht allzu muthig, doch wird der fehlende Muth dann ergänzt, wenn es sich um Verletzung des Stolzes handelt. Gegen Naturereignisse (Gewitter, Meeressturm u. s. w.) bin ich völlig unempfindlich [1].

Auch meine masochistischen Neigungen haben nichts, was weiblich oder weibisch zu nennen wäre (?). Allerdings ist hierbei die Neigung vorherrschend, vom Weibe gesucht und begehrt zu werden, doch ist das allgemeine Verhältniss zur „Herrin", wie es herbeigesehnt wird, nicht das, in welchem das Weib zum Manne steht, sondern das Verhältniss des Sklaven zum Herrn, das des Hausthieres zu seinem Besitzer. Zieht man ganz rücksichtslos die Consequenzen aus dem Masochismus, so kann man nicht anders sagen, als dass das Ideal desselben die Stellung eines Hundes oder Pferdes ist. Beide sind in Eigenthum eines Anderen, werden von demselben nach Gutdünken gemisshandelt, ohne dass dieser irgend Jemand Rechenschaft zu geben hätte.

Gerade diese unumschränkte Herrschaft über Leben und Tod, wie sie nur beim Sklaven und Hausthiere zu finden ist, ist das Um und Auf aller masochistischen Vorstellungen.

III. Die Grundlage aller masochistischen Vorstellungen ist die Libido, und je nachdem bei dieser Ebbe und Fluth eintritt, ist dasselbe auch bei jenen der Fall. Andererseits erhöhen die Vorstellungen, sobald sie vorhanden sind, die Libido ganz erheblich. Ich bin von Natur durchaus nicht übermässig geschlechtsbedürftig. Erscheinen jedoch die masochistischen Vorstellungen, so drängt es mich zum Coitus um jeden Preis (meist zieht es mich dann zu möglichst niedrigen Weibern), und wird diesem Drängen nicht bald Statt gegeben, so steigert sich in kurzer Zeit die Libido bis fast zur Satyriasis. Man könnte hier fast von einem Circulus vitiosus sprechen.

Die Libido tritt ein, entweder durch Zeitablauf oder besondere Aufregung (auch nicht masochistischer Art, z. B. Küssen). Trotz dieses Ursprunges verwandelt sich diese Libido kraft der durch sie selbst erzeugten masochistischen Vorstellungen sehr bald in eine masochistische, also unreine Libido.

Dass übrigens die Begierde durch äussere zufällige Eindrücke, insbesondere durch den Aufenthalt in den Strassen einer Grossstadt, erheblich gesteigert wird, unterliegt keinem Zweifel. Der Anblick schöner und imponirender

---

[1]) Diese Differenz des Muthes gegenüber Naturereignissen einerseits, Willenskonflikten andererseits ist jedenfalls auffallend (vgl. Beob. 44 p. 96), wenn auch hier die einzige erwähnte Andeutung von Effeminatio.

Frauengestalten, in natura wie in effigie, wirkt aufregend. Für den unter dem Zeichen des Masochismus Stehenden ist — wenigstens für die Dauer des Anfalles — das ganze äussere Erscheinungsleben masochistisch angehaucht. Die Ohrfeige, die die Meisterin dem Lehrling applicirt, der Peitschenhieb des Fiakers — alles das hinterlässt dem Masochisten tiefe Eindrücke, während es ihn im nicht masochistischen Zustande gleichgültig lässt oder gar anekelt.

IV. Nachfolgend ein Beispiel von masochistischen Vorstellungen:

„Sie“ ist ein Bauernweib, ein rohes, grosses, starkknochiges Weib von 40—50 Jahren. Sie ist Besitzerin eines kleinen, gänzlich abgelegenen Gehöftes, das sie ganz allein mit nur ihrem Knechte bewirthschaftet. Schon vor Sonnenaufgang beginnt die Arbeit. Um 4 Uhr Morgens öffnet sie den Verschlag, in welchem sie mich Nachts über eingesperrt hielt, und weckt mich, den auf dem Boden Liegenden, mit einem Fusstritte, dann werde ich herausgeführt und vor einen Wagen gespannt, der mit Milch nach der Stadt fährt. Sie geht mit dem Stricke nebenher und treibt mich an; auf der Landstrasse setzt sie sich auf den ohnehin schweren Wagen und schläft bis zur Ankunft am Ziele. Dort, auf offenem Markte des kleinen Städtchens, liege ich, immer noch vor den Wagen gespannt, auf dem blossen Erdboden und ruhe mich aus. Vorübergehende stossen oder treten mich unversehens. Nachdem der Vorrath verkauft ist, geht es wieder heimwärts. Nach kurzer Rast beginnt neue Arbeit, immer unter Aufsicht der Herrin, welche mit dem Stricke daneben steht und mich antreibt. Abends um 7 oder 8 Uhr werde ich zur Ruhe gebracht und schlafe dann bis zum andern Morgen, wo dasselbe Spiel beginnt. Arbeit und Schläge, Schläge und Arbeit, kein Vergnügen, keine Zerstreuung, tagein, tagaus!

Ein andermal denke ich mich in die Rolle der bezahlten Geliebten eines älteren weiblichen Roués, welche mich in geschlechtlicher Weise auf das Rücksichtsloseste ausnützt und in dieser Beziehung die schamlosesten Ansprüche an mich stellt. Genüge ich diesen nicht willig, so erhalte ich Schläge oder andere Strafen, dabei verachtet sie mich unsäglich, lässt mich die niedrigste Hausarbeit verrichten, und zeigt mir bei jeder Gelegenheit, wie niedrig sie meine Manneswürde achtet.

Ich kann den Charakter des Masochismus in keine bessere Formel kleiden, als in folgende:

Ein richtiger Masochist zieht den Fusstritt eines gemeinen Weibes ohne Bedenken den Umarmungen einer Venus vor.

V. Schon bei der Lektüre von Sacher-Masoch fiel es mir auf, dass bei dem Masochisten ab und zu sadistische Gefühle gelegentlich mit unterlaufen. Auch an mir habe ich hin und wieder sporadische Empfindungen von Sadismus entdeckt. Ich muss aber bemerken, dass die sadistischen Gefühle nicht derart markant sind als die masochistischen, und dass dieselben, abgesehen davon, dass sie nur selten und gewissermassen accessorisch auftreten, niemals aus dem Rahmen des abstracten Gefühlslebens heraustreten und vor Allem nicht die Gestalt concreter und zusammenhängender Vorstellungen (wie oben) annehmen. Die Wirkung auf die Libido ist jedoch bei beiden die gleiche.

War dieser Fall merkwürdig durch die vollständige Entwickelung des psychischen Thatbestandes der den Masochismus ausmacht, so ist es der folgende durch die besondere Extravaganz der aus der Perversion hervorgehenden Handlungen. Auch dieser Fall ist besonders geeignet, das Moment der Unterwerfung unter und der Demüthigung durch das Weib zugleich mit der eigenthümlichen geschlechtlichen Betonung der daraus sich ergebenden Situationen klar zu machen.

Beobachtung 51. Masochismus. Herr Z., Beamter, 50 Jahre, gross, muskulös, gesund, stammt angeblich von gesunden Eltern, jedoch war der Vater bei der Zeugung 30 Jahre älter als die Mutter. Eine Schwester, 2 Jahre älter als Z., leidet an Verfolgungswahn. Z. bietet in seinem Aeusseren nichts Auffälliges. Skelett durchaus männlich, starker Bart, jedoch Rumpf gänzlich unbehaart. Er bezeichnet sich als prononcirten Gemüthsmensch, der Niemand etwas abschlagen kann, gleichwohl jähzornig, aufbrausend, dabei augenblicklich bereuend.

Z. hat angeblich nie onanirt. Von Jugend auf nächtliche Pollutionen, bei denen nie der sexuelle Akt, immer aber das Frauenzimmer eine Rolle spielte. Es träumte ihm z. B., eine ihm sympathische Frauensperson lehne sich kräftig an ihn an, oder er lag schlummernd im Grase und sie stieg scherzweise auf seinen Rücken. Vor Coitus mit einem Weibe hatte Z. von jeher Abscheu. Dieser Akt kam ihm thierisch vor. Trotzdem drängte es ihn zum Weibe. Nur in Gesellschaft von hübschen Frauen und Mädchen fühlte er sich wohl und an seinem Platze. Er war sehr galant, ohne je zudringlich zu sein.

Eine üppige Frau mit schönen Formen, namentlich hübschem Fuss, konnte ihn, wenn sie sass, in höchste Erregung versetzen. Es drängte ihn, sich ihr als Stuhl anzubieten, um „so viel Herrlichkeit tragen zu dürfen“. Ein Tritt, eine Ohrfeige von ihr wäre ihm Seligkeit gewesen. Vor dem Gedanken, mit ihr zu coitiren, hatte er Horror. Er fühlte das Bedürfniss, dem Weibe zu dienen. Es kam ihm vor, dass Damen gerne reiten. Er schwelgte in dem Gedanken, wie herrlich es sein müsste, sich unter der Last eines schönen Weibes abzuquälen, um ihm Vergnügen zu bereiten. Er malte sich die Situation nach jeder Richtung aus, dachte sich den schönen Fuss mit Sporen, die herrlichen Waden, die weichen vollen Schenkel. Jede schön gewachsene Dame, jeder hübsche Frauenfuss regte seine Phantasie immer mächtig an, aber niemals verrieth er seine absonderlichen, ihm selbst abnorm erscheinenden Empfindungen und wusste sich zu beherrschen. Er fühlte aber auch kein Bedürfniss, dagegen anzukämpfen — im Gegentheil, es hätte ihm leid gethan, seine ihm so lieb gewordenen Gefühle preisgeben zu müssen.

32 Jahre alt, machte Z. zufällig die Bekanntschaft einer ihm sympathischen, vom Manne geschiedenen und in Nothlage befindlichen 27 Jahre alten Frau. Er nahm sich um sie an, arbeitete für sie, ohne irgendwelche eigennützige Absicht, monatelang. Eines Abends verlangte sie ungestüm von ihm geschlechtliche Befriedigung, that ihm beinahe Gewalt an. Der Coitus hatte Folgen. Z. nahm die Frau zu sich, lebte mit ihr, coitirte mässig, empfand den Coitus mehr als eine Last denn als einen Genuss, wurde erectionsschwach, konnte die Frau nicht mehr recht befriedigen, bis sie endlich erklärte, sie wolle keinen Verkehr mehr mit ihm, da er sie nur reize, aber nicht befriedige. Obwohl er die Frau unendlich liebte, konnte er doch seinen eigenartigen

Phantasien nicht entsagen. Er lebte nun mit der Frau nur mehr in freundschaftlichem Verkehr und beklagte es tief, dass er ihr in seiner Weise nicht dienen konnte.

Furcht, wie sie bezügliche Propositionen aufnehmen möchte, und Schamgefühl hielten ihn davon ab, sich ihr zu entdecken. Er fand Ersatz dafür in seinen Träumen. So träumte ihm z. B., er sei ein edles feuriges Pferd und werde von einer schönen Dame geritten. Er fühlte ihr Gewicht, den Zügel, dem er gehorchen musste, den Schenkeldruck in der Flanke, er hörte ihre wohlklingende fröhliche Stimme. Die Anstrengung trieb ihm den Schweiss aus, das Empfinden des Sporns that das Uebrige und bewirkte jeweils das Eintreten einer Pollution unter grossem Wollustgefühl.

Anderemale träumte ihm, er sei ein kleines, ganz schwaches Pferd. Nun kam eine grosse massige Frauensperson, bestieg das Pferd und unternahm eine grössere Bergparthie.

Rücksichts- und mitleidslos liess sie ihre Last das arme Thier fühlen, behäbig machte sie es sich bequem auf dessen Rücken, und während er unter ihr zusammenzubrechen drohte, war sie unendlich vergnügt und bewunderte mit Seelenruhe die reizende Gegend.

Unter dem Einflusse solcher Träume überwand Z. vor 7 Jahren seine Scheu, um derlei auch in der Wirklichkeit erleben zu können.

Es gelang ihm, „passende“ Gelegenheiten aufzutreiben. Er berichtet darüber Folgendes: „Ich wusste es immer so anzustellen, dass bei irgend einer Gelegenheit sie sich von selbst auf meinen Rücken setzte. Nun trachtete ich ihr diese Situation so angenehm als möglich zu machen und erreichte es leicht, dass sie bei nächster Gelegenheit aus eigenem Antrieb sagte: „Komm, lass mich ein bischen reiten!“ Gross gewachsen und beide Hände auf einen Stuhl gestützt, brachte ich meinen Rücken in horizontale Lage, auf den sie sich dann rittlings, nach Männerart reitend, setzte. Ich machte dann so viel als möglich alle Bewegungen eines Pferdes und liebte es, wenn auch sie mich nur als Pferd behandelte, ganz ohne Rücksicht. Sie konnte mich schlagen, stechen, schelten, liebkosen, ganz nach Laune. Personen von 60—80 Kilo konnte ich so $^1/_2$—$^3/_4$ Stunden ununterbrochen auf dem Rücken haben. Nach dieser Zeit bat ich gewöhnlich um eine Ruhepause. Während dieser Zeit war der Verkehr zwischen mir und der Herrin ein ganz harmloser und von dem Vorhergegangenen nicht die Rede. Nach einer Viertelstunde war ich jeweils wieder vollkommen erholt und stellte mich der Herrin bereitwillig wieder zur Verfügung. Ich machte dies, wenn es Zeit und Umstände erlaubten, 3—4mal hintereinander. Es kam vor, dass ich Vor- und Nachmittags mich hingab. Ich fühlte nachträglich keine Ermüdung oder sonst ein unbehagliches Gefühl, nur hatte ich an solchen Tagen sehr wenig Esslust. Wenn es anging, war es mir am liebsten, wenn ich den Oberkörper entblössen konnte, um die Reitgerte empfindlicher zu fühlen. Die Herrin musste decent sein. Am liebsten war sie mir mit schönen Schuhen, Strümpfen, kurzer, bis zu den Knieen reichender geschlossener Hose, Oberkörper vollkommen bekleidet, mit Hut und Handschuhen.“

Herr Z. berichtet weiter, dass er seit 7 Jahren Coitus nicht mehr vollzogen hat, sich jedoch für potent hält. Das Damenreiten entschädige ihn vollkommen für jenen „thierischen Akt", auch dann, wenn es nicht gerade zur Ejaculation kam.

Seit 8 Monaten hat sich Z. gelobt, von seinem masochistischen Sport abzulassen, und dieses Gelübde auch gehalten. Gleichwohl meint er, wenn ein auch nur halbwegs hübsches Weib ihn ohne Umschweife anreden würde „komm, ich will dich reiten," er nicht die Kraft hätte, dieser Versuchung zu widerstehen. Z. bittet um Aufklärung, ob seine Abnormität heilbar sei, ob er verabscheuungswürdig sei als lasterhafter Mensch, oder ein Kranker, der Mitleid verdiene.

Sehr ähnlich erscheint der folgende Fall.

Beobachtung 52. Ein Mann findet seine Befriedigung in folgender Weise: Er geht zeitweise zu einer Puella publica. Hier lässt er zunächst einen Porcellanring, wie man sie zum Aufhängen von Fenstervorhängen benutzt, über seinen Penis ziehen. An den Ring werden zwei Schnüre geknüpft, diese werden zwischen seinen Beinen durch nach rückwärts geführt und dann an einer Ecke der Bettstelle befestigt. Nun bittet jener Mann das Weib, ihn mit einer Peitsche unbarmherzig zu schlagen, ihm dabei fortwährend „hüh" zuzurufen und ihn überhaupt wie ein störrisches Pferd zu behandeln oder zu misshandeln. Je mehr ihn das Weib durch Zurufe und Hiebe zum Anziehen anspornt, desto höher steigt bei ihm die sexuelle Erregung; es tritt Erection ein (wohl auch mechanisch begünstigt durch Compression der Vena dorsalis penis, welche, wenn die Schnüre straff gespannt werden, durch den harten Ring zusammengedrückt werden muss). Bei zunehmender Erection wird das ganze Glied durch den Ring comprimirt und endlich tritt Ejaculation mit Wollustgefühl ein.

Schon in der bisherigen Casuistik hat neben anderen Dingen das Treten mit Füssen eine Rolle als Ausdrucksmittel masochistischer Situationen der Demüthigung und Schmerzzufügung gespielt. Die ausschliessliche und weitestgehende Verwerthung dieses Mittels zu perverser Erregung und Befriedigung zeigt der folgende klassische Fall von Masochismus, welchen Hammond op. cit. p. 28, nach einer Beobachtung von Dr. Cox[1]) in Colorado, berichtet.

Beobachtung 53. X., Muster eines Ehemanns, streng sittlich, Vater mehrerer Kinder, hat Zeiten resp. Anfälle, in welchen er ins Bordell geht, sich 2—3 der grössten Mädchen auswählt und mit ihnen sich einschliesst. Er entblösst seinen Oberkörper, legt sich auf den Boden, kreuzt die Hände auf dem Abdomen, schliesst die Augen und lässt die Puellae über seine nackte Brust, Hals und Gesicht gehen und ersucht sie, kräftig bei jedem Tritt sein Fleisch mit den Absätzen ihrer Schuhe zu drücken. Gelegentlich verlangt er eine noch schwerere Dirne oder einige andere Kunstgriffe, die jene Procedur noch grausamer gestalten. Nach 2—3 Stunden hat er genug, honorirt die Mädchen

---

[1]) Transactions of the Colorado State medical society quoted in the „Alienist and Neurologist" 1883 April. p. 345.

mit Wein und Geld, reibt sich seine blauen Flecke, kleidet sich an, zahlt seine Rechnung und geht in sein Geschäft, um nach einer Woche etwa dieses sonderbare Vergnügen sich neuerdings zu verschaffen.

Gelegentlich kommt es vor, dass er eines dieser Mädchen sich auf seine Brust stellen lässt, während die anderen sie im Kreise herumdrehen müssen, bis seine Haut unter dem Drehen der Schuhabsätze blutrünstig geworden ist.

Häufig muss eines der Mädchen so auf ihn sich stellen, dass ein Schuh quer über den Augen steht und der Absatz auf den einen Augapfel drückt, während der andere Schuh quer über seinem Halse ruht. In dieser Stellung hält er den Druck der circa 150 Pfund schweren Person etwa 4—5 Minuten lang aus. Verf. spricht von Dutzenden analoger Fälle, die ihm bekannt geworden seien. Hammond vermuthet mit Grund, dass dieser Mann, im Verkehr mit dem Weibe impotent geworden, in dieser eigenartigen Procedur ein Aequivalent für Coitus sucht und findet, und während er blutig getreten wird, angenehme, von Ejaculation begleitete Sexualgefühle hat.

Die bisher angeführten zehn Fälle von Masochismus und die zahlreichen analogen Fälle, welche die Berichterstatter erwähnen, bilden das Gegenstück zur oben geschilderten Gruppe c. des Sadismus. Wie dort perverse Männer an der Misshandlung von Weibern sich erregen und befriedigen, so suchen sie hier den gleichen Effect durch das passive Empfangen solcher Misshandlungen.

Aber auch die Gruppe a. der Sadisten, die der Lustmörder, ist merkwürdiger Weise nicht ganz ohne Gegenstück im Masochismus.

In seiner äussersten Consequenz muss ja der Masochismus zu der Begierde führen, von einer Person des anderen Geschlechts getödtet zu werden, so wie der Sadismus im aktiven Lustmord gipfelt. Solcher Consequenz stellt sich aber der Trieb der Lebenserhaltung entgegen, so dass es hier nicht zum Aeussersten in wirklicher Ausführung kommt.

Wo aber das ganze Gebäude der masochistischen Vorstellungen nur in petto errichtet wird, da kann es in den Phantasien solcher Individuen selbst zu dieser äussersten Consequenz kommen, wie der folgende Fall zeigt.

Beobachtung 54. Ein Mann in mittleren Jahren, verheirathet und Familienvater, der stets eine normale Vita sexualis geführt hat, aber aus sehr „nervöser“ Familie zu stammen angibt, macht folgende Mittheilung: In seiner frühen Jugend sei er beim Anblick einer Frauensperson, welche ein Thier mit einem Messer schlachtete, sexuell mächtig erregt worden. Von da ab habe er viele Jahre lang in der wollüstig betonten Vorstelluug geschwelgt, von Weibern mit Messern gestochen und geschnitten, ja selbst getödtet zu werden. Später, nach Beginn des normalen Geschlechtsverkehrs, haben diese Vorstellungen den perversen Reiz für ihn gänzlich verloren.

Mit diesem Falle sind die oben p. 96 angeführten Mittheilungen zu vergleichen, wonach Männer einen sexuellen Genuss darin finden, von Weibern mit Messern leicht gestochen, dabei aber mit dem Tode bedroht zu werden.

Derartige Phantasien geben vielleicht den Schlüssel zum Verständniss des folgenden seltsamen Falles, welchen ich einer Mittheilung des Herrn Dr. Körber in Rankau i./Schl. verdanke.

Beobachtung 55. Eine Dame erzählte mir Folgendes: Als junges unwissendes Mädchen wurde sie mit einem etwa 30jährigen Manne verheirathet. In der ersten Nacht ihres Ehelebens zwang er ihr ein Waschnäpfchen mit Seife in die Hände und wünschte dringend, ohne jedwede Liebesbezeugung, von ihr um Kinn und Hals (wie zum Barbieren) eingeschäumt zu werden. Die völlig unerfahrene junge Frau that es und war nicht wenig erstaunt, in den ersten Wochen ihres Ehelebens dessen Geheimnisse in absolut keiner anderen Form kennen zu lernen; der Mann erklärte ihr beständig, dass es ihm höchster Genuss sei, von ihr im Gesicht eingeschäumt zu werden. Nachdem sie später Freundinnen zu Rathe gezogen, brachte sie ihren Mann zur Ausübung des Coitus und hat (wie sie bestimmt versichert, von ihm) im Laufe der Jahre drei Kinder bekommen. Der Mann ist ein fleissiger und solider, aber kurz angebundener, mürrischer Mensch, seines Zeichens Kaufmann.

Es ist immerhin denkbar, dass der hier erwähnte Mann den Akt des Rasirens (resp. Einseifens als Vorbereitung dazu) als eine rudimentäre, symbolische Verwirklichung von Verletzungs- oder Tödtungsvorstellungen und Messer-Phantasien, wie sie der obige ältere Herr in seiner Jugend hatte, auffasste und auf diese Weise dadurch sexuell erregt und befriedigt wurde. Das vollkommene sadistische Gegenstück zu diesem so aufgefassten Falle liefert dann die oben p. 82 mitgetheilte Beob. 35, welche einen Fall von symbolischem Sadismus betrifft.

Ueberhaupt gibt es eine ganze Gruppe von Masochisten, welche sich mit symbolischen Andeutungen der ihrer Perversion entsprechenden Situationen begnügt, eine Gruppe, welche der Gruppe c. der „symbolischen" Sadisten entspricht, so wie die früher angeführten Fälle von Masochismus den Gruppen c. und a. des Sadismus entsprachen. So wie sich die perversen Gelüste des Masochisten einerseits (freilich nur in der Phantasie) bis zum „passiven Lustmord" steigern, so können sie andererseits sich mit blossen symbolischen Andeutungen der erwünschten Situation begnügen, die sonst durch Misshandlungen ausgedrückt wird (was freilich objectiv genommen noch immer weiter geht als jenes Phantasma des Ermordetwerdens, nach der entscheidenden subjectiven Sachlage aber weniger weit).

Es mögen hier neben dem obigen Fall der Beob. 55 noch einige derartige Fälle angeführt werden, in denen die von Masochisten gewünschten und bestellten Vorgänge rein symbolischen Charakter haben und gewissermassen zur Markirung der ersehnten Situation dienen.

Beobachtung 56. (Pascal, Igiene dell' amore.) Alle drei Monate erschien bei einer Prostituirten ein etwa 45 Jahre alter Mann und bezahlte ihr 10 Frcs. für folgenden Vorgang. Die Puella musste ihn entkleiden, ihm Hände und Füsse zusammenbinden, ihm die Augen verbinden und überdies die Fenster verdunkeln. Dann liess sie den Gast auf ein Sopha niedersetzen und musste ihn in seinem hülflosen Zustand allein lassen. Nach einer halben Stunde musste die Person wiederkommen und die Bande lösen. Darauf zahlte der Mann und ging ganz befriedigt von dannen, um nach etwa drei Monaten seinen Besuch zu erneuern.

Dieser Mann scheint sich die Situation, hülflos in der Gewalt eines Weibes zu sein, mittelst seiner Phantasie im Dunklen weiter ausgemalt zu haben. Noch sonderbarer ist der folgende Fall, in dem wieder eine complicirte Comödie im Sinne masochistischer Gelüste aufgeführt wird.

Beobachtung 57. (Dr. Pascal, ibid.) Ein Herr in Paris begab sich an bestimmten Abenden in eine Wohnung, deren Besitzerin zur Befriedigung seiner seltsamen Neigung willfährig war. Er erschien in Gala im Salon der Dame, welche in Balltoilette sein und ihn mit strenger Miene empfangen musste. Er redete sie als Marquise an, sie musste ihn mit den Worten „lieber Graf“ begrüssen. Darauf sprach er von dem Glück, sie allein zu treffen, von seiner Liebe zu ihr und einer Schäferstunde. Nun musste die Dame die Beleidigte spielen. Der Pseudograf ereiferte sich immer mehr und verlangte, der Pseudomarquise einen Kuss auf die Schulter drücken zu dürfen. — Grosse Entrüstungsscene, die Klingel wird gezogen, ein eigens dazu gemietheter Diener erscheint und wirft den Grafen hinaus, welcher sehr befriedigt abzieht und die Personen der Comödie reichlich belohnt.

Im Anschlusse an diese Fälle von symbolischem Masochismus seien hier noch zwei Fälle mitgetheilt, in welchen die psychische Perversion ganz auf dem Gebiete der Vorstellung und Phantasie geblieben ist und keine Verwirklichung derselben versucht wurde. Der erste betrifft ein geistig und körperlich belastetes, mit Degenerationszeichen behaftetes Individuum, bei dem frühzeitig psychische und physische Impotenz eingetreten ist.

Beobachtung 58. Herr Z., 22 Jahre, ledig, wurde mir von seinem Vater zugeführt behufs ärztlichen Rathes, da er höchst nervös und offenbar sexuell nicht normal sei. Mutter und Muttersmutter waren geisteskrank gewesen. Der Vater zeugte ihn zu einer Zeit, wo er sehr nervenleidend war.

Pat. soll ein sehr lebhaftes und talentirtes Kind gewesen sein. Schon mit 7 Jahren bemerkte man bei ihm Masturbation. Er wurde vom 9. Jahre ab zerstreut, vergesslich, kam mit seinen Studien nicht recht vorwärts, bedurfte beständiger Nachhülfe und Protection, absolvirte mühsam das Gymnasium und fiel während seines Freiwilligenjahrs durch Indolenz, Vergesslichkeit und verschiedene dumme Streiche auf.

Anlass zur Consultatiou bot ein Vorfall auf der Strasse, indem Z. sich an eine junge Dame angedrängt hatte und in höchst zudringlicher Weise und in grosser Aufreguug dieselbe zu eiuer Conversation mit ihm hatte bestimmen wollen.

Pat. motivirte diesen Auftritt damit, dass er durch ein Gespräch mit einem anständigen Mädchen sich habe aufregen wollen, um dann zum Coitus mit eiuer Prostituirten potent zu sein!

Z.'s Vater bezeichnet ihn als einen von Hause aus gutartigen, moralischen, aber schlaffen, faden, mit sich zerfallenen, über seine schlechten Erfolge in der bisherigen Lebensführung oft desperaten, gleichwohl indolenten Menschen, der sich für nichts ausser für Musik iuteressire, zu welcher er grosse Begabung besitze.

Das Aeussere des Pat. — sein plagiocephaler Schädel, seine grossen abstehenden Ohren, die mangelhafte Innervation des r. Mundfacialis, der neuropathische Ausdruck der Augen deuten auf eine degenerative neuropathologische Persönlichkeit.

Z. ist gross von Statur, von kräftigem Körperbau, eine durchaus männliche Erscheinung. Becken männlich, Hoden gut entwickelt, Penis auffallend gross, Mons veneris reichlich behaart, der rechte Hode hängt tiefer herab als der liuke, der Cremasterreflex ist beiderseits schwach. Intellectuell ist Pat. unter dem Durchschnittsmittel. Er fühlt selbst seine Insufficienz, klagt über Indolenz und bittet, man möge ihn willensstark machen. Linkisches, verlegenes Benehmen, scheuer Blick, schlaffe Haltung deuten auf Masturbation. Pat. gesteht zu, dass er vom 7. Jahr ab bis vor 1½ Jahren ihr ergeben war, jahrelang 8—12mal täglich onanirte. Bis vor einigen Jahren, wo er neurasthenisch wurde (Kopfdruck, geistige Unfähigkeit, Spinalirritation u. s. w.), will er dabei immer grosses Wollustgefühl empfunden haben. Seither habe sich dieses verloren und der Reiz zur Masturbation sei von ihm gewichen. Er sei immer schüchterner, schlaffer, energieloser geworden, feig, furchtsam, habe an nichts Interesse, besorge seine Geschäfte nur aus Pflicht, fühle sich sehr abgespannt. An Coitus habe er nie gedacht, er begreife auch von seinem Standpunkt aus als Onanist nicht, wie Andere am Coitus Vergnügen finden können.

Forschungen nach conträrer Sexualempfindung ergaben ein negatives Resultat.

Er will sich nie zu Personen des eigenen Geschlechts hingezogen gefühlt haben. Eher glaubt er noch hie und da eine übrigens schwache Inclination zu Frauenzimmern gehabt zu haben. Zur Onanie will er ganz von selbst gekommen sein. Im 13. Jahr bemerkte er zum erstenmal anlässlich masturbatorischer Manipulationen Ejaculation von Sperma.

Erst nach langem Zureden liess sich Z. herbei, seine Vita sexualis ganz zu entschleiern. Wie seine folgenden Mittheilungen erweisen, dürfte er als ein Fall von ideellem Masochismus mit rudimentärem Sadismus zu classificiren sein. Pat. erinnert sich bestimmt, dass schon mit 6 Jahren und ohne allen Anlass bei ihm „Gewaltvorstellungen" auftauchten. Er musste sich vorstellen, das Stubenmädchen zwänge ihm die Beine auseinander, zeige einem andern seine, des Pat. Genitalien, versuche ihn in heisses oder kaltes Wasser zu werfen, um ihm Schmerz zu bereiten. Diese „Gewaltvorstellungen" wurden mit wollüstigem Gefühl betont und der Anlass zu masturbatorischen Manipulationen. Pat. rief sie später auch willkürlich hervor, um sich zur Masturbation anzuregen. Auch in seinen Träumen spielten sie nunmehr eine Rolle. Zu Pollutionen führten sie aber nie, offenbar weil Pat. unter Tags masslos masturbirte.

Mit der Zeit gesellten sich zu diesen masochistischen Gewaltvorstellungen solche im Sinne des Sadismus. Anfangs waren es Bilder von Knaben, die einander gewaltsam masturbirten, die Genitalien abschnitten. Oft versetzte er sich dabei in die Rolle eines solchen Knaben, bald in passiver, bald in aktiver.

Später beschäftigten ihn Bilder von Mädchen und Frauen, die vor einander exhibitionirten; es schwebten ihm Situationen vor, wie z. B., dass das Stuben- einem anderen Mädchen die Beine auseinander zerre, dasselbe an den Schamhaaren reisse, ferner solche, in welchen Knaben grausam gegen Mädchen vorgingen, sie stachen, in die Genitalien zwickten.

Auch derlei Bilder wirkten jeweils sexuell erregend, jedoch empfand er nie Dränge, im Sinne solcher aktiv vorzugehen oder passiv solche an sich verwerthen zu lassen. Es genügte ihm, sie zur Automasturbation zu benutzen. Seit 1½ Jahren sind mit abnehmender sexueller Phantasie und Libido diese Bilder und Dränge selten geworden, aber ihr Inhalt ist derselbe geblieben. Masochistische Gewaltvorstellungen überwiegen die sadistischen. Wenn er neuerlich einer Dame ansichtig wird, kommt ihm die Vorstellung, sie habe dieselben sexuellen Gedanken wie er. Daraus erklärt er zum Theil seine Verlegenheit im socialen Verkehr. Da Pat. gehört hatte, er werde seine ihm nachgerade lästigen sexuellen Vorstellungen los werden, wenn er sich an eine natürliche Geschlechtsbefriedigung gewöhne, machte er im Lauf der letzten 1½ Jahre zweimal den Versuch zu coitiren, obwohl er dagegen nur Widerwillen empfand und sich keinen Erfolg versprach. Der Versuch endete auch beidemale mit einem vollständigen Fiasco. Das zweite Mal empfand er beim bezüglichen Versuch solche Aversion, dass er das Mädchen von sich stiess und die Flucht ergriff.

Der zweite Fall ist die folgende mir von einem Collegen zur Verfügung gestellte Beobachtung. Wenn auch aphoristisch, erscheint auch sie geeignet, das entscheidende Moment des Masochismus, das Bewusstsein des Unterworfenseins in seiner eigenartigen psychosexualen Wirkung, in ein helles Licht zu stellen.

Beobachtung 59. Masochismus. Z., 27 Jahre, Künstler, kräftig gebaut, von angenehmem Aeusseren, angeblich nicht belastet, in der Jugend gesund, ist seit seinem 23. Jahre nervös und zu hypochondrischer Verstimmung geneigt. In sexueller Beziehung geneigt zu Renommage, ist er gleichwohl nicht sehr leistungsfähig. Trotz Entgegenkommens Seitens des weiblichen Geschlechts beschränken sich des Pat. Beziehungen zu demselben auf unschuldige Zärtlichkeiten. Hierbei ist sein Hang bemerkenswerth, Frauen zu begehren, die sich ihm gegenüber spröde benehmen. Seit seinem 25. Jahre macht er die Beobachtung, dass er durch Frauenzimmer, mögen sie auch noch so hässlich sein, jeweils sexuell erregt wird, sobald er in ihrem Wesen einen herrischen Zug entdeckt. Ein zorniges Wort aus dem Munde einer solchen Frauensperson genügt, um die heftigsten Erectionen bei ihm hervorzurufen. So sass er z. B. eines Tages in einem Café und hörte, wie die (hässliche) Cassierin den Kellner mit energischer Stimme auszankte. Er kam durch diesen Auftritt in die höchste sexuelle Erregung, die in kurzer Zeit zur Ejaculation führte. Z. verlangt von Frauen, mit denen er sexuell verkehren soll, dass sie ihn zurückstossen, ihn auf allerhand Weise quälen etc. Er meint, es könnte ihn nur ein Weib reizen, das den Heldinnen in den Romanen von Sacher-Masoch gleiche.

Solche Fälle, in welchen sich die ganze Perversion der Vita sexualis nur auf dem Gebiete der Phantasie, des inneren Vorstellungs- und Trieblebens abspielt und nur ganz zufällig einmal zur Cognition Anderer kommt, scheinen nicht selten zu sein. Ihre praktische Bedeutung, wie die des Masochismus überhaupt (welchem ja das hohe forensische Interesse des Sadismus nicht zukömmt), liegt lediglich in der psychischen Impotenz, welcher solche Individuen durch ihre Perversion in der Regel verfallen und in dem mächtigen Drange zur solitären Befriedigung unter adäquaten Phantasievorstellungen mit allen seinen Folgen.

Dass Masochismus eine ungemein häufig auftretende Perversion sei, geht wohl zur Genüge aus der relativ grossen Zahl der bisher wissenschaftlich beobachteten Fälle hervor, so wie aus den verschiedenen oben mitgetheilten unter einander übereinstimmenden Berichten.

Auch die Werke, die sich mit der Darstellung der Prostitution in grossen Städten beschäftigen, enthalten über diesen Gegenstand zahlreiche Berichte.

Léo Taxil op. cit. pag. 228 schildert masochistische Scenen in den Pariser Bordellen. Der von dieser Perversion ergriffene Mann wird auch dort „l'esclave“ genannt.

Coffignon (La corruption à Paris) hat in seinem Buch ein Capitel „Les passionels“, das Beiträge zu diesem Thema bietet.

Interessant und erwähnenswerth ist es gewiss, dass auch einer der berühmtesten Männer aller Zeiten von dieser Perversion ergriffen war und derselben auch in seiner Selbstbiographie (wenn auch in etwas missverständlicher Weise) gedacht hat. Aus den „Confessions“ von Jean Jacques Rousseau geht hervor, dass auch er mit Masochismus behaftet war.

Rousseau, bezüglich dessen Lebens- und Krankheitsgeschichte auf Möbius (J. J. Rousseau's Krankheitsgeschichte, Leipzig 1889) und Chatelain (La folie de J. J. Rousseau, Neuchatel 1890) verwiesen sein mag, erzählt in seinen Confessions (1. Theil, 1. Buch), wie sehr ihm Frl. Lambercier, 30 Jahre alt, imponirte, als er, 8 Jahre alt, bei ihrem Bruder in Pension und Lehre war. Ihre Besorgniss, wenn er eine Frage nicht gleich zu beantworten wusste, die Drohung der Dame, ihm Ruthenstreiche zu geben, wenn er nicht brav lerne, machten auf ihn den tiefsten Eindruck. Nachdem er eines Tages Schläge von der Hand des Frl. L. bekommen hatte, empfand er neben Schmerz und Scham ein wollüstig sinnliches Gefühl, das ihn mächtig erregte, neue Züchtigungen davon zu tragen. Nur aus Furcht, die Dame damit zu betrüben, unterliess es Rousseau, weitere Gelegenheiten, sich diesen wollüstigen Schmerz zu verschaffen, zu provociren. Eines Tages zog er sich aber unbeabsichtigt eine neue Züchtigung von der Hand der L. zu. Sie war die letzte, denn Frl. L. musste von dem eigenartigen Effect dieser Züchtigung etwas bemerkt haben, und liess von nun an den 8jährigen Knaben auch nicht mehr in ihrem Zimmer schlafen. Seither fühlte R. das Bedürfniss, sich von Damen, die ihm gefielen, à la Lambercier züchtigen zu lassen, obwohl er versichert, bis zum Jünglingsalter von Beziehungen der beiden Geschlechter zu einander nichts gewusst zu haben. Bekanntlich wurde R. erst mit 30 Jahren durch Madame de Warrens in die eigentlichen Mysterien der Liebe eingeweiht und seiner Unschuld verlustig. Bis dahin hatte er nur Gefühle und Dränge zu Weibern im Sinne passiver Flagellation und sonstiger masochistischer Vorstellungen gehabt.

Rousseau schildert in extenso, wie sehr er bei seinem grossen sexuellen Bedürfniss unter seiner eigenartigen, zweifellos durch die züchtigenden Ruthenstreiche geweckten Sinnlichkeit litt, schmachtend in der Begierde und ausser Stand, ihr Verlangen zu offenbaren. Es wäre aber irrig zu glauben, dass es Rousseau bloss um seine Flagellation zu thun gewesen wäre. Diese erweckte nur einen dem Masochismus zuzuzählenden Vorstellungskreis. Darin liegt jedenfalls der psychologische Kern der interessanten Selbstbeobachtung. Das Wesentliche bei R. war das Unterwerfungsgefühl unter das Weib. Dies geht klar aus seinen „Confessions" hervor, in welchen er ausdrücklich hervorhebt:

„Être aux genoux d'une maitresse impérieuse, obéir à ses ordres, avoir des pardons à lui demander, étaient pour moi de très douces jouissances."

Diese Stelle beweist doch, dass das Bewusstsein der Unterwerfung, Demüthigung vor dem Weibe die Hauptsache war.

Freilich war Rousseau selbst in einem Irrthum befangen, indem er annahm, dass dieser Drang, sich vor einem Weibe zu demüthigen, allein durch Ideenassociation aus der Vorstellung der Flagellation entstanden sei:

„N'osant jamais déclarer mon goût, je l'amusais du moins par des rapports qui m'en conservaient l'idée."

Erst im Zusammenhang mit den jetzt constatirten so zahlreichen Fällen von Masochismus, unter denen so viele sind, welche mit Flagellation durchaus nichts zu thun haben, so dass der primäre und rein psychische Charakter des Erniedrigungstriebes klar wird, kann die volle Einsicht in Rousseau's Fall gewonnen und der Irrthum aufgedeckt werden, in den er bei der Selbstzergliederung seines Zustandes nothwendig gerathen musste.

Mit Recht macht auch Binet (Revue anthropologique XXIV. p. 256), welcher den Fall Rousseau eingehend analysirt, auf diese masochistische Bedeutung desselben aufmerksam, indem er sagt: „Ce qu'aime Rousseau dans les femmes, ce n'est pas seulement le sourcil froncé, la main levée, le regard sévère, l'attitude impérieuse, c'est aussi l'état émotionnel, dont ces faits sont la traduction extérieure; il aime la femme fière, dédaigneuse, l'écrasant à ses pieds du poids de sa royale colère."

Die Erklärung dieses psychologischen räthselhaften Factums sucht und findet Binet in seiner Annahme, dass es sich hier um Fetischismus handle, nur mit dem Unterschied, dass Objekt des Fetischismus, also Gegenstand der individuellen Anziehung (Fetisch) nicht eine körperliche Sache, wie z. B. eine Hand, ein Fuss, sondern eine geistige Eigenschaft sein kann. Er nennt diese Schwärmerei „amour spiritualiste" im Gegensatz zu „amour plastique", wie sie der gewöhnliche Fetischismus aufweist.

Diese Bemerkungen sind geistreich, aber sie geben nur ein Wort zur Bezeichnung einer Thatsache, keine Erklärung für dieselbe. Ob überhaupt eine Erklärung möglich sei, wird uns später beschäftigen.

Auch bei dem berühmten oder berüchtigten französischen Schriftsteller C. P. Baudelaire, welcher in Geisteskrankheit endigte, finden sich Elemente von Masochismus (und Sadismus).

Baudelaire entstammt einer Familie von Irren und Ueberspannten. Er war von Jugend auf psychisch abnorm. Entschieden krankhaft war seine Vita sexualis. Er hatte Liebesverhältnisse mit hässlichen, widerwärtigen Personen, Negerinnen, Zwerginnen, Riesinnen. Gegen eine sehr schöne Frau äusserte er den Wunsch, sie an den Händen aufgehängt zu sehen und ihr die Füsse küssen zu dürfen. Diese Schwärmerei für den nackten Fuss erscheint auch in einem seiner fieberglühenden Gedichte als Aequivalent für den Geschlechtsgenuss. Er erklärte die Weiber für Thiere, die man einsperren, schlagen und gut füttern muss. Diese masochistische und sadistische Neigungen verrathende Persönlichkeit ging in paralytischem Blödsinn zu Grunde. (Lombroso, Der geniale Mensch, übers. v. Fränkel. p. 83.)

In der wissenschaftlichen Literatur haben die Thatsachen, welche den Masochismus ausmachen, bis auf die jüngste Zeit keine Beachtung gefunden. Zu erwähnen wäre nur, dass Tarnowsky (die krankhaften Erscheinungen des Geschlechtssinns, Berlin 1866) die Erfahrung mittheilt, dass glücklich verheirathete, geistreiche Männer ihm vorgekommen sind, die von Zeit zu Zeit einen unwiderstehlichen Drang fühlten, sich selbst der gröbsten cynischen Behandlung zu unterwerfen — Schimpfworte, Schläge von Kynäden, aktiven Päderasten oder Prostituirten zu empfangen. Bemerkenswerth ist auch Tarnowsky's Erfahrung, dass bei gewissen, der passiven Flagellation Ergebenen Schläge allein und zuweilen selbst blutige, nicht den gewünschten Erfolg (Potenz oder wenigstens Ejaculation beim Flagelliren) haben. „Man muss den Betreffenden dann mit Gewalt entkleiden oder ihm die Hände binden, ihn an eine Bank befestigen u. s. w., wobei er sich anstellt, als ob er sich widersetzt, schimpft und scheinbar einigen Widerstand leistet. Nur unter solchen Bedingungen bewirken die Ruthenschläge eine Erregung, die zum Samenerguss führt."

Auch O. Zimmermann's Schrift „Die Wonne des Leids", Leipzig 1885, enthält manchen Beitrag aus der Cultur- und Literaturgeschichte zum vorliegenden Thema [1]).

In jüngster Zeit fand der Gegenstand mehrfache Beachtung.

A. Moll führt in seinem Werke „Die conträre Sexualempfindung", Berlin 1891, p. 133 ff. und p. 141 ff., eine Anzahl von Fällen des vollkommenen Masochismus bei conträr Sexualen an, darunter an letzterer Stelle einen Fall, in dem ein solcher masochistischer Conträrsexualer einem eigens dazu bestellten Manne eine ausführliche Instruction in 20 Paragraphen übersendet, nach welcher der Bestellte den Besteller als Sklaven zu behandeln und zu misshandeln habe.

---

[1]) Es muss jedoch das Gebiet des Masochismus von dem in jener Schrift behandelten Hauptthema, dass die Liebe ein Moment des Leids enthält, scharf abgegränzt werden. Von jeher ist ungetheilte Liebessehnsucht als „freudvoll und leidvoll" geschildert worden, und Dichter haben von „wonniger Qual" oder „schmerzlicher Wollust" gesprochen. Dies darf nicht, wie Z. thut, mit Erscheinungen des Masochismus confundirt werden, so wenig es hierhergehört, wenn die sich nicht hingebende Geliebte „grausam" genannt wird. Immerhin ist es merkwürdig, dass Hamerling (Amor und Psyche, 4. Gesang) zum Ausdruck dieses Gefühls völlig masochistische Bilder, Geisselung etc. verwendet.

Im Juni 1891 theilte mir Herr Dimitri von Stefanowsky, d. Zt. Staatsanwaltssubstitut zu Jaroslaw in Russland, mit, dass er schon vor etwa drei Jahren der von mir als „Masochismus" beschriebenen Erscheinung von Perversion der Vita sexualis, welche er mit dem Namen „Passivismus" bezeichnet, sein Interesse zugewendet, vor 1 1/2 Jahren dem Professor v. Kowalewsky in Charkow eine bezügliche Arbeit für das russische Archiv für Psychiatrie eingereicht und im November 1888 in der Moskauer juridischen Societät einen Vortrag über dieses Thema vom juridisch-psychologischen Standpunkte aus gehalten habe (abgedruckt im „Juridischen Boten", dem Organ der genannten Societät, und zwar 1890, Nr. 6 bis 8).

In der neueren Roman- und Novellenliteratur ist die psychosexuale Perversion, welche den Gegenstand dieser Studie bildet, von Sacher-Masoch behandelt worden, dessen bereits mehrfach erwähnte Schriften geradezu typische Bilder des perversen Seelenlebens derartiger Männer entwerfen.

Auf Sacher-Masoch's Schriften berufen sich viele von dieser Perversion Ergiffenen, wie aus den obigen Beobachtungen ersichtlich, ausdrücklich als auf typische Darstellungen ihres eigenen psychischen Zustandes.

Zola hat in seiner „Nana" eine masochistische Scene, ähnliches in „Eugène Rougon". Die neueste „decadente" Literatur in Frankreich und Deutschland beschäftigt sich mehrfach auch mit dem Thema des Sadismus und Masochismus. Der neuere russische Roman soll nach v. Stefanowski's Angabe den Gegenstand häufig behandeln; aber schon nach des alten Reiseschriftstellers Johann Georg Forster (1754—94) Mittheilungen sollen diese Dinge selbst im russischen Volkslied eine Rolle spielen.

b) Fuss- und Schuhfetischisten. — Larvirter Masochismus.

An die oben erwähnte Gruppe der „symbolischen" Masochisten, die nicht gerade die Misshandlung durch Weiber als Ausdrucksmittel der Unterwerfung aufsuchen, sondern allerlei an sich sinnlose Handlungen, die erst durch die Kenntniss des masochistischen Vorstellungskreises verständlich werden, schliesst sich die Classe der in ungemein zahlreichen Exemplaren auftretenden Fuss- und Schuhfetischisten an.

Unter Fetischisten (s. unten sub 3.) verstehe ich Individuen, deren sexuelles Interesse sich ausschliesslich auf einen bestimmten

Körpertheil des Weibes, oder auch auf bestimmte Stücke der weiblichen Kleidung concentrirt.

Eine der häufigsten Formen dieses Fetischismus ist es, dass der Fuss oder der Schuh des Weibes der Fetisch ist, welcher ausschliesslicher Gegenstand sexueller Empfindungen und Triebe wird.

Es ist nun höchst wahrscheinlich und ergibt sich aus der richtigen Aneinanderreihung der beobachteten Fälle, dass die meisten, vielleicht alle Fälle von Schuhfetischismus auf der Basis mehr oder minder bewusster masochistischer Selbstdemüthigungstriebe beruhen.

Schon im Falle Hammond's (Beob. 53) besteht die Befriedigung eines Masochisten im Sichtretenlassen. Auch Beob. 44 u. 48 lässt sich treten, Beob. 51, Equus eroticus, schwärmt für den Fuss des Weibes, und so fort. In den meisten Fällen von Masochismus spielt das Treten mit Füssen als ein naheliegendes Ausdrucksmittel des Unterwerfungsverhältnisses eine Rolle [1]).

Unter den constatirten zahlreichen Fällen von Schuhfetischismus wird der folgende, von Dr. A. Moll in Berlin mitgetheilte, der viel Uebereinstimmung mit dem Falle Hammond's zeigt, aber ausführlicher dargestellt und sorgfältig beobachtet ist, besonders geeignet erscheinen, den Zusammenhang zwischen Masochismus und Schuhfetischismus darzuthun.

Beobachtung 60. O. L., 31 Jahr, Buchhalter in einer württembergischen Stadt, stammt aus belasteter Familie.

Patient ist ein grosser, starker, blühend aussehender Mann. Er ist im Allgemeinen von ruhigem Temperament, kann aber unter Umständen sehr heftig werden; er gibt selbst an, dass er streitsüchtig und rechthaberisch sei. L. ist von gutmüthigem Charakter und freigebig; bei geringem Anlass ist er zum Weinen geneigt. Auf der Schule galt er als ein begabter Schüler mit leichter Auffassungsgabe. Patient leidet an zeitweisen Congestionen nach dem Kopf, ist sonst aber ganz gesund; abgesehen davon, dass er sich in Folge seiner zu beschreibenden sexuellen Perversion sehr gedrückt und oft schwermüthig fühlt.

Ueber erbliche Belastung ist wenig zu ermitteln.

Ueber die Entwickelung seines sexuellen Lebens ergibt sich aus den von dem Patienten gemachten Angaben Folgendes:

Schon in frühester Jugend, uud zwar 8 oder 9 Jahre alt, hatte L. den Wunsch, als Hund seinem Lehrer die Stiefel zu lecken. L. hält es für möglich, dass dieser Gedanke in ihm dadurch rege wurde, dass er einmal den Vorgang

---

[1]) Auch die Begierde, sich mit Füssen treten zu lassen, findet sich bei religiösen Schwärmern wieder, vgl. Turgenjew, „Sonderbare Geschichten"

gesehen, wie ein Hund dies in Wirklichkeit that; doch kann L. dies nicht mit Bestimmtheit angeben.

Jedenfalls scheint dem Patienten soviel sicher, dass die ersten bezüglichen Ideen ihm im Wachen, nicht im Traumzustande gekommen sind.

Von seinem 10.—14. Lebensjahre versuchte L. stets seinen Mitschülern und auch kleinen Mädchen die Stiefel zu berühren. Er wählte sich aber hierzu nur solche Mitschüler, die reiche und vornehme Eltern hatten. Einer von jenen, Sohn eines reichen Gutsbesitzers, hatte Reitstiefel; diese nahm L. in der Abwesenheit des Knaben in die Hände, schlug sich damit und drückte sie sich fest ins Gesicht. Ebenso machte es L. mit den eleganten Stiefeln eines Dragoneroffiziers.

Nach Eintritt der Pubertät übertrug sich das Verlangen ausschliesslich auf das Schuhwerk des weiblicheu Geschlechts. So war des Patienten Trachten beim Schlittschuhlaufen stets darauf gerichtet, Damen und Mädchen die Schlittschuhe an- und abzuschnallen, er wählte aber stets nur solche weibliche Personen, die reich und vornehm waren und recht elegante Stiefel hatten. Auf der Strasse und überall sah L. stets nach eleganten Stiefeln; die Vorliebe für diese ging so weit, dass er Sand oder Schmutz, der die eingedrückten Spuren jener trug, in sein Portemonnaie, ja sogar öfter in den Mund steckte. Schon als 14jähriger Knabe ging L. in Bordelle und besuchte öfter ein Café chantant, lediglich um sich am Anblick eleganter Stiefel (weniger Schuhe) aufzuregen. In die Schulbücher, an die Wände von Closets malte L. Stiefel. Im Theater sah er nur nach den Schuhen von Damen. Stundenlang lief L. auf der Strasse und auf Dampfschiffen Damen nach, die elegante Stiefel trugen; mit Entzücken dachte er hierbei daran, wie er wohl dazu gelangen könnte, die Stiefel zu berühreu. Diese eigenthümliche Vorliebe für Stiefel ist bis heute bestehen geblieben. Der Gedanke, sich von Damen mit ihren Stiefeln treten zu lassen oder dieselben küssen zu dürfen, bereitet L. die grösste Wollust. Vor Schuhläden blieb und bleibt er stehen, nur um die Stiefel zu betrachten. Namentlich reizt ihn die Eleganz des Stiefels.

Am liebsten hat Patient hoch geknöpfte oder geschnürte Stiefel mit hohen Absätzen; aber auch weniger elegante Stiefel, eventuell mit niedrigen Absätzen regen den Patienten auf, wenn dereu Trägerin eine recht reiche, vornehme uud namentlich stolze Dame ist.

Mit 20 Jahreu versuchte L. den Coitus, war aber nicht dazu im Stande, „trotz der grössten Anstrengung," wie Patient meint. Gedanken an Schuhe hatte Patient während des Beischlafversuches nicht; hingegen hatte er es versucht, sich vorher an Schuhen sexuell aufzuregen; er behauptet, dass die zu grosse Aufregung das Misslingen des Coitus verschuldete. Er hat bis jetzt, wo er 31 Jahr alt ist, den Coitus 4—5 Mal, jedesmal vergebens, versucht; bei dem einen Versuche hatte der durch seine Krankheit schon tief bedauernswerthe Patient noch das Unglück, sich eine Lues zuzuziehen. Auf die Frage, wie sich denn Patient den höchsten Wollustakt denke, erklärte er: „Meine grösste Wollust ist es, mich nackt auf den Fussboden zu legen und mich dann von Mädcheu mit eleganten Stiefeln treten zu lassen; natürlich ist dies nur in Bordellen möglich." Es sind übrigens nach Angabe des Patienten in manchen Bordellen diese sexuellen Perversionen von Männern wohl bekannt, ein Beweis, dass diese keine so grosse

Seltenheit sind; die Bordellmädchen nennen derartige Männer häufig „Stiefelfreier“. Uebrigens hat Patient nur sehr selten den Wollustakt, so wie er für ihn am schönsten und angenehmsten ist, wirklich zur Ausführung gebracht. Gedanken, die ihn zum Beischlaf trieben, hat Patient gar nicht, wenigstens nicht in dem Sinne, dass dabei etwa eine Einführung des Gliedes in die Scheide stattfinde; darin kann Patient keinerlei Genuss finden. Ja er hat allmählich eine Furcht vor dem Coitus erworben, die sich aus den mehrfach misslungenen Versuchen genügend erklären lässt, da der Patient selbst angibt, dass das Nichtvollendenkönnen des Coitus ihn ausserordentlich genire. Eigentliche Onanie hat Patient nie getrieben. Abgesehen von wenigen Fällen, wo Patient durch Onanie an Stiefeln oder auf ähnliche Weise seinen Geschlechtstrieb befriedigte, kennt er eine solche Befriedigung nicht, da es bei der Aufregung durch Stiefel fast stets bei Erectionen bleibt und höchstens zeitweise langsame kleine Ergüsse einer Flüssigkeit stattfinden, die Patient für Samen hält.

Ein blosser Schuh, den L. sieht, und der von keiner Person getragen wird, regt ihn entschieden auch auf; aber bei weitem nicht so sehr, wie der von einem Weibe getragene Schuh. Ganz neue, noch nicht getragene Schuhe regen den Patienten viel weniger auf als getragene, die aber noch nicht abgetreten sein dürfen und noch möglichst neu aussehen müssen: diese reizen den Patienten am meisten.

Es reizt den Patienten, wie erwähnt, auch der Damenstiefel, wenn er nicht getragen wird. L. denkt sich dann die betreffende Dame dazu; er drückt den Stiefel an seine Lippen und an seinen Penis. L. würde „vor Entzücken vergehen“, wenn eine anständige stolze Dame ihn mit ihren Schuhen treten würde.

Abgesehen von den oben genannten Eigenschaften der Weiber (Stolz, Reichthum, Vornehmheit), die mit der Eleganz der Stiefel einen besonderen Reiz gewähren, sind dem Patienten auch die körperlichen Vorzüge des weiblichen Geschlechts keineswegs gleichgültig.

Er schwärmt für schöne Damen, auch ohne an Stiefel zu denken, aber es ist dies keine auf geschlechtliche Befriedigung gerichtete Liebe. Selbst in Verbindung mit den Stiefeln spielen die körperlichen Reize eine Rolle; eine hässliche und alte Frau könnte den Patienten selbst mit den elegantesten Stiefeln nicht reizen; auch die sonstige Kleidung und andere Verhältnisse spielen eine wesentliche Rolle, wie sich schon aus dem Umstande ergibt, dass elegante Stiefel von stolzen vornehmen Damen ganz besonders erregend auf den Patienten wirken. Ein ungebildetes Dienstmädchen in seinem Arbeitsanzuge würde den Patienten selbst mit den elegantesten Stiefeln nicht erregen.

Schuhe und Stiefel von Männern üben jetzt auf den Patienten keinerlei Reiz mehr aus; auch sonst fühlte sich Patient niemals sexuell auch nur im geringsten zu Männern hingezogen.

Hingegen treten sonst Erectionen bei dem Patienten sehr leicht auf. Wenn ein Kind auf seinen Schoss sitzt, wenn er einen Hund oder ein Pferd längere Zeit berührt, wenn er auf der Eisenbahn fährt oder reitet, so treten Erectionen auf, und zwar, wie Patient vermuthet, in den letzten Fällen durch die Erschütterung.

Jeden Morgen hat er Erectionen, und er ist im Stande, innerhalb sehr kurzer Zeit dadurch Erection zu erzielen, dass er an die ihm angenehme Behandluug mit den Stiefeln denkt. Früher traten des Nachts öfter Pollutionen auf, etwa alle 3—4 Wochen, während sie jetzt seltener, etwa alle 3 Monate einmal eintreten.

Bei seinen erotischen Träumen wird Patient fast stets von denselben Gedanken sexuell erregt, die dies im Wachen thun. Seit einiger Zeit glaubt Patient, Samenerguss bei den Erectionen zu fühlen; doch schliesst er dies nur daraus, dass er an der Spitze des Penis stets etwas Nasses fühle.

Lektüre, die in die sexuelle Sphäre des Patienten fällt, regt ihn ausserordentlich auf, so z. B. wird er von der Lektüre der „Venus im Pelz" [1]) von Sacher-Masoch so erregt, „dass der Same nur so von ihm läuft"

Uebrigens bildet für L. diese Art des Samenergusses bei dieser Lektüre eine entschiedene Befriedigung seines Geschlechtstriebes.

Die von mir an den Patienten gerichtete Frage, ob denn Schläge, die er von einem Weibe empfinge, ihn auch aufregen würden, glaubt er bejahend beantworten zu müssen. Zwar hat Patient nie direct einen derartigen Versuch gemacht, aber scherzhaft ausgeführte Schläge waren ihm jedenfalls stets eine grosse Annehmlichkeit.

Besonders aber würde es dem Patienten einen grossen Reiz gewähren, wenn er von dem Weibe, selbst ohne Stiefel, mit den blossen Füssen gestossen würde. Aber er glaubt nicht, dass die Schläge als solche die Aufregung bewirken würden, sondern der Gedanke, von dem Weibe misshandelt zu werden, was ebenso wie durch Schläge auch durch grobe Scheltworte geschehen könnte; übrigens würden Schläge und Scheltworte nur dann erregend wirken, wenn sie von einer stolzen und vornehmen Dame herkommen.

Ueberhaupt ist es im Allgemeinen das Gefühl der Demuth und hündischen Ergebung, das dem Patienten Wollust bereitet.

„Würde mir," so erzählt Patient, „eine Dame befehlen, auf sie zu warten, wenn auch in strenger Kälte, so würde ich trotzdem Wollust empfinden."

Patient antwortet auf die Frage, ob denn auch beim Stiefel ihn das Gefühl der Demüthigung überkäme: „Ich glaube, dass diese allgemeine Leidenschaft der eigenen Demüthigung sich speciell auf den Stiefel der Damen concentrirt habe, da es ja symbolisch ist, das Jemand ‚nicht werth ist, einem anderen die Schuhriemen zu lösen', und überhaupt ein Untergebener kniet."

Die Strümpfe des Weibes üben auf den Patienten auch eine erregende Wirkung aus, aber nur in geringem Grade und vielleicht nur durch Erwecken der Vorstellung der Stiefel. Die Leidenschaft für Damenschuhe hatte bei dem Patienten immer mehr zugenommen, nur in den letzten Jahren glaubt er eine Abnahme zu bemerken; er geht nur sehr selten zu einem öffentlichen Mädchen, ist aber auch dann im Stande, sich mehr zurückzuhalten. Dennoch beherrscht ihn diese Leidenschaft noch vollständig, jeder andere Genuss wird dem Patienten dadurch vereitelt; ein hübscher Damenstiefel würde des Patienten

---

[1]) In dieser Erzählung schildert der Schriftsteller einen Mann, dessen Hauptwollust es ist, von einem schönen Weib, das er liebt, als Sklave behandelt zu werden. Es finden sich hier ausser zahlreichen Stellen, wo der Mann von dem Weibe gepeitscht wird, auch solche, wo dieses ihn mit Füssen tritt. Es ist dies derjenige Akt, der in dem oben beschriebenen Falle das Hauptaufregungsmittel bildet.

Blick von der schönsten Landschaft abziehen können. Er geht jetzt oft des Nachts in Hotels durch die Corridore und sucht elegante Damenstiefel aus, die er dann küsst und gegen sein Gesicht, Hals, hauptsächlich aber gegen seinen Penis drückt.

Der durchaus bemittelte Patient ist vor einiger Zeit eigens nach Italien gereist, nur mit dem Wunsche, unerkannt bei einer reichen vornehmen Dame Bedienter zu werden; der Plan misslang jedoch.

Eine Behandlung des Patienten, der nur zur Consultation erschien, hat bisher nicht stattgefunden.

Die oben mitgetheilte Krankengeschichte reicht bis in die allerletzte Zeit, in der Patient mir über sein Befinden briefliche Mittheilungen gemacht hat.

Eines ausführlichen Commentars bedarf die obige Krankengeschichte nicht. Sie scheint mir eines der besten Krankheitsbilder, das geeignet ist, die von v. Krafft-Ebing angenommene Verwandtschaft zwischen Stiefel-Fetischismus und Masochismus zu illustriren [1]).

Der Hauptreiz für den Patienten ist, wie er — ohne dass derartige Antworten in ihn hineinexaminirt wurden — immer wieder betont, die eigene Unterwürfigkeit dem Weibe gegenüber, das möglichst hoch über ihm stehen soll durch Stolz und vornehme Stellung.

Solche Fälle, in denen innerhalb eines ausgebildeten masochistischen Vorstellungskreises der Fuss und der Schuh oder der Stiefel des Weibes, als Werkzeug der Demüthigung aufgefasst, Gegenstand eines besonderen sexuellen Interesses geworden sind, finden sich zahlreich. Sie bilden in vielfachen leicht zu verfolgenden Abstufungen den nachweisbaren Uebergang zu anderen Fällen, in welchen die masochistischen Neigungen immer mehr in den Hintergrund treten und nach und nach unter die Schwelle des Bewusstseins tauchen, während das Interesse für den Frauenschuh, scheinbar als ein ganz unerklärliches, allein im Bewusstsein stehen bleibt. Letztere sind die zahlreichen Fälle von Schuhfetischismus.

Diese sehr häufigen Fälle der Schuhverehrer, die, wie alle Fetischisten, auch forensisches Interesse bieten (Schuhdiebstähle), bilden ein Grenzgebiet zwischen Masochismus und Fetischismus.

---

[1]) Dr. Moll wendet jedoch op. cit. pag. 136 gegen die Auffassung des Fuss- und Schuh-Fetischismus überhaupt als eine Erscheinung des (mitunter latenten) Masochismus ein, dass es räthselhaft bleibe, warum der Fetischist so oft Stiefel mit hohen Absätzen, dann Stiefel oder Schuhe grade von einer besonderen Beschaffenheit, zum Knöpfen oder Lackschuhe, vorzieht. Gegen diesen Einwand ist zu bemerken, dass erstens die hohen Absätze den Schuh eben als weiblichen charakterisiren, und dass zweitens der Fetischist an seinen Fetisch, unbeschadet des sexuellen Charakters seiner Neigung, auch allerlei Ansprüche ästhetischer Natur zu stellen pflegt. Vgl. unten Beob. 90, p. 185.

Man kann sie wohl zum grössten Theil oder alle als larvirten Masochismus (mit unbewusst gebliebener Motivation) auffassen, wobei der Fuss oder Schuh des Weibes als Fetisch des Masochisten zu selbständiger Bedeutung gelangt ist.

Hier mögen zunächst noch zwei Fälle angeführt werden, in denen zwar schon der Frauenschuh in den Mittelpunkt des Interesses rückt, aber auch deutliche masochistische Gelüste eine grosse Rolle spielen. (Vergl. auch oben Beob. 44, p. 94.)

Beobachtung 61. Herr X., 25 Jahre alt, von gesunden Eltern, früher nie erheblich krank, stellte mir folgende Selbstbiographie zur Verfügung: Ich begann mit 10 Jahren zu onaniren, ohne indessen dabei jemals einen wollüstigen Gedanken zu haben. Indessen übte doch schon damals — das weiss ich genau — der Anblick und die Berührung eleganter Mädchenstiefel einen eigenen Zauber auf mich aus; mein höchster Wunsch war, auch solche Stiefel tragen zu dürfen, ein Wunsch, der bei gelegentlichen Maskeraden wohl auch in Erfüllung ging. Dann war es noch ein ganz anderer Gedanke, der mich peinigte: es war nämlich mein Ideal, mich in gedemüthigter Situation zu sehen, ich wäre gern Sklave gewesen, wollte gezüchtigt sein, kurz, ganz der Behandlung theilhaftig werden, die man in den vielen Sklavengeschichten beschrieben findet. Ob durch die Lektüre dieser Bücher dieser Wunsch in mir entstanden ist, oder spontan, weiss ich nicht anzugeben.

Mit 13 Jahren trat die Pubertät ein; mit den eintretenden Ejaculationen stieg das Wollustgefühl und ich onanirte häufiger, oft 2 oder 3mal am Tage. Während der Zeit vom 12.—16. Jahre hatte ich während des onanistischen Aktes immer die Vorstellung, ich würde gezwungen, Mädchenstiefel zu tragen. Der Anblick eines eleganten Stiefels am Fusse eines nur einigermassen hübschen Mädchens berauschte mich, namentlich zog ich gern mit Begier den Ledergeruch in meine Nase. Um Leder auch während des Onanirens zu riechen, kaufte ich mir Ledermanchetten, die ich beroch, während ich onanirte. Meine Schwärmerei für lederne Damenstiefel ist noch heute dieselbe, nur vermengt sie sich seit dem 17. Lebensjahre mit dem Wunsche, Diener sein zu können, vornehmen Damen die Stiefel wichsen zu dürfen, sie ihnen an- und ausziehen zu müssen u. dergl.

Meine nächtlichen Träume bestehen stets in Schuhscenen: entweder ich stehe vor dem Schaufenster eines Schuhladens, event. betrachte die eleganten Damenschuhe, namentlich die Knöpfschuhe, oder ich liege vor den Füssen einer Dame und berieche und belecke ihre Schuhe. Seit etwa einem Jahr habe ich die Onanie aufgegeben und gehe ad puellas; der Coitus kommt zu Stande durch festes Denken an Damenknöpfstiefel, event. nehme ich den Schuh der puella mit ins Bett. Beschwerden habe ich durch meine frühere Onanie nie gehabt. Ich lerne leicht, habe ein gutes Gedächtniss, habe, so lange ich lebe, noch keine Kopfschmerzen gehabt. — So weit über mich.

Nur noch ein paar Worte über meinen Bruder: Ich bin fest davon überzeugt, dass auch er Schuhfetischist ist; unter vielen anderen Thatsachen, die mir das beweisen, sei nur die eine hervorgehoben, dass es ein grosses Vergnügen für ihn ist, sich von einer (bildschönen) Cousine treten zu lassen. Im Uebrigen mache ich mich anheischig, von jedem Manne, der vor einem Schuhladen stehen bleibt und sich die ausgelegten Schuhe ansieht, auszusagen, ob er „Fussfreier" ist oder nicht. Diese Anomalie ist ungemein häufig; wenn ich in Bekanntenkreisen die Unterhaltung darauf leite, was am Weibe reize, hört man ungemein häufig aussprechen, dass es viel mehr das bekleidete, als das nackte Weib sei; wohl aber hütet sich ein jeder, seinen speciellen Fetisch zu nennen. — Auch einen Onkel von mir halte ich für einen Schuhfetischisten.

Beobachtung 62, mitgetheilt von Mantegazza in seinen „Anthropologischen Studien" 1886, p. 110. X., Amerikaner, aus guter Familie, physisch und moralisch gut constituirt, war von der Zeit der erwachenden Pubertät an sexuell nur erregbar durch den Schuh des Weibes. Dessen Körper, oder auch speciell der nackte oder mit dem Strumpf bekleidete Fuss machten ihm keinen Eindruck, aber der mit dem Schuh bekleidete Fuss oder auch der Schuh allein machten ihm Erection, selbst Ejaculation. Es genügte ihm der blosse Anblick, falls ihm elegante Stiefel zur Disposition standen, d. h. solche aus schwarzem Leder, auf der Seite zum Knöpfen und mit möglichst hohen Absätzen. Sein genitaler Trieb wird mächtig erregt, indem er solche Stiefel berührt, küsst, anzieht. Sein Genuss wird erhöht, indem er die Sohlen durchdringende Nägel einschlägt, so dass die Spitzen der Nägel beim Gehen in sein Fleisch eindringen. Er empfindet davon furchtbare Schmerzen, aber zugleich wahre Wollust. Sein höchster Genuss ist es, vor schönen, elegant bekleideten Damenfüssen niederzuknieen, sich von ihnen treten zu lassen. Ist die Trägerin der Schuhe eine hässliche Frau, so wirken sie nicht und erkaltet seine Phantasie. Hat Patient bloss Schuhe zur Disposition, so schafft seine Phantasie eine schöne Frau hinzu und die Ejaculation erfolgt. Seine nächtlichen Träume drehen sich um die Stiefeletten schöner Frauen. Anblick von Damenschuhen in Schaufenstern kommt demselben unmoralisch vor, während das Sprechen über die Natur des Weibes ihm harmlos und geschmacklos erscheint. Verschiedene Male versuchte X. Coitus, aber erfolglos. Es kam nie zu einer Ejaculation.

Auch in dem folgenden Falle ist das masochistische Element noch deutlich genug — daneben aber auch gleichzeitig das sadistische (vgl. oben p. 85 Thierquäler).

Beobachtung 63. Junger kräftiger Mann, 26 Jahre alt. Am schönen Geschlecht reizen ihn sinnlich absolut nichts als elegante Stiefel am Fuss einer feschen Dame, besonders wenn sie von schwarzem Leder und mit hohen Absätzen versehen sind. Es genügt ihm der Stiefel ohne Besitzerin. Es gewährt ihm höchste Wollust, ihn zu sehen, zu betasten, zu küssen. Der nackte oder bloss bestrumpfte Damenfuss lässt ihn ganz kalt. Seit der Kindheit habe er ein Faible für elegante Damenstiefel.

X. ist potent; beim sexuellen Akt muss die Person elegant gekleidet sein und vor Allem schöne Stiefel anhaben. Auf der Höhe wollüstiger Erregung gesellen sich grausame Gedanken zur Bewunderung der Stiefel. Er muss mit

Wonne der Todesqualen des Thieres gedenken, von dem das Leder zu den Stiefeln stammt. Zeitweise zwingt es ihn, Hühner und andere lebende Thiere zur Phryne mitzunehmen, damit diese zu seiner grössten Wollust mit ihren eleganten Stiefeln auf den Thieren herumtrete. Er nennt dies „zu den Füssen der Venus opfern“ Andere Male muss das Weib auf ihm mit den gestiefelten Füssen herumtreten, je ärger, um so lieber.

Bis vor einem Jahre begnügte er sich, da er am Weibe nicht den geringsten Reiz fand, mit Liebkosen von Damenstiefeln seines Geschmacks, wobei es zur Ejaculation und vollen Befriedigung kam. (Lombroso, Archiv. di psichiatria IX, fascic. III.)

Der folgende Fall erinnert theils an den dritten dieser Reihe durch das Interesse für die Nägel der Schuhe (als mögliche Schmerzerreger), theils an den vierten durch die leise mit anklingenden sadistischen Elemente.

Beobachtung 64. X., 34 Jahre alt, verheiratbet, von neuropathischen Eltern, als Kind schwer an Convulsionen leidend, geistig auffallend früh (konnte schon mit 3 Jahren lesen!), aber einseitig entwickelt, nervös von Kindesbeinen an, bekam mit 7 Jahren den Draug, sich mit den Schuhen, bezw. den Schuhnägeln von Weibern zu beschäftigen. Ihr Anblick, noch mehr das Betasten der Schuhnägel und ihr Zählen machte ihm unbeschreiblichen Genuss.

Nachts musste er sich vergegenwärtigen, wie seine Cousinen sich Schuhe anmessen lassen, wie er einer derselben Hufeisen anschmiedete oder die Füsse abschnitt.

Mit der Zeit überwältigten ihn die Schuhscenen auch bei Tage und ohne sein Zuthun führten sie zu Erection und Ejaculation. Oefters nahm er Schuhe von weiblichen Hausgenossen, und wenn er sie nur mit dem Penis berührte, hatte er Ejaculation. Eine Zeitlang vermochte er als Student diese Ideen und Gelüste zu beherrschen. Dann kam eine Zeit, wo er dem Geräusch weiblicher Fusstritte auf dem Strassenpflaster lauschen musste, was ihm, gleichwie der Anblick des Nägeleinschlagens in Damenschuhe, oder der Anblick solcher in Verkaufsauslagen, jeweils ein wollüstiges Erbeben machte. Er heirathete und war in den ersten Monaten der Ehe frei von diesen Impulsen. Allmählich wurde er hysteropathisch und neurasthenisch.

In diesem Stadium bekam er hysterische Anfälle, sobald der Schuster ihm von Nägeln an Damenschuhen oder von Frauenschuhebeschlagen sprach. Noch grösser war die Reaktion, wenn er einer hübschen Dame mit stark beschlagenen Schuhen ansichtig wurde. Um Ejaculation zu bekommen, brauchte er nur Damensohlen aus Carton auszuschneiden und mit Nägeln zu belegen, oder aber er kaufte Damenschuhe, liess sie im Laden beschlagen, machte sie daheim auf dem Boden scharren und berührte endlich damit die Spitze seines Penis. Aber auch spontan kamen wollüstige Schuhsituationen, in welchen er sich durch Masturbation befriedigte.

X. ist sonst intelligent, tüchtig im Beruf, aber gegen seine perversen Gelüste kämpft er vergebens an. Er bietet Phimose: Penis kurz, an der Wurzel bauchig, nicht vollkommen erectionsfähig. Eines Tages liess sich

Patient über den Anblick einer genagelten Damensohle vor dem Laden eines Schusters zur Masturbation hinreissen und wurde dadurch criminell (Blanche, Archiv. de Neurologie, 1882, Nr. 22).

Hier ist auch auf den weiter unten darzustellenden Fall (Beob. 79 der 6. Aufl.) eines conträr Sexualen hinzuweisen, dessen sexuelles Interesse hauptsächlich von den Stiefeln männlicher Diener in Anspruch genommen wird. Er möchte sich von ihnen treten lassen etc.

Ein masochistisches Element liegt noch in dem folgenden Falle:

Beobachtung 65. (Dr. Pascal, Igiene dell' amore). X., Kaufmann, bekam von Zeit zu Zeit, besonders bei schlechter Witterung, folgendes Gelüste: Er redete eine beliebige Prostituirte an und ersuchte sie mit ihm zu einem Schuster zu gehen, wo er ihr das schönste Paar Lackstiefeletten kaufte, unter der Bedingung, dass sie dieselben sofort anziehe. Nachdem dies geschehen, musste die Betreffende auf der Strasse möglichst in den Koth und Pfützen treten, um die Stiefel recht zu beschmutzen. War dies geschehen, so führte X. die Person in ein Hotel und kaum mit ihr in einem Zimmer, stürzte er auf ihre Füsse los und empfand ein ausserordentliches Vergnügen, dabei an diesen seine Lippen zu wetzen. Nachdem die Stiefel auf diese Weise gereinigt waren, gab er ein Geldgeschenk und ging seiner Wege.

Aus diesen Fällen ergibt sich deutlich, dass der Schuh der Fetisch des Masochisten ist und zwar offenbar wegen der Beziehung des bekleideten weiblichen Fusses zur Vorstellung des Getretenwerdens und anderen Akten der Demüthigung.

Wenn also in anderen Fällen von Schuhfetischismus der Frauenschuh allein als Erreger sexueller Begierden erscheint, so lässt sich wohl annehmen, dass in solchen Fällen masochistische Motive latent geblieben sind. Die Idee des Getretenwerdens etc. bleibt in der Tiefe des Unbewussten und die Vorstellung des Schuhes allein, des Mittels zu solchen Dingen, taucht im Bewusstsein auf. Fälle, welche sonst ganz unerklärlich blieben, finden so eine genügende Aufklärung. Es handelt sich hier um larvirten Masochismus und dieser dürfte stets als unbewusstes Motiv anzunehmen sein, wenn nicht ausnahmsweise die Entstehung des Fetischismus aus einer Association von Vorstellungen bei Gelegenheit eines bestimmten Erlebnisses nachweisbar ist, wie im Falle der Beob. 87 u. 88 (s. unten p. 179 u. 180).

Derartige Fälle von Trieb zu Frauenschuhen ohne bewusstes

Motiv und ohne nachweisbare Entstehung sind aber geradezu zahllos [1]). Als Beispiele mögen hier drei Fälle angeführt werden.

Beobachtung 66. Cleriker, 50 Jahre alt. Derselbe erscheint zeitweise in Prostitutionshäusern unter dem Vorwand, ein Zimmer im Hause zu miethen, lässt sich in ein Gespräch mit einer Puella ein, wirft lüsterne Blicke nach ihren Schuhen, zieht ihr einen aus, osculatur et mordet caligam libidine captus; ad genitalia denique caligam premit, eiaculat semen semineque ejaculato axillas pectusque terit, kommt aus seiner wollüstigen Ekstase zu sich, bittet die Besitzerin des Schuhs um die Gnade, ihn einige Tage behalten zu dürfen, und bringt dann ihn höflich dankend nach der bedungenen Zeit zurück. (Cantarano, „La Psichiatria". V, p. 205.)

Beobachtung 67. Stud. Z., 23 Jahre alt, stammt aus belasteter Familie. Schwester war gemüthskrank, Bruder litt an Hysteria virilis. Pat. seit Kindesbeinen sonderbar, hat häufig hypochondrische Verstimmungen, Taed. vitae, fühlt sich zurückgesetzt. Bei einer Consultation wegen „Gemüthsleiden" finde ich einen höchst verschrobenen, belasteten Menschen mit neurasthenischen und hypochondrischen Symptomen. Der Verdacht auf Masturbation bestätigt sich. Pat. gibt interessante Enthüllungen bezüglich seiner Vita sexualis. Im Alter von 10 Jahren fühlte er sich mächtig vom Fuss eines Kameraden angezogen. Mit 12 Jahren habe er für Damenfüsse zu schwärmen begonnen. Es war ihm ein wonniges Gefühl, in ihrem Anblick zu schwelgen. Mit 14 Jahren begann er zu masturbiren, indem er sich dabei einen hübschen Damenfuss dachte. Von nun an begeisterte er sich für die Füsse seiner 3 Jahre älteren Schwester. Auch die Füsse anderer Damen, sofern sie ihm sympathisch waren, wirkten sexuell erregend. Am Weibe interessirte ihn nur der Fuss. Der Gedanke an sexuellen Verkehr mit einem Weibe erweckte ihm Ekel. Noch niemals hat er Coitus versucht. Vom 12. Jahre ab empfand er nie mehr ein Interesse für den Fuss männlicher Individuen. Die Art der Bekleidung des weiblichen Fusses ist ihm gleichgültig, entscheidend ist, dass die Persönlichkeit ihm sympathisch erscheint. Der Gedanke, die Füsse Prostituirter zu geniessen, sei ihm ekelhaft. Seit Jahren ist er verliebt in die Füsse seiner Schwester. Wenn er nur der Schuhe dieser gewahr werde, errege dieser Anblick mächtig die Sinnlichkeit. Ein Kuss, eine Umarmung der Schwester habe nicht diese Wirkung. Sein Höchstes sei, den Fuss eines sympathischen Weibes zu umfassen, zu küssen. Dann komme es sofort unter lebhaftem Wollustgefühl zur Ejaculation. Oft trieb es ihn, mit einem Schuh der Schwester seine Genitalien zu berühren, jedoch vermochte er bisher diesen Drang zu beherrschen, zumal da er seit 2 Jahren (in Folge vorgeschrittener reizbarer genitaler Schwäche) schon beim blossen Anblick des Fusses ejaculirte. Von den Angehörigen erfährt man, dass Pat. eine „lächerliche Bewunderung" für die Füsse seiner Schwester habe, so dass diese ihm aus dem Wege gehe und sich bemühe, ihre Füsse vor dem Pat. zu verbergen. Pat. empfindet seinen

---

[1]) Mit dem Fussfetischismus hängt es offenbar zusammen, dass einzelne derartige Individuen den Coitus, der sie nicht befriedigt oder den zu leisten sie nicht im Stande sind, durch Tritus membri inter pedes mulieris ersetzen.

perversen sexuellen Drang als krankhaft und ist peinlich davon berührt, dass seine schmutzigen Phantasien gerade den Fuss der Schwester zum Gegenstand haben. Er weiche der Gelegenheit aus, wie er nur könne, suche sich durch Masturbation zu helfen, wobei ihm, gleichwie bei Traumpollutionen, Damenfüsse in der Phantasie vorschweben. Werde aber der Drang zu mächtig, so könne er nicht widerstehen, des Anblicks des Fusses der Schwester theilhaftig zu werden. Gleich nach der Ejaculation empfinde er lebhaften Aerger, wieder schwach gewesen zu sein. Seine Neigung zum Fuss der Schwester habe ihn unzählige schlaflose Nächte gekostet. Er wundere sich oft, dass er seine Schwester noch gerne haben könne. Obwohl es ihm recht sei, dass diese ihre Füsse vor ihm verberge, sei er oft sehr irritirt darüber, dass er dadurch um seine Pollution komme. Pat. betont, dass er sonst sittlich sei, was auch seine Angehörigen bestätigen.

Beobachtung 68. S. in New-York ist des Strassenraubes angeklagt. In der Ascendenz zahlreiche Fälle von Irresein, auch Vaters Bruder und Vaters Schwester sind geistig abnorm. Mit 7 Jahren zweimal heftige Hirnerschütterung. Mit 13 Jahren Sturz von einem Balkon. Im 14. Jahre bekam S. heftige Anfälle von Kopfweh. Zugleich mit diesen Anfällen oder unmittelbar darauf sonderbarer Antrieb, die Schuhe weiblicher Familienglieder, meist nur einen, zu entwenden und in irgend einem Winkel zu verbergen. Zur Rede gestellt, läugnet er jeweils oder behauptet, sich der Sache nicht zu erinnern. Das Gelüste nach Schuhen war unbesiegbar, kehrte alle 3—4 Monate wieder. Einmal machte er einen Versuch, einen Schuh vom Fusse eines Dienstmädchens zu entwenden, ein andermal hatte er seiner Schwester einen Schuh aus dem Schlafzimmer entwendet. Im Frühjahr wurden zwei Damen auf offener Strasse die Schuhe von den Füssen gerissen. Im August verliess S. in der Frühe sein Haus, um an sein Geschäft als Buchdrucker zu gehen. Einen Augenblick darauf entriss er einem Mädchen auf der Strasse einen Schuh, entfloh, lief in seine Officin, wurde dort wegen Strassenraubs verhaftet. Er behauptet, von seiner That nicht viel zu wissen, es sei wie ein Blitz beim Anblick des Schuhs in ihn gefahren, dass er dessen bedürfe, wozu, wisse er nicht. Er habe in einem Zustand von Unbesinnlichkeit gehandelt. Der Schuh befand sich, wie richtig angegeben, in seinem Rocke. In der Haft war er geistig so erregt, dass man Ausbruch von Irrsinn befürchtete. Entlassen, stahl er seiner Frau, während sie schlief, wieder Schuhe. Sein moralischer Charakter, seine Lebensweise waren untadelhaft. Er war ein intelligenter Arbeiter, nur schnell folgende unregelmässige Beschäftigung machte ihn confus und unfähig zur Arbeit. Freisprechung (Nichols, Americ. J. J. 1859), Beck, medical juris prud. 1860 vol I, p. 732.

Dr. Pascal hat op. cit. noch einige ganz ähnliche Beobachtungen und viele andere sind mir durch Collegen und Patienten zugekommen.

c) Ekelhafte Handlungen zum Zweck der Selbstdemüthigung und sexuellen Befriedigung. — Larvirter Masochismus.

Es sind zahlreiche Fälle constatirt, in denen pervertirte Männer durch die Sekrete und sogar durch die Excremente von Weibern, deren Anblick und Berührung sie aufsuchen, in sexuelle Erregung versetzt werden. Diesen Fällen dürfte fast immer ein dunkler Drang im Sinne des Masochismus zu Grunde liegen, ein Behagen an und Streben nach der äussersten Erniedrigung der eigenen Person.

Ganz klar wird dieser Zusammenhang erst durch die Geständnisse der mit dieser scheusslichen Perversion Behafteten. Belehrend in dieser Beziehung ist die weiter unten folgende Beobachtung 88 der 6. Aufl., welche einen conträr Sexualen betrifft.

Der Gegenstand dieser Beobachtung schwelgt nicht bloss im Gedanken, Sklave des geliebten Mannes zu sein und verweist in dieser Hinsicht auf Sacher-Masoch's „Venus im Pelz“, sed etiam sibi fingit amatum poscere ut crepidas sudore diffluentes olfaciat ejusque stercore vescatur. Deinde narrat, quia non habeat, quae confingat et exoptet, eorum loco suas crepidas sudore infectas olfacere suoque stercore vesci, inter quae facta pene errecto se voluptate perturbari semenque eiaculari.

Klar ist die masochistische Bedeutung eines ekelhaften Aktes noch im folgenden, mir von einem befreundeten Collegen mitgetheilten Falle.

Beobachtung 69. H. v. G., Gutsbesitzer, Major a. D., im 60. Jahre gestorben, aus einer Familie stammend, in der Leichtsinn, Schuldenmachen und Lockerung der ethischen Begriffe hereditär ist. In seiner Jugend schon den tollsten Ausschweifungen ergeben (als Veranstalter „nackter Bälle“ bekannt), immer von cynischem und brutalem Wesen, jedoch in seinem Militärdienste stramm und genau, musste wegen einer nicht bekannt gewordenen, unsauberen Affaire quittiren und lebte durch 17 Jahre als Privatmann. Um die Verwaltung seines Vermögens völlig unbekümmert, führte er sich als Lebemann überall ein, war aber ob seines lasciven Wesens überall gemieden. Die ihm trotz seiner Brüskheit doch deutlich gewordene Isolirung aus den angestrebten Gesellschaftskreisen veranlasste ihn wohl, dass er mit Vorliebe ordinäre Gesellschaft, Fiaker, Handwerker, Gasthaus-„Schwemmen“ aufsuchte. Ob er mit Männern in geschlechtlichen Verkehr trat, ist nicht nachweisbar; sicher ist aber, dass er auch in späterem Alter Symposien mit gemischter Gesellschaft arrangirte und als Wüstling bekannt war.

In den letzten Jahren seines Lebens hielt er sich Abends in der Nähe von Neubauten auf, suchte sich aus den den Bau verlassenden Arbeiterinnen die schmutigsten heraus und bewog sie, ihn zu begleiten.

Es ist sichergestellt, dass er die Taglöhnerinnen sich entkleiden liess und ihnen dann an den Zehen saugte, worauf seine Libido rege wurde und er selbe dann befriedigte.

Auch Cantarano bringt in „La Psichiatria“, V. Jahrg., p. 207 eine Beobachtung, nach welcher dem Coitus offenbar aus gleicher Ursache Beissen und Saugen an den möglichst lange nicht gewaschenen Zehen der Puella vorhergeht.

Es sind mehrere Fälle zu meiner Kenntniss gelangt, in denen neben anderen masochistischen Akten (Misshandlungen, Demüthigungen) derartigen ekelhaften Gelüsten gefröhnt wird und die Aussagen der Betreffenden keinen Zweifel an der Bedeutung dieser ekelhaften Akte übrig lassen.

Solche Fälle bahnen uns den Weg zum Verständniss anderer, welche ohne den Zusammenhang mit dem masochistischen Drang nach Erniedrigung vollkommen unbegreiflich wären [1]). Es ist jedoch wahrscheinlich, dass dieser Drang oft in seiner eigentlichen Bedeutung dem pervertirten Individuum unbewusst bleibt und nur der Trieb zu ekelhaften Dingen ins Bewusstsein tritt, — also auch hier larvirter Masochismus.

Hierher gehören weitere Fälle Cantarano's l. c. (mictio, in einem anderen Falle gar defaecatio puellae ad linguam viri ante actum), Geniessen von nach Fäces riechendem Confect, um potent zu sein; ferner folgender, gleichfalls von einem Arzte mir mitgetheilter Fall:

Beobachtung 70. Ein im höchsten Grade decrepider, russischer Fürst liess sich von seiner Maitresse, die sich über ihn, ihm den Rücken wendend, setzen musste, auf die Brust defäciren, und regte nur auf diese Weise die Reste seiner Libido an.

Ein Anderer soutenirt eine Maitresse in aussergewöhnlich glänzender Weise mit der ihr auferlegten Verpflichtung, ausschliesslich Marzipan zu essen. Ut libidinosus fiat et eiaculare possit excrementa feminae ore excipit. — Ein brasilianischer Arzt berichtete mir über mehrere zu seiner Kenntniss gekommene Fälle von Defaecatio feminae in os viri.

Derartige Fälle kommen überall vor und durchaus nicht selten. Alle möglichen Sekrete, Speichel, Nasenschleim, selbst Ohrenschmalz werden in

---

[1]) Die Analogie mit den Excessen religiöser Schwärmerei ist selbst hier noch vorhanden. Die religiöse Schwärmerin Antoinette Bouvignon de la Porte mischte ihre Speisen mit Koth, um sich zu kasteien. (Zimmermann, op. cit. p. 124.) Die beatificirte Marie Alacoque leckte, um sich zu „mortificiren“, mit der Zunge die Dejectionen von Kranken auf und saugte an deren mit Geschwüren bedeckten Zehen.

diesem Sinne benützt, mit Begierde verschlungen, oscula ad nates und selbst ad anum gegeben. (Dr. Moll op. cit. p. 135 berichtet Gleiches von Conträrsexualen). Das perverse Gelüste, den Cunnilungus activ auszuüben, welches weit verbreitet ist, dürfte auch häufig in masochistischen Antrieben seine Wurzel haben.

Pelanda, Archivio di Psichiatria X, fascicolo 3—4, erzählt folgenden Fall:

Beobachtung 71. W., 45 Jahre, belastet, war schon mit 8 Jahren der Masturbation ergeben. A decimo sexto anno libidines suas bibendo recentem feminarum urinam satiavit. Tanta erat voluptas urinam bibentis ut nec aliquid olfaceret nec saperet, haec faciens. Nach dem Trinken empfand er jedesmal Ekel, Uebelbefinden und fasste die besten Vorsätze, derlei künftig bleiben zu lassen. — Ein einziges Mal hatte er gleichen Genuss beim Trinken des Urins von einem 9jährigen Knaben, mit dem er einmal Fellatio getrieben hatte. Pat. leidet an epileptischer Geistestörung.

Die in dieser Gruppe geschilderten Fälle bilden das vollkommene Gegenstück zur Gruppe d. der Sadisten.

Hierher gehören noch ältere Fälle, welche schon Tardieu (Étude médico-légale sur les attentats aux moeurs p. 206) an senilen Persönlichkeiten beobachtet hat. Er schildert als „Renifleurs" „qui in secretos locos nimirum theatrorum posticos convenientes quo complures feminae ad micturiendum festinant, per nares urinali odore excitati, illico se invicem polluunt."

Einzig in dieser Hinsicht sind die „Stercoraires", von denen Taxil (La prostitution contemporaine) berichtet.

Endlich möge noch folgender Fall, von einem Arzt mir mitgetheilt, hier Platz finden:

Beobachtung 72. Ein als Sonderling und Misanthrop seiner Umgebung von Jugend her bekannter Notar, der in seiner im Convicte verbrachten Studienzeit der Onanie sehr ergeben war, regte, nach eigener Erzählung, seine Geschlechtslust dadurch auf, dass er eine Anzahl von ihm gebrauchter Closetpapiere auf der Bettdecke aufbreitete, bis durch Betrachtung und Beriechung derselben Erection eintrat, die er dann zur Onanie benützte.

Nach seinem Tode fand sich ein grosser Korb solcher Papiere mit genau notirtem Datum und Jahreszahl bei seinem Bette vor.

Hier handelt es sich wahrscheinlich um Phantasien im Sinne der obigen ausgeführten Handlungen.

d) Masochismus des Weibes.

Beim Weibe ist die willige Unterordnung unter das andere Geschlecht eine physiologische Erscheinung. In Folge seiner passiven Rolle bei der Fortpflanzung und der von jeher bestehenden socialen Zustände sind für das Weib mit der Vorstellung geschlechtlicher Beziehungen überhaupt die Vorstellungen der Unterwerfung regelmässig verbunden. Sie bilden sozusagen die Obertöne, welche die Klangfarbe weiblicher Gefühle bestimmen.

Der Kenner der Culturgeschichte weiss, in welchem Verhältnisse der absoluten Unterwerfung das Weib von jeher bis zu relativ hohen Culturzuständen gehalten wurde [1]), und ein aufmerksamer Beobachter des Lebens kann heute noch leicht erkennen, wie die Gewöhnung unzähliger Generationen, im Verein mit der passiven Rolle, welche die Natur dem Weibe zugewiesen hat, diesem Geschlechte eine instinctive Neigung zur freiwilligen Unterordnung unter den Mann angebildet hat; er wird bemerken, dass von den Frauen ein stärkeres Betonen der üblichen Galanterie höchst abgeschmackt gefunden, ein Abweichen davon nach der Seite eines herrischen Benehmens zwar mit lautem Tadel, aber oft mit heimlichem Behagen aufgenommen wird [2]). Unter dem Firniss unserer Salonsitten ist überall der Instinkt der Frauendienstbarkeit erkennbar.

So liegt es nahe, den Masochismus überhaupt als eine pathologische Wucherung specifisch weiblicher psychischer Elemente anzusehen als krankhafte Steigerung einzelner Züge des weiblichen psychischen Geschlechtscharakters und seine primäre Entstehung bei diesem Geschlechte zu suchen (s. unten Anm. zu p. 148).

Als feststehend kann aber wohl angenommen werden, dass eine Neigung zur Unterordnung unter den Mann (die ja als erworbene zweckmässige Einrichtung, als Anpassungserscheinung an sociale Thatsachen gelten kann) beim Weibe bis zu einem gewissen Grade als normale Erscheinung sich vorfindet.

Dass es unter solchen Umständen nicht öfter zur „Poesie" symbolischer Unterwerfungsakte kommt, hat seinen Grund theilweise darin, dass der Mann nicht die Eitelkeit des Schwachen besitzt, der die Sachlage zur Ostentation seiner Macht benützen würde

---

[1]) Die Rechtsbücher des frühesten Mittelalters gaben dem Manne das Tödtungs-, die des späten noch das Züchtigungsrecht über sein Weib. Von letzterem wurde auch in höheren Ständen ausgiebig Gebrauch gemacht (vrgl. Schultze, Das höfische Leben zur Zeit des Minnesangs, Bd. I, pag. 163 f.). Daneben steht unvermittelt der paradoxe Frauendienst des Mittelalters (s. unten p. 147).

[2]) Vrgl. den Ausspruch der Lady Milford in Schiller's „Kabale und Liebe":

„Wir Frauenzimmer können nur zwischen Herrschen und Dienen wählen, aber die höchste Wonne der Gewalt ist doch nur ein elender Behelf, wenn uns die grössere Wonne versagt wird, Sklavinnen eines Mannes zu sein, den wir lieben!" (II. Akt. 1. Scene.)

(wie die Damen des Mittelalters gegenüber den minnedienenden Rittern), sondern lieber reelle Vortheile herausschlägt. Der Barbar lässt die Frau für sich ackern, der Culturphilister spekulirt auf ihre Mitgift. Beides trägt sie willig.

Fälle pathologischer Steigerung dieses Instinkts der Unterordnung im Sinne eines Masochismus des Weibes dürften oft genug vorkommen, werden aber in ihren Entäusserungen durch die Sitte reprimirt. Uebrigens thun viele junge Frauen nichts lieber als vor ihren Männern oder Geliebten auf den Knieen zu liegen. Bei allen slavischen Völkern sollen sich die Weiber der niederen Stände unglücklich fühlen, wenn sie von ihren Männern nicht geprügelt werden.

Ein ungarischer Gewährsmann theilt mir mit, dass die Bäuerinnen des Somogy'er Comitates sich nicht eher von ihrem Manne geliebt glauben, bevor sie nicht die erste Ohrfeige als Liebeszeichen erhalten haben.

Beobachtungen von Masochismus des Weibes beizubringen, dürfte dem ärztlichen Forscher schwer fallen. Innere und äussere Widerstände, Schamgefühl und Sittsamkeit stellen naturgemäss beim Weibe den Durchbruch perverser sexueller Triebe nach aussen fast unüberwindliche Hindernisse entgegen.

So kommt es, dass bis jetzt nur ein einziger Fall von Masochismus des Weibes wissenschaftlich constatirt ist; und dieser ist von verdunkelnden Nebenumständen begleitet.

Beobachtung 73. Fräulein v. X., Russin, 35 Jahre alt, aus schwer belasteter Familie, befindet sich seit einigen Jahren im Initialstadium einer Paranoia persecutoria. Dieselbe ist hervorgegangen aus einer Neurasthenia cerebrospinalis, deren Ausgangspunkt in sexueller Ueberreizung zu finden ist. Pat. war seit ihrem 24. Jahr der Onanie ergeben. Durch nicht erfüllte Heirathserwartung und heftige sinnliche Erregung ist sie zur Masturbation und psychischen Onanie gelangt. Neigung zu Personen des eigenen Geschlechts kam niemals vor. Pat. gibt an: „Mit 6—8 Jahren trat bei mir das Gelüste auf, gegeisselt zu werden.“ Da ich niemals Schläge bekommen hatte, auch nie dabei war, wie jemand gegeisselt wurde, kann ich mir nicht erklären, wie ich zu diesem sonderbaren Verlangen kam. Ich kann mir nur denken, dass es mir angeboren ist. Ich hatte ein wahres Wonnegefühl bei diesen Geisselvorstellungen und malte mir in meiner Phantasie aus, wie schön es wäre, wenn eine Freundin mich geisselte. Nie kam mir die Phantasie, mich von einem Manne geisseln zu lassen. Ich schwelgte in der Idee und versuchte es nie zur wirklichen Ausführung meiner Phantasien zu gelangen. Vom 10. Jahre ab verloren sich diese. — Erst als ich mit 34 Jahren Rousseau's „Confessions“ las, wurde mir klar, was meine Geisselgelüste zu bedeuten hätten und dass es sich bei mir um dieselben krankhaften Vorstellungen handelte, wie bei Rousseau. Nie habe ich seit meinem 10. Jahre mehr derartige Anwandlungen gehabt."

Dieser Fall ist durch seinen originären Charakter und durch die Berufung auf Rousseau als Fall von Masochismus sicher anzusprechen. Dass es eine Freundin ist, welche in der Phantasie als geisselnd vorgestellt wird, ist einfach daraus zu erklären, dass die masochistischen Gelüste hier bei einem Kinde ins Bewusstsein treten, bevor die psychische Vita sexualis ausgebildet ist und der Trieb zum Manne auftritt. Conträre Sexualempfindung ist hier ausdrücklich ausgeschlossen.

Versuch einer Erklärung des Masochismus.

Die Thatsachen des Masochismus gehören jedenfalls zu den interessantesten im Gebiet der Psychopathologie. Ein Versuch ihrer Erklärung hat zunächst zu ermitteln, was an dem Phänomen das Wesentliche und was dabei das Unwesentliche ist.

Das Entscheidende beim Masochismus ist jedenfalls die schrankenlose Unterwerfung unter den Willen der Person des anderen Geschlechts (beim Sadismus umgekehrt die schrankenlose Beherrschung dieser Person), und zwar unter Weckung und Begleitung von mit Lust betonten sexuellen Gefühlen bis zur Entstehung von Orgasmus. Nebensächlich ist nach allem Vorausgehenden die specielle Art und Weise, wie dieses Abhängigkeits- oder Beherrschungsverhältniss bethätigt wird (s. oben), ob durch bloss symbolische Akte, oder ob zugleich der Drang besteht, von einer Person des anderen Geschlechts Schmerzen zu erdulden.

Während der Sadismus als eine pathologische Steigerung des männlichen Geschlechtscharakters in seinem psychischen Beiwerk angesehen werden kann, stellt der Masochismus eher eine krankhafte Ausartung specifisch weiblicher, psychischer Eigenthümlichkeiten dar.

Es gibt aber unzweifelhaft auch einen häufigen Masochismus des Mannes, und dieser ist es, welcher meistens in die äussere Erscheinung tritt und die Casuistik fast ausschliesslich füllt. Die Gründe hiefür sind oben p. 140 erwähnt.

Für den Masochismus lassen sich in der Welt der normalen Vorgänge zwei Wurzeln nachweisen.

Erstens ist im Zustande der wollüstigen Erregung jede Einwirkung, welche von der Person, von der der sexuelle Reiz ausgeht, auf den Erregten ausgeübt wird, willkommen, unabhängig von der Art dieser Einwirkung. Es liegt noch ganz im Bereiche des Physiologischen, dass sanfte Püffe und leichte Schläge als Liebkosungen aufgefasst werden,

„like the lovers pinch which hurts and is desired"
(Skakespeare, Antonius und Kleopatra V. 2.)

Es liegt von hier aus nicht allzu ferne, dass der Wunsch, eine recht starke Einwirkung von Seite des Consors zu erfahren, in Fällen pathologischer Steigerung der Liebesinbrunst, zu einem Gelüste nach Schlägen u. dgl. führt, da der Schmerz das immer bereite Mittel einer starken körperlichen Einwirkung ist. So wie im Sadismus der sexuelle Affekt zu einer Exaltation führt, in welcher die überschäumende motorische Erregung in Nebenbahnen überströmt, so entsteht hier im Masochismus eine Ekstase, in der die steigende Fluth einer einzigen Empfindung jeden von der geliebten Person kommenden Einfluss begierig verschlingt und mit Wollust überschwemmt.

Die zweite und wohl die mächtigere Wurzel des Masochismus ist in einer weit verbreiteten Erscheinung zu suchen, welche zwar schon in das Gebiet des ungewöhnlichen, abnormen, aber durchaus noch nicht in das des perversen Seelenlebens fällt.

Ich meine hier die allverbreitete Thatsache, dass in unzähligen, in den verschiedensten Variationen auftretenden Fällen ein Individuum in eine ganz ungewöhnliche, höchst auffällige Abhängigkeit von einem anderen Individuum des entgegengesetzten Geschlechtes geräth bis zum Verlust jedes selbstständigen Willens, eine Abhängigkeit, welche den beherrschten Theil zu Handlungen und Duldungen zwingt, die schwere Opfer am eigenen Interesse bedeuten und oft genug gegen Sitte und Gesetz verstossen.

Diese Abhängigkeit ist aber von den Erscheinungen des normalen Lebens nur durch die Intensität des Geschlechtstriebes, der hier im Spiele ist, und das geringe Mass der Willenskraft, die ihm das Gleichgewicht halten soll, verschieden, also nur intensiv verschieden, nicht qualitativ, wie es die Erscheinungen des Masochismus sind.

Ich habe diese Thatsache der abnormen, aber noch nicht perversen Abhängigkeit eines Menschen von einem anderen des entgegengesetzten Geschlechts, welche Thatsache namentlich vom forensischen Standpunkte aus betrachtet hohes Interesse bietet, mit dem Namen „**geschlechtliche Hörigkeit**“ bezeichnet [1]), weil die daraus hervorgehenden Verhältnisse durchaus den Charakter der Unfreiheit tragen. Der Wille des herrschenden Theils gebietet über den des unterworfenen Theils wie der des Herrn über den des Hörigen [2]).

Diese „geschlechtliche Hörigkeit“ ist, wie gesagt, eine allerdings abnorme Erscheinung. Sie beginnt eben da, wo die Norm, das von Gesetz und Sitte vorgezeichnete Mass der Abhängigkeit eines Theils vom anderen oder beider von einander, in Folge individueller Besonderheit in der Intensität an sich normaler Motive, verlassen wird. Die geschlechtliche Hörigkeit ist aber keine perverse Erscheinung; die hier wirkenden Triebfedern sind dieselben, die auch die gänzlich innerhalb der Norm verlaufende psychische vita sexualis — wenn auch mit minderer Heftigkeit — in Bewegung setzen.

Furcht, den Genossen zu verlieren, der Wunsch, ihn immer zufrieden, liebenswürdig und zum geschlechtlichen Verkehr geneigt zu erhalten, sind hier die Motive des unterworfenen Theiles. Ein ungewöhnlicher Grad von Verliebtheit, der — namentlich beim Weibe — durchaus nicht immer einen ungewöhnlichen Grad von Sinnlichkeit bedeutet, und Charakterschwäche andererseits sind die einfachen Elemente des ungewöhnlichen Vorganges [3]).

---

[1]) Vgl. des Verfassers Abhandlung „über geschlechtliche Hörigkeit und Masochismus“ in den psychiatrischen Jahrbüchern Bd. X, p. 169 ff., wo dieser Gegenstand ausführlich und namentlich vom forensischen Gesichtspunkte aus behandelt wurde.

[2]) Der Ausdruck Sklave oder Sklaverei, obwohl er oft auch in solchen Situationen bildlich gebraucht wird, wurde hier vermieden, weil dies Lieblingsausdrücke des Masochismus sind, von welchem die „Hörigkeit“ durchaus unterschieden werden muss.

Der Ausdruck „Hörigkeit“ soll auch nicht gleichgestellt werden mit J. St. Mill's „Hörigkeit der Frau“ Was Mill mit diesem Ausdrucke bezeichnet, sind Gesetze und Sitten, sociale und historische Erscheinungen. Hier aber sprechen wir von jedesmal individuell besonders motivirten Thatsachen, die mit jeweils geltenden Sitten und Gesetzen geradezu im Widerspruch stehen.

[3]) Das Wichtigste dabei ist vielleicht, dass sich durch die Gewöhnung an den Gehorsam eine Art Mechanismus der ihres Motives unbewussten, mit automatischer Sicherheit functionirenden Folgsamkeit ausbilden kann, der mit Gegenmotiven gar nicht zu kämpfen hat, weil er unter der Schwelle des Bewusstseins

Das Motiv des anderen Theiles ist Egoismus, der freien Spielraum findet.

Die Erscheinungen der Geschlechtshörigkeit sind in ihren Formen mannigfaltig und die Zahl der Fälle ist eine ungemein grosse [1]). In geschlechtliche Hörigkeit gerathene Männer finden wir im Leben bei jedem Schritt. Hierher gehören bei den Ehemännern die sogenannten Pantoffelhelden, namentlich die alternden Männer, die junge Frauen heirathen und das Missverhältniss der Jahre und körperlichen Eigenschaften durch unbedingte Nachgiebigkeit gegen alle Launen der Gattin auszugleichen trachten; hierher sind zu zählen auch ausserhalb der Ehe die überreifen Männer, die ihre letzten Chancen in der Liebe durch ungemessene Opfer zu verbessern trachten; hierher aber auch Männer jeden Alters, die von heisser Leidenschaft für ein Weib ergriffen, bei ihm auf Kälte und Berechnung stossen und auf harte Bedingungen capituliren müssen; verliebte Naturen, die von notorischen Dirnen sich zur Eheschliessung bewegen lassen; Männer, die, um Abenteurerinnen nachzulaufen, Alles im Stich lassen und ihre Zukunft aufs Spiel setzen, Gatten und Väter, die Weib und Kind verlassen und das Einkommen der Familie einer Hetäre zu Füssen legen.

So zahlreich aber auch die Beispiele männlicher Hörigkeit sind, so muss doch jeder halbwegs unbefangene Beobachter des Lebens zugeben, dass sie an Zahl und Gewicht der Fälle gegen die weiblicher Hörigkeit weit zurückbleiben. Dies ist leicht erklärlich. Für den Mann ist die Liebe fast stets nur Episode, er hat daneben viele und wichtige Interessen; für das Weib hingegen ist sie der Hauptinhalt des Lebens, bis zur Geburt von Kindern fast immer das erste, nach dieser noch oft das erste, immer mindestens das zweite Interesse. Was aber noch viel wichtiger ist: der Mann, den der Trieb beherrscht, löscht ihn leicht in den Um-

---

liegt und von dem herrschenden Theil wie ein todtes Instrument gehandhabt werden kann.

[1]) In allen Literaturen spielt naturgemäss die Geschlechtshörigkeit eine Rolle. Ungewöhnliche, aber nicht perverse Erscheinungen des Seelenlebens sind ja für den Dichter ein dankbares und erlaubtes Gebiet. Die berühmteste Schilderung männlicher Hörigkeit ist wohl des Abbé Prévost „Mano Lescault". Eine vorzügliche Schilderung weiblicher Hörigkeit bietet George Sand's „Leone Leoni" Hierher gehört vor Allem Kleist's „Käthchen von Heilbronn", von ihm selbst als Gegenstück zur (sadistischen) Penthesilea bezeichnet, hierher Halm's „Griseldis" und viele ähnliche Dichtungen.

armungen, zu denen er unzählige Gelegenheiten findet. Das Weib aber ist in den höheren Ständen, wenn überhaupt mit einem Mann versehen, an diesen Einen gefesselt, und selbst in den unteren Classen der Gesellschaft sind noch immer bedeutende Hindernisse der Polyandrie vorhanden.

Deshalb bedeutet für ein Weib der Mann, den sie hat, das ganze Geschlecht. Seine Wichtigkeit für sie wächst dadurch ins Ungeheure. Dazu kommt endlich noch, dass das normale Verhältniss, wie es Gesetz und Sitte zwischen Mann und Weib geschaffen haben, weit davon entfernt ist, ein paritätisches zu sein und an und für sich schon überwiegende Abhängigkeit des Weibes genug enthält. Um so tiefer hinab in die Hörigkeit werden sie die Concessionen drücken, welche sie dem Geliebten macht, um seine ihr fast unersetzliche Liebe zu erhalten, und um so höher steigen die unersättlichen Ansprüche der Männer, die entschlossen sind, ihren Vortheil auszubeuten und eine Industrie aus der Ausbeutung der grenzenlosen weiblichen Opferfähigkeit machen.

Dahin gehört der Mitgiftjäger, der sich mit hohen Summen dafür bezahlen lässt, die leicht geschaffenen Illusionen einer Jungfrau über ihn zu zerstören, der planmässig vorgehende Verführer und Compromittirer der Frauen, der auf Lösegelder und Schweiggelder speculirt, der goldverschnürte Krieger und der Musiker mit der Löwenmähne, die rasch ein gestammeltes „Dich oder den Tod!“ hervorzulocken wissen, das eine Anweisung auf bezahlte Schulden und gute Versorgung ist, dahin gehört aber auch der Soldat in der Küche, dessen Liebe die Köchin mit Liebe plus Sättigungsmitteln aufwiegt, der Geselle, der die Ersparnisse der Meisterin, die er geheirathet hat, vertrinkt, und der Zuhälter, der die Prostituirte, von der er lebt, mit Schlägen zwingt, täglich eine bestimmte Summe für ihn zu verdienen. Das sind nur einige der unzähligen Formen der Hörigkeit, in welche das Weib durch sein hohes Liebesbedürfniss und die Schwierigkeiten seiner Lage so leicht gezwungen wird.

Das Gebiet der „geschlechtlichen Hörigkeit“ musste hier eine kurze Darstellung finden, da in ihm offenbar der Mutterboden zu sehen ist, aus dem die Hauptwurzel des Masochismus entspriesst.

Die Verwandtschaft beider Erscheinungen des psychischen Geschlechtslebens springt sofort in die Augen. Sowohl Hörigkeit als Masochismus bestehen ja wesentlich in einer unbedingten Unterwerfung des von der Abnormität Ergriffenen unter eine Person des anderen Geschlechts und in seiner Beherrschung durch dieselbe[1]).

Die beiden Erscheinungen sind aber auch wieder scharf zu trennen, und zwar sind sie nicht graduell, sondern qualitativ verschieden.

Geschlechtliche Hörigkeit ist keine Perversion, sie ist nichts krankhaftes; die Elemente, aus denen sie entsteht, Liebe und Willensschwäche, sind nicht pervers, nur ihr gegenseitiges Stärkeverhältniss erzeugt das abnorme Resultat, das den eigenen Interessen, oft Sitten und Gesetzen, so sehr widerspricht. Das Motiv, aus welchem der unterworfene Theil hier handelt und die Tyrannei erduldet, ist der normale Trieb zum Weibe (resp. Manne), dessen Befriedigung der Preis seiner Hörigkeit ist. Die Acte des unterworfenen Theiles, in denen die geschlechtliche Hörigkeit zum Ausdruck kommt, geschehen auf Befehl des herrschenden Theiles, um seiner Habsucht etc. zu dienen. Sie haben für den unterworfenen Theil gar keinen selbstständigen Zweck; sie sind für ihn nur Mittel, den eigentlichen Endzweck, den Besitz des herrschenden Theiles zu erlangen oder zu bewahren. Endlich ist Hörigkeit eine Folge der Liebe zu einem bestimmten Individuum, sie tritt erst ein, wenn diese Liebe erwacht ist.

Ganz anders verhält sich dies Alles beim Masochismus, welcher entschieden krankhaft, eine Perversion ist. Das Motiv für die Handlungen und Duldungen des unterworfenen Theiles ist hier der Reiz, den die Tyrannei als solche für ihn hat. Er mag daneben den herrschenden Theil auch zum Coitus begehren; jedenfalls ist sein Trieb auch auf die Akte, die zum Ausdruck der Tyrannei dienen, als auf directe Objecte der Befriedigung gerichtet. Diese Akte, in denen der Masochismus zum Ausdruck kommt, sind für den unterworfenen Theil nicht Mittel zum Zweck, wie bei der Hörigkeit, sondern selbst Endzweck. Endlich tritt beim Masochismus die Sehnsucht nach Unterwerfung a priori auf, vor jeder Neigung zu einem bestimmten Gegenstand der Liebe.

Der Zusammenhang zwischen Hörigkeit und Masochismus, der bei der Uebereinstimmung beider Erscheinungen im äusseren

---

[1]) Es können Fälle vorkommen, in welchen die geschlechtliche Hörigkeit sich in denselben Acten ausspricht, die dem Masochismus geläufig sind. Wenn rohe Männer ihre Weiber prügeln und diese aus Liebe dulden, ohne jedoch nach Schlägen Sehnsucht zu haben, so liegt eine Trugform der Hörigkeit vor, die Masochismus vortäuschen kann.

Effect der Abhängigkeit bei allem Unterschied der Motivirung wohl anzunehmen ist, der Uebergang der Abnormität in die Perversion dürfte sich zunächst auf folgendem Wege vollziehen.

Wer sich durch lange Zeit im Zustande der geschlechtlichen Hörigkeit befindet, wird disponirt sein, leichtere Grade des Masochismus zu acquiriren. Die Liebe, welche gern Tyrannei um des Geliebten willen erträgt, wird dann direct Liebe zur Tyrannei. Wenn die Vorstellung des Tyrannisirtwerdens lange mit der lustbetonten Vorstellung des geliebten Wesens eng associirt war, so geht endlich die Lustbetonung auf die Tyrannei selbst über und es ist Perversion eingetreten. Das ist der Weg, auf dem Masochismus gezüchtet werden kann[1]).

---

[1]) Es ist sehr interessant und beruht auf der im äusseren Effecte wesentlich übereinstimmenden Natur von Hörigkeit und Masochismus, dass zur Illustrirung des Ersteren ganz allgemein im Scherz und bildlich Ausdrücke gebraucht werden, wie „Sklaverei, Kettentragen, gefesselt sein, die Geissel über Jemand schwingen, an den Triumphwagen spannen, zu Füssen liegen, Pantoffelheld sein" etc., lauter Dinge, die für den Masochisten in buchstäblicher Ausführung den Gegenstand seiner perversen Begierde bilden.

Solche Bilder werden bekanntlich im täglichen Leben oft gebraucht und sind geradezu trivial geworden. Sie stammen aus der dichterischen Sprache. Die Dichtung hat zu allen Zeiten, innerhalb des Gesammtbildes heftiger Liebesleidenschaft das Moment der Abhängigkeit vom Gegenstande, der sich versagen kann oder muss, erkannt, und auch die Thatsachen der „Hörigkeit" boten sich ihr stets zur Beobachtung dar. Indem der Dichter Ausdrücke, wie die oben angeführten, wählt, um die Abhängigkeit des Verliebten mittelst sinnenfälliger Bilder anschaulich zu machen, geht er genau denselben Weg wie der Masochist, der, um sich selbst seine Abhängigkeit (die ihm Selbstzweck ist) sinnenfällig vorzustellen, solche Situationen verwirklicht.

Schon die Dichtung des Alterthums gebraucht für die Geliebte den Ausdruck „domina" und verwendet gerne das Bild des in Fesselnschlagens (z. B. Horaz Od. IV. 11). Von da bis in unsere Zeiten (vgl. Grillparzer Ottokar V. Akt: „Herrschen ist süss, so süss fast als gehorchen") ist die galante Dichtung aller Jahrhunderte von dergleichen Phrasen und Bildern erfüllt. Interessant ist auch die Geschichte des Wortes „Maitresse"

Die Dichtung wirkt aber auf das Leben zurück. Auf diesem Wege dürfte der höfische Frauendienst des Mittelalters entstanden sein, der mit seiner Verehrung der Frauen als „Herinnen" in der Gesellschaft und im einzelnen Liebesverhältniss, seiner Uebertragung des Lehns- und Vasallenverhältnisses auf die Beziehung zwischen dem Ritter und seiner Dame, seiner Unterwerfung unter alle weibliche Launen, seiner Liebesproben und Gelübde, seiner Verpflichtung zum Gehorsam gegen alle Gebote der Damen, als eine systematische, poetische Ausgestaltung verliebter „Hörigkeit" erscheint. Einzelne extreme Erscheinungen, wie z. B. die Thaten und Leiden des Ulrich von Lichten-

Ein leichter Grad von Masochismus kann also wohl aus der Hörigkeit entstehen, erworben werden. Der echte, vollkommene, tiefwurzelnde Masochismus mit seiner glühenden Sehnsucht nach Unterwerfung von frühester Jugend an, ist aber angeboren.

Die Erklärung für die Entstehung der — immerhin seltenen — Perversion des ausgebildeten Masochismus dürfte sich am richtigsten in der Annahme finden lassen, dass dieselbe aus der ungemein häufigen Abnormität der „geschlechtlichen Hörigkeit" hervorgeht, indem hie und da diese Abnormität durch Vererbung auf ein psychopathisches Individuum in der Weise übergeht, dass sie dabei zur Perversion wird. Dass eine leichte Verschiebung der hier in Betracht kommenden psychischen Elemente diesen Uebergang bewerkstelligen kann, wurde oben erörtert.

Dieser Uebergang der Abnormität in Perversion bei der erblichen Uebertragung wird insbesondere dann leicht eintreten können, wenn die psychopathische Veranlagung des Nachkommen den anderen Faktor des Masochismus liefert, das, was oben seine erste Wurzel genannt wurde, die Neigung geschlechtlich hyperästhetischer Naturen, alle Einwirkungen, die vom geliebten Gegenstande ausgehen, der geschlechtlichen Einwirkung zu assimiliren.

Aus diesen beiden Elementen — aus der „geschlechtlichen Hörigkeit" einerseits, aus jener oben erörterten Disposition zur geschlechtlichen Ekstase, welche selbst Misshandlungen mit Lustbetonung appercipirt, andererseits — aus diesen beiden Elementen, deren Wurzeln sich bis in das Gebiet physiologischer Thatsachen zurückverfolgen lassen, entsteht auf einem geeigneten psychopathischen Boden der Masochismus, indem die sexuelle Hyperästhesie allerlei zuerst physiologisches, dann nur abnormes Beiwerk der Vita sexualis zur krankhaften Höhe der Perversion steigert [1]).

---

stein oder des Pierre Vidal im Dienste ihrer Damen, oder das Treiben der Bruderschaft der „Galois" in Frankreich, welche ein Martyrium der Liebe suchten und sich allerlei Qualen unterzogen, tragen aber schon deutlich masochistischen Charakter und zeigen auch hier den naturgemässen Uebergang einer Erscheinung in die andere.

[1]) Erwägt man, dass, wie oben dargethan, „geschlechtliche Hörigkeit" eine Erscheinung ist, die beim weiblichen Geschlechte viel häufiger und in stärkeren Graden zu beobachten ist als beim männlichen, so drängt sich der Gedanke auf, dass der Masochismus (wenn auch nicht immer, so doch in der Regel) ein Erbstück der „Hörigkeit" weiblicher Vorfahren sei. Er tritt so in eine — wenn auch entfernte — Beziehung zur conträren Sexualempfindung, als Uebergang einer eigentlich dem Weibe zukommenden Perversion auf den

Jedenfalls stellt auch der Masochismus als angeborene sexuelle Perversion ein functionelles Degenerationszeichen im Rahmen der (fast ausschliesslich) erblichen Belastung dar und auch für meine Fälle von Masochismus und Sadismus bestätigt sich diese klinische Erfahrung.

Dass die eigenartige, psychisch anomale Richtung der Vita sexualis, als welche der Masochismus erscheint, eine originäre Abnormität darstellt und nicht so zu sagen gezüchtet bei einem Disponirten aus passiver Flagellation sich entwickelt, auf dem Wege der Ideenassociation, wie Rousseau und Binet annehmen, ist wohl leicht zu erweisen.

Es ergibt sich das aus den zahlreichen, ja die Majorität bildenden Fällen, in welchen die Flagellation beim Masochisten niemals aufgetaucht ist, in welchem der perverse Trieb sich ausschliesslich auf rein symbolische die Unterwerfung ausdrückende Handlungen ohne eigentliche Schmerzzufügung richtet.

Dies lehrt die ganze hier mitgetheilte Casuistik von Beobachtung 53 an.

Es ergibt sich aber das gleiche Resultat, nämlich dass die passive Flagellation nicht der Kern sein kann, an den sich alles Uebrige angesetzt hat, auch aus der näheren Betrachtung solcher Fälle, in denen diese eine Rolle spielt wie oben Beobachtung 44 und 50.

Besonders lehrreich in dieser Beziehung ist die obige Beobachtung 51, denn hier kann nicht an eine sexuell stimulirende Wirkung einer in Jugend erlittenen Strafe gedacht werden. Ueber-

---

Mann. Diese Auffassung des Masochismus als eine rudimentäre conträre Sexualempfindung, als eine theilweise Effeminatio, welche hier nur die secundären Geschlechtscharaktere der psychischen vita sexualis ergriffen hat (eine Auffassung, die noch in der 6. Auflage dieser Schrift unbedingteren Ausdruck gefunden hat), findet eine Stütze in den Aussagen der Patienten der obigen Beobachtung 44 und 50, welche weitere Züge von Effeminatio an sich tragen, auch beide ein relativ älteres Weib, von dem sie aufgesucht und erobert würden, als ihr Ideal bezeichnen, ferner in der Thatsache, dass der (potente) Masochist die Rolle des Succubus vorzieht, wie aus diesbezüglichen Mittheilungen hervorgeht.

Es muss jedoch hervorgehoben werden, dass „Hörigkeit“ auch innerhalb der männlichen vita sexualis eine nicht geringe Rolle spielt und Masochismus mithin auch ohne einen solchen Uebergang weiblicher Elemente auf den Mann erklärt werden kann. Auch ist hier zu bedenken, dass sowohl Masochismus als Sadismus, sein Gegenstück, bei conträrer Sexualempfindung in regelloser Combination vorkommen.

haupt ist in diesem Falle die Anknüpfung an eine frühe Erfahrung nicht möglich, da die hier den Gegenstand des sexuellen Hauptinteresses bildende Situation mit einem Kinde gar nicht ausführbar ist.

Endlich ergibt sich überzeugend die Entstehung des Masochismus aus rein psychischen Elementen aus der Confrontirung desselben mit dem Sadismus (s. unten).

Dass passive Flagellation so häufig beim Masochismus vorkommt, erklärt sich einfach daraus, dass sie das stärkste Ausdrucksmittel für das Verhältniss der Unterwerfung ist.

Ich wiederhole es als entscheidend für die Differenzirung von einfacher passiver Flagellation und Flagellation auf Grund masochistischen Verlangens, dass im ersteren Fall die Handlung Mittel zum Zweck des dadurch möglich werdenden Coitus oder wenigstens einer Ejaculation, im letzteren Fall Mittel zum Zweck der seelischen Befriedigung im Sinne masochistischer Gelüste ist.

Wie wir oben gesehen haben, unterwerfen sich Masochisten aber auch allen möglichen anderen Misshandlungen und Qualen, bei denen von reflectorischer Erregung von Wollust nicht die Rede sein kann. Da solche Fälle zahlreich sind, so muss untersucht werden, in welchem Verhältniss bei derartigen Akten (und bei der gleichwerthigen Flagellation der Masochisten) Schmerz und Lust zu einander stehen. Auf Grund der Aussage eines Masochisten ergibt sich folgendes:

Das Verhältniss ist nicht derart, dass einfach, was sonst physischen Schmerz verursacht, hier als physische Lust empfunden wird, sondern der in der masochistischen Ekstase Befindliche fühlt keinen Schmerz, sei es, weil er vermöge seines Affektzustandes (gleich dem Soldaten im Kampfgewühl) die physische Einwirkung auf seine Hautnerven überhaupt nicht appercipirt, oder weil (wie bei dem religiösen Märtyrer und Ekstatiker) der Ueberfüllung des Bewusstseins mit Lustgefühlen gegenüber die Vorstellung der Misshandlung nur wie ein blosses Zeichen, ohne ihre Schmerzqualität, in ihm stehen bleibt.

Es findet gewissermassen eine Uebercompensation des physischen Schmerzes durch die psychische Lust statt und nur die Differenz bleibt als restliche psychische Lust im Bewusstsein. Diese erfährt überdies einen Zuwachs, indem, sei es durch reflectorisch spinalen Einfluss, sei es durch eigenartige Betonung der sensiblen Eindrücke im Sensorium, eine Art Hallucination körperlicher Wollust entsteht, mit ganz vager Localisation der hinaus projicirten Empfindung.

Analoges scheint in den Selbstpeinigungen religiöser Schwärmer (Fakire, heulende Derwische, religiöse Flagellanten) vorhanden zu sein, nur mit anderer Qualität des Lustgefühls. Auch hier wird die Vorstellung der Marter ohne ihre Schmerzqualität appercipirt, indem das Bewusstsein von der mit Lust betonten Vorstellung erfüllt ist, durch die Marter Gott zu dienen, Sünden zu tilgen, den Himmel zu verdienen u. s. w.

Masochismus und Sadismus.

Das vollkommene Gegenstück des Masochismus ist der Sadismus. Während jener Schmerzen leiden und sich der Gewalt unterworfen fühlen will, geht dieser darauf aus, Schmerz zuzufügen und Gewalt auszuüben.

Der Parallelismus ist ein vollständiger. Alle Akte und Situationen, die vom Sadisten in der aktiven Rolle ausgeführt werden, bilden für den Masochisten in der passiven Rolle den Gegenstand der Sehnsucht. Bei beiden Perversionen schreiten diese Akte von rein symbolischen Vorgängen zu schweren Misshandlungen fort. Selbst der Lustmord, in welchem der Sadismus gipfelt, findet, wie sich aus der obigen Beobachtung 54 ergibt — allerdings nur als Phantasma — sein passives Gegenstück. Beide Perversionen können unter günstigen Umständen neben einer normalen Vita sexualis einhergehen; bei beiden kommen die Akte, in welchen sie sich entladen, entweder als präparatorische vor dem Coitus oder vicariirend an dessen Stelle vor [1]).

---

[1]) Beide haben natürlich mit ethischen und ästhetischen Gegenmotiven in Foro interno zu kämpfen. Nach der Ueberwindung dieser geräth aber der Sadismus bei seinem Hinaustritt in die Aussenwelt sofort mit dem Strafgesetz in Conflict. Mit dem Masochismus ist dies nicht der Fall, was eine grössere Häufigkeit masochistischer Akte zur Folge hat. Dagegen treten der Verwirklichung der letzteren der Selbsterhaltungstrieb und die Scheu vor Schmerzen entgegen. Die praktische Bedeutung des Masochismus liegt nur in seinen Beziehungen zur psychischen Impotenz, während die des Sadismus ausserdem und hauptsächlich auf forensischem Gebiete liegt.

Die Analogie betrifft aber nicht bloss die äussere Erscheinung; sie erstreckt sich auch auf das innere Wesen beider Perversionen. Beide sind als originäre Psychopathien seelisch abnormer, insbesondere mit psychischer Hyperästhesia sexualis, aber nebenher in der Regel auch noch mit anderen Abnormitäten behafteter Individuen zu betrachten; für jede dieser beiden Perversionen lassen sich je zwei constitutive Elemente nachweisen, welche in psychischen Thatsachen innerhalb der physiologischen Breite ihre Wurzel haben. Für den Masochismus liegen diese Elemente, wie oben dargethan, darin, dass 1. im sexuellen Affect jede vom Consors ausgehende Einwirkung, an sich unabhängig von der Art dieser Einwirkung, mit Lust betont wird, was bei bestehender Hyperaesthesia sexualis so weit gehen kann, jede Schmerzempfindung zu übercompensiren; 2. dass die, aus an sich nicht perversen seelischen Elementen hervorgehende, „geschlechtliche Hörigkeit“ unter pathologischen Bedingungen zu einem perversen lustbetonten Unterwerfungsbedürfniss unter das andere Geschlecht werden kann, was — wenn auch die Vererbung von weiblicher Seite her durchaus nicht nothwendig angenommen werden muss — sich als eine pathologische Entartung eigentlich dem Weibe zukommender Charaktere, des dem Weibe physiologischen Unterordnungsinstinkts darstellt.

Dementsprechend finden sich für die Erklärung des Sadismus ebenfalls zwei constitutive Elemente, deren Ursprung sich bis ins Gebiet des Physiologischen zurückverfolgen lässt: 1. dass im sexuellen Affect, gewissermassen als psychische Mitbewegung, ein Drang entstehen kann auf den Gegenstand der Begierde auf jede mögliche, möglichst starke Weise einzuwirken, was bei sexuell hyperästhetischen Individuen zu einem Drang der Schmerzzufügung werden kann; 2. dass die aktive Rolle des Mannes, seine Aufgabe das Weib zu erobern, unter pathologischen Bedingungen zu einem Verlangen nach schrankenloser Unterwerfung werden kann.

So stellen sich Masochismus und Sadismus als vollkommene Gegensätze dar. Dem entspricht auch, dass den von diesen Perversionen ergriffenen Individuen als ihr Ideal die entgegengesetzte Perversion beim anderen Geschlechte erscheint, wie z. B. aus Beobachtung 44 u. 50 und auch aus Rousseau's Confessions hervorgeht.

Die Gegenüberstellung des Masochismus und Sadismus kann aber auch dazu dienen, die Möglichkeit der Annahme vollständig zu beseitigen, als ob der Erstere ursprünglich aus der reflectorischen Wirkung der passiven Flagellation entsprungen sei und alles Weitere das Produkt hieran anknüpfender Ideenassociationen wäre, wie Binet bei der Erklärung von Rousseau's Fall meint und wie Rousseau selbst glaubte, vgl. oben p. 121. Bei der aktiven Misshandlung nämlich, welche für den Sadisten den Gegenstand des sexuellen Gelüstes bildet, findet ja gar keine Reizung der eigenen sensiblen Nerven durch den Misshandlungsakt statt, so dass hier an dem rein psychischen Charakter des Ursprungs dieser Perversion nicht gezweifelt werden kann. Sadismus und Masochismus sind einander aber so verwandt, entsprechen einander in allen Stücken so sehr, dass der Analogieschluss vom Einen auf den Anderen auch in diesem Falle gestattet sein muss und schon allein genügen würde, den rein psychischen Charakter des Masochismus zu erweisen.

Nach der oben ausgeführten Gegenüberstellung aller Elemente und Erscheinungen des Masochismus und Sadismus, und als Resumé aller beobachteten Fälle, erscheinen Lust am Schmerzzufügen und Lust am zugefügten Schmerz nur wie zwei verschiedene Seiten desselben seelischen Vorgangs, dessen Primäres und Wesentliches das Bewusstsein aktiver, bezw. passiver Unterwerfung ist, wobei der Verbindung von Grausamkeit und Wollust nur eine secundäre psychologische Bedeutung innewohnt. Grausame Handlungen dienen zum Ausdruck dieser Unterwerfung, einmal, weil sie das stärkste Mittel zum Ausdrucke dieses Verhältnisses sind, dann, weil sie überhaupt die stärkste Einwirkung darstellen, die ein Mensch neben und ausser dem Coitus auf einen anderen ausüben kann.

Interessant, aber der Erklärung einige Schwierigkeiten bietend, sind die Fälle, in denen Sadismus und Masochismus in Einem Individuum gleichzeitig auftreten. Solche Fälle sind z. B. Beob. 49, 50, 58 etc., besonders Beob. 30, aus welch letzterer hervorgeht, dass es gerade die Vorstellung der Unterwerfung ist, welche sowohl aktiv als passiv den Kern des perversen Gelüstes bildet. Dergleichen ist in mehr oder minder deutlichen Spuren auch sonst noch mehrfach zu beobachten. Allerdings ist die eine der beiden Perversionen immer bei weitem vorwiegend.

Wegen dieses entschiedenen Ueberwiegens der einen Perversion und ihres späteren Auftretens in solchen Fällen ist wohl anzunehmen, dass nur die eine, vorwiegende Perversion originär, die andere im Laufe der Zeit erworben ist. Die Vorstellungen der Unterwerfung und Misshandlung, im aktiven oder im passiven Sinne mit intensiver Wollust betont, haben sich bei einem solchen Individuum tief eingelebt. Gelegentlich versucht sich die Phantasie auch einmal in demselben Vorstellungskreis, aber mit invertirter Rolle. Es kann selbst zu Verwirklichungen dieser Inversion kommen. Derartige Versuche in Phantasien und Handlungen werden aber meistens, als der ursprünglichen Richtung inadäquat, bald wieder aufgegeben.

Masochismus und Sadismus treten auch mit conträrer Sexualempfindung und zwar mit allen Formen und Stufen dieser Perversion combinirt auf. Der conträr Sexuale kann sowohl Sadist als Masochist sein. Vergl. oben Beob. 48 und 49 und zahlreiche Fälle der unten folgenden Casuistik der conträren Sexualempfindung.

Wo immer sich auf dem Boden einer neuropathischen Individualität eine sexuelle Perversion entwickelt hat, kann die hierbei stets anzunehmende sexuelle Hyperästhesie auch die Erscheinungen des Masochismus und Sadismus hervortreiben, bald einzeln, bald beide vereinigt, die eine aus der anderen hervorgehend. Masochismus und Sadismus erscheinen so als Grundformen psychosexualer Perversion, die auf dem ganzen Gebiete der Verirrungen des Geschlechtstriebes an den verschiedensten Stellen zu Tage treten können [1]).

---

[1]) Jeder Versuch einer Erklärung der Thatsachen, sei es des Sadismus, sei es des Masochismus, wird wegen des hier dargethanen engen Zusammenhangs beider Erscheinungen auch geeignet sein müssen, jeweils die andere Perversion zu erklären. Dieser Forderung würde ein Versuch des Amerikaners J. G. Kiernan eine Erklärung des Sadismus zu liefern (vid.. „Psychological aspects of the sexual appetite" im „Alienist and Neurologist", St. Louis, April 1891) genügen, und er möge aus diesem Grunde hier kurz erwähnt werden.

Kiernan, der für seine Ansicht in der anglo-amerikanischen Literatur mehrere Vormänner hat, geht von der Ansicht mehrerer Naturforscher (Dallinger, Drysdale, Rolph, Cienkowsky) aus, welche die sogenannte Conjugation, einen Geschlechtsakt gewisser niederer Thiere, als Kannibalismus, als Verschlingen des Partners auffassten. Er schliesst unmittelbar hieran die bekannten Thatsachen an, dass Krebse sich bei Gelegenheit der geschlechtlichen Vereinigung Glieder vom Leibe reissen, Spinnen den Männchen dabei den Kopf abbeissen und andere sadistische Akte brünstiger Thiere gegen den Consors. Von hier geht er zum Lustmord und anderen wollüstig-grausamen Akten bei Menschen über und nimmt an, Hunger und Geschlechtstrieb seien in ihrer Wurzel identisch, der geschlechtliche Kannibalismus der niederen Thierwelt wirke in der höheren und beim Menschen nach, und Sadismus sei ein atavistischer Rückschlag.

Diese Erklärung des Sadismus würde freilich auch den Masochismus erklären; denn wenn die Wurzel des geschlechtlichen Verkehrs in kannibalistischen Vorgängen zu suchen ist, so führt hier sowohl der Sieg des einen Theils

3) Verbindung der Vorstellung von einzelnen Körpertheilen oder Kleidungsstücken des Weibes mit Wollust. — Fetischismus.

Schon in den Betrachtungen über die Psychologie des normalen Sexuallebens, welche dieses Werk einleiten (s. oben p. 17), wurde dargethan, dass noch innerhalb der Breite des Physiologischen, die ausgesprochene Vorliebe, das besondere concentrirte Interesse für einen bestimmten Körpertheil am Leibe der Personen des entgegengesetzten Geschlechts, insbesondere für eine bestimmte Form dieses Körpertheils, eine grosse psychosexuale Bedeutung gewinnen kann. Ja es kann geradezu diese besondere Anziehungskraft bestimmter Formen und Eigenschaften auf viele, ja die meisten Menschen als das eigentliche Princip der Individualisirung in der Liebe angesehen werden.

Diese Vorliebe für einzelne bestimmte physische Charaktere an Personen des entgegengesetzten Geschlechts — neben welcher sich auch ebenso eine ausgesprochene Bevorzugung bestimmter psychischer Charaktere konstatiren lässt — habe ich in Anlehnung an Binet (du Fetischisme dans l'amour, Revue philosophique 1887) und Lombroso (Einleitung der italienischen Ausgabe der 2. Aufl. dieses Buches) „Fetischismus" genannt, weil thatsächlich das Schwärmen für und das Anbeten von einzelnen Körpertheilen (oder selbst Kleidungsstücken) auf Grund sexueller Dränge vielfach an die Verehrung von Reliquien, geweihten Gegenständen u. s. w. in religiösen Culten erinnert. Dieser physiologische Fetischismus wurde bereits oben p. 17 ff. ausführlich erörtert.

Es gibt jedoch auf psychosexualem Gebiet neben diesem physiologischen noch einen unzweifelhaft pathologischen erotischen Fetischismus, über welchen bereits eine reichhaltige Casuistik vorliegt, und dessen Erscheinungen ein hohes klinisch-psychiatrisches,

---

als auch die Niederlage des andern zum Ziele der Natur, und auch ein Trieb, das Opfer und der Unterliegende zu sein, wäre erklärt.

Es muss aber hier eingewendet werden, dass die Basis des Raisonnements ungenügend ist. Der höchst complicirte Vorgang der Conjugation niederer Organismen, in welchen die Wissenschaft erst in den letzten Jahren näher eingedrungen ist, kann eben durchaus nicht einfach als eine Verschlingung eines Individuums durch ein anderes angesehen werden (vrgl. Weismann, die Bedeutung der sexuellen Fortpflanzung für die Selectionstheorie. Jena 1886, pag. 51)

unter Umständen auch forensisches Interesse bieten. Dieser pathologische Fetischismus bezieht sich nicht allein auf bestimmte Körpertheile, sondern selbst auf leblose Gegenstände, welche jedoch fast immer Theile der weiblichen Kleidung sind und damit in naher Beziehung zum Körper des Weibes stehen.

Dieser pathologische Fetischismus schliesst sich in allmählichen Uebergängen an den physiologischen an, so dass es (wenigstens für den Körpertheil-Fetischismus) beinahe unmöglich ist, eine scharfe Grenze zu ziehen, wo die Perversion beginnt. Dazu kommt noch, dass das gesammte Gebiet des Körpertheil-Fetischismus eigentlich nicht ausserhalb des Kreises der Dinge fällt, die normaliter als Reize für den Geschlechtstrieb wirken, sondern innerhalb desselben. Das Abnorme liegt hier nur darin, dass ein Theileindruck vom Gesammtbilde der Person des anderen Geschlechts alles sexuelle Interesse auf sich concentrirt, so dass daneben alle anderen Eindrücke verblassen und mehr oder minder gleichgültig werden. Deshalb ist der Körpertheil-Fetischist nicht als ein Monstrum per excessum zu betrachten, wie z. B. der Sadist oder Masochist, sondern eher als ein Monstrum per defectum. Nicht was auf ihn als Reiz wirkt, ist abnorm, sondern eher das, was nicht als Reiz wirkt, die Einschränkung des Gebietes sexuellen Interesses, die für ihn eingetreten ist. Freilich pflegt dieses eingeengte sexuelle Interesse auf dem engeren Gebiet mit um so grösserer, mit ganz abnormer Intensität aufzutreten.

Es würde sich wohl empfehlen, als Grenze des pathologischen Fetischismus den Umstand anzunehmen, ob das Vorhandensein des Fetischs conditio sine qua non für die Möglichkeit den Coitus zu vollziehen ist oder nicht. Aber die nähere Betrachtung der Thatsachen ergibt, dass diese Grenze eben nur scheinbar eine scharfe ist. Es gibt so zahlreiche Fälle, in denen der Coitus trotz Abwesenheit des Fetisch zwar noch möglich ist, aber eben ein unvollkommener, erzwungener (oft mit Hülfe von Phantasiebildern, die sich auf den Fetisch beziehen), besonders ein unbefriedigender und erschöpfender ist, dass auch hier sich Alles bei näherer Betrachtung der entscheidenden subjectiven, psychischen Sachlage in Uebergänge auflöst, die einerseits zur blossen, noch physiologischen Vorliebe, andererseits zur psychischen Impotenz in Abwesenheit des Fetisch führen.

So ist es vielleicht besser, das Kriterium für das Pathologische auf dem Gebiete des Körpertheil-Fetischismus auf ganz subjectivem, psychischem Boden zu suchen. Die Concentration des sexuellen Interesses auf einen bestimmten Körpertheil, welcher — das ist hier hervorzuheben — nie eine directe Beziehung zum sexus hat (wie Mammae, äussere Genitalien) — führt die Körpertheil-Fetischisten oft dahin, dass sie als eigentliches Ziel ihrer geschlechtlichen Befriedigung nicht den Coitus betrachten, sondern irgend eine Manipulation an dem betreffenden, als Fetisch wirksamen Körpertheil. Dieser verirrte Trieb kann nun wohl beim Körpertheil-Fetischisten als das Kriterium des Krankhaften angesehen werden, gleichgültig, ob dabei noch wirklicher Coitus möglich ist oder nicht.

Der Gegenstands- oder Kleidungs-Fetischismus aber kann wohl in allen Fällen als eine pathologische Erscheinung angesehen werden, da sein Object ausserhalb des Kreises normaler Reize für den Geschlechtstrieb fällt.

Auch hier besteht zwar in den Erscheinungen eine gewisse äussere Uebereinstimmung mit Vorgängen der psychisch normalen vita sexualis; der innere Zusammenhang und Sinn des pathologischen Fetischismus ist aber ein ganz anderer. Auch auf dem Gebiete der schwärmerischen Liebe eines psychisch nicht abnormen Menschen können das Taschentuch, der Schuh, Handschuh, Brief, die Blume, „die sie ihm gab", die Haarlocke u. s. w. ebenfalls Gegenstand abgöttischer Verehrung sein, aber nur, weil sie ein Erinnerungszeichen an die abwesende oder gestorbene geliebte Person darstellen, deren Gesammtpersönlichkeit damit reproducirt wird. Der pathologische Fetischist hat keine derartigen Beziehungen. Für ihn ist der Fetisch der ganze Vorstellungsinhalt. Wo er desselben gewahr wird, tritt die sexuelle Erregung ein und macht der Fetisch seine Wirkung geltend[1]).

Pathologischer Fetischismus scheint nach aller bisherigen Erfahrung nur auf dem Boden der meist hereditären psychopathischen Veranlagung oder bestehender psychischer Erkrankung vorzukommen.

So kommt es, dass er nicht selten mit den anderen (originären) Perversionen des Geschlechtssinns, welche demselben Boden entstammen, combinirt erscheint. Bei conträr Sexualen, bei Sadisten

---

[1]) Ganz anders ist der Fall in Zola's Therese Raquin, wo der betr. Mann die Stiefel der Geliebten mehrmals küsst, gegenüber jenen Schuh- und Stiefelfetischisten, die beim Anblick eines jeden Stiefels an beliebiger Dame oder auch ohne solche in wollüstige Ekstase gerathen bis zur Ejaculation.

und Masochisten kommt Fetischismus in den verschiedensten Gestaltungen nicht selten vor. Ja, gewisse Formen des Körpertheil-Fetischismus (Hand- und Fuss-Fetischismus) haben sogar mit den zwei zuletzt genannten ·Perversionen wahrscheinlich mehr oder minder dunkle Zusammenhänge (s. unten).

Beruht nun aber auch Fetischismus auf einer angeborenen, allgemeinen psychopathischen Disposition, so ist doch diese Perversion selbst, nicht wie die bisher behandelten in ihrem Wesen originärer Natur; sie ist nicht fertig angeboren, wie wir wohl vom Sadismus und Masochismus annehmen können.

Während in den bisher dargestellten Gebieten der sexuellen Perversionen dem Forscher durchaus Fälle originären Charakters entgegentraten, begegnet man hier durchaus *erworbenen* Fällen. Abgesehen davon, dass beim Fetischismus die veranlassende Gelegenheit der Erwerbung oft nachweisbar ist, fehlen hier die physiologischen Thatsachen, die auf dem Gebiete des Sadismus und Masochismus durch eine allgemeine sexuale Hyperästhesie auf die Höhe einer Perversion gehoben werden und dort die Annahme originären Ursprungs rechtfertigen. Es bedarf hier für jeden einzelnen Fall noch eines Geschehnisses, das den Stoff der Perversion liefert.

Es gehört allerdings — wie oben gesagt — zum physiologischen Geschlechtsleben, für dies und jenes an der Frau und um sie zu schwärmen; aber gerade die Concentration des gesammten sexuellen Interesses auf einen solchen Theileindruck ist hier das Wesentliche und diese Concentration muss für jedes damit behaftete Individuum einen individuellen Erklärungsgrund haben.

Man kann sich daher der Ansicht *Binet*'s anschliessen, dass *im Leben eines jeden Fetischisten ein Ereigniss anzunehmen ist, welches die Betonung gerade dieses einzigen Eindrucks mit Wollustgefühlen determinirt hat.* Dieses Ereigniss wird in die früheste Jugend zurückzuversetzen sein und in der Regel mit dem ersten Erwachen der Vita sexualis zusammenfallen. Dieses erste Erwachen ist mit irgend einem sexuellen Theileindruck zusammengefallen (denn es sind immer Dinge, die zum Weibe in irgend einer Beziehung stehen) und stempelt ihn für die Dauer des ganzen Lebens zum Hauptgegenstand des sexuellen Interesses. Die Gelegenheit, bei welcher die Association entstanden ist, wird in der Regel vergessen. Nur das Resultat der Association bleibt bewusst. Originär ist hier nur der allgemein zur Psychopathie disponirte Charakter, die sexuelle Hyperästhesie solcher Individuen [1]).

Wie die bisher behandelten Perversionen kann auch der erotische (pathologische) Fetischismus sich äusserlich in den seltsamsten unnatürlichen und selbst verbrecherischen Akten manifestiren: Befriedigung am Leibe des Weibes loco indebito, Diebstahl und Raub von Gegenständen, die als Fetisch wirken, Polluirung solcher etc. Es hängt auch hier nur von der Intensität des perversen Triebes und der relativen Stärke der ethischen Gegenmotive ab, ob und wie weit es zu dergleichen Akten kommt.

Diese perversen Akte der Fetischisten können ebenso wie die anderer geschlechtlich perverser Individuen, entweder die gesammte äussere Vita sexualis allein ausmachen, oder neben dem normalen geschlechtlichen Akt einhergehen, je nachdem die physische und psychische Potenz, die Erregbarkeit für normale Reize noch mehr oder minder erhalten ist. Im letzteren Falle dient nicht selten der Anblick oder die Berührung des Fetisch als nothwendiger präparatorischer Akt.

Die grosse praktische Wichtigkeit, welche den Thatsachen des pathologischen Fetischismus zukommt, liegt nach dem Gesagten in zwei Momenten.

Erstens ist der pathologische Fetischismus nicht selten eine Ursache psychischer Impotenz [2]). Da der Gegenstand, auf

---

[1]) Wenn dagegen Binet op. cit. behauptet, jede sexuelle Perversion, ohne Ausnahme, beruhe auf einem solchen „Accident agissant sur un sujet prédisposé“ (wobei unter dieser Prädisposition nur Hyperästhesie im Allgemeinen verstanden wird), so ist eine solche Annahme für die anderen sexuellen Perversionen, ausserhalb des Fetischismus, weder erforderlich noch genügend. Es ist z. B. nicht abzusehen, wie auf ein selbst sehr erregbares Individuum der Anblick der Züchtigung eines Anderen gerade sexuell erregend wirken soll, wenn nicht die physiologische Nachbarschaft von Wollust und Grausamkeit im übernormal erregbaren Individuum zum originären Sadismus geworden ist.

[2]) Es kann als eine Art (psychischen) Fetischismus im weiteren Sinne betrachtet werden, dass, was häufig geschieht, junge Ehemänner, die viel mit Prostituirten verkehrt haben, sich der Keuschheit ihrer jungen Ehefrauen gegenüber impotent sehen. Einer meiner Clienten war niemals potent seiner jungen, schönen, züchtigen Frau gegenüber, weil er an die lascive Weise der Prostituirten gewöhnt war. Versuchte er ab und zu einen Coitus bei Puellis, so war er vollkommen potent. Einen ganz ähnlichen interessanten Fall berichtet Hammond op. cit. p. 48 u. 49. Freilich spielen in derartigen Fällen meistens schlechtes Gewissen und hypochondrische Angst vor Impotenz eine grosse Rolle.

welchen das sexuelle Interesse des Fetischisten sich concentrirt, an und für sich in keiner unmittelbaren Beziehung zum normalen Geschlechtsakt steht, so geschieht es oft, dass der Fetischist durch seine Perversion die Erregbarkeit für normale Reize einbüsst, oder wenigstens den Coitus nur mittelst Concentration der Phantasie auf seinen Fetisch leisten kann. Auch liegt in dieser Perversion und in der Schwierigkeit ihrer adäquaten Befriedigung, gerade so wie bei den anderen Perversionen des Geschlechtssinns, namentlich für jugendliche Individuen, und gerade für solche, welche in Folge ethischer und ästhetischer Gegenmotive vor der Verwirklichung ihrer perversen Gelüste zurückschrecken, die beständige Verlockung zur psychischen und physischen Onanie, welche wieder deletär auf Constitution und Potenz zurückwirkt.

Zweitens ist der Fetischismus von grosser forensischer Bedeutung. So wie der Sadismus zu Mord und Körperverletzung ausarten kann, so kann der Fetischismus zum Diebstahl und selbst zum Raub der betreffenden Gegenstände führen.

Der erotische Fetischismus hat zum Gegenstande entweder einen bestimmten Körpertheil des entgegengesetzten Geschlechts, oder ein bestimmtes Kleidungsstück desselben oder einen Stoff der Bekleidung. (Es sind bis jetzt nur Fälle von pathologischem Fetischismus des Mannes bekannt, deshalb ist hier nur von weiblichen Körpertheilen und weiblichen Kleidungsstücken die Rede.)

Danach zerfallen die Fetischisten in drei Gruppen.

a) Der Fetisch ist ein Theil des weiblichen Körpers.

Wie es innerhalb des physiologischen Fetischismus besonders das Auge, die Hand, der Fuss und das Haar des Weibes sind, welche besonders häufig zum Fetisch werden, so sind es auch hier, auf pathologischem Gebiete, dieselben Körpertheile, welche alleiniger Gegenstand des sexuellen Interesses geworden sind. Die ausschliessliche Concentration des Interesses auf diese Theile, neben denen alles Andere am Weibe verblassen und der sonstige sexuelle Werth des Weibes auf Null sinken kann, so dass statt des Coitus seltsame Manipulationen am Fetisch-Gegenstande zum Ziele der Begierde werden — das ist es, was eben diese Fälle zu pathologischen macht.

Beobachtung 74. (Binet, op. cit.). X., 34 Jahre alt, Gymnasiallehrer, hat in der Kindheit an Convulsionen gelitten. Mit 10 Jahren begann er zu onaniren, unter wollüstigen Empfindungen, die sich an sehr sonderbare

Vorstellungen knüpften. Er schwärmte eigentlich für die Augen des Weibes, da er aber durchaus sich auf irgend eine Art den Coitus vorstellen wollte und in sexualibus gänzlich unwissend war, so kam er auf die Idee, um sich so wenig wie möglich von den Augen zu entfernen, den Sitz der weiblichen Geschlechtsorgane in die Nasenlöcher zu verlegen. Um diese Vorstellung dreht sich von jetzt ab seine sehr lebhafte sexuelle Begierde. Er entwirft Zeichnungen, welche correcte griechische Profile von Frauenköpfen darstellen, aber mit so weiten Nasenlöchern, dass die Immissio penis möglich wird.

Eines Tages sieht er im Omnibus ein Mädchen, in welchem er sein Ideal zu erkennen glaubt. Er verfolgt es in dessen Wohnung, hält augenblicklich um dessen Hand an. Hinausgewiesen, dringt er immer wieder ein, bis er verhaftet wird.

X. hat niemals geschlechtlichen Umgang gehabt.

Sehr zahlreich sind die Handfetischisten. Noch nicht eigentlich pathologisch ist der folgende Fall. Er möge als ein Uebergangsfall hier Platz finden.

Beobachtung 75. B. aus neuropathischer Familie, sehr sinnlich, geistig intakt, geräth beim Anblick einer jungen schönen Damenhand jeweils in Entzücken und verspürt sexuelle Erregung bis zur Erection. Küssen und Drücken der Hand ist ihm Seligkeit. Solange sie mit dem Handschuh bedeckt ist, fühlt er sich unglücklich. Unter dem Vorwand, wahrzusagen, sucht er in den Besitz solcher Hände zu gelangen. Der Fuss ist ihm gleichgültig. Sind die schönen Hände mit Ringen geziert, so erhöht dies seine Lust. Nur die lebende, nicht die nachgebildete Hand macht ihm diese wollüstige Erregung. Nur wenn er durch häufigen Coitus sexuell erschöpft ist, verliert die Hand ihren sexuellen Reiz. Anfangs störte ihn das Erinnerungsbild von weiblichen Händen selbst in der Arbeit. (Binet, op. cit.)

Binet berichtet, dass solche Fälle von Schwärmerei für die Hand des Weibes zahlreich sind.

Erinnern wir uns an dieser Stelle, dass nach Beob. 24 ein Mann sich aus sadistischen Regungen, nach Beob. 46 aus masochistischen für die Hand des Weibes begeistern kann. Solche Fälle sind also mehrdeutig.

Damit soll aber durchaus nicht gesagt sein, dass sämmtliche oder nur die meisten Fälle von Handfetischismus eine sadistische oder masochistische Erklärung zulassen oder ihrer bedürfen.

Der folgende ausführlich beobachtete, interessante Fall lehrt, dass, trotzdem anfänglich ein sadistisches oder masochistisches Element mit im Spiele zu sein scheint — zur Zeit der Reife des Individuums und der Ausbildung der Perversion, diese von dergleichen Elementen nichts enthält. Diese könnten allerdings im Laufe der Zeit wieder weggefallen sein; aber die Annahme der Entstehung des Fetischismus aus einer zufälligen Association genügt hier vollkommen.

Beobachtung 76. Fall von Handfetischismus mitgetheilt von Albert Moll. P. L., 28 Jahr, Kaufmann in Westfalen.

Abgesehen davon, dass der Vater des Patienten ein auffallend missgestimmter und etwas heftiger Mann ist, lässt sich in der Familie nichts erblich Belastendes nachweisen.

Patient war in der Schule nicht sehr fleissig; er war niemals im Stande, seine Aufmerksamkeit längere Zeit auf einen Gegenstand zu concentriren; hingegen hatte er von Kindheit an grosse Neigung zur Musik. Sein Temperament war von jeher etwas nervös.

Er kam im August 1890 zu mir und klagte über Kopf- und Unterleibsschmerzen, die einen durchaus neurasthenischen Eindruck machten. Patient gibt ferner an, dass er sehr energielos sei.

Ueber sein sexuelles Leben macht Patient erst auf genaue dahin zielende Fragen folgende Angaben. Die ersten Anfänge geschlechtlicher Erregungen stellten sich bei ihm, soweit ihm in Erinnerung ist, bereits im 7. Lebensjahre ein. Er gerieth, wenn er einen anderen Knaben in demselben Alter Urin lassen sah und dabei dessen Geschlechtstheil erblickte, in wollüstige Aufregung. L. behauptet mit Sicherheit, dass diese Aufregung mit deutlichen Erectionen verbunden war. Verführt durch einen anderen Knaben, wurde L. im Alter von 7 oder 8 Jahren zur Onanie veranlasst. „Als sehr leicht erregbare Natur,“ sagt L., „gab ich mich sehr häufig der Onanie bis zum 18. Lebensjahre hin, ohne dass mir über die schädlichen Folgen oder überhaupt über die Bedeutung des Vorganges eine klare Vorstellung gekommen wäre.“ Besonders liebte er es, mit einigen Schulfreunden gegenseitige Onanie zu treiben, keineswegs aber war es ihm gleichgültig, wer der andere Knabe war, vielmehr konnten ihm nur wenige Altersgenossen nach dieser Richtung hin genügen. Auf die Frage, was ihn besonders veranlasste, diesen oder jenen Knaben vorzuziehen, antwortet L., dass ihn bei seinen Schulkameraden besonders eine weisse, schön geformte Hand verlockte, mit ihnen gegenseitige Masturbation zu treiben. L. erinnert sich ferner daran, dass er häufig beim Beginn der Turnstunde sich ganz allein auf einem entfernt stehenden Barren mit Turnen beschäftigte; er that dies in der Absicht, sich möglichst aufzuregen, und es gelang ihm dies in dem Masse, dass er ohne Berührung mit der Hand und ohne Samenerguss — L. stand noch in zu jugendlichem Alter — deutliches Wollustgefühl hatte. Interessant ist noch ein Vorgang, dessen sich der Patient aus seiner früheren Lebenszeit erinnert. Der eine Lieblingskamerad N., mit dem L. mutuelle Masturbation trieb, machte ihm eines Tages folgenden Vorschlag: L. solle einmal versuchen, an sein (d. h. N.'s) Glied zu gelangen, er, N., wolle sich möglichst sträuben und den L. daran zu verhindern suchen. L. ging auf den Vorschlag ein. Es war somit die Onanie direct mit einem Kampfe der beiden Betheiligten verbunden, wobei N. stets besiegt wurde.

Der Kampf endete nämlich regelmässig damit, dass N. schliesslich von L. gezwungen wurde, sich an seinem Gliede masturbiren zu lassen. L. versichert mir, dass diese Art der Masturbation ihm sowohl wie dem N. ein ganz besonders grosses Vergnügen [1]) bereitet hätte. In dieser Weise setzte nun L. bis zum 18. Lebensjahre sehr oft die Onanie fort. Von einem Freunde belehrt, bemühte er sich nun, mit allem Aufwand von Energie gegen seine üble Angewohnheit anzukämpfen. Es gelang ihm dies auch nach und nach immer mehr, bis er endlich nach Ausführung des ersten Coitus gänzlich von der Onanie abstand. Dies geschah aber erst im Alter von 21½ Jahren. Unbegreiflich erscheint es jetzt dem Patienten, und es erfüllt ihn angeblich mit Ekel, dass er jemals daran Gefallen finden konnte, mit Knaben Onanie zu treiben. Keine Macht könnte ihn heute dazu bringen, eines anderen Mannes Glied zu berühren, dessen Anblick ihm schon unangenehm ist. Es hat sich jede Neigung zu Männern verloren und Patient fühlt sich durchaus zum Weibe hingezogen.

Es sei aber erwähnt, dass, trotzdem L. entschiedene Neigung zum Weibe hat, doch eine abnorme Erscheinung bei ihm besteht.

Was ihn nämlich bei dem weiblichen Geschlechte wesentlich aufregt, ist der Anblick einer schönen Hand; bei weitem mehr reizt es den L., wenn er eine weibliche schöne Hand berührt, als wenn er das betreffende weibliche Wesen in völlig nacktem Zustande erblicken würde.

Wie weit die Vorliebe des L. für die schöne Hand eines weiblichen Wesens geht, erhellt aus folgendem Vorgang.

L. kannte eine schöne junge Dame, der alle Reize zur Verfügung standen; aber ihre Hand war ziemlich gross und hatte keine schöne Form, war vielleicht auch manchmal nicht so rein, wie L. beanspruchte. Es war dem L. infolgedessen nicht nur unmöglich, ein tieferes Interesse für die Dame zu fassen, sondern er war nicht einmal im Stande, die Dame zu berühren. L. meint, dass es im Allgemeinen nichts Ekelhafteres für ihn gebe, als unsaubere Fingernägel; diese allein machte es ihm unmöglich, eine sonst noch so schöne Dame zu berühren. Uebrigens hat L. häufig den Coitus in früheren Jahren dadurch ersetzt, dass er das betreffende Mädchen an seinem Gliede so lange mit der Hand manipuliren liess, bis Samenerguss erfolgte.

Auf die Frage, was ihn an der Hand des Weibes besonders anziehe, insbesondere, ob er in ihr das Symbol der Macht sehe, und ob es ihm Genuss bereite, von dem Weibe eine directe Demüthigung zu erfahren, antwortete Patient, dass nur die schöne Form der Hand ihn reize, dass von einem Weibe gedemüthigt zu sein, ihm keinerlei Befriedigung gewähre und dass ihm noch niemals ein Gedanke daran gekommen sei, in der Hand das Symbol oder das Werkzeug der Macht des Weibes zu finden. Die Vorliebe für die Hand des Weibes ist auch heute noch so gross, dass Patient einen höheren Genuss darin fühlt, wenn diese an seinem Gliede ist, als wenn er den Coitus in vaginam vollzieht. Dennoch möchte Patient diesen lieber ausführen, weil er ihm als die natürliche, das erstere aber als eine krankhafte Neigung erscheint. Die Berührung seines Körpers durch eine schöne weibliche Hand verursacht dem Patienten sofort Erection; er meint, dass Küssen und andere Berührungen bei weitem nicht so starken Einfluss ausüben.

Patient hat nur in den letzten Jahren öfter den Coitus ausgeführt, aber es fiel ihm jedesmal der Entschluss dazu ausserordentlich schwer.

---

[1]) Also eine Art rudimentären Sadismus bei L. und Masochismus bei N.!

Auch fand er in dem Coitus nicht die volle Befriedigung, die er suchte. Wenn sich aber L. in der Nähe eines weiblichen Wesens befindet, das er gern besitzen möchte, so erhöht sich in blossem Ansehen der Betreffenden zuweilen die sexuelle Aufregung des L. in dem Grade, dass Samenerguss erfolgt. L. versichert ausdrücklich, dass er hierbei absichtlich sein Glied nicht berühre oder drücke; die unter solchen Umständen erfolgende Samenentleerung gewährt dem L. einen bei weitem grösseren Genuss, als der wirklich vollzogene Beischlaf [1]).

Die Träume des Patienten L., auf den ich zurückkomme, betreffen niemals den Beischlaf. Wenn er des Nachts Pollutionen hat, so kommen sie fast stets in Verbindung mit ganz anderen Gedanken vor, als dies bei normalen Männern der Fall ist. Die betreffenden Träume des Patienten sind Recapitulationen aus seiner Schulzeit. In dieser hatte nämlich Patient, abgesehen von der oben erwähnten mutuellen Onanie auch dann Samenerguss, wenn ihn eine grosse Aengstlichkeit überfiel.

Wenn z. B. der Lehrer ein Extemporale dictirte und L. beim Uebersetzen nicht zu folgen vermochte, so traten öfter Samenergüsse ein [2]). Die jetzigen in der Nacht zeitweise auftretenden Pollutionen sind stets nur von Träumen begleitet, die den gleichen oder verwandten Inhalt haben, wie die eben erwähnten Vorgänge auf der Schule.

Patient hält sich in Folge seines unnatürlichen Fühlens und Empfindens für unfähig, ein Weib dauernd zu lieben.

Eine Behandlung der sexuellen Perversion des Patienten konnte bisher nicht stattfinden.

Dieser Fall von Handfetischismus beruht sicher nicht auf Masochismus oder Sadismus, sondern erklärt sich einfach aus früh getriebener mutueller Onanie. Ebensowenig liegt hier conträre Sexualempfindung vor. Bevor der Sexualtrieb sich seines Objektes klar bewusst wurde, ward hier die Hand des Mitschülers benutzt. Sobald der Trieb zum anderen Geschlechte deutlich wird, erscheint das Interesse für die Hand auf die des Weibes übertragen.

Es mögen so bei Handfetischisten, die nach Binet ja so zahlreich sind, noch andere Associationen zum gleichen Resultat führen.

---

[1]) Also hochgradige sexuelle Hyperästhesie. Vgl. oben Anm. zu p. 50.

[2]) Auch dies ist sexuelle Hyperästhesie. Jede beliebige starke Erregung versetzt die sexuelle Sphäre in Aufruhr (Binet's „dynamogénie générale“). Dr. Moll theilt diesbezüglich noch folgenden Fall mit:

„Ein ähnlicher Vorgang wird mir von einem 27jährigen Herrn E. mitgetheilt. Derselbe, ein Kaufmann, hatte oft in der Schule und auch ausserhalb derselben dann Samenerguss mit Wollustgefühl, wenn ein starkes Angstgefühl sich seiner bemächtigte. Ausserdem aber übte fast jeder sowohl körperliche wie seelische Schmerz einen ähnlichen Einfluss aus. Der Patient E. hat angeblich normalen Geschlechtstrieb, leidet aber an nervöser Impotenz.“

An die Handfetischisten würden sich naturgemäss die Fussfetischisten anreihen. Während aber an die Stelle des Handfetischismus nur selten der zur folgenden Gruppe des Gegenstandsfetischismus gehörige Handschuhfetischismus tritt, finden wir statt der Schwärmerei für den nackten Fuss des Weibes, wovon sich nur hie und da Andeutungen kaum pathologischer Art finden, den weitverbreiteten, in unzähligen Fällen vorkommenden Schuh- und Stiefelfetischismus. Der Grund hierfür ist leicht einzusehen. Die Hand des Weibes wird meist entblösst gesehen, der Fuss bekleidet. So knüpfen sich die frühen Associationen, welche bei Fetischisten die Richtung der vita sexualis determiniren, naturgemäss an die nackte Hand, aber an den bekleideten Fuss.

Der Schuhfetischismus fände seinen Platz gleichfalls in der folgenden Gruppe der Kleidungsfetischisten; er ist aber seines in der Mehrzahl der Fälle nachweisbar masochistischen Charakters wegen grösstentheils bereits oben (p. 124 u. ff.) dargestellt worden.

Neben Auge, Hand und Fuss spielen auch oft Mund und Ohr die Rolle des Fetisch. Solche Fälle erwähnt u. A. Moll op. cit. (Vgl. auch Belot's Roman: La bouche de Madame X., der nach B.'s Angabe auf einer directen Beobachtung beruht.)

Aus meiner eigenen Beobachtung stammt der folgende merkwürdige Fall.

Beobachtung 77. Ein sehr belasteter Herr consultirte mich wegen ihn fast zur Verzweiflung treibender Impotenz.

Sein Fetisch waren, solange er Junggeselle war, Weiber von üppigen Formen. Er heirathete eine Dame von entsprechender Complexion, war mit ihr ganz potent und glücklich. Nach einigen Monaten erkrankte die Dame schwer und magerte stark ab. Als er eines Tages wieder seiner ehelichen Pflicht nachkommen wollte, war er gänzlich impotent und blieb es. Versuchte er dagegen Coitus mit üppigen Weibern, so war er völlig potent.

Selbst Körperfehler können zum Fetisch werden.

Descartes, welcher (Traité des Passions CXXXVI) selbst Betrachtungen über das Entstehen seltsamer Neigungen aus Ideenassociationen anstellt, fand stets Geschmack an schielenden Frauen, weil der Gegenstand seiner ersten Liebe diesen Fehler hatte. (Binet op. cit.)

Lydston (A Lecture on sexual perversion, Chicago 1890) berichtet den Fall eines Mannes, der ein Liebesverhältniss mit einem Weibe unterhielt, dem ein Unterschenkel amputirt worden war. Nach der Trennung von ihr suchte er begierig nach anderen Weibern mit dem gleichen Defect. — Ein negativer Fetisch!

Wenn der Theil des weiblichen Körpers, welcher den Fetisch bildet, abtrennbar ist, also Haare, so kann es zu den extravagantesten Handlungen kommen. Eine nicht uninteressante und zudem forensisch wichtige Categorie bilden deshalb die Haarfetischisten. Während solche Bewunderer des Frauenhaars in physiologischer Breite nicht selten sein dürften und möglicherweise verschiedene Sinne (Auge, Geruch, Gehör wegen des knisternden Geräusches, jedenfalls auch Tastsinn, ganz analog wie bei Sammt- und Seidefetischisten s. unten) hier Erregungen empfangen, die wollüstige Betonung finden, ist auch schon eine Reihe ganz gleichförmiger pathologischer Fälle zur Beobachtung gekommen, in denen der zum übermächtigen Impuls gewordene Haarfetischismus dergleichen Individuen zu Delicten hinreisst. Das ist die Gruppe der Zopfabschneider [1]).

Beobachtung 78. Ein Zopfabschneider. P., 40 Jahre, Kunstschlosser, ledig, stammt von einem Vater, der temporär irrsinnig war, und von einer sehr nervösen Mutter. Er entwickelte sich gut, war intelligent, aber früh mit Tics und Zwangsvorstellungen behaftet gewesen. Er hatte nie masturbirt, liebte platonisch, trug sich öfters mit Heirathsplänen, coitirte nur selten mit Freudenmädchen, fühlte sich aber vom Verkehr mit solchen nie befriedigt, eher angewidert. Vor etwa 3 Jahren trafen ihn schwere Schicksalsschläge (finanzieller Ruin) und machte er überdies eine fieberhafte Krankheit mit Delir durch. Diese Umstände schädigten schwer das Centralnervensystem des erblich Belasteten. Am Abend des 28. August 1889 wurde P. auf dem Trocadero in Paris in flagranti verhaftet, als er im Gedränge einem jungen Mädchen den Zopf abgeschnitten hatte. Man verhaftete ihn mit dem Zopf in der Hand, eine Scheere in der Tasche. Er entschuldigte sich mit momentaner Sinnesverwirrung, unseliger unbezwinglicher Leidenschaft, gab zu, dass er schon 10mal Zöpfe abgeschnitten habe, die er daheim in wonnigem Entzücken verwahre.

Bei der Haussuchung fand man 65 Zöpfe und Haarflechten, sortirt in Paketen vor. Schon am 15. December 1886 war P. unter ähnlichen Umständen einmal verhaftet gewesen, aber wegen Mangel an Beweisen freigelassen worden.

P. gibt an, dass er seit 3 Jahren, wenn Abends allein im Zimmer, sich unwohl, ängstlich, erregt und schwindlig fühlte und dann vom Drang heimgesucht wurde, Frauenhaar zu betasten. Als er gelegentlich den Zopf eines jungen Mädchens wirklich in der Hand halten konnte, fühlte er sich wollüstig höchst erregt, bekam Erection und, ohne weitere Berührung des Mädchens,

---

[1]) Moll, op. cit. p. 131 berichtet: „Ein Mann X. wird, sobald er ein weibliches Wesen mit einem Zopf erblickt, sofort hochgradig sexuell erregt; offenes noch so schönes Haar vermag diese Wirkung nicht zu erzielen."

Es ist übrigens natürlich nicht gerechtfertigt, alle Zopfabschneider für Fetischisten zu halten, da in seltenen Fällen derlei auch aus Gewinnsucht geschieht, resp. der geraubte Zopf Waare, nicht Fetisch ist.

Ejaculation. Heimgekehrt schämte er sich des Vorfalls, aber der Wunsch, Zöpfe zu besitzen, ungemein wollüstig betont, wurde immer mächtiger in ihm. Er wunderte sich sehr darüber, da er doch früher beim intimsten Verkehr mit Weibern nie etwas derart empfunden hatte. Eines Abends konnte er dem Drang nicht widerstehen, einem Mädchen den Zopf abzuschneiden. Daheim, mit dem Zopf in der Hand, wiederholte sich der wollüstige Vorgang. Es zwang ihn, mit dem Zopf über seinen Körper zu fahren, seine Genitalien darein zu wickeln. Endlich ganz erschöpft, schämte er sich, getraute sich während einiger Tage gar nicht auszugehen. Nach Monaten der Ruhe trieb es ihn wieder, Frauenhaar, gleichgültig wem gehörig, unter die Hände zu bekommen. Gelangte er zum Ziel, so fühlte er sich wie besessen von einer übernatürlichen Gewalt, ausser Stand, seine Beute loszulassen. Konnte er den Gegenstand seiner Begierde nicht erreichen, so wurde er tief verstimmt, eilte heim, wühlte dann in seiner Collection von Zöpfen, kämmte, betastete sie, gerieth dabei in mächtigen Orgasmus und befriedigte sich durch Masturbation. Zöpfe in den Auslegekästen der Friseure liessen ihn ganz kalt. Es mussten vom Kopf einer Frauensperson herabhängende Zöpfe sein.

Auf der Höhe seiner Zopfattentate will er jeweils in solcher Erregung gewesen sein, dass er nur unvollkommen Apperception und demgemäss Erinnerung hatte von dem, was um ihn her vorging. Sobald er mit der Scheere den Zopf berührte, kam es zur Erection und im Moment des Abschneidens zur Ejaculation.

Seit seinen Schicksalsschlägen vor etwa 3 Jahren will er gedächtnissschwach, geistig rasch erschöpft, von Schlaflosigkeit und nächtlichem Aufschrecken heimgesucht sein. P. bereut tief seine Streiche.

Man fand bei ihm nicht bloss Zöpfe vor, sondern auch eine Menge von Haarnadeln, Bänder und andere weibliche Toilettegegenstände, die er sich hatte schenken lassen. Er hatte von jeher eine wahre Manie gehabt, derlei zu sammeln, nicht minder Zeitungen, Holzstückchen und anderen ganz werthlosen Kram, von dem er nie hatte lassen wollen. Auch hatte er eine sonderbare, ihm ganz unerklärliche Scheu, eine gewisse Strasse zu passiren; machte er einmal den Versuch dazu, so wurde ihm ganz unwohl.

Das Gutachten erwies den Hereditarier, den zwangsmässigen, impulsiven, entschieden unfreien Charakter der inkriminirten Akte, welche die Bedeutung einer Zwangshandlung, hervorgerufen durch eine mit abnormen sexuellen Gefühlen übermächtig betonte Zwangsvorstellung haben. Freispruch. Irrenhaus. (Voisin, Socquet, Motet, Annales d'hygiène, 1890, April.)

Im Anschluss an diesen Fall verdient auch der folgende, ähnliche alle Beachtung, da er gut beobachtet, geradezu klassisch zu nennen ist und den Fetisch, sowie die ursprüngliche associative Weckung der bezüglichen Vorstellung in ein helles Licht stellt.

Beobachtung 79. Ein Zopfabschneider. E., 25 Jahre. Mutterschwester epileptisch, Bruder litt an Convulsionen. E. will als Kind gesund gewesen sein und ziemlich gut gelernt haben. Mit 15 Jahren empfand er zum ersten Mal beim Anblick einer sich kämmenden Dorfschönen ein wollüstiges Gefühl mit Erection. Bis dahin hatten Personen des anderen Geschlechts keinen

Eindruck auf ihn gemacht. 2 Monate später, in Paris, erregte ihn jedesmal mächtig der Anblick der über den Nacken herabflatternden Haare junger Mädchen. Eines Tages konnte er sich nicht enthalten, bei solcher Gelegenheit den Zopf eines jungen Mädchens zwischen den Fingern zu drehen. Er wurde deshalb verhaftet und zu 3 Monaten verurtheilt.

Darauf diente er 5 Jahre als Soldat. Zöpfe waren ihm während dieser Zeit nicht gefährlich, aber auch wenig zugänglich, jedoch träumte ihm zuweilen von Frauenköpfen mit Zopf oder aufgelöstem Haar. Gelegentlich Coitus mit Frauenzimmern, jedoch ohne dass deren Haar als Fetisch wirkte.

Wieder in Paris, träumt er in obiger Weise neuerlich und wird von Frauenhaar wieder sehr erregt.

Niemals träumt er von der ganzen Gestalt eines Weibes, nur von Köpfen mit Zöpfen.

Seine sexuelle Erregung durch solchen Fetisch war in letzter Zeit so mächtig geworden, dass er sich mit Masturbation half.

Die Idee, Frauenhaar zu betasten oder noch besser, Zöpfe zu besitzen, um während deren Betastung masturbiren zu können, wurde immer mächtiger.

Wenn er Frauenhaar unter den Fingern hatte, kam es neuerlich zur Ejaculation. Eines Tages war es ihm gelungen, bereits 3 Zöpfe von kleinen Mädchen auf der Strasse etwa 25 cm lang abzuschneiden und in seinen Besitz zu bringen, als er beim Versuch an einem vierten verhaftet wurde. Tiefe Reue und Scham. Keine Verurtheilung. Seit geraumer Zeit in der Irrenanstalt, ist er so weit gekommen, dass ihn die Zöpfe der Weiber nicht mehr aufregen. Freigelassen, gedenkt er in seine Heimath zu gehen, wo die Weiber ihr Haar aufgebunden zu tragen pflegen. (Magnan, Archivs de l'anthropologie criminelle, 5. Bd., Nr. 28.)

Ein dritter Fall ist der folgende, der ebenfalls geeignet ist, das Psychopathische solcher Erscheinungen zu illustriren, und an welchem namentlich der merkwürdig vermittelte Ausgang in Heilung beachtenswerth ist.

Beobachtung 80. Zopffetischismus. Herr X., Mitte der Dreissiger, aus höherer Gesellschaftsklasse, ledig, aus angeblich nicht belasteter Familie, jedoch von Kindsbeinen auf nervös, unstet, eigenartig, will seit etwa dem 8. Jahr sich mächtig durch Frauenhaar angezogen gefühlt haben. Ganz besonders war dies Seitens junger Mädchen der Fall. Als er 9 Jahre alt war, trieb ein 13 Jahre altes Mädchen mit ihm Unzucht. Er hatte kein Verständniss dafür und blieb dabei ganz unerregt. Auch die 12jährige Schwester dieses Mädchens machte sich mit ihm zu schaffen, küsste ihn ab, presste ihn an sich. Er liess sich das ruhig gefallen, weil das Haar dieses Mädchens ihm so gut gefiel. Etwa 10 Jahre alt, begann er wollüstige Empfindungen beim Anblick von ihm zusagendem Frauenhaar zu verspüren. Allmählich kamen jene auch spontan, und sofort gesellten sich Erinnerungsbilder von Mädchenhaar hinzu. Im 11. Jahr wurde er von Mitschülern zur Masturbation verführt. Die associative Knüpfung sexueller Gefühle und einer fetischistischen Vorstellung war damals schon festgeschlossen und trat jeweils hervor, wenn Pat. mit seinen Kameraden Unzucht trieb. Mit den Jahren wurde der Fetisch immer mächtiger. Selbst falsche Zöpfe begannen ihn zu erregen, jedoch waren ihm lebende immer lieber. Wenn er solche berühren oder gar küssen konnte, war er ganz selig. Er verfasste Aufsätze und machte Gedichte über die Schönheit des Frauenhaars, zeichnete Zöpfe und masturbirte dazu. Vom 14. Jahr wurde er von seinem Fetisch so mächtig erregt, dass er heftige Erectionen bekam. Entgegen seinem früheren Geschmack als Knabe reizten ihn nur mehr Zöpfe, ganz besonders üppige, schwarze, dicht geflochtene. Er empfand lebhaften Drang, solche Zöpfe zu küssen, resp. an ihnen zu saugen. Das Betasten solchen Haares machte ihm wenig Befriedigung, viel mehr der Anblick, namentlich aber das Küssen und Saugen.

War ihm dies unmöglich, so war er unglücklich bis zu Taedium vitae. Er versuchte sich dann schadlos zu halten, indem er sich phantastisch „Haarabenteuer" ausmalte und dazu masturbirte.

Nicht selten, auf der Strasse und im Gedränge, konnte er sich nicht zurückhalten, Damen einen Kuss auf den Kopf zu drücken. Er eilte dann heim, um zu masturbiren. Zuweilen konnte er jenem Impuls Widerstand leisten, aber er musste unter lebhaften Angstgefühlen schleunigst die Flucht ergreifen, um aus dem Bannkreis seines Fetisch zu gelangen. Nur einmal im Gedränge trieb es ihn, einem Mädchen den Zopf abzuschneiden. Er hatte dabei heftige Angst, reussirte nicht mit seinem Taschenmesser und entging mit Mühe durch die Flucht der Gefahr, erwischt zu werden.

Erwachsen, versuchte er durch Coitus mit puellis sich zu befriedigen. Er gelangte zu mächtiger Erection durch Küssen der Zöpfe, brachte es aber zu keiner Ejaculation. Deshalb war er vom Coitus unbefriedigt. Gleichwohl war seine liebste Vorstellung Coitus mit Haarküssen. Dieses allein genügte ihm nicht, da er dadurch auch nicht zur Ejaculation gelangte. Faute de mieux stahl er einmal einer Dame ihr ausgekämmtes Haar, steckte es in den Mund und masturbirte dazu, indem er sich die Eigenthümerin vorstellte. Im Dunkeln hatte er kein Interesse am Weib, weil er dessen Zöpfe nicht sah. Auch aufgelöstes Kopfhaar hatte für ihn keinen Reiz, ebensowenig Schamhaare. Seine erotischen Träume drehten sich nur um Zöpfe. In der letzten Zeit war Pat. sexuell so erregt geworden, dass er in eine Art Satyriasis gerieth. Er wurde unfähig zum Beruf, fühlte sich so unglücklich, dass er sich in Alkohol zu betäuben suchte. Er consumirte sehr grosse Mengen, bekam ein Alkoholdelir, einen Anfall von Alkoholepilepsie, wurde spitalsbedürftig. Nach Beseitigung der Intoxication schwand ziemlich rasch die sexuelle Erregung unter geeigneter Behandlung, und als Pat. entlassen wurde, war er von seiner nur noch in Träumen ab und zu sich geltend machenden Fetischvorstellung befreit.

Der körperliche Befund ergab normale Genitalien, wie überhaupt keine Degenerationszeichen.

Derartige Fälle von Zopffetischismus, der zu Attentaten auf Frauenzöpfe führt, scheinen von Zeit zu Zeit allerorten vorzukommen. Im November 1890 wurden nach amerikanischen Zeitungsberichten ganze Städte in den Ver. Staaten durch einen solchen Zopfabschneider beunruhigt.

b) Der Fetisch ist ein Stück der weiblichen Kleidung.

Wie gross die Bedeutung ist, die Schmuck, Putz und Kleidung auch für die normale Vita sexualis des Mannes haben, ist allgemein bekannt. Cultur und Mode haben hier dem Weibe gewissermassen künstliche Geschlechtscharaktere angeschaffen, deren Wegfall, wenn das Weib unbekleidet in Betracht kommt, trotz der normalen sinnlichen Wirkung dieses Anblicks, als Verlust, als befremdend wirken kann [1]). Es darf hierbei auch nicht übersehen werden, dass die Kleidung des Weibes häufig die Tendenz zeigt, bestimmte Geschlechtseigenthümlichkeiten, secundäre Geschlechtscharaktere (Busen, Taille, Hüften) hervorzuheben und zu outriren.

Bei den meisten Individuen erwacht der Geschlechtstrieb lange vor der Möglichkeit und Gelegenheit intimen Verkehrs, und die frühen Begierden der Jugend beschäftigen sich mit dem gewohnten Bilde der bekleideten weiblichen Gestalt. So kommt es, dass nicht selten im Beginn der vita sexualis die Vorstellung des geschlechtlich Reizenden und des Bekleideten sich associiren. Diese Association kann namentlich dann eine unlösbare werden — das bekleidete Weib dem nackten dauernd vorgezogen werden —, wenn die betreffenden Individuen, unter der Herrschaft anderer Perversionen stehend, überhaupt nicht zu einer normalen vita sexualis und zur Befriedigung durch natürliche Reize gelangen.

Bei psychopathischen, sexuell hyperästhetischen Individuen kommt es in Folge dessen wirklich vor, dass das bekleidete Weib bleibend dem nackten Körper vorgezogen wird. Erinnern wir uns, dass in Beob. 48 das Weib die letzte Hülle nicht fallen lassen darf, dass Beob. 51, equus eroticus, das bekleidete Weib vorzieht. Auch Beob. 89 der 6. Aufl. enthält eine gleiche Aeusserung eines Conträrsexualen.

Dr. Moll (op. cit.) erwähnt einen Patienten, der den Coitus mit puella nuda nicht ausführen konnte; das Weib musste wenigstens mit einem Hemd bekleidet sein; p. 129 führt derselbe Autor einen Conträrsexualen an, der demselben Kleidungsfetischismus unterworfen ist.

Der Grund dieser Erscheinung ist offenbar in der Gedankenonanie solcher Individuen zu suchen. Sie haben beim Anblick un-

---

[1]) Vergl. Goethe's Bemerkungen zu seinem Abenteuer in Genf (Briefe aus der Schweiz, 1. Abtheil., Schluss).

zähliger bekleideter Gestalten Begierden empfunden, bevor sie sich der Nacktheit gegenüber sahen [1]).

Eine ausgesprochenere Form des Kleidungfetischismus besteht darin, dass nicht überhaupt das bekleidete Weib vorgezogen wird, sondern eine bestimmte Art der Kleidung zum Fetisch wird. Es ist begreiflich, dass ein starker und namentlich ein früher sexueller Eindruck, der mit der Vorstellung einer bestimmten Kleidung des betreffenden Weibes verbunden war, bei hyperästhetischen Individuen ein höchst intensives Interesse an diese Kleidung knüpfen kann.

Hammond (op. cit. p. 46) berichtet folgenden aus Roubaud „Traité de l'impuissance", Paris 76, citirten Fall:

Beobachtung 81. X., Sohn eines Generals, wurde auf dem Lande aufgezogen. Im Alter von 14 Jahren wurde er von einer jungen Dame in die Freuden der Liebe eingeweiht. Diese Dame war eine Blondine, die ihr Haar in gewundenen Locken trug und, um nicht entdeckt zu werden, mit ihrem jungen Liebhaber nur in ihrer gewöhnlichen Kleidung mit Gamaschen, Corset und in ihrem Seidenkleide geschlechtlich verkehrte.

Als er nach Beendigung seiner Studien zur Garnison gesandt wurde und hier nun seine Freiheit geniessen wollte, fand er, dass sein Sexualtrieb nur unter ganz bestimmten Bedingungen angeregt wurde. So konnte eine Brünette ihn nicht im mindesten reizen, und ein Weib im Nachtcostüm war im Stande, jede Liebesbegeisterung in ihm ganz zu ersticken. Eine Frau, die seine Begierden wecken sollte, musste eine Blondine sein, mit Gamaschen gehen, ein Corset und ein seidenes Kleid tragen, kurz, ganz so gekleidet sein, wie die Dame, die zuerst in ihm den Geschlechtstrieb erregt hatte. Er war immer den Bemühungen, ihn zu verheirathen, ausgewichen, da er wusste, dass er seine Gattenpflichten gegen ein Weib im Schlafcostüme nicht werde ausüben können.

Hammond berichtet noch p. 42 einen Fall, wo der Coitus maritalis nur durch bestimmtes Costüm erzielt werden konnte, und Dr. Moll op. cit. erwähnt mehrere derartige Fälle bei Hetero- und Homosexualen. Als veranlassende Ursache ist eine frühe Association oft nachzuweisen und stets anzunehmen. Nur so wird es erklärlich, dass auf solche Individuen ein bestimmtes Costüm unwiderstehlich wirkt, gleichgültig, welche Person immer den Fetisch trägt. So wird es begreiflich, dass, wie Coffignon (op. cit.) erzählt, Männer in Bordellen darauf bestehen, dass die Weiber, mit denen sie zu thun haben, ein bestimmtes Costüm als Ballettänzerin, Nonne etc. anlegen, und dass diese Häuser zu solchen Zwecken mit einer ganzen Maskengarderobe versehen sind.

---

[1]) Etwas dem Objecte nach Aehnliches, der psychischen Vermittlung nach aber ganz Anderes ist die Thatsache, dass der halbverhüllte Körper oft reizender wirkt, als der ganz nackte. Dies beruht auf Contrastwirkung und Erwartungsaffecten, welche eine allgemeine Erscheinung sind und nichts Pathologisches enthalten.

Binet (op. cit.) erzählt den Fall eines Richters, der ausschliesslich in die Italienerinnen, die als Malermodelle nach Paris kommen, und in ihr bestimmtes Costüm verliebt war. Die veranlassende Ursache war hier nachweisbar ein Eindruck beim Erwachen des Geschlechtstriebs.

Eine dritte Form des Kleidungsfetischismus, die einen weit höheren Grad des Pathologischen darstellt, ist bei weitem die häufigste Sie besteht darin, dass es gar nicht mehr das Weib selbst ist, welches, wenn auch bekleidet oder auf eine bestimmte Art gekleidet, in erster Linie sexuell reizend wirkt, sondern dass das sexuelle Interesse so sehr sich auf ein bestimmtes Stück der weiblichen Kleidung concentrirt, dass die lustbetonte Vorstellung dieses Kleidungsstückes sich gänzlich von der Gesammtvorstellung des Weibes loslöst und so selbstständigen Werth gewinnt. Dies ist das eigentliche Gebiet des Kleidungsfetischismus, wo eine unbelebte Sache, ein isolirtes Stück der Kleidung für sich allein zur Erregung und Befriedigung des Geschlechtstriebes benützt und verwendet wird. Diese dritte Form des Kleidungsfetischismus ist auch die forensisch wichtige.

In einer grossen Zahl von Fällen handelt es sich hier um Stücke weiblicher Leibwäsche, die ja durch ihren intimen Charakter besonders geeignet sind, solche Associationen an sie zu knüpfen.

Beobachtung 82. K., 45 Jahre alt, Schuhmacher, angeblich erblich nicht belastet, von eigenthümlichem Wesen, geistig wenig begabt, von männlichem Habitus, ohne Degenerationszeichen, sonst tadellos in seinem Benehmen, wurde ertappt, als er am 5. Juli 1876 Abends aus einem Versteck gestohlene Frauenwäsche abholte Es fanden sich bei ihm etwa 300 Toilettegegenstände von Frauen vor, darunter neben Frauenhemden und Beinkleidern auch Nachthauben, Strumpfbänder, sogar eine weibliche Puppe. Als er verhaftet wurde, hatte er gerade ein Frauenhemd auf dem Leibe. Schon seit 13 Jahren hatte er seinem Drang, Frauenwäsche zu stehlen, gefröhnt, war, das erste Mal deshalb bestraft, vorsichtig geworden und hatte in der Folge mit Raffinement und Glück gestohlen. Wenn dieser Drang über ihn kam, sei ihm ängstlich, der Kopf ganz schwer geworden. Er habe dann nicht widerstehen können, koste es, was es wolle. Es sei ihm ganz gleich gewesen, wem er die Sachen wegnehme.

Die gestohlenen Sachen habe er Nachts im Bett angezogen, dabei sich schöne Weiber vorgestellt und wollüstige Gefühle und Samenabgang verspürt.

Dies war offenbar das Motiv seiner Diebstähle, jedenfalls hatte er nie eines der gestohlenen Gegenstände sich entäussert, vielmehr dieselben da und dort versteckt.

Er gab an, dass er in früheren Zeiten mit Weibern normal geschlechtlich verkehrt habe. Onanie, Päderastie und andere sexuelle Akte stellte er in Abrede. Mit 25 Jahren will er verlobt gewesen sein, jedoch sei diese Verlobung ohne seine Schuld zurückgegangen. Das Krankhafte seines Zustandes und das Unrechte seiner Handlungen vermochte er nicht einzusehen (Passow, Vierteljahrsschrift f. ger. Medic. N. F. XXVIII, p. 61. Krauss, Psychologie des Verbrechens 1884, p. 190).

Einen Fall von leidenschaftlichem Interesse für einzelne Stücke der weiblichen Kleidung berichtet Hammond op. cit. p. 43. Auch hier besteht des Patienten Genuss darin, selbst ein Corset am Leibe zu tragen, ebenso andere weibliche Kleidungsstücke (ohne Spuren von conträrer Sexualempfindung). Der Schmerz bei forcirtem Schnüren an sich selbst und an Frauen hervorgerufen ist ihm eine Freude: sadistisch-masochistisches Element.

Ein hierher gehöriger Fall dürfte auch der von Diez (Der Selbstmord 1838, p. 24) mitgetheilte sein, wo ein junger Mensch dem Drang nicht widerstehen konnte, Frauenwäsche zu zerreissen. Er hatte während dieses Zerreissens regelmässig Ejaculation.

Eine Verbindung von Fetischismus mit Zerstörungsdrang gegen den Fetisch (gewissermassen Sadismus am unbelebten Object) scheint mehrfach vorzukommen. Vgl. unten Beob. 93, p. 186.

Ein Kleidungsstück, welches zwar nicht eigentlich intimen Charakter hat, aber durch Stoff und Farbe an Leibwäsche erinnert, auch wohl durch die Stelle, an welcher es getragen wird, sexuelle Beziehungen erhält, ist die Schürze (vgl. auch die metonymische Verwendung des Wortes „Schürze" neben „Unterrock" im Sprachgebrauch: „Jeder Schürze nachlaufen" etc.). Dies bietet eine Handhabe zum Verständniss des folgenden Falles:

Beobachtung 83. C., 37 Jahre alt. aus schwer belasteter Familie. von plagiocephalem Schädel, geistig schwach begabt, bemerkte mit 15 Jahren eine zum Trocknen aufgehängte Schürze. Er band sie sich um und onanirte hinter einer Hecke. Seither konnte er keine Schürze sehen, ohne den Akt damit zu wiederholen. Sah er Jemand, gleichgültig ob Frau oder Mann, mit einer Schürze angethan, daherkommen, so musste er nachlaufen. Um ihn von seinen endlosen Schürzendiebstählen zu befreien, that man ihn im 16. Jahre zur Marine. Dort gab es keine Schürzen und vorläufig Ruhe. Mit 19 Jahren heimgekehrt, musste er wieder Schürzen stehlen, kam dadurch in fatale Verwicklungen, wurde mehrmals eingesperrt, versuchte durch mehrjährigen Aufenthalt in einem Trappistenkloster von seinem Gelüste frei zu werden. Ausgetreten, ging es ihm wie früher.

Anlässlich eines neuen Diebstahls wurde er gerichtsärztlich untersucht und der Irrenanstalt übergeben. Nie stahl er etwas Anderes als Schürzen. Es war ihm ein Genuss, in dem Erinnerungsbild der ersten gestohlenen Schürze zu schwelgen. Seine Träume drehten sich um Schürzen. In der Folge benutzte er ihre Erinnerungsbilder, um gelegentlich Coitus zu Stande zu bringen, oder auch zu masturbiren. (Charcot-Magnan, Arch. de Neurolog. 1882, Nr. 12.)

In einem dieser Reihe von Beobachtungen analogen von Lombroso (Amori anomali precoci nei pazzi. Arch. di psich. 1883, p. 17) mitgetheilten Falle bekam ein erblich schwer belasteter Knabe schon im 4. Jahre Erection und heftige sexuelle Erregung beim Anblick weisser Gegenstände, namentlich Wäsche. Berührung, Zerknittern von solcher machte ihm Wollust. Mit dem 10. Jahr begann er Angesichts weisser gestärkter Wäsche zu masturbiren. Er scheint mit moralischem Irresein behaftet gewesen zu sein und wurde wegen Mordes hingerichtet.

Mit eigenthümlichen Umständen combinirt ist der folgende Fall von Unterrockfetischismus:

Beobachtung 84. Herr Z., 35 Jahre alt, Beamter, stammt als einziges Kind von einer nervösen Mutter und gesundem Vater ab. Er war von Kindesbeinen an „nervös“, erschien bei der Consultation auffällig durch neuropathisches Auge, zarten, schmächtigen Körper, feine Züge, sehr dünne Stimme, spärlichen Bartwuchs. Bis auf Erscheinungen leichter Neurasthenie ist an Pat. nichts Krankhaftes nachzuweisen. Genitalien normal, desgleichen die sexuellen Funktionen. Pat. will nur 4—5mal, und zwar als kleiner Junge, masturbirt haben.

Schon mit 13 Jahren wurde Pat. durch den Anblick von nassen Weiberkleidern mächtig sexuell erregt, während solche Kleider in trockenem Zustande ihn gar nicht erregten. Sein grösster Genuss war es, wenn es regnete, nach durchnässten Frauenzimmern auszuschauen. Traf er auf ein solches und hatte das betreffende Weib zudem ein sympathisches Gesicht, so hatte er intensive Wollustgefühle, mächtige Erection und fühlte sich zum Coitus getrieben.

Gelüste, sich nasse Weiberröcke zu verschaffen oder ein Frauenzimmer mit Wasser zu bespritzen, will er nie gehabt haben. Ueber die ursprüngliche Entstehung seiner Pica vermochte Pat. keinen Aufschluss zu geben.

Es ist möglich, dass der Geschlechtstrieb in diesem Falle beim Anblick eines Weibes zum ersten Mal aufgetaucht ist, welches bei Regenwetter die nassen Röcke aufhob und Reize sehen liess. Der seines Objektes noch nicht bewusste dunkle Trieb wurde dann auf die nassen Röcke projicirt, wie in anderen Fällen.

Häufig und deshalb forensisch wichtig sind die Liebhaber weiblicher Taschentücher. — Zur Häufigkeit des Taschentücherfetischismus mag beitragen, dass das Taschentuch dasjenige Wäschestück des Weibes ist, welches am häufigsten auch im nicht intimen Verkehr in den Anblick und, sammt der ihm anhaftenden Körpertemperatur und specifischen Gerüche, durch Zufall in die Hände einer anderen Person gerathen kann. Hierauf mag die Häufigkeit früher Association von wollüstigen Empfindungen mit der Vorstellung eines Taschentuches, die auch hier wohl immer anzunehmen ist, beruhen.

Beobachtung 85. Ein bisher unbescholtener, 32 Jahre alter lediger Bäckergehilfe wurde ertappt, als er einer Dame ein Taschentuch stahl. Er gestand mit aufrichtiger Reue, dass er bereits 80—90 derartige Sacktücher entwendet hatte. Er hatte es nur auf solche abgesehen und zwar ausschliesslich bei jüngeren und ihm zusagenden Frauenzimmern.

Inculpat bietet in seiner äusseren Erscheinung nichts Auffälliges. Er kleidet sich sehr gewählt, zeigt ein eigenthümliches, theils ängstlich depressives, theils unmännlich devotes Wesen und Benehmen, das sich oft bis zu einem larmoyanten Ton und Thränen steigert. Auch eine unverkennbare Unbehilflichkeit, Schwäche in der Auffassung, Trägheit in der Orientirung und Reflexion gibt er zu erkennen. Eine seiner Schwestern ist epileptisch. Er lebt in guten Verhältnissen, war nie schwer krank, entwickelte sich gut. In der Mittheilung seiner Lebensgeschichte zeigt er Gedächtnissschwäche, Unklarheit, auch das Rechnen fällt ihm schwer, obwohl er früher gut gelernt hatte und auffasste. Sein ängstliches, unsicheres Wesen machte den Verdacht auf Onanie rege. Inculpat gestand, dass er seit dem 19. Jahr diesem Laster in excessiver Weise ergeben war.

Seit einigen Jahren hatte er in Folge seines Lasters an Abgeschlagenheit, Mattigkeit, Zittern der Beine, Rückenschmerzen, Unlust zur Arbeit gelitten. Oefters kam auch eine traurig-ängstliche Verstimmung über ihn, in welcher er die Leute mied. Von den Folgen geschlechtlichen Verkehrs mit Frauenzimmern hatte er übertriebene, abenteuerliche Vorstellungen und konnte sich nicht dazu entschliessen. In letzter Zeit hatte er jedoch an Verehelichung gedacht.

Mit tiefer Reue und in schwachsinniger Weise gestand nun X., dass er vor ½ Jahr im Menschengedränge beim Anblick eines jungen hübschen Mädchens sich heftig geschlechtlich erregt fühlte, sich an dasselbe drängen musste und den Drang empfand, durch Wegnahme des Taschentuchs sich für eine ausgiebigere Befriedigung seiner geschlechtlichen Regung zu entschädigen.

In der Folge wurde er, sobald er ein ihm zusagendes Frauenzimmer gewahr wurde, unter heftiger geschlechtlicher Erregung, Herzklopfen, Erection und Impetus coeundi vom Drang erfasst, sich an die betreffende Person zu drängen und ihr — faute de mieux — das Taschentuch zu entwenden. Obwohl ihn keinen Moment das Bewusstsein seiner strafbaren Handlung verliess, konnte er seinem Drange nicht Widerstand leisten. Dabei fühlte er Angst, die theils durch den zwangsmässigen geschlechtlichen Trieb, theils durch die Furcht vor Entdeckung bedingt war.

Das Gutachten macht mit Recht den angeborenen Schwachsinn, den zerrüttenden Einfluss der Onanie geltend und führt das abnorme Gelüste auf einen perversen Geschlechtstrieb zurück, wobei ein interessanter und physiologisch auch gekannter Connex zwischen Geruchs- und Geschlechtssinn bestehe. Die Unwiderstehlichkeit des krankhaften Triebs wurde anerkannt. X. wurde nicht bestraft (Zippe, Wiener med. Wochenschrift 1879, Nr. 23).

Der Güte des Herrn Landesgerichtsarztes Dr. Fritsch in Wien verdanke ich weitere Mittheilungen über diesen Taschentuchfetischisten, welcher im August 1890 neuerdings verhaftet wurde, als er gerade einer Dame das Taschentuch aus dem Rocke ziehen wollte.

Bei einer Hausdurchsuchung fand man 446 Stück Damentaschentücher vor. Ueberdies will er 2 Bündel solcher Corpp. delicti verbrannt haben. Ferner ergab sich im Laufe der Untersuchung, dass X. schon 1883 wegen Diebstahls von 27 Sacktüchern mit 14 Tagen Arrest und wegen des gleichen Delicts 1886 mit 3 Wochen Arrest bestraft war.

Ueber seine verwandtschaftlichen Beziehungen erfährt man nur, dass sein Vater viel an Congestionen litt und dass eine Tochter seines Bruders schwachsinnig und constitutionell neuropathisch ist.

X. hatte 1879 geheirathet und ein selbständiges Geschäft angefangen. 1881 gerieth er in Concurs. Bald darauf begehrte seine Frau, die sich mit ihm nicht vertragen konnte und der er angeblich seine eheliche Pflicht nicht leistete (von X. bestritten), die Ehescheidung. Er lebte in der Folge als Bäckergehilfe im Geschäfte seines Bruders.

Seinen unglücklichen Drang nach Taschentüchern von Damen beklagt er tief, aber wenn er in die bezügliche Situation komme, vermöge er sich leider nicht zu beherrschen. Er verspüre dabei ein Wonnegefühl und es sei ihm, wie wenn jemand ihn dazu dränge. Zuweilen vermöge er sich zurückzuhalten, aber wenn die Dame ihm sympathisch sei, erliege er im ersten Antrieb. Er sei dabei ganz nass von Schweiss, theils aus Angst vor Entdeckung, theils in Folge des Triebes zur Ausführung der That. Schon seit den Pubertätsjahren will er sinnliche Erregungen beim Anblick von Taschentüchern, Weibern gehörig, empfunden haben. Der näheren Umstände, unter welchen diese fetischistische Association sich knüpfte, vermag er sich nicht zu erinnern. Die sinnliche Erregung beim Anblick von Damen mit aus der Tasche hervorstehendem Taschentuch habe sich immer mehr gesteigert. Wiederholt sei es dabei zu Erectionen gekommen, nie aber zu Ejaculation.

Vom 21. Jahr ab will er einige Male Anwandlungen zu normaler Geschlechtsbefriedigung gehabt und ohne bestehende Taschentuchvorstellungen anstandslos coitirt haben. Mit überhandnehmendem Fetischismus sei die Aneignung von Taschentüchern für ihn eine viel grössere Befriedigung geworden als der Coitus. Die Aneignung eines Taschentuchs einer sympathischen Dame sei ihm soviel werth gewesen, als ob er mit der betr. Dame sexuell verkehrt hätte. Er fühlte dabei wahren Orgasmus.

Konnte er nicht in den Besitz eines begehrten Taschentuches gelangen, so fühlte er quälende Aufregung, Zittern, Schweiss am ganzen Körper.

Taschentücher ihm besonders sympathischer Frauen bewahrte er separat auf, weidete sich an ihrem Anblick und fühlte dabei grosses Wohlbehagen. Auch der Geruch derselben machte ihm eine wonnige Empfindung, jedoch behauptet er, es sei wesentlich der eigenthümliche Wäschegeruch, nicht der etwaigen Parfums gewesen, der ihn sinnlich erregte. Masturbirt will er nur höchst selten haben.

Ausser zeitweiligem Kopfschmerz und Schwindel klagt X. über keine körperlichen Beschwerden. Er bedauert tief sein Unglück, seinen krankhaften Trieb, den bösen Dämon, der ihn zu solchen strafbaren Handlungen antreibe. Er habe nur einen Wunsch, dass ihm Jemand helfen könnte. Objektiv finden sich leicht neurasthenische Erscheinungen, Anomalien der Blutvertheilung, ungleiche Pupillen.

Nachweis, dass X. unter krankhaftem, unwiderstehlichem Zwang seine Delicte begangen hat. Freisprechung.

Solche Fälle von Taschentuchfetischismus, der ein abnormes Individuum bis zu Diebstählen fortreisst, sind sehr zahlreich. Sie kommen auch bei conträr Sexualen vor, wie der folgende Fall beweist, den ich Herrn Dr. Moll's hier mehrfach citirtem Werke p. 125 entnehme [1]).

Beobachtung 86. Fall von Taschentuchfetischismus bei conträrer Sexualempfindung.

K., 38 Jahre alt, Handwerker, ein kräftig gebauter Mann, klagt über zahlreiche Beschwerden, Schwäche in den Beinen, Rückenschmerzen, Kopfschmerz, Mangel an Arbeitslust u. s. w. Die Klagen machen den ausgesprochenen Eindruck von Neurasthenie mit Neigung zur Hypochondrie. Erst mehrere Monate, nachdem Patient in meiner Behandlung gewesen, gibt er an, dass er auch sexuell abnorm sei.

K. hat niemals irgendwelchen Trieb zum Weibe gehabt; schöne Männer hingegen übten von jeher einen ganz besonderen Reiz auf ihn aus. Patient hat von Jugend auf bis zur Zeit, wo er zu mir kam, viel onanirt. Mutuelle Onanie oder Päderastie hat K. niemals getrieben. Er glaubt auch nicht, dass er hierin eine Befriedigung gefunden hätte, da trotz seiner Vorliebe für Männer ein weisses Wäschestück von ihnen den Hauptreiz auf K. ausübte, wobei aber die Schönheit des Besitzers eine Rolle spielte; besonders sind es Taschentücher von schönen Männern, durch die K. sexuell erregt wird. Seine höchste Wollust besteht darin, dass er in die Taschentücher von Männern masturbirt. Er nahm aus diesem Grunde öfter seinen Freunden Taschentücher; um sich vor Entdeckung der Entwendung zu schützen, liess Patient stets eines seiner eigenen Taschentücher bei seinen Freunden zurück als Ersatz des jeweilig gestohlenen. K. wollte auf diese Weise dem Verdacht des Diebstahles entgehen und den Schein einer Verwechslung erregen. Auch andere Wäsche von Männern erregte den K. sexuell, aber nicht in dem Grade wie Taschentücher.

Den Coitus mit Weibern hat K. öfter ausgeführt, wobei er Erection mit Ejaculation hatte, aber ohne Wollustgefühl. Auch bestand keinerlei Reiz

---

[1]) Pag. 124 op. cit. sagt Dr. Moll über diesen Trieb bei Heterosexualen: „Die Leidenschaft für Taschentücher kann soweit gehen, dass ein Mann vollständig im Banne des Taschentuchs steht. Eine weibliche Person sagte mir: ‚Ich kenne einen Herrn; wenn ich ihn in der Ferne sehe, so brauche ich nur mein Taschentuch hervorzuziehen, so dass es aus der Tasche etwas herausguckt, und ich bin sicher, jener Herr folgt mir wie ein Hund seinem Herrn. Ich kann hingehen, wohin ich will, jener Herr wird mir immer nachfolgen; der Herr kann in einer Droschke fahren, er kann bei der Erledigung eines sehr wichtigen Geschäftes sein; wenn er mein Taschentuch erblickt, lässt er jenes im Stich, um mir, resp. dem Taschentuch zu folgen.'"

für den Patienten den Beischlaf auszuüben. Die Erection und Ejaculation traten auch nur dann auf, wenn Patient während des Aktes an das Taschentuch eines Mannes dachte; noch leichter war dieser dem Patienten dann möglich, wenn er das Taschentuch eines Freundes mitnahm und während des Beischlafs in der Hand hielt.

Entsprechend seiner sexuellen Perversion verlaufen auch die nächtlichen Pollutionen unter wollüstigen Vorstellungen, in denen Männerwäsche eine Hauptrolle spielt.

Es ist möglich, dass beim Interesse für (gebrauchte) Taschentücher manchmal Gefühlselemente im Sinne des Masochismus Gruppe c. mitspielen.

Noch weit häufiger als die Wäschefetischisten sind die fetischistischen Schwärmer für den Schuh des Weibes. Diese Fälle sind geradezu zahllos und es ist eine grosse Zahl derselben auch schon zur wissenschaftlichen Beobachtung gelangt, während über den ähnlichen Handschuhfetischismus mir nur einige Mittheilungen aus dritter Hand vorliegen (über den Grund der relativen Seltenheit des Handschuhfetischismus s. oben S. 165).

Beim Schuhfetischismus fehlt aber durchaus die nahe Beziehung des Gegenstandes zum Leibe des Weibes, welche den Wäschefetischismus begreiflich macht. Aus diesem Grunde, und weil eine ganze Anzahl gut beobachteter Fälle vorliegt, in welchem die fetischistische Schwärmerei für den Schuh oder Stiefel des Weibes, bewusster und unbezweifelbarer Weise, aus einem masochistischen Vorstellungskreise hervorwächst, ist wohl die Präsumption gerechtfertigt, dass eine, wenn auch verborgene Wurzel masochistischer Natur für diesen Schuhfetischismus stets anzunehmen ist, wenn eine andere Art seiner Entstehung im speciellen Falle nicht nachweisbar ist.

Aus diesem Grunde wurde die grössere Zahl der vorliegenden Beobachtungen über Schuh- resp. Fussfetischismus oben in dem Abschnitt „Masochismus“ aufgenommen. Dort wurde auch wohl der regelmässig masochistische Charakter dieser Form des erotischen Fetischismus zur Genüge durch Aufzeigung der Uebergänge dargethan.

Diese Präsumption masochistischen Charakters wird nur dort für den Schuhfetischismus entkräftet und aufgehoben, wo eine nachweisbare anderweitige zufällige Veranlassung für eine Association zwischen sexuellen Regungen und der Vorstellung des Frauenschuhes vorliegt, deren Zustandekommen a priori ja ziemlich unwahrscheinlich wäre.

Ein solcher nachweisbarer Zusammenhang liegt aber bei den beiden folgenden Beobachtungen vor:

Beobachtung 87. Schuhfetischismus. Herr v. P., aus altadeligem Geschlecht, Pole, 32 Jahr, verheirathet, consultirte mich 1890 wegen „Unnatürlichkeit“ seiner Vita sexualis. Er versichert, aus ganz gesunder Familie zu stammen, sei übrigens schon von Kindesbeinen auf nervös, als 11jähriger Junge an Chorea minor leidend gewesen. Seit 10 Jahren leide er viel an Schlaflosigkeit und verschiedenen neurasthenischen Beschwerden.

Vom 15. Jahr ab will er erst den Unterschied der Geschlechter erkannt und sexuelle Regungen gefühlt haben. 17 Jahre alt, habe ihn eine französische Gouvernante verführt, jedoch Coitus nicht gestattet, sodass nur gegenseitige mächtige Erregung der Sinnlichkeit (mutuelle Masturbation) möglich war. Mitten in dieser Situation fiel sein Blick auf die hocheleganten Stiefeletten dieser Person. Sie machten mächtigen Eindruck. Sein Verkehr mit dieser liederlichen Person dauerte 4 Monate. Während dieser Attouchements wurden ihre Stiefeletten zum Fetisch für den Unglücklichen. Er begann sich für Damenschuhe überhaupt zu interessiren und lungerte förmlich herum, um hübsch chaussirter Damen ansichtig zu werden. Der Schuhfetisch gewann in seinem Bewusstsein enorme Macht. Er liess sich von der Französin den Penis mit ihrem Schuh berühren, wodurch sofort Ejaculation unter grossem Wollustgefühl erfolgte. Nach der Entfernung der Verführerin ging er zu Puellis, durch die er die gleiche Manipulation vornehmen liess. Gewöhnlich genügte diese zur Befriedigung. Nur selten und subsidiär griff er zum Coitus. Immer mehr schwand die Neigung dazu. Seine Vita sexualis bestand in Traumpollutionen, bei welchen ausschliesslich Frauenschuhe eine Rolle spielten und in Befriedigung durch Frauenschuhe, apposita ad mentulam, aber es musste dies von der Puella geschehen. Sinnlich erregte ihn im Verkehr mit dem andern Geschlecht nur der Schuh und zwar der elegante, von französischer Façon, mit Absatz, glänzend schwarz, wie das Original.

Accessorische Bedingungen sind im Laufe der Zeit geworden: Schuh einer Prostituirten, dieselbe recht elegant, chic, mit gesteiften Unterröcken und womöglich schwarzen Strümpfen.

Sonst interessirt ihn am Weibe gar nichts. Der nackte Fuss ist ihm ganz gleichgiltig. Auch seelisch hat das Weib nicht den mindesten Reiz für ihn. Masochistische Gelüste im Sinne des Getretenwerdens hat er nie gehabt. Im Lauf der Jahre hat sein Fetischismus solche Macht gewonnen, dass wenn er auf der Strasse einer Dame mit gewissem Aeussern und gewissen Schuhen ansichtig wird, er so heftig erregt wird, dass er masturbiren muss. Ein geringer Druck auf den Penis genügt dem hochgradig neurasthenisch Gewordenen zur Ejaculation. Auch Schuhe in den Verkaufsauslagen, sogar neuerlich blosse Schuhwaarenannoncen genügten, um ihn heftig zu erregen. Von sehr reger Libido half er sich mit Masturbation, wenn ihm Schuhsituationen nicht zu Gebot standen. Pat. erkannte früh das Peinliche und Gefährliche seiner Situation und wenn er sich auch bis auf neurasthenische Beschwerden physisch wohl fühlte, so war er doch moralisch sehr gedrückt. Er suchte Hülfe bei den verschiedensten Aerzten. Kaltwasserheilanstalten und Hypnoseversuche waren erfolglos. Die renommirtesten Aerzte riethen ihm zur Heirath und versicherten ihm, sobald er einmal ein Mädchen ernstlich liebe, werde er von seinem Fetischbann befreit sein. Pat. hatte kein Vertrauen in seine Zukunft, befolgte aber den Rath der Aerzte. Er wurde grausam in seinen durch die Autorität der Aerzte erweckten Hoffnungen betrogen, obwohl er eine durch geistige und körperliche Eigenschaften ausgezeichnete Dame zum Altar führte. Die Brautnacht war schrecklich, er fühlte sich wie ein Verbrecher und liess seine Frau unberührt. Am folgenden Tag sah er eine Prostituirte mit dem gewissen Chic. Er war schwach genug mit ihr in seiner Weise zu verkehren. Nun kaufte er ein Paar elegante Damenstiefeletten, versteckte sie im Ehebett und indem er sie während der ehelichen Umarmung betastete, konnte er nach einigen Tagen seiner ehelichen Pflicht genügen. Er ejaculirte tardiv, da er sich zum Coitus zwingen musste, und schon nach wenig Wochen versagte dieser Kunstgriff, indem seine Phantasie erlahmte. P. fühlte sich namenlos elend und hätte am liebsten seinem Leben ein Ende gemacht. Seine Frau, sinnlich bedürftig und durch den bisherigen Verkehr sehr erregt, konnte er nicht mehr befriedigen und sah sie physisch und moralisch schwer leiden. Sein Geheimniss konnte und wollte er ihr nicht entdecken. Er empfand Ekel vor dem ehelichen Umgang, fürchtete sich vor seiner Frau, vor den Abenden, dem Alleinsein mit ihr. Er brachte es zu keiner Erection mehr.

Er versuchte es wieder mit Prostituirten, befriedigte sich, indem er ihre Schuhe betastete, dann musste die Puella mit dem Schuh seinen Penis berühren; er ejaculirte oder wenn dies nicht geschah, versuchte er Coitus mit dem feilen Weibe, jedoch ohne Erfolg, da dann sofort Ejaculation eintrat. Pat. kommt ganz verzweifelt zur Consultation. Er beklagt es tief, entgegen seiner inneren Ueberzeugung, dem unseligen Rath der Aerzte gefolgt zu sein, eine brave Frau unglücklich gemacht, physisch und moralisch geschädigt zu haben. Ob er es vor Gott verantworten könne, eine solche Ehe fortzusetzen? Selbst wenn er sich seiner Frau entdecke, sie Alles für ihn thun würde, sei ihm nicht geholfen, denn es müsse eben der bewusste Demimondeparfum dabei sein.

Die Erscheinung dieses Unglücklichen bietet ausser seinem Seelenschmerz nichts Auffälliges. Genitalien ganz normal. Prostata etwas vergrössert. Er klagt, dass er so unter der Herrschaft seiner Stiefelvorstellungen sei, dass er schon erröthe, wenn nur von Stiefeln die Rede sei. Seine ganze Phantasie drehe sich um solche. Wenn er auf seinem Landgut sei, müsse er oft plötzlich nach der 10 Meilen entfernten Stadt reisen, um seinen Fetischismus an Schauläden oder auch an Puellis zu befriedigen.

Zu einer Behandlung konnte sich der Bedauernswerthe nicht entschliessen, da sein Vertrauen zum ärztlichen Stand tief erschüttert war. Ein Versuch, ob Hypnose und damit eine Beseitigung der fetischistischen Association möglich sei, scheiterte an der seelischen Aufregung des Unglücklichen, den ausschliesslich der Gedanke beherrschte, seine Frau unglücklich gemacht zu haben.

Beobachtung 88. X., 24 Jahre, aus belasteter Familie (Mutterbruder und Grossvater irrsinnig, Schwester epileptisch, andere Schwester an Migräne leidend, Eltern von erregbarem Temperament), hatte in der Dentitionszeit einige Krampfanfälle gehabt. wurde, 7 Jahre alt, von einem Dienstmädchen zur Onanie verleitet. Zum ersten Mal empfand X. ein Vergnügen an diesen Manipulationen, als gelegentlich jenes Mädchen mit dem Fusse, an welchem ein Schuh war, seinen Penis bestrich. Damit war bei dem belasteten Jungen eine bezügliche Association gegeben, vermöge welcher fortan der blosse Anblick eines Frauenschuhs, ja schliesslich die blosse Phantasievorstellung genügte, um sexuelle Erregung und Erection hervorzurufen. Er onanirte nun, Frauenschuhe ansehend oder solche sich vorstellend. In der Schule erregten ihn mächtig die Schuhe der Lehrerin, überhaupt solche, die theilweise durch lange Frauenkleider verhüllt waren. Eines Tages konnte er sich nicht enthalten, die Lehrerin bei den Schuhen zu fassen, was ihm eine grosse geschlechtliche Erregung verursachte. Trotz Schlägen konnte er nicht umhin. wiederholt diese Handlung auszuführen. Endlich erkannte man, dass hier ein krankhaftes Motiv im Spiel sein müsse und that ihn zu einem Lehrer. Er schwelgte nun in der Erinnerungsvorstellung an die Schuhscene mit der Lehrerin, hatte dabei Erection, Orgasmus und vom 14. Jahr ab Ejaculation. Daneben masturbirte er, während er an einen Frauenschuh dachte. Eines Tages kam ihm der Gedanke, seinen Genuss zu erhöhen, indem er einen solchen Schuh zu masturbatorischen Zwecken benütze. Er nahm nun häufig heimlich Schuhe und benutzte sie zu solchem Zweck.

Sonst konnte ihn am Weibe nichts sexuell erregen; der Gedanke an Coitus erfüllte ihn mit Abscheu. Auch Männer interessirten ihn in keiner Weise.

Mit 18 Jahren eröffnete er einen Kramladen und handelte u. A. auch mit Frauenschuhen. Es erregte ihn geschlechtlich, indem er Käuferinnen Schuhe anpassen oder mit den von ihnen benutzten Schuhen manipuliren konnte. Eines Tages erlitt er dabei einen epileptischen Anfall und bald darauf einen zweiten, als er in gewohnter Weise onanirte. Jetzt erst erkannte er die Gesundheitsschädlichkeit seiner sexuellen Praktiken. Er bekämpfte seine Onanie, verkaufte keine Schuhe mehr und bemühte sich, die krankhafte Association zwischen Frauenschuhen und Geschlechtsfunktion los zu werden. Nun traten aber massenhaft Pollutionen unter erotischen Träumen, Frauenschuhe betreffend, auf, und die epileptischen Anfälle dauerten fort. Obwohl ohne geringste sexuelle Empfindung für das weibliche Geschlecht, entschloss er sich zur Heirath, die ihm als einziges Heilmittel erschien.

Er heirathete eine junge hübsche Dame. Trotz lebhafter Erection, wenn er an die Schuhe seiner Frau dachte, war er aber bei Cohabitationsversuchen gänzlich impotent, indem das Unlustgefühl gegen Coitus, überhaupt gegen intimen Verkehr, den Einfluss der sexuell erregenden Schuhvorstellung weit überwog. Wegen seiner Impotenz wandte sich Pat. an Dr. Hammond, der seine Epilepsie mit Brom behandelte und ihm rieth, einen über dem Ehebett aufgehängten Schuh beim Coitus fest zu fixiren und sich seine Frau als Schuh zu denken. Pat. wurde frei von epileptischen Anfällen und potent, so dass er etwa alle 8 Tage coitiren konnte. Auch nahm seine sinnliche Erregung durch Frauenschuhe immer mehr ab. (Hammond, sexuelle Impotenz, deutsch von Salinger, 1889, S. 23.)

An diese beiden Fälle von Schuhfetischismus, welche offenbar auf blosser, durch keinen inneren Zusammenhang der Dinge unterstützter, also zufälliger Association beruhen, sei hier noch der folgende, offenbar gleichfalls aus blosser zufälliger Association entstandene, äusserst sonderbare Fall eines Fetischisten angereiht, welcher nur durch die Vorstellung einer Nachtmütze auf einem alten hässlichen Frauenkopfe, sexuell erregt wurde.

Beobachtung 89. L., 37 Jahre alt, Commis, aus sehr belasteter Familie, bekam mit 5 Jahren die erste Erection, als er seinen Schlafkameraden, einen älteren Verwandten, eine Nachtmütze aufsetzen sah. Die gleiche Wirkung trat ein, als er später einmal die alte Hausmagd eine Nachthaube aufsetzen sah. Später genügte zur Erection die blosse Vorstellung eines alten hässlichen, mit einer Nachthaube bedeckten Frauenkopfes. Der blosse Anblick einer Haube oder der einer nackten Frauengestalt oder eines nackten Mannes liessen ihn kalt, aber die Berührung einer Nachtmütze rief Erection, zuweilen selbst Ejaculation hervor. L. war nicht Masturbant, auch bis zum 32 Jahr, wo er ein schönes und geliebtes Mädchen heirathete, sexuell nie thätig gewesen.

In der Hochzeitsnacht blieb er unerregbar, bis er in seiner Noth das Erinnerungsbild des alten hässlichen Weiberkopfes mit der Nachtmütze zu Hilfe nahm. Sofort gelang der Coitus.

In der Folge musste er jeweils zu diesem Mittel greifen. Seit der Kindheit hatte er zeitweise Anfälle von tiefer Gemüthsverstimmung mit Anwandlungen von Selbstmord, ab und zu auch nächtliche schreckhafte Hallucinationen. Beim Hinausschauen zum Fenster bekam er Schwindel und Angstzustände. Er war ein linkischer, sonderbarer, verlegener, geistig schlecht veranlagter Mensch. (Charcot und Magnan, Arch. de Neurol. 1882, Nr. 12.)

In diesem ganz einzigen Falle scheint die zeitliche Coincidenz der ersten geschlechtlichen Regung mit einem ganz heterogenen Eindruck allein das Gelüst determinirt zu haben.

Einen mindestens ebenso seltsamen Fall von zufällig associativem Fetischismus erwähnt Hammond op. cit. p. 50. Bei einem im Uebrigen ganz gesunden und psychisch normalen, verheiratheten Manne von 30 Jahren soll die Potenz in Folge der Uebersiedlung in ein anderes Haus plötzlich verschwunden, und nach Wiederherstellung der gewohnten Schlafzimmereinrichtung zurückgekehrt sein.

c) Der Fetisch ist ein bestimmter Stoff.

Es gibt eine dritte Hauptgruppe von Fetischisten, deren Fetisch weder ein Theil des weiblichen Körpers noch ein Theil der weiblichen Kleidung als solcher ist, sondern ein bestimmter Stoff, der nicht einmal als Stoff weiblicher Bekleidung immer zur Geltung kommt, sondern auch als blosser Stoff an sich sexuelle Empfindungen wecken oder steigern kann. In manchen Fällen erscheint hier das Befühlen solcher Stoffe während des sexuellen Aktes unerlässlich, um diesen möglich oder wenigstens befriedigend zu machen. Solche Stoffe sind: Pelzwerk, Sammt und Seide.

Diese Fälle unterscheiden sich von den vorhergehenden Erscheinungen des erotischen Kleidungsfetischismus dadurch, dass diese Stoffe nicht, wie Frauenwäsche, in naher Beziehung zum weiblichen Körper stehen und nicht wie Schuhe und Handschuhe Beziehungen zu bestimmten Theilen desselben und deren anderweitiger symbolischer Bedeutung haben. Auch kann dieser Fetischismus nicht, wie die einzeln stehenden Fälle der Nachtmütze und der Schlafzimmereinrichtung, aus einer ganz zufälligen Association abgeleitet werden, da diese Fälle eine ganze Gruppe mit gleichartigem Objekt bilden. Man muss wohl annehmen, dass gewisse Tastempfindungen (eine Art Kitzel, der in einer entfernten Verwandtschaft zu wollüstigen Empfindungen steht?) bei hyperästhetischen Individuen hier veranlassend für die Entstehung des Fetischismus sind.

Hier möge zunächst die folgende Selbstbeobachtung eines mit diesem seltsamen Fetischismus behafteten Mannes Platz finden:

Beobachtung 90. N. N., 37 Jahre alt, aus neuropathischer Familie stammend, selbst von neuropathischer Constitution, giebt an:

Von frühester Jugend ist mir eine tiefgewurzelte Schwärmerei für Pelzwerk und Sammt eigen, in dem Sinne, dass diese Stoffe bei mir geschlechtliche Erregung bewirken, ihr Anblick und ihre Berührung mir ein wollüstiges Vergnügen bereiten. An irgend ein Ereigniss, welches diese seltsame Neigung veranlasst hätte (etwa gleichzeitiges Eintreten der ersten sexuellen Regung mit dem Eindrucke dieser Stoffe, resp. erste Erregung durch ein so gekleidetes Weib), überhaupt an den ersten Anfang dieser Schwärmerei vermag ich mich nicht zu erinnern. Ich will damit die Möglichkeit eines solchen Ereignisses, einer zufälligen Verbindung im ersten Eindruck und darauf beruhender Association, nicht absolut ausschliessen, halte es aber für sehr unwahrscheinlich, dass dergleichen stattgefunden hat, weil ich glaube, dass ein solches Vorkommniss sich mir tief eingeprägt hätte.

Ich weiss nur, dass ich schon als kleines Kind lebhaft danach trachtete, Pelzwerk zu sehen und zu streicheln, und dabei eine dunkle wollüstige Empfindung hatte. Mit dem ersten Auftreten bestimmter sexueller Vorstellungen, d. h. der Richtung geschlechtlicher Gedanken auf das Weib, war auch schon die besondere Vorliebe für das Weib, das gerade mit diesen Stoffen gekleidet ist, vorhanden.

So ist es seither bis in mein reifes Mannesalter geblieben. Ein Weib, welches einen Pelz, oder Sammt, oder gar Beides trägt, erregt mich viel rascher und viel mächtiger als eines ohne dieses Beiwerk. Die genannten Stoffe sind zwar nicht conditio sine qua non der Erregung, die Begierde tritt auch ohne sie auf die gewöhnlichen Reize ein; aber der Anblick und namentlich die Berührung dieser Fetischstoffe bildet für mich ein mächtiges Unterstützungsmittel anderer normaler Reize und eine Erhöhung des erotischen Genusses. Oft bringt mich der blosse Anblick eines nur leidlich hübschen Frauenzimmers, welches aber in diese Stoffe gekleidet ist, in lebhafte Erregung und reisst mich völlig hin. Schon der Anblick meiner Fetischstoffe gewährt mir Genuss, viel grösseren die Berührung. (Der penetrante Geruch des Pelzwerks ist mir dabei gleichgültig, eher unangenehm, nur wegen der Association mit angenehmen Gesichts- und Tastempfindungen leidlich.) Ich sehne mich mächtig danach, diese Stoffe am Körper eines Weibes zu betasten, zu streicheln, zu küssen, mein Gesicht darein zu vergraben. Der höchste Genuss ist mir inter actum meinen Fetisch auf der Schulter eines Weibes zu sehen und zu fühlen.

Sowohl Pelzwerk allein als Sammt allein übt die geschilderte Wirkung auf mich aus, Ersteres viel stärker als Letzterer. Am stärksten wirkt die Combination beider Stoffe. Auch weibliche Kleidungsstücke aus Sammt und Pelzwerk, allein ohne die Trägerin gesehen und befühlt, wirken sexuell erregend auf mich ein, ja ebenso — wenn auch in geringerem Grade — Pelzwerk zu Decken verarbeitet, die nicht zur weiblichen Kleidung gehören, auch Sammt und Plüsch an Möbeln und Draperien. Die blossen Abbildungen von Pelz- und Sammttoiletten sind für mich Gegenstand erotischen Interesses, ja das blosse Wort „Pelz“ hat für mich magische Eigenschaft und ruft sofort erotische Vorstellungen hervor.

Der Pelz ist für mich so sehr ein Gegenstand sexuellen Interesses, dass ein Mann, der einen wirksamen (s. unten) Pelz trägt, mir einen höchst unangenehmen, ärgerlichen und skandalösen Eindruck macht, etwa wie auf jeden normalen Menschen ein Mann in Costüm und Haltung einer Ballettänzerin machen würde. Aehnlich zuwider, weil einander widerstreitende Empfindungen erweckend, ist mir der Anblick einer alten oder hässlichen Frau in einem schönen Pelz.

Dieses erotische Wohlgefallen an Pelzwerk und Sammt ist etwas von bloss ästhetischem Gefallen ganz und gar Verschiedenes. Ich habe einen sehr lebhaften Sinn für schöne weibliche Kleidung, dabei auch noch eine besondere Vorliebe für Spitzen, diese ist aber rein ästhetischer Natur. Eine Frau in Spitzentoilette (oder sonst in geschmückter, eleganter Kleidung) ist s c h ö n e r, aber nur eine in meine Fetischstoffe gekleidete ist r e i z e n d e r als eine andere unter sonst gleichen Umständen.

Pelzwerk übt aber auf mich die geschilderte Wirkung nur dann aus, wenn es recht dichte, feine, glatte, ziemlich lange, in die Höhe stehende sogenannte Grannenhaare hat. Von diesen hängt, wie ich deutlich bemerkt habe, die Wirkung ab. Ganz gleichgültig sind für mich nicht nur die allgemein für ordinär geltenden, grobhaarigen, zottigen Pelzsorten, sondern ebenso unter den für schön und edel geltenden diejenigen, bei welchen das Grannenhaar ganz entfernt wird (Seehund, Biber), oder von Natur kurz ist (Hermelin), oder überlang und liegend (Affe, Bär). Die specifische Wirkung haben nur die stehenden Grannenhaare bei Zobel, Marder, Skunks u. dgl. Nun besteht aber auch Sammt aus dichten, feinen, in die Höhe stehenden Haaren (Fasern), worauf die gleiche Wirkung beruhen dürfte. Die Wirkung scheint eben von einem ganz bestimmten Eindruck dichter, feiner Haarspitzen auf die Endorgane der sensiblen Nerven abzuhängen.

Wieso aber dieser eigenthümliche Eindruck auf die Tastnerven zum Geschlechtsleben in Beziehung tritt, ist mir ganz räthselhaft. Thatsache ist, dass dies bei vielen Menschen der Fall ist. Ich bemerke noch ausdrücklich, dass mir schönes Haar des Weibes wohl gefällt, aber keine grössere Rolle für mich spielt als jeder andere Reiz, und dass mir bei dem Berühren von Pelzwerk kein Gedanke an Frauenhaar kommt. (Die Tastempfindung hat auch an sich nicht die mindeste Aehnlichkeit.) Ueberhaupt tritt gar keine weitere Vorstellung dabei auf. Pelz an und für sich weckt eben bei mir die Sinnlichkeit; wieso ist mir ganz unerklärlich.

Die bloss ästhetische Wirkung, die Schönheit edlen Pelzwerks, für die wohl Jeder mehr oder minder empfänglich ist, die seit Raphael's Fornarina und Ruben's Helene Fourment von unzähligen Malern als Folie und Rahmen weiblicher Reize verwendet worden ist, und die in der Mode, in der Kunst und Wissenschaft weiblicher Bekleidung eine so grosse Rolle spielt — diese ästhetische Wirkung erklärt hier gar nichts, wie oben schon bemerkt. Die gleiche ästhetische Wirkung, wie auf normale Menschen schönes Pelzwerk, üben auf mich wie auf Jeden Blumen, Bänder, Edelsteine und jeder andere Schmuck aus. Solche Dinge heben, geschickt verwendet, die weibliche Schönheit, und können so unter Umständen etwa indirect einen sinnlichen Effect hervorrufen. Niemals haben sie auf mich einen directen mächtigen sinnlichen Effect, wie die genannten Fetischstoffe.

Obwohl nun bei mir, und wohl bei allen „Fetischisten“, die sinnliche und die ästhetische Wirkung durchaus scharf zu trennen sind, so hindert das nicht, dass ich auch an meinen Fetisch eine ganze Reihe von ästhetischen Anforderungen in Bezug auf Form, Schnitt, Farbe etc. stelle. Ich könnte mich hier über diese Anforderungen meines Geschmacks noch sehr weitläufig verbreiten, unterlasse dies aber, als nicht mehr zum eigentlichen Thema gehörig. Ich wollte nur darauf aufmerksam machen, wie der Fetischismus eroticus sich noch mit rein ästhetischen Geschmacksregungen complicirt.

Ebenso wenig wie durch den ästhetischen Eindruck lässt sich die specifische erotische Wirkung meiner Fetischstoffe etwa durch die Association mit der Vorstellung des Körpers einer Trägerin erklären. Denn erstens wirken diese Stoffe auf mich, wie gesagt, auch ganz vom Körper isolirt, als blosse Stoffe, und zweitens wirken viel intimere Kleidungsstücke (Mieder, Hemd), die ohne Zweifel Associationen hervorrufen, weit schwächer. Die Fetischstoffe haben also selbständigen sinnlichen Werth für mich. Wieso, das ist mir selbst räthselhaft.

Dieselbe erotische Fetischwirkung wie Pelzwerk und Sammt haben für mich Federn auf Frauenhüten, an Fächern etc. (ähnliche Berührungsempfindung des leicht Spielenden, eigenthümlich Kitzelnden). Endlich kommt die Fetischwirkung in sehr abgeschwächtem Grade auch noch anderen glatten Stoffen, Atlas, Seide zu, während rauhe Stoffe, rauhes Tuch, Flanell geradezu abstossend wirken.

Zum Schlusse will ich noch erwähnen, dass ich irgendwo eine Abhandlung von Carl Vogt über mikrokephale Menschen gelesen habe, wonach eines dieser Wesen sich beim Anblick eines Pelzes auf diesen stürzte und ihn unter lebhaften Zeichen der Freude streichelte. Es liegt mir fern, deshalb im weit verbreiteten Pelzfetischismus ernstlich einen atavistischen Rückschlag in den Geschmack der bepelzten Urahnen des Menschengeschlechts sehen zu wollen. Jener Cretin übte nur mit der ihm zukommenden Ungenirtheit einen ihm angenehmen Tastakt aus, der nicht nothwendig sexuell-sinnlicher Natur sein musste; wie auch viele ganz normale Menschen gerne eine Katze oder dergleichen, selbst Sammt und Pelzwerk streicheln, ohne aber dadurch gerade sexuell erregt zu werden.

In der Literatur finden sich einige hierher gehörigen Fälle:

Beobachtung 91. Knabe von 12 Jahren fühlte mächtige geschlechtliche Erregung, als er zufällig sich mit einem Fuchspelz zudeckte. Von nun an Masturbation unter Benützung von Pelzwerk oder Mitnehmen eines zottigen Hündchens ins Bett, wobei Ejaculation erfolgte, zuweilen gefolgt von einem hysterischen Anfall. Seine nächtlichen Pollutionen waren dadurch bedingt, dass er träumte, er liege nackt auf weichem Pelze und sei von diesem ganz eingehüllt. Durch die Reize von Männern oder Frauen war er ganz unerregbar.

Er wurde neurasthenisch, litt an Beachtungswahn, meinte, Jedermann bemerke seine sexuelle Anomalie, hatte deshalb Taed. vitae und wurde schliesslich irrsinnig.

Er war sehr belastet, hatte unregelmässig gebildete Genitalien und sonstige anatomische Degenerationszeichen. (Tarnowsky, op. cit. p. 22.)

Beobachtung 92. C. ist ein besonderer Liebhaber des Samuts. C. wird durch schöne Weiber in normaler Weise angezogen, ganz besonders aber erregt es ihn, wenn er die Person, mit der er sexuell verkehrt, in Sammtkleidung antrifft. Hier ist nun besonders auffallend, dass nicht sowohl das Sehen als das Berühren des Sammts die Erregung verursacht. C. sagte mir, dass das Herüberstreichen über die Sammtjacke einer weiblichen Person ihn so sehr sexuell errege, wie es auf andere Weise kaum erfolgen könne. (Dr. Moll, op. cit. p. 127.)

Ein ganz eigenthümlicher Fall von Stofffetischismus ist der folgende. Er ist verbunden mit dem Trieb den Fetisch zu beschädigen, der in diesem Falle entweder ein Element von Sadismus gegen das Weib als Trägerin des Stoffes darstellt oder den auch sonst bei Fetischisten mehrfach vorkommenden unpersönlichen Gegenstands-Sadismus (vgl. oben p. 173). Dieser Beschädigungstrieb hat den vorliegenden zu einem merkwürdigen Criminalfall gemacht.

Beobachtung 93. Im Juli 1891 stand der 25jährige Schlossergeselle Alfred Bachmann in Berlin vor der zweiten Ferienstrafkammer des Landgerichts I. Im April d. J. gingen der Polizei mehrfach Anzeigen zu, wonach eine böswillige Hand die Kleider von Damen mit einem haarscharfen Instrument zerschnitten hatte. Am Abende des 25. April gelang es, den Unhold in der

Person des Angeklagten zu ertappen. Ein Kriminalbeamter bemerkte, wie der Angeklagte sich in auffälliger Weise an eine Dame herandrängte, die in Begleitung eines Herrn durch die Passage ging. Der Beamte ersuchte die Dame, ihr Kleid zu besichtigen, während er den Verdächtigen festhielt. Es stellte sich heraus, dass das Kleid einen ziemlich langen Schnitt erhalten hatte. Der Angeklagte wurde zur Wache geführt, woselbst man ihn untersuchte. Ausser einem scharfen Messer, welches er geständlich zum Aufschlitzen der Kleider gebrauchte, fand man noch zwei seidene Schleifen bei ihm, wie die Damen sie an ihren Kleidern anzubringen pflegen; der Angeklagte gab auch zu, dass er diese im Gedränge von den Kleidern abgetrennt habe. Schliesslich förderte die Leibesuntersuchung noch ein seidenes Damen-Halstuch zu Tage. Dies wollte der Angeklagte gefunden haben. Da seine Behauptung in diesem Falle nicht widerlegt werden konnte, so wurde er hiefür nur der Fundunterschlagung angeklagt, während seine sonstige Handlungsweise sich in zwei Fällen, in denen Strafantrag seitens der Beschädigten gestellt worden ist, als Sachbeschädigung und in zwei Fällen als Diebstahl kennzeichnete. Der Angeklagte, ein schon mehrfach vorbestrafter Mensch, mit blassem, ausdruckslosem Gesicht, gab vor dem Richter eine sonderbare Erklärung über sein räthselhaftes Thun ab. Die Köchin eines Majors habe ihn einmal die Treppe hinuntergeworfen, als er bei ihr bettelte, und seit dieser Zeit habe er einen grimmigen Hass auf das ganze weibliche Geschlecht geworfen. Man zweifelte an seiner Zurechnungsfähigkeit und liess ihn deshalb durch einen Kreisphysikus untersuchen. Der Sachverständige begutachtete im Termine, dass keinerlei Grund vorliege, den allerdings wenig intelligenten Angeklagten für geisteskrank zu halten. Der Letztere vertheidigte sich in eigenthümlicher Weise. Ein unbezähmbarer Trieb zwinge ihn, sich den Damen zu nähern, die seidene Kleider trugen. Das Berühren eines seidenen Stoffes sei für ihn ein Wonnegefühl, und dies gehe sogar so weit, dass er im Untersuchungsgefängnisse erregt worden sei, wenn ihm beim Wollezupfen zufällig ein seidener Faden unter die Finger kam. Der Staatsanwalt Müller II. hielt den Angeklagten einfach für einen gemeingefährlichen, bösartigen Menschen, der für längere Zeit unschädlich gemacht werden müsste. Er beantragte gegen ihn ein Jahr Gefängniss. Der Gerichtshof verurtheilte den Angeklagten zu 6 Monaten Gefängniss und einjährigem Ehrverlust.

Von ärztlicher Seite wurde mir der folgende Fall mitgetheilt.

In einem Bordell war ein Mann unter dem Namen „Sammt" bekannt. Dieser bekleidete eine sympathische Puella mit einem schwarzen Sammtkleide und erregte und befriedigte seine sexuellen Triebe lediglich durch Bestreichen seines Gesichtes mit einem Zipfel des Sammtkleides, während er sonst mit der Person nicht in Berührung kam.

Ein anderer Gewährsmann versichert mir, dass namentlich bei Masochisten die Schwärmerei für Pelz, Sammt und Federn häufig vorkommt. (Vgl. oben Beob. 44.) Auch in den Romanen von Sacher-Masoch spielt der Pelz eine hervorragende Rolle, wie er ja auch einzelnen derselben zum Titel diente. Gesucht und unbefriedigend erscheint die dort gegebene Erklärung, der Pelz (Hermelin) sei das Symbol der Herrschaft und deshalb der Fetisch der dort geschilderten Männer.

II. Tief herabgesetzte bis gänzlich mangelnde Geschlechtsempfindung gegenüber dem anderen Geschlecht bei stellvertretendem Geschlechtsgefühl und Geschlechtstrieb zum eigenen (homosexuale s. conträre Empfindung).

Zu den festesten Bestandtheilen des Ichbewusstseins nach Erreichung der geschlechtlichen Vollentwicklung gehört das Bewusstsein, eine bestimmte geschlechtliche Persönlichkeit zu repräsentiren und das Bedürfniss derselben, während der Zeit physiologischer Vorgänge (Samen- Eibereitung) in dem Generationsapparat, im Sinne dieser besonderen geschlechtlichen Persönlichkeit sexuelle Akte zu vollbringen, die bewusst oder unbewusst auf eine Erhaltung der Gattung abzielen.

Bis auf dunkle Ahnungen und Dränge bleiben Geschlechtsgefühl und sexuelle Triebe latent bis zur Zeit der Entwicklung der Generationsorgane. Das Kind ist generis neutrius, und wenn auch in diesem Zeitraum der noch nicht zum klaren Bewusstsein gelangten, blos virtuell vorhandenen, noch nicht durch mächtige organische Gefühle getragenen latenten Sexualität, abnorm früh. spontan oder durch äusseren Einfluss Erregungen der Genitalorgane eintreten und in Masturbation Befriedigung finden mögen, so fehlt doch bei all Dem noch gänzlich die seelische Beziehung zu Personen des anderen Geschlechts, und haben bezügliche sexuelle Akte mehr oder weniger die Bedeutung spinalreflektorischer.

Die Thatsache der Unschuld oder der sexuellen Neutralität ist um so bemerkenswerther, als doch früh schon, in der Erziehung, Beschäftigung, Kleidung u. s. w., das Kind eine Differenzirung von Kindern des anderen Geschlechtes erfährt. Diese Eindrücke bleiben aber vorläufig seelisch unbeachtet, weil sie offenbar sexuell unbetont bleiben, da das Centralorgan (Hirnrinde) für sexuelle Gefühle und Vorstellungen noch nicht aufnahmsfähig, weil unentwickelt ist.

Mit der beginnenden anatomischen und funktionellen Entwicklung der Zeugungsorgane und der damit Hand in Hand gehenden Differenzirung der dem betreffenden Geschlecht zukommenden Körperformen, entwickeln sich beim Knaben beziehungsweise Mädchen die Grundlagen eines ihrem Geschlecht entsprechenden seelischen Empfindens, wozu nun allerdings Erziehung, überhaupt äussere Einflüsse, bei dem aufmerksam gewordenen Individuum mächtig beitragen.

Ist die sexuelle Entwicklung eine normale, ungestörte, so gestaltet sich ein bestimmter, dem Geschlecht entsprechender Charakter. Es entstehen bestimmte Neigungen, Reaktionen im Verkehr mit Personen des anderen Geschlechts und es ist psychologisch bemerkenswerth, wie verhältnissmässig rasch sich der bestimmte, dem betreffenden Geschlecht zukommende seelische Typus herausentwickelt.

Während z. B. Schamhaftigkeit in der Kinderzeit wesentlich nur eine unverstandene und unverständliche Forderung der Erziehung und Nachahmung war, und bei der Unschuld und Naivetät des Kindes nur unvollkommen zum Ausdruck gelangte, erscheint jene dem Jüngling und der Jungfrau nunmehr als ein zwingendes Gebot der Selbstachtung, die, wenn ihr nur irgendwie nahegetreten wird, eine mächtige vasomotorische Reaktion (Schamröthe) und psychische Affekte hervorruft.

Ist die ursprüngliche Veranlagung eine günstige, normale, und bleiben die psychosexuale Entwicklung schädigende Faktoren ausser Spiel, so entwickelt sich eine so festgefügte, und dem Geschlecht, welches das Individuum repräsentirt, so vollkommen entsprechende und harmonische psychosexuale Persönlichkeit, dass nicht einmal der spätere Verlust der Zeugungsorgane (etwa durch Castration), oder später der Klimax oder das Senium, sie wesentlich verändern können.

Damit soll allerdings nicht behauptet werden, dass der castrirte Mann oder das castrirte Weib, der Jüngling und der Greis, die Jungfrau und die Matrone, der impotente und der potente Mann seelisch nicht wesentlich von einander differirten.

Eine interessante und für das Folgende belangreiche Frage geht dahin, ob die peripheren Einflüsse der Keimdrüsen (Hoden und Ovarien) oder centrale cerebrale Bedingungen für die psychosexuale Entwicklung entscheidend sind. Für die wichtige Bedeutung der Keimdrüsen in dieser Hinsicht spricht die Thatsache, dass angeborener Mangel oder Entfernung derselben vor der Pubertät Körperentwicklung und auch psychosexuale Entwicklung mächtig beeinflussen, sodass die letztere verkümmert und eine mehr dem Typus des entgegengesetzten Geschlechtes sich nähernde Richtung nimmt (Eunuchen, gew. Viragines u. s. w.).

Dass die körperlichen Vorgänge in den Genitalorganen aber nur mitwirkende, nicht die ausschliesslichen Faktoren in dem Werdeprocess einer psychosexualen Persönlichkeit sind, geht daraus hervor, dass trotz anatomischer und physiologischer Normalität derselben, gleichwohl eine dem Geschlecht, welches der betreffende repräsentirt, gegensätzliche Sexualempfindung sich entwickeln kann.

Hier kann die Ursache nur in einer Anomalie centraler Bedingungen, in einer abnormen psychosexualen Veranlagung gegeben sein. Diese Veranlagung ist hinsichtlich ihrer anatomischen und funktionellen Begründung vorläufig eine ganz dunkle. Da in fast allen bezüglichen Fällen der Träger der perversen Sexualempfindung eine neuropathische Belastung nach mehrfacher Hinsicht aufweist und diese mit erblich degenerativen Bedingungen sich in Beziehung setzen lässt, darf jene Anomalie der psychosexualen Empfindungsweise als funktionelles Degenerationszeichen klinisch angesprochen werden. Diese perverse Sexualität tritt mit sich entwickelndem Geschlechtsleben spontan, ohne äussere Anlässe zu Tage, als individuelle Erscheinungsform einer abnormen Artung der Vita sexualis und imponirt dann als eine angeborene Erscheinung oder sie entwickelt sich erst im Verlauf einer Anfangs normale Bahnen eingeschlagen habenden Sexualität auf Grund ganz bestimmter schädlicher Einflüsse und erscheint damit als eine gewordene erworbene. Worauf diese räthselhafte Erscheinung der erworbenen homosexualen Empfindung beruhen mag, entzieht sich zur Zeit noch ganz der Erklärung und gehört der Hypothese an. Es ist wahrscheinlich auf Grund genauer Untersuchung der sogen. erworbenen Fälle, dass die auch hier vorhandene Veranlagung in einer latenten Homo- oder mindestens Bisexualität besteht, die zu ihrem Manifestwerden der Einwirkung von veranlassenden gelegentlichen Ursachen bedurfte, um aus ihrem Schlummer geweckt zu werden.

Innerhalb der sogen. conträren Sexualempfindung zeigen sich Gradstufen der Erscheinung, ziemlich parallel gehend dem Grad der Belastung des Individuums, insofern in milderen Fällen blos psychischer Hermaphroditismus, in schwereren allerdings nur homosexuelle Empfindungsweise und Triebrichtung, aber auf die Vita sexualis beschränkt, in noch schwereren überdies die ganze seelische Persönlichkeit und selbst die körperliche Empfindungsweise im Sinne der sexuellen Perversion umgewandelt, in ganz schweren sogar der körperliche Habitus entsprechend umgestaltet erscheint.

Auf diesen klinischen Thatsachen fusst demgemäss auch die folgende Eintheilung der verschiedenen Erscheinungsweisen dieser psychosexualen Anomalie.

A. Die homosexuale Empfindung als erworbene Erscheinung.

Das Entscheidende ist hier der Nachweis der perversen Empfindung gegenüber dem eigenen Geschlecht, nicht die Constatirung geschlechtlicher Akte an demselben. Diese zwei Phänomene dürfen nicht mit einander verwechselt, Perversität darf nicht für Perversion gehalten werden.

Sehr oft kommen perverse sexuelle Akte zur Beobachtung, ohne dass ihnen Perversion zu Grunde läge. Dies gilt ganz besonders für sexuelle Handlungen unter Personen desselben Geschlechts, namentlich hinsichtlich Päderastie. Hier ist nicht nothwendig Paraesthesia sexualis im Spiel, sondern Hyperästhesie bei physisch oder psychisch unmöglicher naturgemässer Geschlechtsbefriedigung.

So finden wir homosexuellen Verkehr bei impotent gewordenen Masturbanten oder Wollüstlingen oder, faute de mieux, bei sinnlichen Weibern und Männern in Gefängnissen, Schiffen, Casernen, Bagno's, Pensionaten u. s. w.

Zum normalen Geschlechtsverkehr wird sofort zurückgekehrt, wenn die Hindernisse für denselben entfallen. Ganz besonders häufig ist die Ursache solcher temporärer Verirrung: die Masturbation und ihre Folgen bei jugendlichen Individuen.

Nichts ist geeignet, die Quelle edler idealer Gefühlsregungen, die aus einer normal sich entwickelnden geschlechtlichen Empfindung ganz von selbst sich erheben, so zu trüben, ja nach Umständen ganz versiegen zu machen, als in frühem Alter getriebene Onanie. Sie streift von der sich entfalten sollenden Knospe Duft und Schönheit und hinterlässt nur den grobsinnlichen thierischen Trieb nach geschlechtlicher Befriedigung. Gelangt ein dergestalt verdorbenes Individuum in das zeugungsfähige Alter, so fehlt ihm der ästhetische, ideale, reine und unbefangene Zug, der zum anderen Geschlechte hindrängt. Damit ist die Gluth der sinnlichen Empfindung erlöscht und die Neigung zum anderen Geschlechte eine bedeutend abgeschwächte. Dieser Defekt beeinflusst die Moral, die Ethik, den Charakter, die Phantasie, die Stimmung, das Gefühls- und Triebleben des jugendlichen Masturbanten, sowohl des männlichen als des weiblichen, in ungünstiger Weise und lässt nach Umständen das Verlangen nach dem anderen Geschlecht auf den

Nullpunkt sinken, so dass Masturbation jeglicher naturgemässen Befriedigung vorgezogen wird.

Zuweilen leidet auch die Entwicklung höherer sexualer Gefühle gegenüber dem anderen Geschlechte dadurch Noth, dass hypochondrische Angst vor Ansteckung beim Geschlechtsgenuss oder eine wirklich erfolgte Infection, oder auch eine verfehlte Erziehung, welche tendenziös auf solche Gefahren hinwies und sie übertrieb, oder (besonders beim Mädchen) berechtigte Angst vor den Folgen des Coitus (Schwängerung), oder auch Ekel vor dem Mann auf Grund physischer und moralischer Gebrechen desselben die Befriedigung des mit krankhafter Stärke sich geltend machenden Triebs in perverse Bahnen lenkten. Aber die zu frühe und perverse Geschlechtsbefriedigung schädigt nicht bloss den Geist, sondern auch den Körper, insofern sie Neurosen des Sexualapparates herbeiführt (reizbare Schwäche des Erections- und des Ejaculationscentrums, mangelhaftes Wollustgefühl beim Beischlaf u. s. w.), während sie die Phantasie in fortwährender Erregung erhält und die Libido anregt.

Bei wohl jedem Masturbanten kommt ein Zeitpunkt, wo er, erschreckt durch Belehrung über die Folgen des Lasters oder diese an sich gewahrend (Neurasthenie), oder durch Beispiel, Verführung zum anderen Geschlecht gedrängt, dem Laster entfliehen und seine Vita sexualis saniren möchte.

Die moralischen und physischen Bedingungen sind hier die denkbar ungünstigsten. Die reine Gluth der Empfindung ist dahin, das Feuer sexueller Brunst fehlt, nicht minder das Selbstvertrauen, denn jeder Masturbant ist mehr weniger feige, muthlos. Rafft sich der jugendliche Sünder zu einem Versuch zu coitiren auf, so wird er entweder enttäuscht, weil mit mangelhaftem Wollustgefühl der Genuss fehlt, oder es fehlt ihm die physische Kraft zur Vollbringung des Akts. Dieses Fiasko hat die Bedeutung einer Katastrophe und führt zu absoluter psychischer Impotenz. Böses Gewissen, die Erinnerung an erlebte Blamagen hindern den Erfolg bei weiteren Versuchen. Die fortbestehende Libido sexualis verlangt aber nach Befriedigung und die moralische und physische Perversion drängt immer mehr vom Weibe ab.

Aus verschiedenen Gründen (neurasthenische Beschwerden, hypochondrische Furcht vor den Folgen u. s. w.) wird das Individuum aber auch von Masturbation abgedrängt. Vorübergehend kann es hier zu Bestialität kommen. Nahe liegt dann der Verkehr mit dem eigenen Geschlecht — durch gelegentliche Verführung, durch Freundschaftsgefühle, die sich auf dem Boden pathologischer Sexualität leicht mit sexuellen verbinden.

Passive und mutuelle Onanie sind dann der bisherigen Gepflogenheit adäquate Akte. Findet sich ein Verführer, leider so häufig, so entsteht der gezüchtete Päderast, d. h. ein Mensch, der quasi Akte der Onanie mit Personen des eigenen Geschlechts vollzieht, sich dabei in aktiver, seinem wirklichen Geschlecht entsprechender Rolle fühlt und gefällt, und seelisch nicht bloss Personen des anderen, sondern auch denen des eigenen Geschlechts gegenüber sich auf dem Indifferenzpunkt befindet.

Bis zu dieser Stufe erstreckt sich die sexuelle Verkommenheit des normal veranlagten, unbelasteten geistig gesunden Individuums. Es ist kein Fall nachzuweisen, in welchem die Perversität zur Perversion, zur Umkehr der Geschlechtsempfindung geworden wäre [1]).

---

[1]) Garnier („Anomalies sexuelles“, Paris, p. 508—509) berichtet 2 Fälle (Beob. 222 u. 223), welche dieser Annahme scheinbar entgegenstehen, besonders den ersteren, wo Kränkung über die Untreue der Geliebten den Betreffenden dazu gelangen liess, den Verführungen von Männern zu unterliegen. Aus der Beobachtung ergibt sich aber klar, dass dieses Individuum niemals Gefallen an homosexualen Akten hatte. In Beobachtung 223 handelt es sich um einen Effeminirten ab origine, mindestens einen psychischen Hermaphroditen.

Die Meinung Derjenigen, welche für die Entstehung homosexualer Empfindungen und Triebe ausschliesslich fehlerhafte Erziehung und andere psychologische Momente verantwortlich machen, ist eine ganz irrige.

Man kann einen Unbelasteten noch so weibisch erziehen, und ein Weib noch so männlich, sie werden dadurch nicht homosexual werden. Die Naturanlage ist entscheidend, nicht die Erziehung und anderes Zufällige, wie z. B. Verführung. Von conträrer Sexualempfindung kann nur die Rede sein, wenn die Person des eigenen Geschlechts einen psychosexualen Reiz auf die andere ausübt, also Libido, Orgasmus vermittelt, namentlich aber seelisch anziehend wirkt. Ganz anders die Fälle, wo faute de mieux bei grosser Sinnlichkeit und mangelhaftem ästhetischem Sinn eine Person des eigenen Geschlechts zu einem onanistischen Akt (nicht zu einem Coitus in seelischem Sinne) an ihrem Körper benutzt wird.

Sehr klar und überzeugend weist Moll in seiner verdienstvollen Monographie auf das Schwergewicht der originären Veranlagung gegenüber der Bedeutung von Gelegenheitsursachen hin (vgl. op. cit. p. 156—175). Er weiss „von vielen Fällen, wo der frühere sexuelle Verkehr mit Männern eine Perversion nicht herbeiführen konnte“. Moll sagt ferner bezeichnend: „Ich kenne eine derartige Epidemie (von mutueller Onanie) aus einer Berliner Schule, woselbst ein jetziger Schauspieler die mutuelle Onanie in schamloser Weise ein-

Anders liegt die Sache beim belasteten Individuum. Die latente perverse Sexualität entwickelt sich unter dem Einfluss der durch Masturbation, Abstinenz oder sonstwie entstandenen Neurasthenie.

Es kommt allmählich im Contakt mit Personen des eigenen Geschlechts zu sexueller Erregbarkeit durch solche. Bezügliche Vorstellungen werden mit Lustgefühlen betont und erwecken entsprechende Dränge. Diese entschieden degenerative Reaktionsweise ist der Anfang eines körperlich seelischen Umwandlungsprocesses, der in dem Folgenden seine Darstellung finden mag und zu dem Interessantesten gehört, was sich psychopathologisch beobachten lässt. Diese Metamorphose lässt verschiedene Stadien oder Stufen erkennen.

I. Stufe: Einfache Verkehrung der Geschlechtsempfindung.

Diese Stufe ist erreicht mit dem Zeitpunkt, wo die Person des eigenen Geschlechts aphrodisisch wirkt und der Betreffende geschlechtlich für sie empfindet. Charakter und Empfindungsweise bleiben aber vorerst dem Geschlecht, welches der jene Verkehrung der Geschlechtsempfindung Bietende besitzt, noch entsprechend. Er fühlt sich in aktiver Rolle, empfindet seinen Drang zum eigenen Geschlecht als eine Verirrung und sucht eventuell Hülfe.

Mit episodisch gebesserter Neurose können sogar Anfangs normale sexuelle Empfindungen wieder auftreten und sich behaupten. Die folgende Beobachtung erscheint recht geeignet, diese Etappe auf dem Weg der psychosexualen Entartung zu exemplificiren.

Beobachtung 94. Erworbene conträre Sexualempfindung. Ich bin Beamter und stamme aus einer, soviel mir bekannt, unbelasteten Familie; mein Vater starb an einer acuten Krankheit, die Mutter lebt, ist ziemlich „nervös“. Eine Schwester ist seit einigen Jahren sehr intensiv religiös geworden.

Ich selbst bin gross, mache einen durchaus männlichen Eindruck in Sprache, Gang und Haltung. An Krankheiten habe ich nur Masern durchgemacht, habe aber von meinem 13. Jahre an an sogen. nervösen Kopfschmerzen gelitten.

---

geführt hat. Obwohl ich jetzt die Namen von sehr vielen Berliner Urningen weiss, so konnte ich doch unter den damaligen Schülern des betr. Gymnasiums von keinem auch nur mit einiger Wahrscheinlichkeit ermitteln, dass er Urning geworden sei, hingegen weiss ich von vielen dieser Schüler ziemlich genau, dass sie jetzt geschlechtlich normal empfinden und verkehren.“

Mein sexuelles Leben begann im 13. Lebensjahre, wo ich einen etwas älteren Jungen kennen lernte, mit dem ich mich durch gegenseitiges Betasten der Genitalorgane vergnügte. In meinem 14. Lebensjahre hatte ich die erste Ejaculation. Von zwei älteren Mitschülern zur Onanie verführt, fröhnte ich derselben theils mit anderen, theils allein, im letzteren Fall jedoch stets mit dem Gedanken an Personen weiblichen Geschlechts. Meine Libido sexualis war sehr gross, wie sie es auch heute noch ist. Später versuchte ich mit einem hübschen, kräftigen Dienstmädchen mit sehr starken Mammae anzubinden; id solum assecutus sum, ut me praesente superiorem corporis sui partem enudaret mihique concederet os mammasque osculari, dum ipsa penem meum valde erectum in manum suam recepit eumque trivit.

So stürmisch ich auch den Coitus verlangte, sie gab es nicht zu, sondern erlaubte mir schliesslich nur noch, ihre Geschlechtstheile zu berühren.

Auf die Universität gekommen, suchte ich ein Bordell auf, reussirte auch ohne Anstrengung.

Da aber trat ein Ereigniss ein, welches in mir einen Umschwung hervorbrachte. Ich begleitete eines Abends einen Freund nach Hause und griff ihm, etwas angeheitert wie ich war, ad genitalia. Er wehrte sich nur wenig; ich ging dann mit auf sein Zimmer, wir onanisirten uns und trieben fortan diese mutuelle Masturbation ziemlich häufig; es kam sogar zur immissio penis in os mit folgender Ejaculation. Sonderbar ist es nur, dass ich in diesen Betreffenden nicht im geringsten verliebt war, dagegen leidenschaftlich in einen anderen meiner Freunde, in dessen Nähe ich aber niemals die geringste sexuelle Erregung spürte, den ich überhaupt nie mit sexuellen Vorgängen in meinen Gedanken zusammenbrachte. Meine Besuche in Bordellen, wo ich ein gern gesehener Gast war, wurden seltener, ich fand bei meinem Freunde Ersatz und sehnte mich nicht nach geschlechtlichem Verkehr mit Weibern.

Päderastie trieben wir niemals, das Wort wurde zwischen uns überhaupt nicht genannt. Seit Beginn dieses Verhältnisses mit meinem Freunde onanirte ich wieder mehr; naturgemäss traten die Gedanken an weibliche Personen mehr und mehr in den Hintergrund, ich dachte an junge, hübsche, kräftige Männer mit möglichst grossen Gliedern. Burschen von 16—25 Jahren ohne Bart waren mir die liebsten, aber sie mussten hübsch und sauber sein. Besonders erregten mich jugendliche Arbeiter mit Hosen aus sogen. Manchesterstoff oder aus englischem Leder, vornehmlich Maurer.

Gleichgestellte Personen reizen mich so gut wie gar nicht, dagegen empfinde ich beim Anblick eines solchen strammen Jungen aus dem Volke eine deutliche sexuelle Erregung. Das Berühren solcher Beinkleider, das Oeffnen derselben, das Ergreifen des Penis, sowie das Küssen des Burschen erscheint mir von höchstem Reiz. Meine Empfänglichkeit für weibliche Reize ist etwas abgestumpft, doch bin ich im geschlechtlichen Verkehr mit einem Weibe, besonders wenn es stark entwickelte Mammae hat, stets potent, ohne dass ich Phantasiebilder zu Hilfe nehme. Ich habe nie den Versuch gemacht, einen jungen Arbeiter oder dergl. für meine unschönen Gelüste zu missbrauchen und werde es auch nicht thun, aber die Lust dazu verspüre ich sehr oft. Zuweilen halte ich das Bild eines solchen Burschen fest und onanire dann zu Hause.

Sinn für weibliche Beschäftigung fehlt mir völlig. In Damengesellschaft verkehre ich mässig gern. Tanzen ist mir zuwider. Ich interessire mich lebhaft für schöne Künste. Dass ich stellenweise conträr sexual empfinde, ist, glaube ich, zum Theil eine Folge grosser Bequemlichkeit, welche mich verhindert, irgend ein Verhältniss mit einem Mädchen anzuknüpfen, da mir das zu viel Umstände macht; immer Bordelle aufzusuchen, ist mir aus ästhetischen Gründen zuwider; so verfalle ich denn auf das leidige Onaniren, von dem zu lassen mir sehr schwer fällt.

Ich habe mir selbst hundertmal vorgehalten, dass ich, um vollständig normal sexuell empfinden zu können, vor allem die schier unbezwingliche Leidenschaft für die unselige Onanie, diese meinem ästhetischen Gefühl so widerwärtige Verirrung, unterdrücken müsse; ich habe mir so und so oft vorgenommen, mit aller Kraft des Willens gegen diese Leidenschaft anzukämpfen; es ist mir bis heute nicht gelungen. Anstatt, wenn sich der sexuelle Trieb besonders heftig in mir regte, Befriedigung auf natürlichem Wege zu suchen, zog ich es vor, zu onaniren, weil ich fühlte, dass ich davon mehr Genuss haben würde.

Und dabei hat mich die Erfahrung gelehrt, dass ich bei Mädchen stets potent bin und zwar ohne Mühe und ohne Zuhilfenahme von Bildern männlicher Genitalien, mit Ausnahme eines einzigen Falles, in dem ich es aber deshalb nicht zu einer Ejaculation brachte, weil das betreffende weibliche Wesen — es war in einem Bordell — jeglicher Reize entbehrte. Ich kann mich des Gedankens und schweren Selbstvorwurfes nicht entschlagen, dass die bis zu einem gewissen Grade bei mir doch nun einmal vorhandene c. S. eine Folge des excessiven Onanirens ist, und das wirkt vornehmlich so deprimirend auf mich, weil ich mir sagen muss, dass ich kaum in mir die Kraft fühle, diesem Laster aus eigenem Willen ganz zu entsagen.

In Folge des in meinem Schreiben erwähnten geschlechtlichen Verhältnisses zu einem Studiengenossen und langjährigen Schulfreunde, welches aber erst während unserer Universitätszeit entstand, nachdem wir 7 Jahre lediglich freundschaftlich verkehrt hatten, ist in mir der Trieb zu unnatürlicher Befriedigung der Libido bedeutend stärker geworden.

Ich bitte, mir noch die Erzählung einer Episode zu gestatten, die mir Monate lang viel zu schaffen gemacht.

Ich lernte im Sommer 1882 einen 6 Jahre jüngeren Kommilitonen kennen, welcher zugleich mit mehreren anderen an mich und meine Bekannten empfohlen war. Sehr bald fühlte ich ein tiefes Interesse für den bildschönen, ungemein proportionirt, schlank und gesund aussehenden Menschen, welches sich nach mehrwöchentlichem Verkehr zu intensivstem Freundschaftsgefühl, weiterhin zur leidenschaftlichen Liebe und quälenden Eifersuchtsempfindung entwickelte. Ich merkte sehr bald, dass bei mir sinnliche Regungen stark mitsprachen, und so fest ich mir auch vornahm, mich diesem, von allem anderen abgesehen, von mir wegen seines vortrefflichen Charakters so hoch geachteten Menschen gegenüber im Zaum zu halten, unterlag ich doch in einer Nacht, als wir nach vorausgegangenem reichlichem Biergenuss in meiner Wohnung bei einer Flasche Champagner sassen und auf gute, wahre und dauernde Freundschaft tranken, der unwiderstehlichen Begierde, ihn an mich zu pressen u. s. w.

Als ich ihn am nächsten Tage wiedersah, schämte ich mich so, dass ich ihm nicht in die Augen blicken konnte. Ich empfand die bitterste Reue über mein Vergehen und machte mir die heftigsten Vorwürfe, dass ich diese Freundschaft, die rein und edel sein und bleiben sollte, so beschmutzt hatte. Um jenem zu beweisen, dass ich mich nur momentan hatte hinreissen lassen, drängte ich ihn, am Schlusse des Semesters mit mir eine Reise zu machen; nach einigem Widerstreben, dessen Gründe mir nur zu klar waren, willigte er ein; wir schliefen mehrere Nächte im selben Zimmer, ohne dass ich den geringsten Versuch gemacht hätte, jene Handlung zu wiederholen. Ich wollte mit ihm über den Vorgang jener Nacht sprechen, ich brachte es nicht fertig; als wir im folgenden Semester getrennt waren, konnte ich es auch nicht über mich gewinnen, ihm in der betreffenden Sache zu schreiben, und als ich ihn dann im März in X. besuchte, ging es mir wieder so. Und doch fühlte ich das dringendste Bedürfniss, diesen dunkeln Punkt durch eine offene Aussprache zu klären. Im October dieses Jahres war ich wieder in X. und diesmal fand ich den Muth zur rückhaltlosen Aussprache. Ich bat ihn um Verzeihung, die er mir gern gewährte; ja, ich fragte ihn sogar, weshalb er mir damals nicht entschiedenen Widerstand geleistet, worauf er antwortete, zum Theil hätte er mir aus Gefälligkeit meinen Willen gelassen, zum Theil, weil er ziemlich angezecht gewesen und somit in einer gewissen Apathie befangen gewesen sei. Ich setzte ihm meinen Zustand eingehend auseinander, gab ihm auch die Psychopathia sexualis zu lesen und sprach ihm die feste Hoffnung aus, dass es mir aus eigener Kraft gelingen würde, meiner unnatürlichen Triebe völlig und dauernd Herr zu werden. Seit dieser Aussprache ist das Verhältniss zwischen jenem Freunde und mir das denkbar erfreulichste und beglückendste, die freundschaftlichen Gefühle sind auf beiden Seiten innige, wahre und hoffentlich dauernde.

Wenn ich nicht eine Besserung meines abnormen Zustandes erkennen sollte, würde ich mich wohl entschliessen, mich vollständig Ihrer Behandlung zu unterstellen, um so mehr, als ich mich nach genauem Studium Ihres Werkes nicht zu der Kategorie der sogen. Urninge zählen kann, vielmehr die feste Ueberzeugung oder jedenfalls Hoffnung habe, dass festester Wille, unterstützt und geleitet durch sachkundige Behandlung, mich zum normal empfindenden Menschen machen können.

Beobachtung 95. Ilma S.[1]), 29 Jahre, ledig, Kaufmannstochter, stammt aus schwer belasteter Familie. Vater war Potator und endete durch Selbstmord, gleichwie Bruder und Schwester der Pat. Schwester leidet an Hysteria convulsiva. Mutters Vater erschoss sich in irrsinnigem Zustand. Mutter war kränklich und starb apoplectisch gelähmt. Pat. war nie schwer krank, begabt, schwärmerisch, phantasievoll, träumerisch. Menses mit 18 Jahren ohne Beschwerden, in der Folge höchst unregelmässig. Mit 14 Jahren Chlorose und Schreckkatalepsie. Später Hysteria gravis und Anfall von hysterischem Wahnsinn. Mit 18 Jahren Verhältniss mit einem jungen Mann, das kein platonisches blieb. Die Liebe dieses Mannes wurde brünstig erwidert. Aus Andeutungen der Pat. geht hervor, dass sie sehr sinnlich war und sich nach Entfernung von dem Geliebten der Masturbation ergab. Pat. führte in der

---

[1]) Vgl. d. Verf. „Experimentelle Studie auf dem Gebiet des Hypnotismus. 2. Aufl. 1889."

Folge einen romanhaften Lebenswandel. Um ihr Fortkommen zu finden, zog sie Männerkleider an, wurde Hauslehrer, gab die Stelle auf, weil die Frau vom Hause, ihr Geschlecht nicht kennend, sich in sie verliebte und ihr nachstellte. Sie wurde nun Bahnbeamter. In Gesellschaft der Collegen musste sie, um ihr wahres Geschlecht zu verbergen, mit ihnen Bordelle besuchen, die anstössigsten Gespräche anhören. Dies wurde ihr so widerlich, dass sie ihre Stelle aufgab, eines Tages wieder Weiberkleider anzog und in weiblicher Stellung ihren Erwerb suchte. Wegen Diebstählen kam sie in Haft, wegen schwerer hystero-epileptischer Insulte ins Spital. Dort entdeckte man Neigung und Trieb zum eigenen Geschlecht. Pat. fiel allenthalben lästig durch brünstige Liebe zu Pflegerinnen und Mitkranken.

Man hielt ihre sexuelle Perversion für eine angeborene. Pat. gab in dieser Hinsicht interessante berichtigende Aufschlüsse:

„Man beurtheilt mich unrichtig, wenn man glaubt, dass ich mich dem weiblichen Geschlecht gegenüber als Mann fühle. Ich verhalte mich vielmehr in meinem ganzen Denken und Fühlen als Weib. Habe ich doch meinen Cousin so geliebt, wie nur ein Weib einen Mann lieben kann.

„Die Aenderung meiner Gefühle entstand dadurch, dass ich in Pest, als Mann verkleidet, Gelegenheit hatte, meinen Cousin zu beobachten. Ich sah, dass ich mich in ihm arg getäuscht hatte. Das bereitete mir furchtbare Seelenqualen. Ich wusste, dass ich nie mehr im Stande sein werde, einen Mann zu lieben, dass ich zu jenen gehöre, die nur einmal lieben. Dazu kam, dass ich in der Gesellschaft meiner Collegen von der Bahn die anstössigsten Gespräche anhören, die verrufensten Häuser besuchen musste. Durch die so gewonnenen Einblicke in das Treiben der Männerwelt bekam ich einen unüberwindlichen Widerwillen gegen die Männer. Da ich aber von Natur sehr leidenschaftlich bin und das Bedürfniss habe, mich einer geliebten Person anzuschliessen und mich derselben ganz hinzugeben, fühlte ich mich immer mehr zu mir sympathischen Frauen und Mädchen, besonders durch Intelligenz hervorragenden, mächtig hingezogen.“

Die offenbar erworbene conträre Sexualempfindung dieser Pat. äusserte sich oft in stürmischer, entschieden sinnlicher Weise und gewann weiteren Boden durch Masturbation, da die permanente Aufsicht in Spitälern sexuelle Befriedigung am eigenen Geschlecht nicht möglich machte. Charakter und Beschäftigungsweise blieben weiblich. Zu Erscheinungen von Viraginität kam es nicht. Nach dem Verf. kürzlich gewordenen Mittheilungen soll diese Kranke durch zweijährige Behandlung in der Irrenanstalt von ihrer Neurose und sexualen Perversion befreit und genesen entlassen worden sein.

Beobachtung 96. X., 19 Jahre alt, stammt von nervenkranker Mutter; 2 Schwestern des Vaters der Mutter waren irrsinnig. Pat. von nervösem Temperament, gut beanlagt, kräftig entwickelt, normal gebaut, wurde vom älteren Bruder, als er 12 Jahre alt war, zu mutueller Onanie verführt.

In der Folge setzte Pat. dieses Laster solitär fort. Seit etwa 3 Jahren kommen ihm bei dem masturbatorischen Akt sonderbare Phantasien im Sinne der „conträren Sexualempfindung".

Er erscheint sich nämlich als eine Frauensperson, z. B. als eine Ballettänzerin, und im Coitus mit einem Offizier oder mit einem Circusreiter begriffen. Diese perversen Bilder begleiten den onanistischen Akt, seitdem Pat. neurasthenisch geworden ist. Er sieht die Schädlichkeit der Masturbation ein, kämpft verzweifelt dagegen an, erliegt seinem heftigen Drange aber immer wieder.

Gelingt es Pat. auf einige Tage sich davon zurückzuhalten, so stellen sich ganz normale Dränge im Sinne des sexuellen Verkehrs mit weiblichen Individuen ein, aber eine gewisse Furcht vor Ansteckung hält diese Dränge in Schranken und treibt ihn immer wieder der Masturbation in die Arme.

Bemerkenswerth ist, dass bei diesem Unglücklichen lascive Träume bisher nur weibliche Personen zum Inhalt hatten.

Im Laufe der letzten Monate war Pat. hochgradig neurasthenisch und hypochondrisch geworden. Er fürchtete Tabes.

Ich rieth zu Behandlung der Neurasthenie, Unterdrückung der Masturbation, ehemöglicher Cohabitation nach gebesserter Neurasthenie.

Beobachtung 97. Herr X., 35 Jahre, ledig, Beamter, stammt von gemüthskranker Mutter. Bruder Hypochonder.

Pat. war gesund, kräftig, von lebhaftem, sinnlichem Temperament, hatte abnorm früh und mächtig sich regenden Sexualtrieb, masturbirte schon als kleiner Knabe, coitirte zum ersten Mal schon mit 14 Jahren, angeblich mit Genuss und voller Potenz. 15 Jahre alt, versuchte ihn ein Mann zu verführen, manustuprirte ihn. X. empfand Abscheu, befreite sich aus dieser „ekelhaften" Situation. Er excedirte herangewachsen in unbändiger Libido mit Coitus, wurde 1880 neurasthenisch, litt an Erectionsschwäche und Ejaculatio praecox, wurde damit immer weniger potent und empfand auch keinen Genuss mehr beim sexuellen Akt. Zu jener Zeit der sexuellen Decadence hatte er noch eine Zeitlang eine ihm früher fremde und ihm noch jetzt ganz unbegreifliche Neigung zum sexuellen Verkehr mit halbreifen Mädchen von 12—13 Jahren. Seine Libido steigerte sich mit abnehmender Potenz.

Allmählig bekam er Neigung zu Knaben von 13—14 Jahren. Es trieb ihn, an solche sich anzudrängen.

Quodsi ei occasio data est ut tangere posset pueros qui ei placuere, penis vehementer se erexit tum maxime quum crura puerorum tangere potuisset. Abhinc feminas non cupivit. Nonnunquam feminas ad coitum coëgit sed erectio debilis, eiaculatio praematura erat sine ulla voluptate.

Es interessirten ihn nur noch junge Bursche. Er träumte von ihnen, bekam dabei Pollutionen. Von 1882 ab hatte er ab und zu Gelegenheit, concumbere cum juvenibus. Er war dann sexuell mächtig erregt, half sich mit Masturbation.

Nur ausnahmsweise wagte er es, Betastungen des Schlafgenossen vorzunehmen und zu mutueller Masturbation zu gelangen. Päderastie verabscheute er. Meist war er genöthigt, seinem sexuellen Bedürfniss durch solitäre Masturbation zu genügen. Er stellte sich dabei das Erinnerungsbild sympathischer Knaben vor. Nach sexuellem Verkehr mit solchen fühlte er sich jeweils gekräftigt, erfrischt, aber moralisch gedrückt in dem Bewusstsein, eine perverse, unsittliche, strafbare Handlung begangen zu haben. Er empfand es höchst peinlich, dass sein abscheulicher Trieb mächtiger sei als sein Wille.

X. vermuthet, dass seine Liebe zum eigenen Geschlecht durch masslose Excesse im natürlichen Geschlechtsgenuss entstanden sei, beklagt tief seine Lage, fragt anlässlich einer Consultation im December 1888, ob es kein Mittel gebe, um ihn zu normaler Sexualität zurückzubringen, da er ja eigentlich keinen Horror feminae habe und gerne heirathen würde.

Ausser Erscheinungen sexueller und spinaler Neurasthenie mässigen Grades bietet der intelligente, von Degenerationszeichen freie Pat. keine Krankheitssymptome.

II. Stufe: Eviratio und Defeminatio.

Tritt bei derart entwickelter conträrer Sexualempfindung keine Rückbildung ein, so kann es zu tiefer greifenden und dauernden Umänderungen der psychischen Persönlichkeit kommen. Der hier sich vollziehende Process lässt sich kurz als Eviration bezeichnen. Der Kranke erfährt eine tiefgehende Wandlung seines Charakters, speciell seiner Gefühle und Neigungen im Sinne einer weiblich fühlenden Persönlichkeit. Von nun an fühlt er sich auch als Weib bei sexuellen Akten, hat nur mehr Sinn für passive Geschlechtsbethätigung und geräth nach Umständen auf die Stufe der Courtisane. In diesem Zustand tieferer und dauernder psychosexualer Veränderung gleicht der Betreffende vollkommen dem (angeborenen) Urning höheren Grades. Die Möglichkeit einer Wiederherstellung der alten geistigen und sexualen Persönlichkeit erscheint hier ausgeschlossen.

Die folgende Beobachtung ist ein klassisches Beispiel derartiger dauernder erworbener conträrer Sexualempfindung.

Beobachtung 98. Sch., 30 Jahre alt, Arzt, theilte mir eines Tages seine Lebens- und Krankheitsgeschichte mit, Aufklärung und Rath erbittend für gewisse Anomalien seiner Vita sexualis.

Die folgende Darstellung folgt vielfach verbotenus der umfangreichen Autobiographie, sie nur gelegentlich kürzend.

Von gesunden Eltern erzeugt, war ich als Kind schwächlich, gedieh aber unter guter Pflege und kam in der Schule gut fort.

Im 11. Jahre wurde ich von einem Spielkameraden zur Masturbation verleitet und ergab mich ihr mit Leidenschaft. Bis zum 15. Jahr fiel mir das Lernen leicht. Mit sich häufenden Pollutionen wurde ich weniger leistungsfähig, kam in der Schule nicht mehr so gut fort, war unsicher, beklommen und verlegen, wenn ich vom Lehrer aufgerufen wurde. Erschrocken über das Sinken meiner Fähigkeiten und erkennend, dass daran die grossen Spermaverluste Schuld waren, unterliess ich nun das Onaniren, aber gleichwohl häuften sich die Pollutionen, so dass ich oft 2—3mal in einer Nacht ejaculirte.

Ich consultirte nun verzweifelt Aerzte um Aerzte. Keiner konnte mir helfen.

Da ich durch die Spermaverluste immer schwächer und matter wurde, auch der Trieb nach Geschlechtsbefriedigung immer mächtiger sich regte, ging ich in Bordelle. Aber dort konnte ich mich nicht befriedigen, denn wenn mich auch der Anblick des nackten Weibes ergötzte, so trat doch nicht Orgasmus noch Erection ein, und selbst durch Manustupration seitens der Puella war die Erection nicht zu erzielen.

Kaum hatte ich das Bordell verlassen, so quälte mich wieder der Trieb und hatte ich heftige Erectionen. Da schämte ich mich vor den Mädchen und besuchte nicht mehr solche Häuser. So vergingen ein paar Jahre. Mein Sexualleben bestand aus Pollutionen. Meine Neigung zum anderen Geschlecht erkaltete immer mehr. Mit 19 Jahren kam ich auf die Universität. Das Schauspielhaus zog mich mehr an. Ich wollte Künstler werden. Die Eltern gaben es nicht zu. In der Hauptstadt musste ich mit Collegen hie und da wieder zu Mädchen gehen. Ich fürchtete derartige Situationen, da ich wusste, dass mir der Coitus nicht gelingen werde, meine Impotenz den Freunden verrathen werden könnte, und so mied ich thunlich die Gefahr, in Spott und Schande zu gerathen.

Eines Abends sass neben mir im Opernhause ein älterer Herr. Er machte mir die Cour. Ich lachte herzlich über den närrischen alten Mann und ging auf seine Spässe ein. Exinopinato genitalia mea prehendit, quo facto statim penis meus se erexit. Erschrocken stellte ich ihn zur Rede, was er wolle. Er erklärte mir, er sei in mich verliebt. Da ich in der Klinik von Zwittern gehört hatte, glaubte ich einen solchen vor mir zu haben, wurde neugierig und wollte seine Genitalien sehen. Der Alte willigte erfreut ein, ging mit mir in den Abort. Sicuti penem maximum eius erectum adspexi, perterritus effugi.

Jener passte mich ab, machte mir sonderbare Anträge, die ich nicht verstand und abwies. Er liess mir keine Ruhe. Ich erfuhr die Geheimnisse des mannmännlichen Liebens, fühlte, wie meine Sinnlichkeit dadurch erregt wurde, widerstand aber so schmachvoller Leidenschaft (wie ich damals dachte) und blieb die drei nächsten Jahre davon frei. Wiederholt versuchte ich während dieser Zeit wieder fruchtlos den Coitus mit Mädchen. Ebenso erfolglos waren meine Bemühungen, durch ärztliche Kunst mich von meiner Impotenz zu befreien.

Als wieder einmal die Libido sexualis mich plagte, erinnerte ich mich der Aeusserung des alten Herrn, dass auf der E.-Promenade mannliebende Männer zusammenkommen.

Nach hartem Kampf und mit klopfendem Herzen ging ich hin, machte die Bekanntschaft eines blonden Herrn und liess mich verführen. Der erste Schritt war gethan. Diese Art der geschlechtlichen Liebe war mir adäquat. Am liebsten war ich immer in den Armen eines kräftigen Mannes.

Die Befriedigung bestand in mutueller Manustupration. Gelegentlich Osculum ad penem alterius. Ich war nun 23 Jahre alt. Das Zusammensitzen mit den Commilitonen auf den Krankenbetten in der Klinik während der Vorträge regte mich mächtig auf, so dass ich kaum dem Vortrage folgen konnte.

Im gleichen Jahre knüpfte ich mit einem 34jährigen Kaufmann ein förmliches Liebesbündniss. Wir lebten wie Mann und Frau. X. wollte den Mann spielen, wurde immer verliebter. Ich war ihm zu Willen, jedoch musste er mich ab und zu auch Mann sein lassen. Mit der Zeit bekam ich ihn satt, wurde ihm untreu, er wurde eifersüchtig. Es kam zu furchtbaren Scenen, zu temporärer Versöhnung, schliesslich zu definitivem Bruch. (Der Kaufmann wurde später irrsinnig und endete durch Selbstmord.)

Ich machte viele Bekanntschaften, liebte die ordinärsten Leute. Solche, die vollbärtig, gross und im mittleren Alter waren, die aktive Rolle gut zu spielen begabt waren, bevorzugte ich.

Ich bekam eine Proctitis. Der Professor meinte von dem vielen Sitzen wegen der Vorbereitungen aufs Examen. Ich bekam eine Fistel, musste operirt werden, aber das kurirte mich nicht von meinem Drang, mich passiv benutzen zu lassen. Ich wurde Arzt, kam in eine Provinzialstadt, musste da leben wie eine Nonne.

Ich bekam Neigung, mich in Damengesellschaft zu bewegen, und wurde dort gerne gesehen, weil man fand, dass ich nicht so einseitig sei wie die meisten Männer und mich für Toilette und dergleichen Damengespräch interessirte. Jedoch fühlte ich mich sehr unglücklich und einsam.

Glücklicherweise lernte ich in dieser Stadt einen gleich mir empfindenden Mann, eine „Schwester" kennen. Auf einige Zeit war ich durch ihn versorgt. Als er fort musste, kam eine Verzweiflungsperiode mit Trübsinn bis zu Selbstmordgedanken.

Da ich es in dem Städtchen nicht aushalten konnte, wurde ich Militärarzt in der Grossstadt. Da lebte ich wieder auf, machte oft 2—3 Bekanntschaften an einem Tage. Ich hatte nie die Knaben oder junge Leute geliebt, nur wahre Männergestalten. So entging ich den Krallen der Preller. Der Gedanke, einmal der Polizei in die Hände zu fallen, war mir schrecklich; gleichwohl konnte er mich nicht an der Befriedigung meiner Triebe verhindern.

Nach einigen Monaten verliebte ich mich in einen 40jährigen Beamten. Ein Jahr lang blieb ich ihm treu. Wir lebten wie ein Liebespaar. Ich war die Frau und wurde vom Geliebten förmlich verhätschelt. Eines Tages wurde ich in eine kleine Stadt versetzt. Wir waren trostlos. Per totam noctem postremam nos vicissim osculati et amplexati sumus.

In T. war ich namenlos unglücklich, trotz einiger „Schwestern", die ich fand. Ich konnte den Geliebten nicht vergessen. Um dem grobsinnlichen Trieb, der nach Befriedigung drängte, zu genügen, wählte ich mir Soldaten. Um Geld machten die Leute Alles, aber sie blieben kalt und ich hatte keinen Genuss mit ihnen. Es gelang mir, nach der Hauptstadt zurückversetzt zu werden. Neues Liebesverhältniss, aber viel Eifersucht, da der Geliebte gerne in Schwesterngesellschaft ging, eitel und kokett war. Es kam zum Bruch.

Ich war grenzenlos unglücklich und froh, durch Versetzung aus der Hauptstadt fortzukommen. Ich sitze nun in C. einsam, trostlos. Zwei Infanteristen wurden abgerichtet, aber mit dem früheren unbefriedigenden Erfolg. Wann werde ich neuerdings wahre Liebe finden?! Ich bin über mittelgross, gut entwickelt, sehe etwas verlebt aus, weshalb ich da, wo ich Eroberungen machen will, mit Toilettekünsten nachhelfe. Haltung, Gesten, Stimme sind männlich. Körperlich fühle ich mich jugendlich wie ein Bursche von 20 Jahren. Ich liebe das Theater, überhaupt die Kunst. Meine Aufmerksamkeit auf der Bühne gilt den Schauspielerinnen, an welchen ich jede Bewegung und jeden Faltenwurf bemerke und kritisire.

In Herrengesellschaft bin ich schüchtern, befangen, in der von meinesgleichen bin ich ausgelassen, witzig, kann schmeicheln wie eine Katze, wenn mir der Mann sympathisch ist. Bin ich ohne Liebe, so gerathe ich in tiefe Melancholie, die aber den Tröstungen des ersten hübschen Mannes sofort weicht. Im Uebrigen bin ich leichtsinnig, nichts weniger als ehrgeizig. Meine Charge imponirt mir nicht. Männliche Beschäftigung ist mir unsympathisch. Am liebsten lese ich Romane, gehe ins Theater u. s. w. Ich bin weich, empfindsam, leicht gerührt, leicht verletzlich, nervös. Ein plötzliches Geräusch macht mich am ganzen Körper erbeben und ich muss mich dann zusammennehmen, dass ich nicht aufschreie.

Epikrise: Der vorstehende Fall ist jedenfalls ein solcher von erworbener conträrer Sexualempfindung, denn geschlechtliche Empfindung und Trieb waren ursprünglich dem weiblichen Geschlecht zugewendet. Durch Masturbation wird Sch. neurasthenisch.

Als Theilerscheinung neurasthenischer Neurose entsteht verminderte Ansprachsfähigkeit des Erectionscentrums und damit relative Impotenz. Dadurch erkaltet die sexuelle Empfindung zum anderen Geschlechte bei fortbestehender Libido sexualis. Die erworbene conträre Sexualempfindung muss eine krankhafte sein, denn schon die erstmalige Berührung durch eine Person des eigenen Geschlechts bildet einen adäquaten Reiz für das Erectionscentrum. Die Perversion sexuellen Fühlens wird eine ausgeprägte. Anfangs fühlt sich Sch. noch in der Rolle des Mannes beim geschlechtlichen Akte, immer mehr im Verlauf verwandelt sich aber Fühlen und Drang zur Befriedigung in der Weise, wie sie beim (angeborenen) Urning die Regel ist.

Diese Eviratio lässt die passive Rolle und weiterhin (passive) Päderastie begehrenswerth erscheinen. Jene erstreckt sich weiterhin auf den Charakter. Dieser wird weiblich, insofern Sch. nun mit Vorliebe in Gesellschaft wirklicher Feminae sich bewegt, immer mehr Sinn für weibliche Beschäftigung bekommt und sogar zur Schminke und Toilettekünsten Zuflucht nimmt, um sinkende Reize aufzufrischen und „Eroberungen“ zu machen.

Die vorausgehenden Thatsachen der erworbenen conträren Sexualempfindung und der Eviratio finden eine interessante Bestätigung in folgenden ethnologischen Erfahrungen.

Schon bei Herodot findet sich die Beschreibung einer sonderbaren Krankheit, von welcher häufig die Skythen befallen wurden. Die Krankheit bestand darin, dass Männer weibisch von Charakter wurden, weibliche Kleidung anlegten, weibliche Arbeit verrichteten und auch in ihrem Aeusseren weibliches Gepräge bekamen.

Für diesen Skythenwahnsinn [1]) gab Herodot als Erklärung die Mythe,

---

[1]) Vgl. Sprengel, Apologie des Hippokrates, Leipzig 1792, p. 611; Friedreich, Literärgeschichte der psych. Krankheiten 1830, p. 31; Lalle-

es habe die Göttin Venus, erzürnt über die Plünderung ihres Tempels zu Ascalon durch die Skythen, die Tempelschänder und ihre männliche Nachkommenschaft zu Weibern gemacht.

Hippokrates glaubt nicht an übernatürliche Krankheiten, erkennt, dass Impotenz hier eine vermittelnde Rolle spiele, erklärt dieselbe aber unrichtig aus der Gewohnheit der Skythen, sich anlässlich der durch ihr vieles Herumreiten entstandenen Krankheiten in der Ohrengegend zur Ader zu lassen. Er glaubte, diese Venen seien höchst wichtig für die Erhaltung der Geschlechtskraft und ihre Durchschneiduug führe Impotenz herbei. Indem die Skythen ihre Impotenz nun für göttliche Strafe und unheilbar hielten, zogen sie Weiberkleider an und lebten fortan wie Weiber unter Weibern.

Bemerkenswerth ist, dass nach Klaproth (Reise in den Kaukasus, Berlin 1812, V, p. 285) und Chotomski (a. a. O.) noch in unserem Jahrhundert Impotenz eine häufige Folge des Reitens auf ungesattelten Pferden bei den Tataren ist. Dasselbe wird beobachtet bei den Apaches und Navajos des westlichen Continents, die fast niemals zu Fuss gehen, excessiv reiten und durch kleine Genitalien, geringe Libido und Potenz auffällig sind. Dass excessives Reiten schädlich für die Generationsorgane sein kann, wussten schon Sprengel, Lallemand, Nysten.

Höchst interessante analoge Erfahrungen berichtet Hammond von den Puebloindianern in Neu-Mexico.

Diese Nachkommen der Azteken züchten sich sog. Mujerados, deren jeder Pueblostamm einen zu den religiösen Ceremonien (recte Orgien im Frühjahr), bei welchen Päderastie eine hervorragende Rolle spielt, bedarf.

Man wählt, um einen Mujerado zu züchten, einen möglichst kräftigen Mann, masturbirt ihn excessiv und lässt ihn beständig herumreiten. Es entsteht allmählig eine so reizbare Schwäche der Genitalorgane, dass beim Reiten massenhaft Samenerguss entsteht. Dieser Reizungszustand geht in paralytische Impotenz über. Nun atrophiren Hoden und Penis, die Barthaare fallen aus, die Stimme verliert an Tiefe und Umfang, Körperkraft und Energie nehmen ab.

Neigungen und Charakter werden weiblich. Der M. verliert seine Stellung in der Gesellschaft als Mann, er nimmt weibliche Manieren und Sitten an, gesellt sich den Weibern zu. Gleichwohl wird er aus religiösen Gründen in Ehren gehalten. Es ist wahrscheinlich, dass er auch ausser der Zeit der Feste vornehmen Pueblos zur Päderastie dient.

Hammond konnte 2 Mujerados untersuchen. Der eine war es vor 7 Jahren geworden und gerade 35 Jahre alt. Bis vor 7 Jahren war er ganz männlich und potent gewesen. Allmählig hatte er Schwund der Hoden und des Penis bemerkt. Gleichzeitig verlor er Libido und Erectionsvermögen. Er unterschied sich in Kleidung und Haltung nicht von den Weibern, unter welchen ihn Hammond traf.

Die Schamhaare fehlten, der Penis war geschrumpft, das Scrotum schlaff,

---

mand, Des pertes séminales, Paris 1836, I. p. 581; Nysten, Dictionn. de médecine 11. édit., Paris 1858, Art. éviration u. Maladie des Scythes; Marandon, De la maladie des Scythes, Annal. médico-psychol. 1877, Mars, p. 161; Hammond, American Journal of Neurology and Psychiatry 1882. August.

hängend, die Hoden waren auf ein Minimum geschrumpft und auf Druck kaum mehr empfindlich.

Der M. hatte grosse Mammae wie eine Gravida und versicherte, er habe schon mehrere Kinder, deren Mütter gestorben waren, gesäugt.

Ein zweiter M., 36 Jahre, seit 10 Jahren gezüchtet, bot dieselbe Erscheinung, jedoch nur geringe Mammaentwicklung. Gleich dem vorigen war seine Stimme hoch, dünn, der Körper fettreich.

III. Uebergangsstufe zur Metamorphosis sexualis paranoica.

Eine weitere Entwicklungsstufe stellen Fälle dar, wo auch das körperliche Empfinden im Sinne einer Transmutatio sexus sich umgestaltet.

Die folgende Beobachtung ist in dieser Hinsicht ein Unicum.

Beobachtung 99. Autobiographie. 1844 in Ungarn geboren, war ich lange Jahre das einzige Kind meiner Eltern, da die meisten anderen Geschwister an Lebensschwäche starben; erst spät kam noch ein Bruder nach, welcher das Leben behielt.

Ich stamme aus einer Familie, in welcher Nerven- und psychische Leiden vielfach vorgekommen sind. Als kleines Kind soll ich sehr hübsch gewesen sein, mit blonden Locken und durchsichtiger Haut; sehr folgsam, stille, bescheiden, so dass man mich in jede Damengesellschaft mitnahm, ohne dass ich genirt hätte.

Bei sehr reger Phantasie, meiner Feindin das ganze Leben hindurch, entwickelten sich meine Talente schnell. Mit 4 Jahren konnte ich lesen und schreiben, mein Gedächtniss reicht bis ins 3. Jahr zurück; ich spielte mit Allem, was mir unter die Hände fiel, mit Bleisoldaten oder Steinen oder Bändern aus einem Kinderladen; nur einen Apparat zum Holzmachen, den man mir schenkte, mochte ich nicht. Am liebsten war ich zu Hause bei meiner Mutter, die mein Alles war. Freunde hatte ich 2—3, mit denen ich gutmüthig verkehrte, aber gerade so gerne mit ihren Schwestern, welche mich auch stets wie ein Mädchen behandelten, was mich Anfangs nicht genirte.

Ich muss auf dem Wege gewesen sein, ganz wie ein Mädchen zu werden, ich weiss wenigstens noch gut, wie es stets hiess: „das schickt sich für einen Buben nicht." Darauf bemühte ich mich, den Buben zu spielen, machte Alles meinen Kameraden nach und suchte sie an Wildheit zu übertreffen, was auch gelang; es war mir kein Baum und kein Gebäude zu hoch, um es nicht zu besteigen. An den Soldaten hatte ich grosse Freude, den Mädchen wich ich mehr aus, da ich mit ihren Sachen doch nicht spielen sollte, und es mich auch stets wurmte, dass sie mich so ganz ihresgleichen behandelten.

In Gesellschaft Erwachsener war ich aber stets gleich bescheiden und gleich gerne gesehen. Phantastische Träume von wilden Thieren, die mich einmal aus dem Bette trieben, ohne dass ich erwacht wäre, peinigten mich häufig. Ich wurde stets zwar einfach, aber höchst zierlich gekleidet und bekam dadurch eine Neigung zu schönen Kleidern; eigenthümlich scheint es mir, dass ich schon von der Schulzeit an Hinneigung zu Frauenhandschuhen hatte, die ich heimlich anzog, so oft ich konnte; so ereiferte ich mich, als meine Mutter einmal ein Paar solcher verschenkt hatte, ganz energisch dagegen und theilte meiner Mutter auf Befragen mit: ich hätte sie lieber selher gerne gehabt; ich wurde tüchtig ausgelacht und hütete mich von da an sehr, meine Vorliebe für weibliche Sachen zu zeigen. Und doch war meine Freude daran so gross. Besonders hatte ich an Maskenkleidern meine Freude, d. h. nur an weiblichen; sah ich solche, so heneidete ich die Besitzerin; am liebsten sah ich 2 als weisse Damen allerdings wunderschön verkleidete junge Herren mit sehr schönen Mädchenmasken vor den Gesichtern, und doch hätte ich mich um keinen Preis vor Anderen als Mädchen gezeigt, so fürchte ich mich vor dem Spotte. In der Schule zeigte ich den grössten Fleiss, war stes vorne an; meine Eltern lehrten mich von Kindheit an, dass zuerst die Pflicht komme, und gaben mir auch stets hievon das Beispiel; auch war mir der Besuch der Schule ein Vergnügen, denn die Lehrer waren mild uud die älteren Schüler plagten die jüngeren nicht. Nun verliessen wir meine erste Heimath, da der Vater gezwungen war, seinem Beruf zu Liebe sich auf ein Jahr von der Familie zu trennen; wir zogen nach Deutschland. Hier herrschte ein strenger his roher Ton, theils unter den Lehrern, theils unter den Schülern, und ich wurde wieder wegen meiner Mädchenhaftigkeit verspottet.

Meine Mitschüler gingen so weit, dass sie einem Mädchen, welches genau meine Züge hatte, meinen Namen gahen und mir den ihrigen, so dass ich das Mädchen, mit dem ich mich, als sie verheirathet war, später hefreundete, hasste. Meine Mutter fuhr fort, mich zierlich zu kleiden, und dies war mir zuwider, da es mir stets Spott eintrug, so dass ich froh war, als ich endlich ganz richtige Hosen und ganz richtige Männerröcke hekam. Doch kam mit diesen eine neue Plage; sie genirten mich an den Genitalien, hesonders wenn das Tuch etwas rauh war, und die Berührung des Schneiders beim Anmessen war mir durch ihren Kitzel, der mich zusammenschaudern machte, ganz unerträglich, besonders an den Genitalien; nun sollte ich turnen, und da konnte ich einfach Alles nicht machen oder nur schlecht, was Mädchen nicht auch leicht machen können; heim Baden plagte mich das Schamgefühl des Entblössens, ich that es aher sehr gerne; ich hatte his zum 12. Jahre eine grosse Schwäche im Kreuze. Schwimmen lernte ich spät, nachher aher gut, so dass ich grosse Touren machte. Mit 13 Jahren hatte ich Pubes, war etwa 6 Fuss gross, aber im Gesicht ein Weihshild his 18 Jahren, wo der Bart stark kam und ich vor der Weiherähnlichkeit Ruhe hatte. Eine mit 12 Jahren erworhene, erst mit 20 Jahren geheilte Inguinalhernie genirte mich sehr, besonders beim Turnen; es kam hiezu vom 12. Jahre an hei langem Sitzen und hesonders hei Nachtarheit, die häufig lang war, ein Jucken, Brennen, Zittern von dem Penis an his üher das Kreuz hinaus, welches Sitzen und Stehen erschwerte und sich durch Erkältung steigerte; ich ahnte aher im Entferntesten nicht, dass dies mit den Genitalien Zusammenhang hahen könnte. Da keiner meiner Freunde daran litt, so kam es mir ganz fremd vor und brauchte ich die äusserste Geduld, es zu ertragen, um so mehr, als üherhaupt der Unterleib mich oft genirte.

In sexualibus war ich noch ganz unwissend, hatte aher jetzt, so mit 12 his 13 Jahren, das sichere Gefühl, lieher ein Frauenzimmer sein zu wollen.

Ihre Gestalt gefiel mir besser, ihr ruhiges Auftreten, ihr Anstand, aber besonders ihre Kleider behagten mir sehr, hütete mich aber wohl, es merken zu lassen, doch weiss ich gewiss, dass ich das Castrationsmesser nicht gescheut hätte, um meinen Zweck zu erreichen. Hätte ich sagen sollen, warum ich lieber in Frauenkleidern stäke, so hätte ich bloss sagen können: es zieht mich eben mit Gewalt hinein; vielleicht kam ich mir auch wegen meiner selten weichen Haut eher wie ein Mädchen vor; diese war nämlich, besonders im Gesicht und an den Händen, sehr empfindlich. Bei den Mädchen war ich gerne gesehen; obgleich ich lieber stets unter ihnen gewesen wäre, so verhöhnte ich sie, wo ich konnte, denn ich musste übertreiben, um nicht selbst weibisch zu erscheinen, und beneidete sie im Herzen doch stets; besonders war mein Neid gross, wenn eine Freundin lange Kleider bekam, in Handschuhen und Schleier ging. Als ich mit 15 Jahren eine Reise machte, schlug mir eine junge Dame, bei der ich wohnte, vor, mich als Dame zu maskiren und mit ihr auszugehen; ich ging aber, da sie nicht allein war, nicht darauf ein, so gerne ich es gethan hätte. So wenig Umstände machte man mit mir; gerne sah ich auf jener Reise, dass die Knaben in einer Stadt Blousen mit kurzen Aermeln und nackten Armen trugen. Eine ganz geputzte Dame erschien mir wie eine Göttin, berührte mich ihre Glacéhand, so war ich glücklich und neidisch, und wäre eben zu gerne an ihrer Stelle in den schönen Sachen und der zierlichen Gestalt gesteckt. Nichtsdestoweniger studirte ich sehr fleissig, machte Realschule und Gymnasium in 9 Jahren durch, legte eine gute Maturitätsprüfung ab. Ich erinnere mich, mit 15 Jahren das erste Mal zu einem Freunde den Wunsch geäussert zu haben, ein Mädchen zu sein; auf seine Frage nach dem Grunde konnte ich keine Antwort geben. Im 17. Jahre war ich in lockere Gesellschaft gekommen, ich trank viel Bier, rauchte und suchte mit Kellnerinnen zu scherzen; diese verkehrten gerne mit mir, aber man behandelte mich stets, als ob ich auch Röcke trüge. Die Tanzstunde konnte ich nicht besuchen, es trieb mich hinaus; hätte ich als Maske hingehen können, dann wäre es anders gewesen. Meine Freunde liebte ich zärtlich, nur einen hasste ich, der mich zur Onanie verleitet hatte. Pfui über jenen Tag, der mir für mein Lebenlang geschadet hat; ich trieb sie ziemlich stark, kam mir aber dabei wie ein doppelter Mensch vor; ich kann das Gefühl nicht beschreiben; ich glaube, es war männlich, aber mit weiblichem gemischt. An ein Mädchen konnte ich nicht ankommen, ich fürchtete dieselben, und doch waren sie mir nicht fremd; sie imponirten mir aber doch mehr als meinesgleichen, ich beneidete sie, ich hätte auf alle Freuden verzichtet, wenn ich hätte nach der Klasse zu Hause als Mädchen sein dürfen und wenn ich vollends so hätte ausgehen dürfen; eine Crinoline, ein knapper Handschuh war eben mein Ideal.

Ich empfand bei jedem Damenanzuge, den ich sah, wie ich mich darin fühlen würde, nämlich als Dame; eine Sehnsucht nach Männern hatte ich nicht.

Ich erinnere mich zwar, mit ziemlicher Zärtlichkeit an einem bildschönen Freunde mit Mädchengesicht und dunklen Locken gehangen zu haben, glaube aber nur den Wunsch gehabt zu haben, dass wir beide Mädchen sein möchten.

Auf der Hochschule gelangte ich endlich einmal zum Coitus; hoc modo sensi, me libentius sub puella concubuisse et penem meum cum cunno mutatum maluisse. Das Mädchen musste auch zu seinem Erstaunen mich wie ein Mädchen behandeln, auf was sie gerne einging und mich aber auch behandelte, als wäre ich nun sie (sie war noch ziemlich dumm und verspottete mich deshalb nicht).

Als Student war ich zur Zeit wild, fühlte aber stets, dass ich diese Wildheit nur mehr als Maske vornahm; ich trank, schlug mich, konnte aber wieder nicht Tanzunterricht nehmen, weil ich mich zu verrathen fürchtete. Meine Freundschaften waren innig, aber ohne Nebengedanken; am meisten freute es mich, wenn ein Freund sich als Dame maskirte oder wenn ich die Toiletten der Damen auf einem Balle mustern konnte; ich hatte alles Verständniss dafür und fing auch allmählich an zu fühlen wie ein Frauenzimmer.

Wegen unglücklicher Verhältnisse machte ich zwei Selbstmordversuche; ohne Grund schlief ich einmal 14 Tage nicht, hatte viel Hallucinationen (Gesicht und Gehör zugleich), verkehrte mit Verstorbenen und Lebenden zugleich, was mir bis heute geblieben ist.

Auch eine Freundin hatte ich, die meine Liebhaberei kannte, meine Handschuhe anzog, aber mich eben auch nur als Mädchen gelten liess. So verstand ich die Weiber besser, als ein anderer Mann, und wie sie das heraus hatten, so wurde ich eben wieder more feminarum behandelt, als hätte man eine Freundin getroffen. Ich konnte es im Ganzen auch nicht ausstehen, wenn gezotet wurde, und that es eigentlich auch nur Bramarbasirens halber, wenn es geschah. Den anfänglichen Ekel gegen Gestank und Blut legte ich bald ab bis zum Gegentheile, einzelne Gegenstände jedoch konnte ich nie sehen ohne Ekel. Nur das Eine fehlte mir stets, dass ich über mich stets im Unklaren war; ich wusste, dass ich weibliche Neigungen habe, glaubte aber doch ein Mann zu sein, doch zweifle ich, ob ich ausser den Coitusversuchen, die mir nie Vergnügen machten (was ich der Onanie zuschrieb), je einmal ein Weib bewunderte, ohne den Wunsch, dasselbe zu sein, oder mich zu fragen, ob ich es sein möchte oder in seinem Putze auftreten möchte. In der Geburtshilfe, welche zu lernen mir sehr schwer wurde (ich schämte mich für die aufliegenden Mädchen und hatte Mitleid mit ihnen), habe ich bis zum heutigen Tag ein Gefühl des Schreckens zu überwinden; ja es kam mir schon vor, dass ich die Traktionen mitzufühlen vermeinte. An mehreren Stellen mit Erfolg als Arzt verwendet, machte ich einen Feldzug mit als freiwilliger Arzt. Das Reiten, welches mir schon als Student peinlich war, weil die Genitalien dabei mehr weibliche Gefühle vermittelten, fiel mir schwer (nach Frauenart wäre es leichter gegangen).

Immer noch glaubte ich, ein Mann mit undeutlichen Gefühlen zu sein, und immer, wenn ich mit Damen zusammenkam, wurde ich bald eben wieder als uniformirte Dame behandelt (wäre, als ich das erste Mal die Uniform trug, viel lieber in ein Damenkostüm mit Schleier geschlüpft; es war mir ein störendes Gefühl, wenn man auf den stattlichen Uniformirten schaute). In der Privatpraxis hatte ich in allen 3 Hauptbranchen Glück, dann machte ich nochmals einen Feldzug mit; in diesem kam mir meine Natur zu gute, da ich glaube, dass seit dem ersten Esel auf der Welt kein Grauthier so viel Geduld an den Tag zu legen hatte, als ich. Dekorationen blieben nicht aus, doch liessen sie mich kalt.

So schlug ich mich durch das Leben, so gut es ging, nie zufrieden mit mir, voller Weltschmerz, zwischen Sentimentalität oder Wildheit, die zwar meist affektirt war, schwankend.

Ganz eigenthümlich ging es mir als Heirathskandidat. Am liebsten hätte ich gar nicht geheirathet, aber Familienverhältnisse und Praxis zwangen mich dazu. Ich heirathete eine energische, liebenswürdige Dame aus einer Familie, wo Weiberherrschaft blühte. Ich war in sie verliebt, so gut es unser einer sein kann, d. h. was er liebt, liebt er mit ganzem Herzen und geht in ihm auf, wenn er auch nicht so stürmisch erscheint, wie ein ganzer und ächter Mann; er liebt seine Braut mit aller weiblichen Tiefe, fast wie einen Bräutigam, nur gestand ich mir diese Seite nicht ein, weil ich immer noch glaubte, nur ein verstimmter Mann zu sein, der durch die Ehe wohl ganz zu sich selber kommen und sich finden werde. Aber schon in der Hochzeitsnacht fühlte ich, dass ich nur als männlich gestaltetes Weib fungirte; sub femina locum meum esse mihi visum est. Wir lebten im ganzen zufrieden und glücklich, blieben ein paar Jahre kinderlos. Nach einer schweren Schwangerschaft, während welcher ich in Feindesland zu Tode lag, kam auf eine schwere Geburt der erste Knabe, dem eine melancholische Natur bis heute noch anhängt, der heute noch schwermüthig ist; dann ein zweiter, welcher ganz ruhig ist, ein dritter voller Streiche, ein vierter, ein fünfter; allein sämmtliche haben schon Anlage zur Neurasthenie. Da ich mich nie an meinem Platze fühlte, so ging ich viel in lustige Gesellschaft, arbeitete aber immer, was des Menschen Kraft vermochte, studirte, operirte, experimentirte mit vielen Arzneimitteln und Kurmethoden, auch stets an mir selber. In der Ehe überliess ich meiner Frau das Regiment im Hause, da sie das Haushalten sehr gut versteht. Meine Pflichten als Ehemann verrichtete ich so gut, als es ging, aber ohne Befriedigung für mich; vom ersten Coitus bis heute ist mir die männliche Stellung dabei zuwider und zu schwer gewesen. Ich hätte viel lieber die andere Rolle gehabt. Musste ich meine Frau entbinden, so brach es mir beinahe das Herz, da ich ihre Schmerzen zu würdigen wusste. So lebten wir lange zusammen, bis schwere Gichterkrankung mich in verschiedene Bäder trieb und mich neurasthenisch machte. Zugleich wurde ich so anämisch, dass ich alle paar Monate eine Zeitlang Eisen nehmen musste, andernfalls war ich wie chlorotisch oder hysterisch, oder beides zusammen. Stenocardie plagte mich oft, dann kamen halbseitige Krämpfe in Kinn, Nase, Hals, Kehlkopf, Hemikranie, Zwerchfell- und Brustmuskelkrampf; etwa 3 Jahre lang dauerndes Gefühl, als wenn die Prostata vergrössert wäre, ein Expulsionsgefühl, wie wenn ich etwas gebären sollte, Schmerzen in der Hüfte, perennirendes Kreuzweh u. dergl.; doch wehrte ich mich mit der Wuth der Verzweiflung gegen diese mir weibisch oder weiblich imponirenden Beschwerden, bis vor 3 Jahren ein ganz heftiger Anfall von Arthritis mich vollständig brach.

Noch ehe dieser furchtbare Gichtanfall eintrat, habe ich in der Verzweiflung, um die Gicht zu tilgen, heisse Bäder, der Körperwärme so nahe als möglich, genommen. Da geschah es einmal, dass ich mich plötzlich verändert und dem Tode nahe fühlte; ich sprang mit der letzten Kraft aus der Therme heraus, hatte mich aber ganz als Weib mit Libido gefühlt. Ferner zur Zeit, als das Ext. cannabis ind. aufkam und sogar gepriesen wurde, nahm ich aus Angst vor meinem drohenden Gichtanfalle (und von Gleichgültigkeit gegen das Leben gepeinigt) etwa die 3—4fach gebräuchliche Dosis von Ext. cannabis ind. und machte eine Haschischvergiftung auf Leben und Sterben durch. Lachkrampf, Gefühl von unerhörter Körperkraft und Schnelligkeit, eigenartiges Gefühl in Gehirn und Augen, Milliarden von Funken vom Gehirne aus die Haut durchzuckend stellten sich ein, doch konnte ich mich noch zum Sprechen zwingen; allein auf einmal sah ich mich von den Zehen bis zur Brust als Weib, fühlte, wie früher in der Therme, dass die Genitalien eingestülpt wurden, das Becken sich erweiterte, die Brüste herausschossen, eine unsägliche Wollust sich meiner bemächtigte. Da schloss ich die Augen, so dass ich wenigstens das Gesicht nicht verändert sah. Mein Arzt hatte dabei das Aussehen, als hätte er eine Riesenkartoffel statt des Kopfes, meine Frau hatte den Vollmond auf dem Rumpfe. Und dennoch war ich stark genug, als beide das Zimmer auf kurze Zeit verliessen, in mein Notizbuch meinen kurzen letzten Willen einzutragen.

Aber wer beschreibt meinen Schrecken, als ich am anderen Morgen, mich vollständig zum Weibe verwandelt fühlend, erwachte und beim Geben und Stehen eine Vulva und Mammae fühlte.

Als ich endlich aus dem Bette mich erhob, fühlte ich, dass mit mir eine ganze Umwälzung vorgegangen sei. Schon während der Krankheit sagte ein Besuch: für einen Mann ist er so geduldig, und machte mir einen blühenden Blumenstock zum Geschenk, was mich befremdete, aber doch freute. Von nun an war ich geduldig, wollte nichts mehr im Sturme thun, wurde aber zäh wie eine Katze, dabei aber mild, versöhnlich, nicht mehr nachträglich, kurz wie ein Weib dem Gemüthe nach. Während der letzten Krankheit hatte ich viele Gesichts- und Gehörshallucinationen, sprach mit den Todten etc., sah und hörte Spiritus familiares, fühlte mich als eine doppelte Person, doch merkte ich auf dem Krankenlager selber noch nicht, dass der Mann in mir erloschen war. Meine Gemüthsveränderung war ein Glück, da mich ein Schlag traf, der mich bei meiner früheren Stimmung auf den Tod getroffen hätte, den ich aber jetzt mit Ergebung hinnahm, so dass ich mich selbst nicht mehr erkannte. Da ich die Erscheinungen der Neurasthenie noch oft mit Gicht verwechselte, so gebrauchte ich noch viele Bäder, bis ein Hautjucken mit der Empfindung der Krätze durch eine Therme so zunahm statt abzunehmen, dass ich alle äusserliche Therapie aufgab (ich wurde immer anämischer durch die Bäder) und mich abhärtete, so gut es ging. Aber das weibliche Zwangsgefühl blieb und wurde so stark, dass ich nur die Maske des Mannes trage, sonst aber mich in jeder Beziehung als vollkommenes Weib nach allen Theilen fühle und von der alten Zeit zur Zeit die Erinnerung verloren habe.

Was die Gicht noch etwa übrig gelassen hatte, ruinirte die Influenza vollends.

Status praesens: Ich bin gross, Haarboden gelichtet, Bart wird grau, meine Haltung fängt an gebückt zu werden; habe seit der Influenza etwa ein Viertel der rohen Kraft verloren. Gesicht sieht in Folge eines Klappenfehlers etwas geröthet aus; Vollbart; chronische Conjunctivitis; mehr muskulös als fett; linker Fuss scheint varicose Venen zu bekommen, schläft öfters ein, ist noch nicht sichtbar verdickt, aber scheint es zu werden.

Die Mammillagegend hebt sich trotz Kleinheit deutlich ab. Der Bauch hat die Form eines weiblichen Bauches, Füsse nach Frauenart gestellt, Waden etc. wie diese; mit den Armen ist es gerade so und mit den Händen. Kann Frauenstrümpfe und Handschuhe $7\frac{3}{4}$—$7\frac{1}{2}$ tragen; ebenso trage ich ohne Beschwerde ein Corset. Gewicht wechselt zwischen 168—184 Pfund. Urin ohne

Eiweiss, ohne Zucker, enthält über die Norm Harnsäure; secernirt er aber nicht viel Harnsäure, so ist er hell, fast wasserhell nach jeder Aufregung irgend einer Art. Stuhl meist regelmässig, ist er es aber nicht, so kommen alle weiblichen Beschwerden der Obstipation. Schlaf schlecht, oft viele Wochen lang nur 2—3 Stunden lang. Appetit ziemlich gut, doch im Ganzen erträgt der Magen nicht mehr, als der einer starken Frau und reagirt gegen scharfe Speisen sofort durch Hautausschlag und Brennen in der Harnröhre. Haut ist weiss, im Ganzen fühlt sie sich sehr glatt an; unerträgliches Jucken in derselben seit 2 Jahren, hat in den letzten Wochen abgenommen, zeigt sich nur noch mehr in der Kniekehle und am Scrotum.

Neigung zu Schweiss; Ausdünstung früher so gut wie nicht vorhanden, macht jetzt alle hässlichen Nuancen der weiblichen Ausdünstung, besonders am Unterleibe durch, so dass ich mich noch reinlicher halten muss als eine Frau. (Parfümire das Taschentuch, benütze parfümirte Seifen und Eau de Cologne.)

Allgemeingefühl: Ich fühle mich als Frauenzimmer in Mannesgestalt; wenn ich auch manchmal noch die Form des Mannes fühle, so fühlt das betreffende Glied dennoch weiblich, so z. B. der Penis als Clitoris; die Urethra als Urethra und Scheideneingang, sie fühlt stets etwas nass, auch wenn sie noch so trocken ist; das Scrotum als Labia majora; kurz, ich fühle eben stets eine Vulva, und was das zu bedeuten hat, weiss nur, wer selber so fühlt oder gefühlt hat. Aber die ganze Haut am ganzen Körper fühlt weiblich, nimmt alle Eindrücke, seien es solche des Tastens, der Wärme oder feindselige, als Weib auf und habe ich die Empfindungen eines solchen; mit blossen Händen kann ich nicht gehen, da Hitze und Kälte mich gleich sehr peinigen; wenn die Zeit, wo es uns Herren gestattet ist, den Sonnenschirm zu tragen, vorüber ist, so habe ich sehr grosse Pein in meiner Gesichtshaut zu leiden, bis wieder der Sonnenschirm gebraucht werden darf. Erwache ich Morgens, so dämmert es in mir einige Augenblicke, es ist, als ob ich mich selber suche, dann erwacht das Zwangsgefühl, Weib zu sein; ich fühle das Gefühl der Vulva (resp. dass eine solche da ist), und begrüsse den Tag mit einem stillen oder lauten Seufzer, denn ich habe schon wieder Angst vor dem jetzt kommenden Theaterspielen den ganzen Tag. Es ist keine Kleinigkeit, sich als Weib fühlen und als Mann handeln müssen. Alles musste ich wie neu lernen; die Messer, die Apparate, Alles fühlte sich seit 3 Jahren ganz anders an, und bei dem geänderten Muskelgefühl musste ich Alles neu lernen. Es ist auch gelungen, nur die Führung der Säge und des Knochenmeissels macht mir noch zu schaffen; es ist beinahe, als ob die rohe Kraft nicht ganz ausreichte. Dagegen habe ich mehr Gefühl bei der Arbeit mit dem scharfen Löffel in den Weichtheilen; widerwärtig ist es, dass ich bei Untersuchung von Damen oft ihre Gefühle mitfühle, was dieselben zwar nicht befremdet. Am allerwiderwärtigsten fühle ich eine Kindsbewegung mit; eine Zeitlang, mehrere Monate, quälte mich das Gedankenlesen bei beiden Geschlechtern, gegen welches ich jetzt noch anzukämpfen habe; bei Weibern ertrage ich es noch eher, bei Männern ist es mir zuwider. Vor 3 Jahren habe ich noch nicht bewusst die Welt mit Weiberaugen angesehen; es kam diese Aenderung im Rapport des Opticus zum Gehirn unter heftigem Kopfweh fast plötzlich. Ich war bei einer geschlechtlich verkehrt fühlenden Dame, da sah ich sie plötzlich so verändert, als ich mich jetzt fühle, nämlich sie als Mann und fühlte mich Weib ihr gegenüber dass ich mit schlecht verhoblenem Aerger sie verliess; dieselbe war damals sich noch nicht klar geworden über ihren Zustand.

Seither machen alle Sinne ihre Wahrnehmung in weiblicher Form und ebenso ihren Rapport. Dem Cerebralsystem schloss sich fast unmittelbar das vegetative an, so dass alle Beschwerden sich in weiblicher Weise äusserten; die Empfindlichkeit aller Nerven, besonders die des Acusticus, Olfactorius oder Trigeminus, steigerten sich zur Nervosität; klappt nur ein Fenster, so fahre ich zusammen, d. h. innerlich, der Mann darf ja nicht; ist eine Speise nicht absolut frisch, so habe ich Cadavergeruch in der Nase. Dem Trigeminus hätte ich nie zugetraut, dass so launenhaft die Schmerzen von einem Ast auf den andern überspringen, von einem Zahne ins Auge.

Doch ertrage ich seit meiner Aenderung Zahnweh und Migräne leichter, habe auch weniger Angstgefühl bei Stenocardie. Eine eigenthümliche Beobachtung scheint es mir, dass ich mich als ein ängstliches schwächeres Wesen fühle, bei drohenden Gefahren aber viel mehr Kaltblütigkeit und Ruhe besitze, ebenso bei sehr schweren Operationen. Der Magen rächt den leisesten (gegen die Diät einer Frau) begangenen Fehler unnachsichtlich in Weiberart, sei es durch Ructus oder sonstige Beschwerden, besonders einen Alkoholmissbrauch; der Kater des sich Weib fühlenden Mannes ist viel infamer, als der colossalste akademische Katzenjammer; es kommt mir beinahe vor, als ob man als Weib fühlend ganz unter der Herrschaft des vegetativen Systems stehe.

So klein meine Brustwarzen sind, so wollen sie Platz und fühle ich sie als Mammae, wie zwar auch schon in Pubertätsjahren die Warzen schwollen und schmerzten; deshalb genirt mich jedes weisse Hemd, die Weste, der Rock. Vom Becken habe ich das Gefühl, als ob es ein weibliches sei, dito von After und Nates; störend war im Beginn mir das Weiblichkeitsgefühl des Bauches, welcher in keine Hosen will und stets das Gefühl der Weiblichkeit hervorbringt oder besitzt. Auch habe ich das Zwangsgefühl einer Taille. Es ist mir, wie wenn ich, einer eigenen Haut beraubt, in eine Weiberhaut gesteckt wäre, die sich an Alles genau anpasst, aber Alles fühlt, wie wenn sie ein Weib umgäbe, und dessen Gefühle durch den ganzen eingeschlossenen Manneskörper strömen liesse und die männlichen exmittirt hätte. Die Hoden sind, wenn auch nicht atrophisch oder degenerirt, doch keine Hoden mehr und machen mir oft Schmerzen mit dem Eindrucke, als ob sie in den Bauch hineingehörten und festsitzen sollten; die Beweglichkeit derselben peinigt mich oft.

Alle 4 Wochen, zur Vollmondszeit, habe ich 5 Tage lang alle Molimina wie eine Frau, körperlich und geistig, nur dass ich nicht blute, während ich das Gefühl von Abgang von Flüssigkeit, ein Gefühl von Geschwollensein der Genitalien und des Unterleibes (innen) habe; eine sehr angenehme Zeit, besonders wenn nachher und später ein paar Tage lang in der Zwischenzeit das physiologische Gefühl der Begattungsbedürftigkeit kommt mit seiner ganzen, das Weib durchdringenden Kraft; der ganze Körper ist dann von diesem Gefühle voll, wie ein eingetauchtes Zuckerstück voll Wasser gesogen ist oder so voll als wie nasser Schwamm; da heisst es: zuerst liebebedürftiges Weib, dann erst Mensch, und zwar ist das Bedürfniss, wie mir scheint, mehr ein Sehnen nach Empfängniss als nach Coitus. Der immense Naturtrieb oder die weibliche Geilheit lässt aber das Schamgefühl zurücktreten, so dass indirect der Coitus gewünscht wird. Männlich habe ich den Coitus höchstens dreimal im Leben gefühlt, wenn es überhaupt so war, gleichgültig in allen sonstigen Fällen; in den letzten 3 Jahren aber fühle ich ihn deutlich passiv als Frauenzimmer, sogar manchmal mit weiblichem Ejaculationsgefühl; stets fühle ich mich begattet und ermüdet wie ein Weib, oft auch unwohl darauf, wie es einem Manne niemals zu Muthe ist. Einige Male verursachte er mir einen so grossen Genuss, dass ich denselben mit nichts vergleichen kann; es ist einfach das wonnigste, gewaltigste Gefühl auf Erden, um welches Alles geopfert werden kann; in diesem Augenblicke ist das Weib bloss Vulva, welche die ganze Person verschlungen hat.

Das Gefühl, Weib zu sein, habe ich seit 3 Jahren keinen Augenblick verloren, es ist mir dieses jetzt durch die Gewöhnung nicht mehr so peinlich, obgleich ich mich seitdem minderwerthig fühle, denn sich Weib zu fühlen ohne Genussverlangen, ist auch für einen Mann zum Aushalten; aber wenn Bedürfnisse kommen! Dann hört die Gemüthlichkeit auf; das Brennen, die Wärme, das Turgorgefühl der Genitalien (bei nicht erigirtem Penis, die Genitalien fallen wie aus der Rolle). Ein bei starkem Drange auftretendes Gefühl von Ansaugen in der Vagina und Vulva ist geradezu schrecklich, eine Höllenpein der Wollust, aber kaum auszuhalten. Bin ich dann in der Lage, einen Coitus auszuführen, so ist es besser, aber er bewirkt wegen mangelnder Empfängniss keine vollständige Befriedigung, das Gefühl der Sterilität stellt sich ein mit seinem ganzen beschämenden Drucke, nebst dem Gefühle der passiven Begattung, des verletzten Schamgefühles; man kommt sich fast wie eine Lustdirne vor. Der Verstand hilft nichts dagegen, das Zwangsgefühl der Weiblichkeit beherrscht und bezwingt Alles. Wie schwer man in solchen Zeiten beruflich arbeitet, ist leicht zu ermessen; doch dazu kann man sich zwingen. Freilich ist es beinahe nicht möglich, zu sitzen, zu gehen, zu liegen, wenigstens kann man von diesen drei Zuständen keinen lange aushalten, dazu die stete Berührung der Hosen etc., es ist unausstehlich.

Die Ehe macht dann, ausser dem Moment des Coitus, wo der Mann sich begattet fühlen muss, noch den Eindruck des Zusammenlebens zweier Weiber, von denen eines sich nur als Mann maskirt betrachtet. Bleiben diese periodischen Molimina einmal aus, so kommen die Gefühle der Gravidität oder der sexuellen Uebersättigung, die der Mann sonst nicht kennt, die aber den ganzen Menschen geradeso in Beschlag nehmen wie das Weiblichkeitsgefühl, nur dass sie specifisch widerwärtig sind, so dass man gerne die regelmässigen Molimina wieder sich gefallen lässt. Wenn erotische Träume oder Vorstellungen kommen, so sieht man sich in der Form, welche man als Weib hätte, und sieht erigirte Glieder, die sich präsentiren; es wäre, da auch der After weiblich fühlt, gar nicht schwer, zum Kinäden zu werden, nur das positive religiöse Verbot hindert daran, alle anderen Rücksichten würden hinfällig werden.

Da solche Zustände wohl Jedem widerwärtig sein werden, so ist eine Sehnsucht vorhanden, geschlechtslos zu sein oder sich machen zu dürfen. Wenn ich ledig wäre, so hätte ich längst Hoden und Scrotum sammt Penis den Abschied gegeben.

Was hilft das höchste weibliche Genussgefühl, wenn man doch nicht concipirt? Was nützen die Regungen weiblicher Liebe, wenn man zur Befriedigung wieder eine Frau hat? wenn auch die Begattung sie uns als Mann empfinden lässt. Wie entsetzlich beschämend ist die weibliche Ausdünstung!

Wie erniedrigt den Mann das Gefühl der Freude an Kleidern und Schmuck! Er möchte selbst in der umgewandelten Form, selbst wenn er des männlichen Geschlechtsgefühles sich nicht mehr erinnern kann, eben doch nicht sich als Weib fühlen müssen; er weiss noch ganz gut, dass er früher nicht stets geschlechtlich fühlte, dass er auch ein blosser Mensch war, unbeeinflusst vom Geschlecht! Jetzt auf einmal soll er stets seine bisherige Individualität nur als Maske empfinden, stets sich als Weib fühlen, eine Abwechslung nur haben, wenn er alle 4 Wochen seine periodischen Beschwerden und zwischen hinein seine weibliche nicht zu befriedigende Geilheitszeit hat? Wenn er erwachen darf, ohne sofort sich als Weib fühlen zu müssen? Zuletzt sehnt er sich nach einem Augenblick, wo er seine Maske lüften könnte, der Augenblick kommt nicht! Erleichterung des Elendes kann er nur finden, wenn er ein Stück Weiblichkeit, Schmuck, ein Unterkleid etc. anziehen kann, denn als Weib darf er ja doch nicht gehen; alle seine Berufspflichten mit dem Gefühle einer als Herr kostümirten Schauspielerin erfüllen zu müssen und kein Ende abzusehen, ist keine Kleinigkeit. Die Religion allein schützt vor grobem Lapsus, hindert aber das Peinliche nicht, wenn die Versuchung an das weiblich fühlende Individuum so herantritt, wie an ein wirkliches Weib und so gefühlt und durchgemacht werden muss! Wenn ein angesehener Mann, der im Publikum ein seltenes Vertrauen geniesst und eine Autorität besitzt, sich mit seiner wenn auch imaginären Vulva herumschlagen muss; wenn man von schwerem Tagewerk herkommt und ist genöthigt, die Toilette der nächstbesten Dame zu mustern, mit Weiberaugen zu kritisiren, aus ihrem Gesichte ihre Gedanken abzulesen, wenn ein Modejournal (das hatte ich schon als Kind) das gleiche Interesse einflösst, wie ein wissenschaftliches Werk? Wenn man seinen Zustand vor seiner Gattin, deren Gedanken man, sobald man sich Weib fühlt, abliest vom Gesichte, verbergen muss, während ihr doch klar wird, dass man sich an Leib und Seele geändert hat? Die Qualen, welche die zu überwindende weibliche Weichlichkeit verursacht! Es gelingt zwar manchmal, wenn man in Urlaub allein ist, einige Zeit mehr als Frau zu leben, z. B. weibliche Kleider etc., besonders bei der Nacht zu tragen, die Handschuhe fast stets anzubehalten, einen Schleier oder eine Maske im Zimmer vorzunehmen, dass man dann vor der übermässigen Libido Ruhe hat, aber die einmal eingedrungene Weiblichkeit verlangt gebieterisch, dass sie anerkannt werde; sie begnügt sich oft mit einer bescheidenen Concession, des Umnehmens eines Armreifes hinter der Manchette z. B., aber eine Concession in irgend welcher Art verlangt sie gebieterisch. Das einzige Glück ist nur das, dass man sich ohne Scham weiblich costümirt sehen kann, ja dass man, wenn das Gesicht verschleiert oder maskirt ist, sich lieber so sieht und sich natürlich vorkommt; man hat dann, wie jede andere Modegans, den Geschmack der laufenden Mode, so sehr wird und ist man umgewandelt! Bis man sich an den Gedanken gewöhnt hat, selbständig nur als Weib zu fühlen und die frühere Denkweise gewissermassen nur aus der Erinnerung zum Vergleiche herzuholen, und dann als Mann sich zu äussern, gehört lange Zeit und unsägliche Ueberwindung.

Trotzdem wird es noch vorkommen, dass man sich auf einer weiblichen Gefühlsäusserung ertappt, sei es in sexualibus, dass man sagt: man fühlt so und so, was aber ein Nichtweib nicht wissen kann, oder dass man zufällig verräth, dass Einem die weibliche Kleidung gang und gäbe ist. Vor Frauen allein macht dies nichts aus, da sich eine Frau in erster Linie geschmeichelt fühlt, wenn man von ihren Sachen etwas versteht, nur darf es nicht vor der eigenen Frau passiren! Wie erschrak ich einmal, als meine Frau einer Freundin sagte, dass ich für Damenartikel einen sehr feinen Geschmack besitze! Wie war eine hochmüthige Modedame überrascht, als ich ihr, die im Begriffe war, ihr Töchterchen ganz falsch zu erziehen, alle weiblichen Gefühle schriftlich und mündlich darlegte (ich log ihr zwar vor, ich hätte mein Wissen aus Briefen geschöpft); aber ebenso gross ist ihr Zutrauen jetzt, und das Kind, auf dem Wege verrückt zu werden, ist vernünftig geblieben und ist fröhlich. Es hatte nämlich alle Regungen der Weiblichkeit als Sünden gebeichtet, jetzt weiss es, was es als Mädchen ertragen und durch Willen und Religion beherrschen muss, und fühlt sich als Mensch. Die beiden Damen würden herzlich lachen, wenn sie wüssten, dass ich nur aus eigener trauriger Erfahrung geschöpft habe. Beifügeu muss ich noch, dass ich seither ein viel feineres Temperaturgefühl habe, dazu aber noch ein mir vorher unbekanntes Gefühl für die Elasticität der Haut, für Spannung der Gedärme etc. bei Patienten, dass aber bei Operationen und Sektionen feindliche Flüssigkeiten meine (unverletzte) Haut leichter durchdringen. Jede Sektion macht mir Schmerzen, jede Untersuchung einer Dirne oder einer Frau mit Fluor, Krebsgeruch u. dergl. berührt mich geradezu feindlich. Ueberhaupt stehe ich jetzt stark unter dem Einflusse von Antipathie und Sympathie, vom Farbensinne an bis zur Beurtheilung einer ganzen Person. Frauen sehen einander die sexuelle derzeitige Stimmung gewöhnlich an, deshalb trägt eine Dame den Schleier, wenn sie ihn auch nicht stets vornimmt, und parfümirt sich gewöhnlich, wenn es auch nur Taschentuch oder Handschuhe sind, denn ihre Geruchsempfindung ihrem Geschlechte gegenüber ist enorm; überhaupt wirken Gerüche auf einen weiblichen Organismus ganz unglaublich ein; so z. B. beruhigt mich Veilchen und Rose, andere Gerüche ekeln mich, mit Ilang könnte ich es vor geschlechtlicher Erregtheit nicht aushalten. Berührung einer Frau erscheint mir homogen, Coitus mit der Frau erscheint mir dadurch möglich, dass sie etwas männlicher ist, eine feste Haut besitzt und doch ist es mehr ein Amor lesbicus.

Zudem fühle ich mich stets passiv. Wenn ich oft Nachts vor Aufregung nicht schlafen kann, geht es endlich, si femora mea distensa habeo, sicut mulier cum viro concumbens, oder auf eine Seite mich lege, nur darf dann kein Arm oder kein Bettstück die Mamma berühren, sonst ist es mit dem Schlafe wieder aus; auch der Bauch will nicht gedrückt sein. In Frauenhemd und Bettjacke schlafe ich am besten, und dann noch mit Handschuhen, denn es friert mich leicht an den Händen: in weiblichen Unterhosen und Unterröcken behagt es mir auch, weil sie die Genitalien nicht berühren. Am liebsten waren mir Frauenkleider zur Crinolinenzeit. Frauenkleider geniren den weiblich fühlenden Menschen nicht, da er sie, wie jedes Weib, als zu seiner Person gehörend, fühlt, nicht als fremde Gegenstände.

Mein liebster Verkehr ist eine an Neurasthenie leidende Dame, welche seit dem letzten Wochenbette männlich fühlt, sich aber, seit ich ihr diese Gefühle gedeutet habe, so gut als möglich darein schickt, coitu abstinet, was ich als Mann eben nicht thun darf; diese hilft mir durch ihr Beispiel meinen Zustand tragen. Sie hat die Frauengefühle noch klarer in Erinnerung und hat mir schon manchen guten Rath gegeben. Wäre sie ein Mann und ich ein junges Mädchen, diese würde ich zu erwerben suchen, von dieser würde ich mir des

Weibes Schicksal gefallen lassen. Aber ihre jetzige Photographie ist ganz anders als die früheren; sie ist ein höchst elegant costümirter Herr trotz Busen etc. und Frisur; sie spricht aber auch kurz und bündig, und hat an Allem, was mir Spass macht, keine Freude mehr; sie hat eine Art von Weltschmerz, trägt aber ihr Schicksal mit Ergebung und Würde, findet ihren Trost nur in Religion und Pflichterfüllung, geht zur Zeit der Menses fast zu Grunde; sie liebt Frauengesellschaft und Frauengespräche nicht mehr, ebenso keine Süssigkeiten.

Ein Jugendfreund fühlt seit erster Zeit des Lebens nur als Mädchen, hat aber Zuneigung zum männlichen Geschlechte: seine Schwester hatte es umgekehrt, und als der Uterus doch sein Recht verlangte und sie sich als liebendes Weib sah, trotz ihrer Männlichkeit, machte sie es kurz und entleibte sich durch Ertränken.

Was ich als Hauptveränderungen an mir seit der vollständigen Effeminatio beobachtet, ist:

1. das stete Gefühl, Weib zu sein vom Scheitel bis zur Zehe,
2. das stete Gefühl, weibliche Genitalien zu besitzen,
3. die Periodicität der vierwöchentlichen Molimina,
4. regelmässig eintretende weibliche Begierlichkeit, aber ohne Lust zu einem bestimmten Mann,
5. beim Coitus weibliches passives Gefühl,
6. nachher das Gefühl der futuirten Partei,
7. bei Bildern von Coitus das weibliche Gefühl,
8. beim Anblick von Frauenzimmern das Gefühl der Zusammengehörigkeit und das weibliche Interesse daran,
9. beim Anblick von Herren das weibliche Interesse daran,
10. beim Anblick von Kindern dasselbe,
11. das veränderte Gemüth, die viel grössere Geduld,
12. die endlich gelungene Ergebung in mein Schicksal, was ich zwar nur der positiven Religion verdanke, sonst hätte ich mich längst entleibt.

Denn Mann zu sein und fühlen zu müssen: chaque femme est futuée ou elle désire d'être, ist kaum erträglich.

Vorstehende für die Wissenschaft höchst werthvolle Autobiographie war von folgendem nicht minder interessanten Briefe begleitet:

E. W. habe ich zunächst um Verzeihung zu bitten wegen der Belästigung durch meine Zuschrift; — ich hatte allen Halt verloren und betrachtete mich nur mehr als ein Scheusal, vor dem mir selber ekelte; da gewann ich durch Ihre Schriften wieder Muth und beschloss, der Sache auf den Grund zu gehen und einen Rückblick auf mein Leben zu werfen, falle das Resultat aus, wie es immer wolle. Nun kam es mir aber als Pflicht der Dankbarkeit vor, E. W. das Resultat meiner Erinnerung und Beobachtung mitzutheilen, da ich einen ganz analogen Fall nicht bei Ihnen verzeichnet fand; endlich dachte ich auch, es interessire Sie vielleicht, aus einer ärztlichen Feder zu erfahren, wie solch ein missrathenes menschliches oder männliches Individuum unter dem Druck des Zwangsgefühles, Weib zu sein, denkt und fühlt.

Es stimmt nicht Alles, aber zu mehr Reflexion habe ich die Kraft nicht mehr, und mag mich nicht mehr hineinvertiefen; Manches ist wiederholt, aber doch bitte ich zu bedenken, dass jede Maske aus der Rolle fallen kann, besonders wenn die Verkleidung nicht freiwillig getragen wird, sondern aufoktroyirt ist.

Ich hoffe nach der Lektüre Ihrer Schriften, dass ich, wenn ich meine Standespflichten als Arzt, Bürger, Vater und Ehemann erfülle, mich doch zu den Menschen rechnen darf, welche nicht bloss Verachtung verdienen.

Endlich wollte ich E. W. das Resultat meiner Erinnerung und meines Nachdenkens vorlegen, um zu beweisen, dass man auch mit weiblichem Fühlen und Denken Arzt sein kann; ich halte es für ein grosses Unrecht, dem Weibe die Medicin zu verschliessen; ein Weib kommt manchem Uebel durch das Gefühl auf die Spur, wo der Mann trotz aller Diagnostik im Finstern tappt, jedenfalls bei Frauen- und Kinderkrankheiten. Wenn ich es machen könnte, so müsste jeder Arzt ein Vierteljahr lang die Weiblichkeit durchmachen, er hätte dann mehr Verständniss und mehr Achtung für die Seite der Menschheit, von welcher er abstammt, und wüsste dann die Seelengrösse der Frauen zu schätzen, andererseits auch die Härte ihres Schicksals.

Epikrise. Patient schwer belastet, ist originär psychosexual abnorm, indem er charakterologisch und beim sexuellen Akt weiblich empfindet. Dieses abnorme Fühlen bleibt eine rein seelische Anomalie bis vor 3 Jahren, wo, auf Grund schwerer Neurasthenie, dieselbe eine übermächtige Stütze durch zwangsmässig sich dem Bewusstsein aufdrängende körperliche Gefühle im Sinne der Transmutatio sexus bekommt. Patient fühlt sich zu seinem Schrecken nun auch körperlich als Weib, empfindet unter dem Zwang seiner weiblichen „Zwangsgefühle“ eine gänzliche Umwandlung seines bisherigen männlichen Fühlens, Vorstellens und Strebens, ja sogar seiner ganzen Vita sexualis im Sinne der Eviratio. Gleichwohl ist sein Ich im Stande, die Herrschaft gegenüber diesen seelisch-körperlich krankhaften Vorgängen zu behaupten und den Verfall in Paranoia hintanzuhalten — ein denkwürdiges Beispiel von Zwangsempfindungen und Zwangsvorstellungen auf der Basis neurotischer Belastung und von hohem Werth für die Gewinnung eines Verständnisses der Wege, auf welchen sich die psychosexuale Transformation vollziehen mag.

IV. Stufe: Metamorphosis sexualis paranoica.

Eine letzte mögliche Stufe in dem Krankheitsprocess stellt der Wahn der Geschlechtsverwandlung dar. Er wird erreicht auf der Grundlage einer zur Neurasthenia universalis gewordenen sexuellen Neurasthenie im Sinne einer seelischen Erkrankung, der Paranoia.

Die folgenden Beobachtungen weisen die interessante Entwickelung des neurotisch-psychologischen Vorgangs bis zu seiner Höhe nach.

Beobachtung 100. K., 36 Jahre, ledig, Knecht, aufgenommen in der Klinik am 26. Februar 1889, ist ein typischer Fall von aus Neurasthenia sexualis entstandener Paranoia persecutoria mit Geruchshallucinationen, Sensationen u. s. w.

Er stammt aus belasteter Familie. Mehrere Geschwister waren psychopathisch. Patient hat hydrocephalen Schädel, in der Gegend der rechten Fontanelle eingesattelt, neuropathisches Auge. Von jeher sexuell sehr bedürftig, ergab er sich mit 19 Jahren der Masturbation, coitirte mit 23 Jahren, zeugte 3 uneheliche Kinder, unterliess weiteren sexuellen Verkehr aus Angst vor weiterer Zeugung und Unerschwinglichkeit der Alimentationsgelder, empfand die Abstinenz höchst peinlich, entsagte auch der Masturbation, bekam massenhaft Pollutionen, wurde vor 1½ Jahren sexuell neurasthenisch, hatte auch Pollut. diurnae, wurde davon ganz matt und elend, im weiteren Verlauf allgemein neurasthenisch und erkrankte an Paranoia.

Seit 1 Jahr bekam er parästhetische Sensationen, als ob an Stelle der Genitalien ein grosser Knäuel liege, dann fühlte er, wie Scrotum und Penis fehlten und seine Genitalien sich weiblich umwandelten.

Er fühlte das Wachsen von Brüsten, einen Haarzopf, das Anliegen weiblicher Kleidung am Körper. Er kam sich als Weib vor. Die Leute auf der Strasse machten entsprechende Aeusserungen: „Seht doch das Mensch an, die alte Duttel." Im Halbtraum hatte er das Gefühl, als ob an ihm als einem Weib ein Mann den Coitus vollziehe. Es kam ihm dabei die Natur unter lebhaftem Wollustgefühl. Während des Aufenthalts in der Klinik trat eine Intermission der Paranoia ein und zugleich eine bedeutende Besserung der Neurasthenie. Damit schwanden vorläufig die Gefühle und Ideen im Sinne einer sich entwickelnden Metamorphosis sexualis.

Ein weiter vorgeschrittener Fall von Eviratio auf dem Wege zur Transformatio sexus paranoica ist der folgende:

Beobachtung 101. Franz St., 33 Jahre, Volksschullehrer, ledig, wahrscheinlich aus belasteter Familie, von jeher neuropathisch, emotiv, schreckhaft, alkoholintolerant, begann mit 18 Jahren zu masturbiren, bekam mit 30 Jahren Erscheinungen von Neurasthenia sexualis (Pollutionen mit folgender Mattigkeit, die mit der Zeit auch bei Tage auftraten, Schmerzen im Gebiet des Plex. sacralis u. s. w.). Dazu gesellte sich allmählich Spinalirritation, Kopfdruck, Cerebrasthenie. Seit Anfang 1885 hatte Patient sich des Coitus enthalten, bei welchem er kein Wollustgefühl mehr verspürte. Er masturbirte häufig.

1888 begann Beachtungswahn. Er bemerkte, dass man ihm auswich, bemerkte, dass er eine schädliche Ausdünstung habe, stinke (Geruchshallucinationen) und erklärte sich damit das geänderte Benehmen der Leute, nicht minder ihr Niesen, Husten u. s. w.

Er empfand Gerüche nach Leichen, faulem Harn. Als Ursache seines üblen Geruchs erkannte er Pollutionen nach innen. Er erkannte sie an einem Gefühl, wie wenn von der Symphyse gegen die Brust Flüssigkeit ströme.

Patient verliess bald wieder die Klinik.

1889 kam er neuerlich zur Aufnahme im vorgeschrittenen Stadium einer Paranoia masturbatoria persecut. (physikalischer Verfolgungswahn).

Anfang Mai 1889 wird Patient dadurch auffällig, dass er grob reagirt, wenn man ihn als „Herr" anredet.

Er protestirt dagegen, weil er ein Weib sei. Stimmen sagen ihm dies. Er bemerkt, dass ihm Brüste wachsen. Vor einer Woche betasteten ihn die Anderen wollüstig. Er hörte sagen, er sei eine Hure. In letzter Zeit Begattungsträume. Es träumte ihm, es werde an ihm als einem Weib der Coitus vollzogen. Er spürt die Immissio penis und hat beim traumhaften Akt Ejaculationsgefühl.

Schädel steil, langer schmaler Gesichtsschädel, prominente Tubera parietalia. Genitalien normal entwickelt.

Der folgende Fall, in der Anstalt Illenau beobachtet, ist ein passendes Beispiel dauernder wahnhafter Verkehrung des geschlechtlichen Bewusstseins.

Beobachtung 102. Metamorphosis sexualis paranoica. N., 23 Jahre, ledig, Pianist, wurde Ende Oktober 1865 in der Heilanstalt Illenau aufgenommen. Aus erblich angeblich nicht belasteter, aber tuberkulöser Familie (Vater und Bruder erlagen der Phthisis pulm.). Patient war als Kind schwächlich, gering begabt, jedoch einseitig für Musik talentirt. Er war von jeher ein abnormer Charakter, still, verschlossen, ungesellig, von barschem Wesen.

Vom 15. Jahr an Masturbation. Nach einigen Jahren schon stellten sich neurasthenische Beschwerden (Herzklopfen, Mattigkeit, zeitweise Kopfdruck u. s. w.) ein, zugleich auch hypochondrische Anwandlungen. Patient arbeitete in dem letzten Jahr sehr angestrengt. Seit einem halben Jahr hatte sich seine Neurasthenie gesteigert. Er klagte nun über Herzklopfen, Kopfdruck, Schlaflosigkeit, wurde sehr reizbar, erschien sexuell sehr erregt, behauptete, er müsse ehemöglich heirathen, aus Gesundheitsrücksichten. Er verliebte sich in eine Künstlerin, erkrankte aber fast gleichzeitig (Sept. 1865) an Paranoia persecutoria (feindliche Wahrnehmungen, Schmähreden auf der Strasse, Gift im Essen, man spannt ihm ein Seil auf einer Brücke, damit er nicht über diese zur Geliebten gehe). Wegen zunehmender Aufregung und Conflikte mit der feindlich aufgefassten Umgebung in die Irrenanstalt aufgenommen, bot er anfänglich noch das Bild einer typischen Paranoia persecutoria, neben den Erscheinungen einer sexuellen, später allgemeinen Neurasthenie, jedoch baute sich der Verfolgungswahn nicht auf dieser neurotischen Grundlage auf. Nur gelegentlich hörte Patient die Umgebung sagen: „Jetzt wird ihm der Same, jetzt wird ihm die Blase abgeschnitten.“

Im Lauf der Jahre 1866—68 trat der Verfolgungswahn immer mehr in den Hintergrund und wurde grossentheils ersetzt durch erotische Ideen. Die somatisch-psychische Grundlage war eine andauernde und mächtige Erregung der Sexualsphäre. Patient verliebte sich in jede Dame, der er ansichtig wurde, hörte auffordernde Stimmen, sich ihr zu nähern, verlangte gebieterisch die Ehebewilligung und behauptete, wenn man ihm keine Frau verschaffe, bekomme er die Auszehrung. Unter fortgesetzter Masturbation treten schon 1869 Signale im Sinne künftiger Eviratio auf. „Wird, wenn er eine Frau bekommt, sie nur platonisch lieben.“ Patient wird immer verschrobener, lebt in einem erotischen Ideenkreis, sieht allenthalben in der Anstalt Prostitution treiben, hört ab und zu Stimmen, die ihm selbst unzüchtiges Benehmen gegen Damen imputiren.

Er vermeidet deshalb Damengesellschaft und lässt sich nur dann herbei, in solcher zu musiciren, wenn ihm zwei Zeugen beigegeben werden.

Im Lauf des Jahres 1872 nimmt der neurasthenische Zustand einen bedeutenden Aufschwung. Nun tritt auch die Paranoia persecutoria wieder mehr in den Vordergrund und gewinnt klinische Färbung durch den neurotischen Grundzustand. Es treten Geruchshallucinationen auf, er wird magnetisch beeinflusst. „Magnetismusambosarbeitswellen" wirken auf ihn ein (falsche Interpretation spinalasthenischer Beschwerden). Unter fortdauernder mächtiger sexueller Erregung und masturbatorischen Excessen macht der Process der Eviratio immer weitere Fortschritte. Nur noch episodisch ist er Mann und schmachtet nach einem Weibe, beklagt sich bitter, dass die schamlose Prostitution der Männer hier im Hause es unmöglich mache, dass ein Frauenzimmer zu ihm gelange. Er sei sterbenskrank durch magnetisch vergiftete Luft und unbefriedigte Liebe, ohne Liebe könne er nicht leben; er sei vergiftet durch Geilgift, das auf den Geschlechtstrieb wirke. Die Dame, welche er liebe, sei hier in der niedrigsten Unzucht. Die Prostituirten hier im Hause haben Glückseligkeitsketten, d. h. Ketten, in welchen man, ohne sich zu rühren, in Wollust liege. Er sei erbötig, sich jetzt auch mit einer Prostituirten zu begnügen. Er besitze eine wunderbare Augengedankenausstrahlung, die 20 Millionen werth sei. Seine Compositionen sind 500,000 Francs werth. Neben diesen Andeutungen von Grössenwahn solche von persekutorischem — die Nahrung ist durch venerische Exkremente vergiftet, er schmeckt und riecht das Gift, hört infame Beschuldigungen und verlangt eine Ohrenschlussmaschine.

Immer häufiger werden aber vom August 1872 ab Signale im Sinne der Eviratio. Er benimmt sich ziemlich affektirt, erklärt, dass er nicht mehr unter trinkenden und rauchenden Männern leben könne. Er denke und empfinde ganz weiblich. Man solle ihn von nun ab als Weib behandeln und in einer Frauenabtheilung unterbringen. Er verlangt Confitüren, feine Mehlspeisen. Gelegentlich Tenesmus und Cystospasmus verlangt er in eine Entbindungsanstalt untergebracht und wie eine Schwerkranke, Schwangere behandelt zu werden. Der krankhafte Magnetismus männlicher Pfleger wirke ungünstig auf ihn.

Vorübergehend fühlt er sich noch als Mann, aber plaidirt in für sein krankhaft geändertes sexuales Empfinden bezeichnender Weise nur für Befriedigung durch Masturbation, für Ehe ohne Coitus. Die Ehe sei ein Wollustinstitut. Das Mädchen, welches er zur Frau nehmen möchte, müsste Onanistin sein.

Vom December 1872 ab ändert sich sein Persönlichkeitsbewusstsein endgültig in ein weibliches.

Er sei von jeher ein Weib, aber vom 1.—3. Lebensjahre habe ihn ein französischer Quäkerkünstler mit männlichen Genitalien versehen und ihm durch Einreiben und Zurichten des Thorax das spätere Hervorkommen der Brüste verhindert.

Er verlangt nun energisch Unterbringung in der Frauenabtheilung, Schutz vor ihn prostituiren wollenden Männern und Damenkleidung. Eventuell wäre er auch erbötig, in einem Spielwaarengeschäft sich mit Stepp- und Ausschneidarbeit, oder in einem Putzgeschäft mit weiblicher Arbeit zu beschäftigen. Vom Zeitpunkt der Transformatio sexus an beginnt für Patient eine neue Zeitrechnung. Seine eigene frühere Persönlichkeit fasst er in der Erinnerung als seinen Vetter auf.

Er spricht von sich vorläufig in der dritten Person, erklärt sich für die Gräfin V., die liebste Freundin der Kaiserin Eugenie, verlangt Parfüms, Corsetten u. s. w. Hält die anderen Männer der Abtheilung für Frauenzimmer, versucht, sich einen Zopf zu flechten, verlangt ein orientalisches Enthaarungsmittel, damit man nicht mehr an seiner Damennatur zweifle. Er gefällt sich in Lobreden auf die Onanie, denn „sie war seit ihrem 15. Jahr Onanistin und hat nie eine andere geschlechtliche Befriedigung gesucht“. Gelegentlich werden noch neurasthenische Beschwerden, Geruchshallucinationen und persekutorische Delirien beobachtet. Alle Erlebnisse bis zum December 1872 gehören der Persönlichkeit des Vetters an.

Patient ist von dem Wahn, Gräfin V. zu sein, nicht mehr abzubringen. Sie beruft sich darauf, dass sie von der Hebamme untersucht und als Dame befunden worden sei. Die Gräfin wird nicht heirathen, weil sie die Männerwelt verachtet. Da Patient keine Damenkleider und Stöckelschuhe bekommt, bringt er den grössten Theil des Tages im Bett zu, gerirt sich als vornehme, leidende Dame, thut zimpferlich, verschämt und verlangt Bonbons u. dergl. Das Haar wird so gut wie möglich in Zöpfe geflochten, der Bart ausgezupft. Aus Semmeln werden Brüste geschaffen.

1874 tritt Caries im linken Kniegelenk auf, zu der sich bald Phthisis pulmonum gesellt. Tod am 2. December 1874. Schädel normal. Stirnhirn atrophisch, Gehirn anämisch. Mikroskopisch (Dr. Schüle): In der oberen Schichte des Frontalhirns Ganglienzellen leicht geschrumpft; in der Adventitia der Gefässe zahlreiche Fettkörnchen; Glia unverändert. vereinzelte Pigmentpartikeln und Colloidkörner. Die unteren Schichten der Gehirnrinde normal. Genitalien sehr gross, Hoden klein, schlaff, auf dem Durchschnitt makroskopisch nicht verändert.

Der im Vorstehenden in seinen Bedingungen und Entwicklungsphasen aufgezeigte Wahn der Geschlechtsverwandlung ist eine auffallend seltene Erscheinung in der Pathologie des menschlichen Geistes. Ausser den vorausgehenden Fällen eigener Beobachtung habe ich einen solchen Fall als episodische Erscheinung bei einer conträrsexualen Dame (Beob. 92 der 6. Auflage m. Psychopathia sexualis) und als dauernde bei einem mit originärer Paranoia behafteten Mädchen beobachtet, ferner bei einer ebenfalls originär paranoischen Dame.

In der Literatur sind mir ausser einem aphoristisch in seinem Lehrbuch berichteten Fall von Arndt (S. 172), einem von Serieux (Recherches cliniques p. 33) ziemlich oberflächlich mitgetheilten und den beiden bekannten von Esquirol keine Beobachtungen von Wahn der Geschlechtsverwandlung erinnerlich. Der Fall von Arndt möge hier kurz mitgetheilt werden, obwohl er ebensowenig wie die Esquirol'schen über die Genese des Wahns Aufschlüsse bietet.

Beobachtung 103. Eine Frau in mittleren Jahren in der Greifswalder Irrenanstalt hielt sich für einen Mann und trug sich demgemäss. Sie schnitt sich das Haar kurz und scheitelte es auf einer Seite in militärischer Weise. Ein scharf geschnittenes Profil, eine etwas grosse Nase und eine gewisse Derbheit aller Züge gab dem Antlitz etwas Charakteristisches und, im Vereine mit dem kurzgeschnittenen und um die Ohren glatt anliegenden Haare, dem ganzen Kopfe etwas entschieden Männliches.

Sie war gross und hager, ihre Stimme tief und rauh, der Adamsapfel kantig vorspringend, ihre Haltung straff, ihr Gang sowie jede ihrer Bewegungen wuchtig, aber nicht gerade plump. Sie sah aus wie ein Mann in Frauenkleidern. Befragt, wie sie dazu komme, sich für einen Mann zu halten, rief sie fast immer sehr erregt: „Nun, sehen Sie mich doch einmal an! Sehe ich nicht aus wie ein Mann? Auch fühle ich, dass ich ein Mann bin. Ich habe immer schon so etwas gefühlt, aber ich bin mir darüber erst allmählich klar geworden. Der Mann, welcher mein Mann sein soll, ist gar kein rechter Mann. Meine Kinder habe ich mir selber gezeugt. Ich habe so etwas immer gefühlt, jedoch die Klarheit darüber ist mir erst später gekommen. Und habe ich nicht immer auch in der Wirthschaft wie ein Mann gewirkt? Der Mann, welcher mein Mann sein soll, hat nur ausgeholfen. Er hat ausgeführt, was ich angeordnet habe. Ich bin von Jugend auf immer mehr für das Männliche gewesen, als für das Weibliche. Für das, was auf Hof und Feld geschieht, habe ich immer mehr Liebe gehabt, als für das, was im Hause und in der Küche zu thun ist. Aber ich habe nur nicht erkannt, woran das lag. Jetzt weiss ich, dass ich ein Mann bin, und da will ich mich auch als solcher tragen, und es ist eine Schande, mich immer in Weiberkleidern zu halten."

Beobachtung 104. X., 26 Jahre, von hoher Statur und schönem Aeusseren, liebte es, seit der frühesten Jugend Weiberkleider anzuziehen. Herangewachsen, wusste er es als Theilnehmer von Haustheatern immer so einzurichten, dass er weibliche Rollen bekam. Nach einer Gemüthsbewegung bildete er sich ein, wirklich Weib zu sein, und versuchte die Umgebung davon zu überzeugen.

Er liebte es, sich zu entkleiden, dann als Weib sich zu frisiren und zu drapiren. In diesem Aufzug wollte er auf die Strasse. Sonst war er ganz vernünftig. Den ganzen Tag pflegte er sich zu frisiren, sich im Spiegel zu beschauen und mit seinem Schlafrock so gut als möglich sich als Weib zu costümiren. Beim Gehen ging er nach Weiberart. Als eines Tags Esquirol dergleichen that, als wollte er ihm das Kleid aufheben, gerieth er in Wuth und warf ihm Unverschämtheit vor (Esquirol).

Beobachtung 105. Frau X., Wittwe, war durch den Tod ihres Mannes und Verlust ihres Vermögens grossen Gemüthsbewegungen ausgesetzt gewesen. Sie wurde geistig gestört und kam nach einem Selbstmordversuch in die Salpêtrière.

Frau X., schlank, mager, andauernd in manischer Aufregung, hielt sich für einen Mann, gerieth in Zorn, wenn man sie „Madame" anredete. Als man ihr einmal Männerkleidung zur Verfügung stellte, war sie ausser sich vor Entzücken. Sie erlag 1802 einer consumtiven Krankheit und äusserte ihren Wahn, ein Mann zu sein, bis kurz vor ihrem Tode (Esquirol).

Auf S. 204 habe ich der interessanten Beziehungen Erwähnung gethan, welche sich zwischen diesen Thatsachen der wahnhaften Geschlechtsverwandlung und dem sogen. Skythenwahnsinn finden.

Marandon (Annales médico-psychologiques 1877 p. 161) hat gleichwie Andere irrthümlich angenommen, dass es sich bei diesen Skythen des Alterthums um wirklichen Wahn und nicht um blosse Eviratio gehandelt habe. Nach dem Gesetz des empirischen Aktualismus muss der heutzutage so seltene Wahn auch im Alterthum höchst selten gewesen sein. Da er nur auf Grundlage einer Paranoia denkbar ist, kann überhaupt von einem endemischen Vorkommen niemals die Rede gewesen sein, sondern nur von einer abergläubischen Deutung einer Eviratio (im Sinne des Zornes der Göttin), wie dies auch aus Andeutungen bei Hippokrates hervorgeht.

Anthropologisch bemerkenswerth bleibt die aus dem sogen. Skythenwahnsinn und aus neuerlichen Erfahrungen bei den Puebloindianern hervorgehende Thatsache, dass mit dem Schwund der Hoden auch solcher der Genitalien überhaupt und Annäherungen an den Typus des Weibes körperlich und seelisch beobachtet wurden. Es ist dies um so auffälliger, als solche Rückwirkung beim Manne, der in erwachsenem Alter seine Zeugungsorgane verliert, ebenso ungewöhnlich ist, als beim erwachsenen Weibe m. m. nach dem künstlichen Klimax oder nach dem natürlichen.

B. Die homosexuale Empfindung als angeborene krankhafte Erscheinung [1]).

Das Wesentliche bei dieser sonderbaren Erscheinungsweise des Geschlechtslebens ist die sexuelle Frigidität bis zum Horror

[1]) **Literatur** (ausser der im Folgenden erwähnten): Tardieu, Des Attentats aux moeurs, 7. édit., 1878, p. 210. — Hofmann, Lehrb. d. ger. Med. 3. Aufl., p. 172, 850. — Gley, Revue philosophique 1884, Nr. 1. — Magnan, Annal. méd.-psychol. 1885, p. 458. — Shaw und Ferris, Journal of nervous and mental disease 1883, April, Nr. 2. — Bernhardi, Der Uranismus. Berlin (Volksbuchhandlung) 1882. — Chevalier, De l'inversion de l'instinct sexuel. Paris 1885. — Ritti, Gaz. hebdom. de médecine et de chirurg. 1878, 4. Jänner. — Tamassia, Rivista sperim. 1878, p. 97—117. — Lombroso, Archiv. di Psichiatr. 1881. — Charcot et Magnan, Archiv. de Neurologie 1882. Nr. 7, 12. — Moll, Die conträre Sexualempfindung. Berlin 1891 (zahlreiche Literaturangaben). — Chevalier, Archives de l'anthropologie criminelle, Bd. 5, Nr. 27. Bd. 6, Nr. 31. — Reuss, Aberrations du

gegenüber dem anderen Geschlecht, während Neigung und Trieb zum eigenen Geschlecht besteht. Gleichwohl sind die Genitalien normal entwickelt, die Geschlechtsdrüsen funktioniren ganz entsprechend und der geschlechtliche Typus ist ein vollkommen differenzirter.

Das Empfinden, Denken, Streben, überhaupt der Charakter entspricht, bei voller Ausbildung der Anomalie, der eigenartigen Geschlechtsempfindung, nicht aber dem Geschlecht, welches das Individuum anatomisch und physiologisch repräsentirt. Auch in Tracht und Beschäftigung gibt sich diese abnorme Empfindungsweise dann zu erkennen bis zum Drang, der sexuellen Rolle, in welcher sich das Individuum fühlt, entsprechend sich zu kleiden.

Klinisch und anthropologisch bietet diese abnorme Erscheinung verschiedene Entwicklungsstufen bezw. Erscheinungsformen.

1) Bei vorwaltender homosexualer Geschlechtsempfindung bestehen Spuren heterosexualer (psychosexuale Hermaphrodisie).

2) Es besteht bloss Neigung zum eigenen Geschlecht (Homosexualität).

3) Auch das ganze psychische Sein ist der abnormen Geschlechtsempfindung entsprechend geartet (Effeminatio und Viraginität).

4) Die Körperform nähert sich derjenigen, welcher die abnorme Geschlechtsempfindung entspricht. Nie aber finden sich wirkliche Uebergänge zum Hermaphroditen, im Gegentheil vollkommen differenzirte Zeugungsorgane, so dass also, gleichwie bei allen krankhaften Perversionen des Sexuallebens, die Ursache im Gehirn gesucht werden muss (Androgynie und Gynandrie).

Die ersten genaueren[1]) Mittheilungen über diese räthselhaften Naturerscheinungen rühren von Casper her (Ueber Nothzucht und Päderastie,

---

sens générique, Annales d'hygiène publique 1886. — Saury, Étude clinique sur la folie héréditaire 1886. — Brouardel, Gaz. des hôpitaux 1886 und 1887. — Tilier, L'instinct sexuel chez l'homme et chez les animaux 1889. — Carlier, Les deux prostitutions 1887. — Lacassagne, Art. Pédérastie im Diction. encyclopédique. — Vibert, Art. Pédérastie im Dict. méd. et de chirurgie.

[1]) Durch Herrn Dr. A. Moll in Berlin wurde ich aufmerksam gemacht, dass sich Andeutungen von conträrer Sexualempfindung, Männer betreffend, schon in Moritz's Magazin f. Erfahrungsseelenkunde Bd. VIII, Berlin 1791 finden. Thatsächlich werden dort 2 Biographien von Männern mitgetheilt, welche eine geradezu schwärmerische Liebe zu Personen des eigenen Geschlechts

Casper's Vierteljahrsschr. 1852, I), der dieselbe zwar mit der Päderastie zusammenwirft, aber schon die treffende Bemerkung macht, dass diese Anomalie in den meisten Fällen angeboren und gleichsam als eine geistige Zwitterbildung anzusehen sei. Es bestehe hier ein wahrer Ekel vor geschlechtlicher Berührung von Weibern, während sich die Phantasie an schönen jungen Männern, Statuen, Abbildungen solcher ergötze. Schon Casper ist es nicht entgangen, dass in solchen Fällen Immissio penis in anum (Päderastie) nicht die Regel ist, sondern dass auch durch anderweitige geschlechtliche Akte (mutuelle Onanie) sexuelle Befriedigung erstrebt und erzielt wird.

In seinen „klinischen Novellen" (1863, p. 33) giht Casper das interessante Selbstbekenntniss eines diese Perversion des Geschlechtstriebes aufweisenden Menschen, und steht nicht an zu erklären, dass, abgesehen von verderbter Phantasie, Entsittlichung durch Uebersättigung im normalen Geschlechtsgenuss, es zahlreiche Fälle gebe, wo die „Päderastie" aus einem wunderbaren, dunklen, unerklärlichen, angeborenen Drang entspringt. Mitte der 60er Jahre trat ein gewisser Assessor Ulrichs, selbst mit diesem perversen Trieb behaftet, auf und behauptete in zahlreichen Schriften [1]), das geschlechtliche Seelenleben sei nicht an das körperliche Geschlecht gebunden, es gebe männliche Individuen, die sich als Weib dem Manne gegenüber fühlen („anima muliebris in corpore virili inclusa"). Er nannte diese Leute „Urninge" und verlangte nichts Geringeres als die staatliche und sociale Anerkennung dieser urnischen Geschlechtsliebe als einer angeborenen und damit berechtigten, sowie die Gestattung der Ehe unter Urningen! Ulrichs blieb nur den Beweis dafür schuldig, dass diese allerdings angeborene paradoxe Geschlechtsempfindung eine physiologische und nicht vielmehr eine pathologische Erscheinung sei.

Ein erstes anthropologisch-klinisches Streiflicht auf diese Thatsachen warf Griesinger (Archiv f. Psychiatrie I, p. 651), indem er in einem selbst

---

boten. In dem 2. besonders bemerkenswerthen Fall erklärt der Pat. sich selbst die Ursache seiner „Verirrung" damit, dass er als Kind nur von erwachsenen Personen, als Knabe von 10—12 Jahren von seinen Mitschülern geliebkost wurde. „Dies und der entbehrte Umgang mit Personen vom anderen Geschlechte machte, dass sich bei mir die natürliche Zuneigung zum weiblichen Geschlechte von ihm ganz ablenkte auf das männliche. Ich bin noch jetzt gegen Frauenzimmer ziemlich gleichgültig."

Ob der Fall ein solcher von angeborener (psychosexualer Hermaphrodisie?) oder erworbener conträrer Sexualempfindung war, lässt sich nicht entscheiden. Der älteste Fall von conträrer Sexualempfindung, der bis dato in Deutschland nachzuweisen ist, betrifft ein Weib, das mit einem anderen verheirathet war und mittelst ledernen Priaps der Consors beiwohnte. Der auch in culturhistorischer und juridischer Hinsicht sehr interessante, aus den Akten geschöpfte Fall von Viraginität aus dem Anfang des vorigen Jahrhunderts ist von Dr. Müller (Alexandersbad) in Friedreich's Blätter f. ger. Medicin 1891, Heft 4, mitgetheilt.

[1]) „Vindex, Inclusa, Vindicta, Formatrix, Ara spei, Gladius furens, kritische Pfeile." Leipzig (Otto u. Kadler) 1864—1880.

beobachteten Falle auf die starke erbliche Belastung des betreffenden Individuums hinwies.

Westphal (Archiv f. Psychiatrie II, p. 73) verdanken wir die erste Abhandlung über die in Rede stehende Erscheinung, die er als „angeborene Verkehrung der Geschlechtsempfindung mit dem Bewusstsein der Krankhaftigkeit dieser Erscheinung" definirte und mit dem seither allgemein recipirten Namen der „conträren Sexualempfindung" bezeichnete. Er eröffnete zugleich eine Casuistik [1]), die seither auf 93 Fälle, ungerechnet die in dieser Monographie berichteten, angewachsen ist.

Westphal lässt es unentschieden, ob die „conträre Sexualempfindung" Symptom eines neuro- oder eines psychopathischen Zustandes sei, oder als

---

[1]) Männliche Individuen betreffend: 1) Casper, Klin. Novellen p. 36. (Lehrb. d. ger. Med., 7. Aufl. p. 176); 2) Westphal, Archiv f. Psych. II, p. 73; 3) Schminke, ebenda III, p. 225; 4) Scholz, Vierteljahrsschr. f. ger. Med. XIX; 5) Gock, Arch. f. Psych. V, p. 564; 6) Servaes, ebenda VI, p. 484; 7) Westphal, ebenda VI, p. 620; 8), 9), 10) Stark, Zeitschr. f. Psychiatrie Bd. 31; 11) Liman (Casper's Lehrb. der ger. Med., 6. Aufl., p. 509); p. 291; 12) Legrand du Saulle, Annal. méd. psychol. 1876, Mai; 13) Sterz, Jahrb. f. Psychiatrie III, Heft 3; 14) Krueg, Zeitschr. Brain 1884, Oct.; 15) Charcot et Magnan, Arch. de neurolog. 1882, Nr. 9; 16), 17), 18) Kirn, Zeitschr. f. Psych. Bd. 39, p. 216; 19) Rabow, Erlenmeyer's Centralbl. 1883, Nr. 8; 20) Blumer, Americ. journ. of insanity 1882, Juli; 21) Savage, Journal of mental science 1884, October; 22) Scholz, Vierteljahrsschr. f. ger. Med. N. F. Bd. 43, Heft 7; 23) Magnan, Ann. méd. psychol. 1885, p. 461; 24) Chevalier, De l'inversion de l'instinct sexuel, Paris 1885, p. 129; 25) Morselli, La Riforma medica, 4. Jahrg., März; 26) Leonpacher, Friedreich's Blätter 1888, H. 4; 27) Holländer, Allg. Wiener med. Zeitg. 1882; 28) Kriese, Erlenmeyer's Centralblatt 1888, Nr. 19; 29), 30), 31), 32) v. Krafft, Psychopathia sexualis, 3. Aufl., Beob. 32. 36. 42. 43; 33) Golenko, Russ. Archiv f. Psychiatrie Bd. IX, H. 3 (v. Rothe mitgetheilt in Zeitschr. f. Psychiatrie); 34) v. Krafft, Internationales Centralblatt f. d. Physiol. u. Pathologie der Harn- u. Sexualorgane Bd. I, H. 1; 35) Cantarano, La Psichiatria 1887, V. Jahrg., p. 195; 36) Sérieux, Recherches cliniques sur les anomalies de l'instinct sexuel. Paris 1888. obs. 13; 37—42) Kiernan, The medic. Standard 1888, 7 Fälle; 43—46) Rabow, Zeitschr. f. klin. Medicin, Bd. XVII, Suppl.; 47—51) v. Krafft, „Neue Forschungen", Beob. 1. 3. 4. 5. 8; 52—61) v. Krafft, Psychopath. sexualis, 5. Aufl., Beob. 53. 61. 64. 66. 73. 75. 78. 84. 85. 87; 62—65) Derselbe, „Neue Forschungen 2. Aufl.", Beob. 3. 4. 5. 6.; 66—67) Hammond, Sexuelle Impotenz, deutsch v. Salinger, p. 30. 36; 68—71) Garnier, Anomalies sexuelles 1889. Beob. 227. 228. 229. 230; 72) Müller, Friedreich's Blätter 1891; 73—87) v. Krafft, Psychopathia sexualis, 6. Aufl., Beob. 78. 81. 82. 84. 85. 86. 87. 89. 93. 94. 96. 97. 98. 101. 102.

Weibliche Individuen betreffend: 1) Westphal, Arch. f. Psych. II, p. 73; 2) Gock, op. cit.; Nr. 1; 3) Wise, The Alienist and Neurologist 1883, Januar; 4) Cantarano, Zeitschr. La Psichiatria 1883, p. 201; 5) Sérieux, op. cit. obs. 14; 6) Kiernan, op. cit.

isolirte Erscheinung vorkommen könne. Er hält fest an dem Angeborensein des Zustandes.

Auf Grund der bis 1877 veröffentlichten Fälle habe ich diese eigenartige Geschlechtsempfindung als ein funktionelles Degenerationszeichen und als Theilerscheinung eines neuro(psycho)pathischen, meist hereditär bedingten Zustands bezeichnet, eine Annahme, welche durch die fernere Casuistik durchaus Bestätigung gefunden hat. Als Zeichen dieser neuro(psycho)pathischen Belastung lassen sich anführen:

1) Das Geschlechtsleben derartig organisirter Individuen macht sich in der Regel abnorm früh und in der Folge abnorm stark geltend. Nicht selten bietet es noch anderweitige perverse Erscheinungen ausser der an und für sich durch die eigenartige Geschlechtsempfindung bedingten abnormen sexuellen Richtung.

2) Die geistige Liebe dieser Menschen ist vielfach eine schwärmerisch exaltirte, wie auch ihr Geschlechtstrieb sich mit besonderer, selbst zwingender Stärke in ihrem Bewusstsein geltend macht.

3) Neben dem funktionellen Degenerationszeichen der conträren Sexualempfindung finden sich anderweitige funktionelle, vielfach auch anatomische Entartungszeichen.

4) Es bestehen Neurosen (Hysterie, Neurasthenie, epileptoide Zustände u. s. w.). Fast immer ist temporär oder dauernd Neurasthenie nachweisbar. Diese ist in der Regel eine constitutionelle, in angeborenen Bedingungen wurzelnde. Geweckt und unterhalten wird sie durch Masturbation oder durch erzwungene Abstinenz.

Bei männlichen Individuen kommt es auf Grund dieser Schädlichkeiten oder schon angeborener Disposition zur Neurasthenia sexualis, die sich wesentlich in reizbarer Schwäche des Ejaculationscentrums kundgibt. Damit erklärt sich, dass bei den meisten Individuen schon die blosse Umarmung, das Küssen oder selbst nur der Anblick der geliebten Person den Akt der Ejaculation hervorruft. Häufig ist dieser von einem abnorm starken Wollustgefühl begleitet bis zu Gefühlen „magnetischer“ Durchströmung des Körpers.

5) In der Mehrzahl der Fälle finden sich psychische Anomalien (glänzende Begabung für schöne Künste, besonders Musik, Dichtkunst u. s. w., bei intellectuell schlechter Begabung oder originärer Verschrobenheit) bis zu ausgesprochenen psychischen Degenerationszuständen (Schwachsinn, moralisches Irresein).

Bei zahlreichen Urningen kommt es temporär oder dauernd

zu Irresein mit dem Charakter des degenerativen (pathologische Affektzustände, periodisches Irresein, Paranoia u. s. w.).

6) Fast in allen Fällen, die einer Erhebung der körperlich geistigen Zustände der Ascendenz und Blutsverwandtschaft zugänglich waren, fanden sich Neurosen, Psychosen, Degenerationszeichen u. s. w. in den betreffenden Familien vor [1]).

Wie tief die angeborene conträre Sexualempfindung wurzelt, geht auch aus der Thatsache hervor, dass der wollüstige Traum des männlichen Urnings männliche, der des weibliebenden Weibes weibliche Individuen bezw. Situationen mit solchen zum Inhalt hat.

Die Beobachtung von Westphal, dass das Bewusstsein des angeborenen Defektes von geschlechtlichen Empfindungen gegenüber dem anderen Geschlecht und des Dranges zum eigenen Geschlecht peinlich empfunden werde, trifft nur für eine Anzahl von Fällen zu. Vielen fehlt sogar das Bewusstsein der Krankhaftigkeit des Zustands. Die meisten Urninge fühlen sich glücklich in ihrer perversen Geschlechtsempfindung und Triebrichtung und unglücklich nur insoferne, als gesellschaftliche und strafrechtliche Schranken ihnen in der Befriedigung des Triebs zum eigenen Geschlecht im Wege stehen.

Das Studium der conträren Sexualempfindung weist bestimmt auf Anomalien der cerebralen Organisation der damit Behafteten hin. Gley (Revue philosoph. 1884, Januar) glaubt das Räthsel damit erklären zu können, dass er annimmt, die Betreffenden hätten ein weibliches Gehirn bei männlichen Geschlechtsdrüsen und das zugleich krankhafte Gehirnleben bestimme das Geschlechtsleben, während normaler Weise die Geschlechtsorgane die sexuellen Funktionen des Gehirns bestimmen.

Eine interessante Anschauung, welche zur Erklärung originärer angeborener conträrer Sexualempfindung statthaft wäre, hat einer meiner Klienten mir ausgesprochen. Er geht von der thatsächlichen Bisexualität aus, wie sie der Fötus bis zu einem gewissen Alter anatomisch aufweist.

---

[1]) Dass conträre Sexualempfindung als Theilerscheinung neurotischer Degeneration auch bei den Nachkommen neurotisch unbelasteter Eltern vorkommen kann, lehrt eine Beobachtung von Tarnowski (op. cit. p. 34), in welcher Lues der Erzeuger im Spiel war, sowie ein bezüglicher Fall von Scholz (Vierteljahrsschr. f. ger. Med.), in welchem die perverse Geschlechtsrichtung mit einer traumatisch bedingten physischen Entwicklungshemmung in ursächlichem Zusammenhang stand.

Während normaliter die zur Vollentwickluug gelangenden Organe ausschliesslich den geschlechtlichen Typus bedingen und bestimmen und der Einfluss der rudimentär bleibenden gegensätzlichen Organe auf das Centralorgan Null bleibt, wäre es denkbar, dass unter der Einwirkung eines die normale Entwicklung des Gehirns schädigenden Factors (erbliche Belastung u. dgl.) jene Organe ebenfalls einen Einfluss gewännen, der nach Umständen sogar grösser sein könnte als der der vollentwickelten und den äusseren geschlechtlichen Typus bedingenden Generationsorgane.

In ähnlicher Weise suchen sich Kiernan (Medical Standard Nov. 1888) und Frank Lydston (Philadelph. med. and surgical reporter Sept. 1888) einen Theil der Fälle von angeborener sexueller Paranoia zu erklären.

Magnan (Ann. méd. psychol. 1885, p. 458) redet alleu Ernstes vom Gehirn eines Weibes im Körper eines Mannes und umgekehrt [1]).

Nicht minder unbefriedigeud sind die Erklärungsversuche geborener Urninge z. B. von Ulrichs, der in seinem „Memuon" 1868 von einer „Anima muliebris virili corpore inclusa (virili corpori innata)" spricht und sich damit das Angeborene und Weibliche seiner abnormen sexualen Triebrichtung zu erklären versucht. Originell ist die Anschauung des Patienten der Beobachtung 124. vermuthlich habe sein Vater, als er ihn zeugte, ein Mädchen zeugen wollen; statt dessen sei aber ein Knabe entstanden.

Eine der souderbarsten Erklärungen für die angeborene conträre Sexualempfinduug findet sich bei Mantegazza (op. 1886, p. 106).

Nach diesem Autor bestehen bei solchen Individuen anatomische Anomalien, insofern durch einen Fehler der Natur die für die Geuitalien bestimmten Nerven sich im Mastdarm verbreiten, so dass nur in diesem der wollüstige Reiz ausgelöst werde, der sonst durch Reizung der Genitalien erfolge! Wie erklärt sich aber der sonst so scharfsinuige Autor die überwiegenden Fälle, wo Päderastie von solchen couträr Sexualen perhorrescirt wird! Solche Saltus macht übrigens niemals die Natur. M. beruft sich mit seiner Hypothese auf die Mittheilungen eines Bekannten, eines hervorragenden Schriftstellers, der ihm versicherte, er sei mit sich uoch nicht im Reinen. ob er einen grösseren Genuss bei dem Coitus oder

[1]) Diese Annahme wird hinfällig durch den Sektionsbefund meiner Be-Beobachtung 118 mit einem Hirngewicht von 1150 Gramm und der Beobachtung 130 mit einem solchen von 1175 Gramm.

der Defäcation empfinde! Die Richtigkeit dieser Erfahrung zugegeben, so würde sie doch nur beweisen, dass der Mann sexual abnorm, und das Wollustgefühl bei ihm bei dem Coitus auf ein Minimum reducirt war.

Eine Erklärung der angeborenen conträren Sexualempfindung lässt sich vielleicht dahin geben, dass sie eine gezüchtete Eigenschaft der Descendenz darstellt, auf dem Weg der Vererbung entstanden.

Das vererbende Moment wäre die erworbene krankhafte Neigung zum eigenen Geschlecht beim Ascendenten (s. unten), die sich als angeborene krankhafte Erscheinung beim Descendenten fixirt vorfände. Da sich erfahrungsgemäss erworbene körperliche und seelische Eigenschaften und nicht bloss Vorzüge, sondern wesentlich Gebrechen vererben, so ist diese Hypothese immerhin annehmbar. Da conträr Sexuale nicht selten Kinder zeugen, jedenfalls nicht absolut impotent sind (Weiber sind es ja nie), so wäre eine Vererbung durch Zeugung möglich.

Beobachtung 124, in welcher die 8jährige Tochter eines conträr Sexualen bereits mutuelle Masturbation treibt, eine sexuelle Handlung in diesem Alter, die conträre Sexualempfindung vermuthen lässt, ist dieser Annahme entschieden günstig.

Nicht minder bedeutungsvoll ist die mir von einem zu Gruppe 3 gehörigen conträr sexualen, jungen Mann von 26 Jahren gemachte Mittheilung, er wisse bestimmt, dass sein vor mehreren Jahren verstorbener Vater ebenfalls conträr gewesen sei. Mein Gewährsmann versichert wenigstens, er kenne noch viele Männer, mit denen sein Vater ein „Verhältniss“ unterhalten habe. Ob es sich bei dem Vater um erworbene oder angeborene conträre Sexualempfindung handelte und welcher Gruppe er angehörte, liess sich nicht ermitteln.

Die obige Hypothese erscheint um so annehmbarer, als die 3 ersten Gradstufen der angeborenen conträren Sexualempfindung ganz denjenigen Grad- und Entwicklungsstufen entsprechen, welche bei erworbener conträrer Sexualempfindung genetisch sich verfolgen lassen. Man fühlt sich versucht, demgemäss die verschiedenen Stufen der angeborenen conträren Sexualempfindung als verschiedene Grade erblich angezeugter, von der Ascendenz erworbener oder sonstwie entwickelter sexueller Anomalie zu deuten, wobei noch an das Gesetz der progressiven Vererbung gedacht werden muss.

Die geschlechtlichen Handlungen, mittelst welcher die männlichen Urninge Befriedigung suchen und finden, sind mannigfach. Es gibt feinfühlige und willensstarke Individuen, die ihre Triebe zu beherrschen im Stande sind, freilich mit der Gefahr, durch diese erzwungene Abstinenz nervensiech (neurasthenisch) und gemüthskrank zu werden.

Bei Anderen wird aus denselben verschiedenen Gründen, welche auch den Nichturning den Coitus vermeiden lassen können, zur Onanie faute de mieux geschritten.

Bei Urningen mit originär reizbarem oder durch Onanie zerrüttetem Nervensystem (reizbare Schwäche des Ejaculationscentrums) genügen einfache Umarmungen, Liebkosungen mit oder ohne Betastung der Genitalien zur Ejaculation und damit zur Befriedigung. Bei weniger reizbaren Individuen besteht der Geschlechtsakt in Manustupration durch die geliebte Person oder in mutueller Onanie oder in Nachahmung des Coitus inter femora. Bei sittlich perversen und quoad erectionem potenten Urningen wird der sexuelle Drang in Päderastie befriedigt, eine Handlung, die aber sittlich nicht defekten Individuen vielfach geradeso widerstrebt, wie weibliebenden Männern. Bemerkenswerth ist die Versicherung der Urninge, dass der ihnen adäquate Geschlechtsakt mit Personen des eigenen Geschlechts grosse Befriedigung und Gefühle des Gekräftigtseins verschaffe, während Selbstbefriedigung durch solitäre Onanie oder gar erzwungener Coitus mit einem Weibe sie sehr angreife, elend mache und ihre neurasthenischen Beschwerden sehr vermehre. Die Art der Befriedigung der weiblichen Urninge ist wenig gekannt. In einem meiner Fälle masturbirte das Mädchen, fühlte sich dabei als Mann und stellte sich eine geliebte weibliche Person vor. In einem anderen Fall bestand der Akt in Onanisirung der geliebten Person, Betasten ihrer Schamtheile.

Vermuthlich ist hier Amor lesbicus nicht selten, wozu eine vergrösserte Clitoris oder künstliche Priape Verwendung finden mögen.

Ueber die Häufigkeit[1]) des Vorkommens der Anomalie ist es

---

[1]) Dass conträre Sexualempfindung nicht selten sein dürfte, beweist u. A. der Umstand, dass sie in Romanen häufig Gegenstand ist.

Chevalier (op. cit.) verweist in der französischen Literatur neben Romanen von Balzac, die wie „La Passion au désert“ die Bestialität und wie „Sarrazine“ die Liebe einer Frau zu einem Castraten behandeln, auf Diderot „La Religieuse“ (Roman einer der lesbischen Liebe Ergebenen),

schwer, Klarheit zu bekommen, da die mit derselben Behafteten nur äusserst selten aus ihrer Reserve treten und in criminellen Fällen der Urning aus Perversion des Geschlechtstriebs gewöhnlich mit dem Päderasten aus blosser Unsittlichkeit zusammengeworfen wird. Nach den Erfahrungen Casper's, Tardieu's, sowie auch nach den meinigen dürfte diese Anomalie viel häufiger sein, als es die dürftige Casuistik vermuthen lässt.

Ulrichs („Kritische Pfeile" 1880, p. 2) behauptet, dass durchschnittlich ein erwachsener mit conträrer Sexualempfindung Behafteter auf 200 erwachsene Männer, resp. 800 Seelen der Bevölkerung komme und dass der Prozentsatz unter den Magyaren und Südslaven noch grösser sei, Behauptungen, die dahingestellt bleiben mögen. Ein Individuum aus meiner Casuistik kennt in seinem Heimathorte (13 000 Einwohner) 14 Urninge persönlich. Er versicherte, in einer Stadt von 60 000 Einwohnern deren wenigstens 80 zu kennen. Es ist zu vermuthen, dass dieser sonst glaubwürdige Mann zwischen angeborener und erworbener Männerliebe keinen Unterschied macht.

1) Psychische Hermaphrodisie[1]).

Diese Stufe der conträren Sexualempfindung ist dadurch charakterisirt, dass neben ausgesprochener sexueller Empfindung und Neigung zum eigenen Geschlecht solche zum anderen vorgefunden wird, aber diese ist eine viel schwächere und nur episodisch vorhanden, während die homosexuale Empfindung als die primäre und zeitlich wie intensiv vorwiegende in der Vita sexualis zu Tage tritt.

Balzac „La fille aux yeux d'or" (Amor lesbicus), Th. Gautier „Mademoiselle de Maupin", Feydeau „La Comtesse de Chalis", Flaubert „Salammbô" etc.

Auch Belot „Mademoiselle Giraud ma femme" wäre zu erwähnen.

Interessant ist, dass die Heldinnen dieser (lesbischen) Romane in Charakter und Rolle des Mannes der geliebten Person des eigenen Geschlechts gegenüber erscheinen und dass ihre Liebe eine höchst brünstige ist. Auch die neuropathische Grundlage dieser sexuellen Perversion entgeht nicht den Romanschriftstellern. In der deutschen Literatur findet sich dieses Thema in „Fridolin's heimliche Ehe" von Wilbrandt, in „Brick and Brack oder Licht im Schatten" von Emerich Graf Stadion.

Der älteste urnische Roman dürfte übrigens der von Petronius in Rom zur Kaiserzeit unter dem Titel „Satyricon" veröffentlichte sein.

[1]) Vgl. des Verf. Arbeit „Ueber psychosexuales Zwitterthum" im internationalen Centralblatt f. d. Physiologie und Pathologie der Harn- und Sexualorgane Bd. I, Heft 2.

Die heterosexuale Empfindung kann nur in Rudimenten vorhanden sein, eventuell sich bloss im unbewussten (Traum-)Leben geltend machen oder aber (episodisch wenigstens) mächtig zu Tage treten.

Die sexuellen Empfindungen gegenüber dem anderen Geschlecht können durch Willenskraft, Selbstzucht, moralische, eventuell hypnotische Behandlung, Besserung der Constitution, Beseitigung von Neurosen (Neurasthenie), vor Allem aber durch Abstinenz von Masturbation gekräftigt werden.

Immer aber besteht die Gefahr, homosexualen, weil mächtiger veranlagten Empfindungen ganz anheimzufallen und zu dauernder, ausschliesslicher conträrer Sexualempfindung zu gelangen.

Dies ist besonders zu fürchten durch den Einfluss der Masturbation (gleichwie bei der erworbenen conträren Sexualempfindung) und durch sie hervorgerufene Neurasthenie und Verschlimmerungen dieser, ferner durch üble Erfahrungen beim sexuellen Verkehr mit Personen des anderen Geschlechts (mangelndes Wollustgefühl beim Coitus, Missglücken desselben durch Erectionsschwäche und Ejaculatio praecox, Infection).

Andererseits vermag ästhetisches und ethisches Gefallen an Personen des anderen Geschlechts der Entwicklung der heterosexualen Gefühle Vorschub zu leisten.

So geschieht es, dass die betreffende Persönlichkeit, je nach dem Vorwalten förderlicher oder ungünstiger Einflüsse bald hetero-, bald homosexual empfindet.

Es ist mir wahrscheinlich, dass derartige hermaphroditische Existenzen auf belasteter Grundlage nicht selten sind [1]). Da sie social wenig oder nicht auffällig sind und da derlei Geheimnisse des ehelichen Lebens nur ausnahmsweise zur Cognition des Arztes kommen, erklärt es sich wohl ohne Weiteres, dass diese interessante und praktisch wichtige Uebergangsgruppe zu den ausschliesslich conträr Sexualen bisher der wissenschaftlichen Forschung entgangen ist.

Manche Fälle von Frigiditas uxoris und mariti mögen auf dieser Anomalie beruhen. An und für sich ist der sexuelle Ver-

---

[1]) Diese Annahme findet eine Stütze durch eine mir von Hr. Dr. Moll in Berlin gütig vermittelte Angabe eines unverheiratheten Urnings. Derselbe wusste über eine Reihe von Fällen aus seiner Bekanntschaft zu berichten, in welchen verheirathete Männer gleichzeitig ein Verhältniss mit einem Manne unterhielten.

kehr mit dem anderen Geschlecht möglich. Jedenfalls besteht auf dieser Stufe kein Horror sexus alterius. Der ärztlichen und speciell der moralischen Therapie bietet sich hier ein dankbares Feld (s. u.).

Schwierig kann die differentielle Diagnose von der erworbenen conträren Sexualempfindung sein, denn solange bei dieser die Reste früherer normaler geschlechtlicher Empfindung nicht ganz verloren gegangen sind, wird der Status praesens Gleiches ergeben (s. u.).

Auf Stufe 1 besteht die Befriedigung homosexualer Dränge in passiver und mutueller Onanie, Coitus inter femora.

Beobachtung 106. Psychische Hermaphrodisie bei einer Dame. Frau M., 44 Jahre, bezeichnet sich als ein Beispiel dafür, dass in einem Menschen, sei es Mann oder Weib, sowohl conträre als normale Richtungen des Sexuallebens vereinigt sein können.

Der Vater dieser Frau war sehr musikalisch, überhaupt künstlerisch hoch talentirt, leichtlebig, ein grosser Verehrer des andern Geschlechts, von seltener Schönheit. Er starb nach mehreren apoplectischen Anfällen dement im Irrenhaus. Vaters Bruder war neuropsychopathisch, als Kind mondsüchtig, zeitlebens mit Hyperaesthesia sexualis behaftet. So wollte er, obwohl verheirathet und Vater von verheiratheten Söhnen, Frau M., seine Nichte, in die er wahnsinnig verliebt war, als sie 18 Jahre alt war, entführen. Vaters Vater war höchst excentrisch, ein bedeutender Künstler, der ursprünglich Theologie studirte, aber aus glühendem Drang für die dramatische Muse Mime und Sänger wurde. Er war excessiv in Baccho et Venere, verschwenderisch, prachtliebend, starb mit 49 Jahren an Apoplexia cerebri. Mutters Vater und Mutter starben an Lungentuberculose.

Frau M. hatte 11 Geschwister, von denen nur noch 6 leben. Zwei Brüder, körperlich der Mutter nachgeartet, starben mit 16 und 20 Jahren an Tuberculose. Ein Bruder leidet an Kehlkopfphthise. Sämmtliche vier lebende Schwestern, wie auch Frau M., sind körperlich dem Vater nachgeartet und die älteste ist unverheirathet, sehr nervös und menschenscheu. Zwei jüngere Schwestern sind verheirathet, gesund und haben gesunde Kinder. Eine weitere ist Virgo und nervenleidend.

Frau M. hat 4 Kinder, von denen mehrere zart, neuropathisch sind.

Ueber ihre Kindheit weiss Pat. nichts von Belang zu berichten. Sie lernte leicht, war dichterisch und ästhetisch begabt, galt als ein bischen überspannt, das Romanlesen und Sentimentale liebend, von neuropathischer Constitution, äusserst empfindlich gegen Temperaturschwankungen, bekam jeweils beim geringsten Luftzug lästige Cutis anserina. Bemerkenswerth ist noch, dass Pat. eines Tags, 10 Jahre alt, da sie meinte, die Mutter liebe sie nicht, Zündhölzer im Kaffee einweichte und diesen trank, um recht krank zu werden und damit die Liebe der Mutter auf sich zu lenken.

Die Entwicklung ging schon mit 11 Jahren ohne Beschwerden vor sich. Menses in der Folge regelmässig. Schon vor der Zeit der Pubertätsentwicklung regte sich das Sexualleben, dessen Regungen nach der eigenen Ansicht der Pat. in der ganzen folgenden Lebenszeit übermächtige gewesen sind. Die ersten

Gefühle und Dränge waren entschieden homosexual. Pat. bekam eine leidenschaftliche, aber durchaus platonische Neigung zu einer jungen Dame, dichtete auf sie Ghaselen und Sonette und war glückselig, wenn sie die „entzückenden Reize der Angebeteten“ einmal im Bade bewundern oder beim Ankleiden Nacken, Schultern und Brust mit den Augen verschlingen konnte. Der heftige Drang zum Berühren dieser körperlichen Reize wurde stets überwunden. Als junges Mädchen sei sie förmlich verliebt in Raphael's und Guido Reni's Madonnen gewesen. Auch musste sie schönen Mädchen und Frauen in jeder Witterung stundenlang nachgehen, ihren Anstand bewundernd, die Gelegenheit erspähend, ihnen gefällig zu sein, ihnen Sträusschen anzubieten u. s. w. Pat. versicherte, dass sie bis zum Alter von 19 Jahren absolut keine Ahnung vom Unterschied der Geschlechter hatte, da sie durch eine altjungferliche, höchst prüde Tante eine faktisch klösterliche Erziehung gehabt hatte. Infolge dieser grenzenlosen Unwissenheit wurde Pat. das Opfer eines Mannes, der sie leidenschaftlich liebte, sie durch List zum Coitus brachte. Sie wurde die Gattin dieses Mannes, gebar ein Kind, lebte mit ihm ein „excentrisches“ sexuelles Leben und fühlte sich vom ehelichen Umgang vollständig befriedigt. Nach wenigen Jahren wurde sie Wittwe. Seitdem waren wieder Frauen der Gegenstand der Neigung, in erster Linie, wie Pat. meint, aus Furcht vor den Folgen des sexuellen Umgangs mit einem Manne.

Mit 27 Jahren zweite Ehe mit einem kränklichen Manne, ohne Neigung. Pat. gebar 3mal, erfüllte ihre Mutterpflichten, kam körperlich herunter, empfand in den letzten Jahren dieser Ehe immer grössere Unlust zum Beischlaf, zum Theil im Bewusstsein der Krankheit des Gatten, obwohl ein heftiger Drang nach sexueller Befriedigung stets vorhanden war.

Drei Jahre nach dem Tode des zweiten Mannes machte Pat. die Entdeckung, dass ihre 9jährige Tochter aus erster Ehe der Masturbation ergeben war und dahinsiechte. Pat. las im Conversationslexicon über dieses Laster nach, konnte dem Drang nicht widerstehen, es auch zu versuchen, und wurde Onanistin. Ueber diese Periode ihres Lebens kann sie sich nicht entschliessen ausführlich zu berichten. Sie versichert, dass sie sexuell schrecklich erregt wurde, eines Tags ihre beiden Mädchen aus dem Hause geben musste, um sie vor „Schrecklichem“ zu bewahren, während sie ihre beiden Knaben daheim behalten konnte!

Pat. wurde neurasthenisch ex masturbatione (Spinalirritation, Kopfdruck, Mattigkeit, geistige Hemmung u. s. w.), zeitweise sogar dysthymisch mit quälendem Taed. vitae.

Ihr sexuelles Fühlen war bald dem Weib, bald dem Manne zugewandt. Sie wusste sich zu beherrschen, litt sehr unter ihrer Abstinenz, zumal da sie, ihrer neurasthenischen Beschwerden wegen, nur in grösster Noth mit Masturbation sich zu helfen versuchte. Gegenwärtig leidet die 44jährige, noch regelmässig menstruirende Frau heftig unter der Leidenschaft für einen jungen Mann, dessen Nähe sie aus beruflichen Rücksichten nicht vermeiden kann.

Pat. ist eine in ihrer äusserlichen Erscheinung nicht auffallende Persönlichkeit, gracil gebaut, von schwacher Muskulatur. Becken durchaus weiblich, jedoch Arme und Beine auffallend gross und entschieden von männlichem Bau. Da ihr kein weiblicher Schuh passt, sie aber doch nicht auffallen will, zwängt sie ihre Füsse in Frauenschuhe, sodass diese künstlich verunstaltet sind. Genitalien von ganz normaler Entwicklung. Ausser einem Descensus uteri mit Hypertrophie der Vaginalportion ohne Veränderungen. Bei eingehenderer Exploration erklärt sich Pat. für wesentlich doch homosexual, Empfindung und Trieb zum anderen Geschlecht nur für etwas Episodisches, Grobsinnliches. So leide sie zwar gegenwärtig schrecklich unter sexuellen Drängen zu jenem Manne ihrer Umgebung, aber ein edlerer und höherer Genuss sei es ihr, auf eine sanftgerundete, weiche Mädchenwange einen Kuss zu hauchen. Dieser Genuss biete sich ihr oft, denn sie sei unter den „lieben Geschöpfen" als „gefällige Tante" sehr beliebt, da sie die verschiedensten „Ritterdienste" jenen unverdrossen leiste und sich dabei immer mehr als Mann fühle.

Beobachtung 107. Conträre Sexualempfindung, aber sexuelle Befriedigung bei heterosexualem Verkehr. Herr Z., 36 Jahre, Privatmann, consultirte mich wegen einer Anomalie seines sexuellen Fühlens, die ihm die beabsichtigte Eingehung einer Ehe bedenklich erscheinen lasse. Pat. stammt von neuropathischem Vater, der an nächtlichem Aufschrecken leide. Dessen Vater war ebenfalls neuropathisch, Vaters Bruder Idiot. Die Mutter des Pat. und ihre Familie waren gesund und geistig normal.

Von 4 Schwestern und 1 Bruder des Pat. leidet der letztere an moral insanity. 3 Schwestern sind gesund und leben in glücklicher Ehe.

Pat. war schwächlich als Kind, nervös, litt an nächtlichem Aufschrecken gleich seinem Vater, war aber von schweren Krankheiten nie heimgesucht bis auf Coxitis, seit welcher Pat. etwas hinkt. Sehr früh erwachten sexuale Dränge. Mit 8 Jahren, ohne alle Verführung, begann er zu masturbiren. Vom 14. Jahr ab ejaculirte er Sperma. Geistig war er gut veranlagt, interessirte sich auch für Kunst und Literatur. Er war von jeher muskelschwach und hatte nie Neigung zu Knabenspielen und auch später nicht zu männlicher Beschäftigung. Er hatte ein gewisses Interesse für weibliche Toiletten, Putz und weibliche Beschäftigung. Schon von der Pubertät an bemerkte Pat. eine ihm unerklärliche Neigung für männliche Personen. Besonders sympathisch waren ihm junge Burschen aus den untersten Volksklassen. Ganz besonders zogen ihn Cavalleristen an. Impetu libidinoso saepe affectus est ad tales homines aversos se premere. Quodsi in turba populi, si occasio fuerit bene successit, voluptate erat perfusus; ab vigesimo secundo anno interdum talis occasionibus semen eiaculavit. Ab hoc tempore idem factum est si quis qui ipsi placuit manum ad femora posuerat. Ab hinc metuit ne viris manum adferret. Maxime periculosos sibi homines plebeios fuscis et adstrictis bracis indutos esse putat. Summum gaudium ei esset si viros tales amplecti et ad se trahere sibi concessum esset; sed patriae mores hoc fieri vetant. Paederastia ei displacet; magnam voluptatem genitalium virorum adspectus ei affert. Virorum occurrentium genitalia adspici semper coactus est. Im Theater, Circus u. s. w. interessiren ihn nur männliche Darsteller. Eine Neigung zu Damen will Pat. nie bemerkt haben. Er geht ihnen nicht aus dem Wege, tanzt sogar gelegentlich mit ihnen, aber er verspürte dabei nie die geringste sinnliche Regung.

Schon mit 28 Jahren wurde Pat. neurasthenisch, wohl in Folge seiner masturbatorischen Excesse.

Nun kamen gehäufte Schlafpollutionen, die ihn sehr schwächten. Nur sehr selten träumte er anlässlich dieser Pollutionen von Männern, nie von Weibern. Nur einmal löste sie ein lascives Traumbild (dass er päderastire) aus. Sonst träumte er dabei von Sterbescenen, Angefallenwerden von Hunden u. dgl. Pat. litt nach wie vor unter grösster Libido sexualis. Oft kamen ihm wollüstige Gedanken, im Schlachthaus sich am Verenden der Thiere zu weiden, oder auch sich von Burschen prügeln zu lassen, jedoch widerstand er solchen Gelüsten, ebenso dem Drang, in militärische Uniform sich zu kleiden.

Um die Masturbation los zu werden und seine Libido nimia zu befriedigen, entschloss er sich, das Bordell aufzusuchen. Den ersten Versuch, mit dem Weibe sexuell sich zu befriedigen, machte er, nach reichlichem Weingenuss, mit 21 Jahren. Die Schönheit des weiblichen Körpers, überhaupt jede weibliche Nudität war ihm ziemlich gleichgültig. Er war aber im Stande, den Coitus mit Genuss auszuführen und besuchte von nun an das Bordell regelmässig aus „Gesundheitsrücksichten".

Von nun an gewährte es ihm auch grossen Genuss, sich von Männern ihre sexuellen Beziehungen mit Personen des andern Geschlechts erzählen zu lassen.

Auch im Bordell kommen ihm häufig Flagellationsideen, jedoch bedarf er nicht der Festhaltung solcher Bilder, um potent zu sein. Er betrachtet den sexuellen Verkehr im Bordell nur als Auskunftsmittel gegen den Drang zur Masturbation und zu Männern, als eine Art Sicherheitsventil, damit er sich nicht einmal einem sympathischen Manne gegenüber compromittire.

Pat. möchte nun heirathen, aber er fürchtet, dass er keine Liebe und dann auch keine Potenz einer anständigen Dame gegenüber haben werde. Daher seine Bedenken und sein Bedürfniss nach ärztlichem Rath.

Pat. ist eine sehr intelligente Persönlichkeit, eine durchaus männliche Erscheinung. Auch in Kleidung und Haltung bietet er nichts Auffälliges. Gang, Stimme sind durchaus männlich, gleichwie Skelet, besonders Becken. Die Genitalien sind ganz normal entwickelt. Sie sind, gleichwie das Gesicht, reichlich behaart. Niemand von den Angehörigen und Bekannten des Pat. ahnt etwas von seinen sexuellen Anomalien. Bei seinen conträr sexualen Phantasien will er sich nie in der Rolle des Weibes dem Manne gegenüber gefühlt haben. Seit einigen Jahren ist Pat. von neurasthenischen Beschwerden fast ganz frei geworden.

Die Frage, ob er sich für angeboren conträr sexual halte, vermag er nicht zu beantworten. Es scheint, dass eine ab origine sehr schwach veranlagte Inclination zum Weib, bei grosser zum Mann, durch sehr früh eingetretene Masturbation zu Gunsten conträrer Sexualempfindung noch mehr abgeschwächt wurde, ohne aber ganz auf Null zu sinken. Mit dem Aufhören der Masturbation besserte sich dann einigermassen wieder die Empfindung für das Weibliche, jedoch nur in einer grobsinnlichen Weise.

Da Pat. erklärte, aus Familien- und geschäftlichen Rücksichten heirathen zu müssen, konnte diese heikle Frage ärztlich nicht umgangen werden.

Da Pat. sich glücklicherweise darauf beschränkte, die Frage auf seine Potenz als Ehemann zu richten, musste ihm geantwortet werden, dass er an und für sich ja potent sei und es voraussichtlich auch im ehelichen Verkehr mit einer Frau seiner Wahl, wenn sie wenigstens geistig ihm sympathisch sei, sein werde.

Ueberdies könne er ja, indem er mit seiner Phantasie geeignet nachhelfe, jederzeit auch seine Potenz verbessern.

Die Hauptsache sei Kräftigung der nur verkümmerten, nicht aber gänzlich fehlenden sexuellen Neigungen zum anderen Geschlecht. Dies könne geschehen durch Fernhaltung und Zurückdrängung aller homosexualen Gefühle und Impulse, eventuell mit Zuhilfenahme inhibitorischer künstlicher Einflüsse durch hypnotische Suggestion (Absuggerirung homosexualer Gefühle), des Weiteren durch Anregung und Anstrengung normal sexuale Gefühle und Dränge zu gewinnen, durch vollkommene Abstinenz von neuerlicher Masturbation und durch Tilgung der Reste neurasthenischer Verfassung des Nervensystems vermittelst Hydrotherapie und eventuell allgemeiner Faradisation.

Nachfolgende, auch noch in anderer Hinsicht bemerkenswerthe Autobiographie verdanke ich einem 30 Jahre alten Collegen.

Beobachtung 108. Psychische Hermaphrodisie. Abortive conträre Sexualempfindung.

„Nach meiner Ascendenz bin ich ziemlich schwer belastet. Der Grossvater väterlicherseits war flotter Lebemann und Speculant, mein Vater ein charaktervoller Mann, der aber seit mehr als 30 Jahren an Folie circulaire leidet, ohne hiedurch in seinem Berufe ernstlich gehindert zu sein. Meine Mutter leidet wie ihr Vater an stenocardischen Anfällen. Muttersvater und Muttersbruder sollen geschlechtlich hyperästhetisch gewesen sein. Meine einzige um 9 Jahre ältere Schwester war zweimal eclamptischen Anfällen unterworfen, war in den Pubertätsjahren religiös exaltirt, wahrscheinlich auch sexuell hyperästhetisch. Sie hatte durch Jahre mit schwerer hysterischer Neurose zu kämpfen (ist aber jetzt völlig gesund).

Als spätgeborener einziger Sohn war ich der Augapfel meiner Mutter und nur ihrer unermüdlichen Sorge danke ich es, dass ich als Jüngling vollkommen genas, nachdem ich als Kind und Knabe alle möglichen Kinderkrankheiten durchgemacht hatte (Hydrocephalus, Morbilli, Croup, Variola, mit 13 Jahren durch 1 Jahr chronischen Darmcatarrh). Meine Mutter, streng religiös, erzog mich, ohne mich zu verzärteln, in diesem Sinne und prägte mir als oberstes Sittenprincip ein unbeugsames Pflichtgefühl ein, welches durch einen Lehrer, den ich jetzt noch Freund nenne, bis zur Schroffheit ausgebildet wurde. Da ich infolge meiner Kränklichkeit den grösseren Theil meiner Kindheit im Bette verbrachte, war ich auf ruhige Beschäftigung, besonders Lectüre angewiesen und wurde so ein zwar nicht blasirter, aber frühreifer Knabe. Schon mit 8—9 Jahren interessirten mich in den Büchern am meisten die Stellen, wo von Verletzungen oder Operationen die Rede war, die schöne Mädchen oder Frauen erleiden mussten. So versetzte mich eine Erzählung, wo geschildert wird, wie sich ein Mädchen einen Dorn in den Fuss tritt und ihr derselbe von einem Knaben entfernt wird, in hochgradige Aufregung, ja ich hatte jedesmal eine Erection, so oft ich nur das bezügliche, durchaus nicht lascive Bild ansah. So oft es nur möglich war, sah ich zu, wenn Hühner abgestochen wurden, ja wenn ich den Anblick versäumt hatte, besah ich wenigstens mit wollüstigem Grausen die Blutspuren und streichelte die noch warmen Thierkörper. Ich muss betonen, dass ich seit jeher ein grosser Thierfreund bin und dass mich das Schlachten grösserer Thiere, ja selbst die Vivisectionen von Fröschen, mit Ekel und Mitleid erfüllten.

Noch heute hat für mich das Abstechen von Hühnern grossen geschlechtlichen Reiz, und zwar speciell das Halten derselben, wobei ich Herzklopfen und Präcordialdruck verspüre. Interessant ist, dass mein Papa eine Leidenschaft dafür hat, Mädchen und jungen Frauen die Hände fest zusammenzubinden.

Wie ich glaube, ist auch eine andere meiner sexuellen Abnormitäten auf diese grausame Ader in mir zurückzuführen. Wie ich später näher schildern werde, bildete ein Lieblingsspiel von mir ein improvisirtes Puppentheater, wobei ich den Stoff den Mitwirkenden angab. Fast immer gab es da ein junges Mädchen, welches auf strengen Befehl des Papas, den ich darstellte, sich einer schmerzlichen Operation am Fusse unterwerfen musste. Jemehr nun die Mädchen-Puppe jammerte, desto höher stieg meine Befriedigung. Weshalb ich gerade den Fuss als constantes Operationsfeld ausersah, geht aus folgendem hervor: Als kleiner Junge kam ich zufällig dazu, als meine ältere Schwester die Strümpfe wechselte. Als sie rasch die Füsse versteckte, wurde ich aufmerksam, und gar bald bildete der Anblick ihrer blossen Füsse bis zu den Knöcheln herauf das Ideal meiner Sehnsucht. Selbstverständlich diente dieses nur dazu, meine Schwester erst recht vorsichtig zu machen, und so entwickelte sich ein ewiger Kampf, der meinerseits mit allen Waffen der List und Schmeichelei bis zu Zornexplosionen bis zu meinem 17. Jahre geführt wurde. Sonst war mir meine Schwester höchst gleichgültig, ihr Kuss ist mir sogar zuwider. Faute de mieux nahm ich auch mit den Füssen von Dienstmädchen vorlieb; männliche Füsse liessen mich kalt. Mein sehnsüchtigster Wunsch wäre gewesen, an einem schönen weiblichen Fusse die Nägel oder sit venia verbo die Hühneraugen schneiden zu dürfen. Meine wollüstigen Träume drehten sich um diese Dinge, ja ich wandte mich dem Studium der Medicin eigentlich in der Erwartung zu, Gelegenheit zur Stillung meiner Begierden zu finden oder sie zu heilen. Gottlob, dass mir Letzteres gelang. Nachdem ich die erste Zergliederung einer weiblichen unteren Extremität vorgenommen, wich der unselige Bann von mir; ich sage unselig, da ich mich stets dieser Triebe vor mir selbst aufs tiefste schämte. Weitere Details glaube ich mir ersparen zu dürfen, da diese sonderbare Schwärmerei, welche mich sogar zu Gedichten begeisterte, auch andererseits schon mehrfach geschildert wurde.

Nun zur letzten Seite meiner sexuellen Irrthümer.

Ich war etwa 13 Jahre alt und begann gerade zu mutiren, als ein Schulkamerad, der vorübergehend bei uns zu Gast war, mich Abends einmal dadurch neckte, dass er mit seinem nackten Fusse unter der Decke hervor nach mir stiess. Ich erhaschte seinen Fuss und gerieth sofort in hochgradige Erregung, welche von einer Pollution gefolgt war, die erste, die ich hatte. Der Knabe war auffällig mädchenhaft gebaut und auch geistig derart angelegt. Auch ein anderer Kamerad mit sehr kleinen und zarten Händen und Füssen, den ich einmal im Bade sah, regte mich ungemein auf. Ich dachte es wohl mitunter als ein hohes Glück, mit einem von den Beiden im Bett zusammenliegen zu können, ein engerer sexueller Verkehr jedoch, der über eine Umarmung hinausgegangen wäre, kam mir gar nicht in den Sinn. Uebrigens wies ich auch solche Gedanken stets mit Abscheu von mir. Einige Jahre später, von meinem 16.—18. Jahre, lernte ich noch zwei Knaben kennen, welche mein sexuelles Gefühl erweckten. Wenn ich mich mit ihnen herumbalgte, hatte ich sofort Erectionen. Beide waren sehr energische, frische, aber zartgebaute Bürschchen von kindlichem Habitus. Mit dem Eintritte der Pubertät verlor jeder von Beiden mein ganzes Interesse, obzwar ich Beiden eine warme freundschaftliche Theilnahme bewahrte. Zu unzüchtigen Handlungen mit ihnen hätte ich mich nie hinreissen lassen. —

Als ich die Universität bezogen, vergass ich völlig auf diese Verirrungen meiner libido sexualis, hielt mich aber bis zu meinem 24. Jahre aus Princip von jedem sexuellen Verkehr zurück, trotz des Hohnes meiner Collegen. Als sich dann die Pollutionen allzusehr häuften und ich fürchten musste, eventuell ex abstinentia eine Cerebralasthenie zu acquiriren, warf ich mich dem normalen Geschlechtsleben in die Arme, und zwar, obschon ich es ziemlich nachdrücklich geniesse, zu meinem grössten Wohle.

Dass ich gegenüber puellis publicis nahezu impotent bin, dass der nackte Körper eines Weibes mich eher ekelt als erregt, hängt wohl mit den Specialfächern zusammen, in welchen ich jahrelang thätig war.

Der Akt befriedigt mich stets am meisten, wenn ich dabei die Vorstellung der Vis festhalten kann; da aber andererseits die Vorstellung mir unerträglich ist, dass das Mädchen neben mir noch von einem Andern befriedigt werde, habe ich es seit Jahren als unumgänglich nöthig für mein seelisches Gleichgewicht befunden, une femme soutenue mir trotz drückender pecuniärer Opfer zu vergönnen, und zwar nur eine virgo. Sonst macht mich die albernste Eifersucht vollkommen arbeitsunfähig. Ich muss noch erwähnen, dass ich mit 13 Jahren das erstemal platonisch verliebt war und seitdem öfter in holder Minne geschmachtet habe. Was meinen Fall vor allen andern auszeichnen dürfte, ist, dass ich n i c h t e i n e i n z i g e s M a l in meinem Leben onanirt habe.

Vor einigen Wochen erschreckte mich ein Schlaf, in welchem ich von pueris nudis geträumt hatte und aus dem ich mit Erection erwachte.

Zum Schlusse wage ich mich an die immerhin missliche Aufgabe, meinen Status praes. zu skizziren. Mittelgross, gracil gebaut, Schädel dolichocephal mit Delle an der Hinterhauptschuppe, 59 cm Circumferenz, Stirnhöcker stark vorspringend, etwas neuropathischer Blick, Pupillen mittelweit, Gebiss sehr defekt. Muskulatur kräftig, straff. Starker Haarwuchs, blond. Links Varicocele; ein zu kurzes Frenulum, welches mich beim Coitus hinderte, zerschnitt ich selbst vor 3 Jahren. Seitdem Ejaculation retardirt, Wollustgefühl bedeutend vermindert.

Cholerisches Temperament, Auffassung rasch, gute Combinationsgabe, energisch, für einen Hereditarier sehr ausdauernd, lerne leicht Sprachen, gutes Gehör, sonst kein Talent für die schönen Künste. Pflichteifrig, aber stets von Taedium vitae erfüllt; am Tentamen suic. nur durch meine Religion und die Rücksicht auf meine angebetete Mutter verhindert. Sonst typischer Selbstmordkandidat. Ehrgeizig, eifersüchtig, paralysophobisch, Linkshänder. Von socialistischen Ideen angekränkelt. Abenteuersüchtig, muthig — habe mich entschlossen, nie zu heirathen."

Beobachtung 109. Psychische Hermaphrodisie. Autobiographie. Ich bin im Jahre 1868 geboren. Die Familien meiner beiden Eltern sind gesund. Jedenfalls ist Geisteskrankheit in denselben nie vorgekommen. Mein Vater war Kaufmann; er ist jetzt 65 Jahre alt und seit Jahren nervös, insbesondere zur Melancholie geneigt. Vor seiner Verheirathung soll mein Vater ein flotter Lebemann gewesen sein. Meine Mutter ist gesund, wenn auch nicht sehr kräftig. Ich habe zwei gesunde Geschwister.

Ich selbst war sehr früh sexuell entwickelt und hatte, in meinem 14. Jahre etwa, so stark mit Pollutionen zu thun, dass ich erschreckt wurde. Unter welchen Umständen dieselben auftraten, insbesondere welcher Art die Träume waren, die damit verbunden, kann ich nicht mehr sagen. Thatsache ist, dass ich mich seit Jahren geschlechtlich nur zu Männern hingezogen fühle und trotz aller Energie und entsetzlichen Kampfes diesen unnatürlichen, mir so widerwärtigen Trieb nicht besiegen kann. — In meinen ersten Lebensjahren soll ich viele und gefährliche Krankheiten durchgemacht haben, so dass man wiederholt für mein Leben fürchtete. Daher kommt es wohl auch, dass ich verzogen und sehr verzärtelt wurde. Ich war stets viel im Zimmer, spielte mit Puppen lieber als mit Soldaten, zog überhaupt ruhige Spiele im Zimmer den lärmenden Strassenspielen vor. Mit 10 Jahren kam ich in das Gymnasium. Obwohl ich sehr faul war, gehörte ich zu den besten Schülern, denn ich lernte ausserordentlich leicht und war der Liebling meiner Lehrer. Seit meiner frühesten Kindheit (7. Jahre) hatte ich Vergnügen an kleinen Mädchen. Ich erinnere mich, dass ich noch bis in mein 13. Jahr mit solchen förmliche Liebesverhältnisse unterhielt, eifersüchtig auf die war, die mit den Betreffenden verkehrten, dass ich Vergnügen daran hatte, den Freundinnen meiner Schwester und den Dienstboten unter die Röcke zu sehen, dass ich Erection bekam bei Berührung des Körpers meiner Spielgenossinnen. Bestimmt kann ich mich aber erinnern, dass mich ebenso früh und mächtig Knaben anzogen und sexuell erregten. Ich hatte immer viel Vergnügen am Lesen und am Theater; ich hatte ein Puppentheater, mit dem ich mit Vorliebe spielte, konnte ganze Stücke auswendig, copirte die Schauspieler, die ich sah, insbesondere die weiblichen Rollen mir aussuchend, und gefiel mir, mich dabei in Frauenkleider zu stecken.

Als mein geschlechtliches Leben stärker erwachte, gewannen meine Neigungen für Knaben die Oberhand. Ich verliebte mich vollständig in meine Kameraden, hatte ein wollüstiges Gefühl, wenn einer von ihnen, der mir gefiel, meinen Körper berührte. Ich wurde sehr scheu, weigerte mich, in die Turnstunde und baden zu gehen. Ich glaubte mich anders als meine Kameraden und genirte mich, mich vor ihnen zu entkleiden. Ich hatte ein Vergnügen daran, den Penis meiner Kameraden zu betrachten, bekam sehr leicht Erection. Onanirt habe ich nur einmal in meiner Jugend. Als ein Freund mir erzählte, dass man auch ohne Frauen Genuss haben könne, versuchte ich es ebenfalls, hatte jedoch kein Vergnügen daran. Auch kam mir damals ein Buch in die Hand, das vor den Folgen der Onanie warnte. Ich that es nach diesem einen Male nicht wieder. In meinem 14. oder 15. Lebensjahre lernte ich zwei etwas jüngere Knaben kennen, die mich im höchsten Grade geschlechtlich erregten. Insbesondere in den Einen war ich vollständig verliebt. Ich wurde geschlechtlich aufgeregt in seiner Nähe, war unruhig, wenn ich ihn nicht bei mir hatte.

eifersüchtig auf jeden, der mit ihm verkehrte, befangen in seiner Gegenwart. Derselbe hatte keine Ahnung von meinem Zustande. Ich fühlte mich sehr unglücklich, weinte häufig und gerne, da ich mich dann erleichtert fühlte. Doch konnte ich dieses mein Gefühl nicht begreifen, fühlte immer das Irreguläre desselben. Insbesondere war ich auch darüber unglücklich, dass meine Fähigkeit, zu arbeiten, auf einmal schwand. Ich, der ich früher mit Leichtigkeit lernte, hatte auf einmal die grösste Mühe; meine Gedanken waren nie bei der Sache. Nur mit Aufwand aller Energie gelang es mir, etwas in den Kopf zu bringen. Ich musste stets laut lernen, um meine Aufmerksamkeit aufrecht zu erhalten. Mein Gedächtniss, vorher vorzüglich, liess mich häufig im Stich. Ich blieb deshalb doch ein guter Schüler, gelte auch heute noch für einen begabten Menschen, habe jedoch entsetzliche Mühe, mir etwas einzuprägen. Ich setzte damals alle meine Energie daran, mich aus diesem jammervollen Zustande zu befreien. Ich ging täglich schwimmen, turnte, ritt viel und besuchte fleissig den Fechtboden, hatte auch an allen diesen Beschäftigungen viel Vergnügen. Noch heute fühle ich mich sehr wohl auf dem Pferde, obwohl ich von Pferden nichts verstehe und keine besondere Begabung zu körperlichen Uebungen habe. An dem Verkehr mit meinen Kameraden hatte ich viel Vergnügen; ich fehlte bei keiner Kneiperei, rauchte und war sehr beliebt. Ich verkehrte viel in Wirthschaften mit weiblicher Bedienung, amüsirte mich gerne mit den Kellnerinnen, ohne jedoch dadurch in geschlechtliche Aufregung zu gerathen. Bei meinen Freunden und Lehrern galt ich als ein Mensch, der viel mit Frauen mache und verdorben ist. Leider mit Unrecht.

Mit 19 Jahren kam ich zur Universität. Mein erstes Semester brachte ich auf der Universität B. zu. Dasselbe ist mir heute noch in schrecklicher Erinnerung. Mein geschlechtliches Bedürfniss regte sich mit Macht, ich lief Nachts stundenlang herum, insbesondere wenn ich angezecht war, und suchte nach Männern. Glücklicherweise fand ich Niemand. Am anderen Morgen war ich ausser mir über mich selbst. Im 2. Semester ging ich nach M. Es war dies meine glücklichste Zeit. Ich hatte nette Freunde, fand wunderbarerweise Gefallen an Frauen und war ganz glücklich darüber. Ich knüpfte ein Liebesverhältniss mit einem jungen, verdorbenen Mädchen an, mit dem ich wilde Nächte verlebte, ich war ausserordentlich leistungsfähig. Auch sonst verkehrte ich, der ich vorher keusch gewesen war, mit Frauen. Ich fühlte mich frisch und wohl, wie nie, nach dem Coitus. Bei der Frau reizte mich nicht sowohl die Figur, die ich stets unschön fand, als, ich weiss nicht was: kurz, ich kannte Frauen, deren Berührung Erection sofort zur Folge hatte. Diese Freude und der fröhliche Zustand blieben nicht lange. Ich beging die Dummheit, mit einem Freunde zusammen in eine Wohnung zu ziehen. Wir hatten ein Schlafzimmer. Derselbe war ein sehr begabter, liebenswürdiger und den Frauen gefährlicher Mensch, der mich zuerst durch diese seine Eigenschaften lebhaft anzog. Ich liebe überhaupt nur sehr gebildete Männer, während ungebildete, kräftige Leute mich nur augenblicklich lebhaft aufzuregen vermögen, nicht aber zu fesseln. Bald verliebte ich mich in meinen Freund. Nun kam die schreckliche Zeit, die meine Gesundheit zerstörte. Ich schlief in demselben Zimmer wie der Freund, musste ihn täglich vor meinen Augen sich entkleiden sehen und alle Energie zusammennehmen, mich nicht zu verrathen. Ich wurde nervös, weinte leicht, war eifersüchtig auf jeden, der mit meinem Freunde verkehrte. Ich verkehrte auch jetzt noch mit Frauen, konnte es jedoch nur noch mit Mühe zum Coitus bringen, der mir, gleichwie das Weib selbst, ekelhaft war. Dieselben Frauen, die mich vorher auf das Lebhafteste erregten, liessen mich jetzt kalt. Ich folgte meinem Freunde nach W., wo dieser einen Bekannten aus früherer Zeit traf, mit dem er zusammenzog. Ich wurde eifersüchtig, krank vor Sehnsucht und Liebe. Dabei verkehrte ich wieder mit Frauen, brachte es allerdings nur selten und mit Mühe zum Beischlaf. Ich wurde furchtbar verstimmt, dem Wahnsinn nahe. Vom Arbeiten war keine Rede mehr. Ich führte ein thörichtes, aufreibendes Leben und brauchte unendlich viel Geld, das ich geradezu zum Fenster hinauswarf. Dann brach ich nach $1^1/_2$ Monaten zusammen und musste in eine Wasserheilanstalt, wo ich viele Monate zubrachte. Ich kam dort wieder zu mir, wurde bald sehr beliebt, da ich sehr lustig sein kann und im Verkehr mit gebildeten Damen viel Vergnügen finde. Ich ziehe verheirathete Frauen jüngeren Mädchen in der Unterhaltung vor, bin aber auch sehr lustig in Herrengesellschaft, am Biertisch, auf der Kegelbahn.

In dieser Anstalt traf ich einen Menschen von 29 Jahren, der offenbar ähnlich wie ich beanlagt war. Der Mensch drängte sich an mich heran, wollte mich umarmen, küssen, war mir aber furchtbar widerlich, obwohl er mich aufregte, seine Berührung mir Erection, ja sogar Ejaculation verschaffte. Derselbe brachte mich eines Abends zur gegenseitigen Onanie. Ich verbrachte darauf die schrecklichste Nacht ohne Schlaf, ich hatte einen furchtbaren Ekel vor der Geschichte und nahm mir vor, niemals wieder Derartiges mit einem Manne zu treiben. Tagelang kam ich nicht zur Ruhe. Es war mir entsetzlich, dass der Mensch mich trotz allem dem und so gegen meinen Willen geschlechtlich erregte; andererseits gewährte es mir Befriedigung, dass derselbe in mich verliebt war und offenbar ähnliche Kämpfe zu bestehen hatte, wie ich früher. Ich wusste mir ihn von da an fernzuhalten.

Ich ging wieder auf verschiedene Universitäten, besuchte auch noch manche Wasserheilanstalten mit augenblicklichem, jedoch nie mit dauerndem Erfolge. Ich verliebte mich noch in manchen Freund, jedoch nie so stark wie in den M.er. Geschlechtlichen Verkehr hatte ich nicht mehr, weder mit Frauen — denn ich war dazu nicht im Stande — noch mit Männern, da es mir an Gelegenheit fehlte und ich mich von ihnen abzuwenden zwang. Den Freund aus M. traf ich noch oft, wir sind jetzt befreundeter als je und er regt mich nicht mehr auf, worüber ich ausserordentlich froh bin. Das geht meistens so; wenn ich eine Person, die mich geschlechtlich aufregt, längere Zeit nicht gesehen habe, ist der geschlechtliche Einfluss verschwunden.

Ich bestand mein Examen mit Auszeichnung. In dem letzten Jahre vor demselben fing ich an zu onaniren — also mit 23 Jahren, da ich meinen, mich sehr belästigenden Geschlechtstrieb nicht anders zu befriedigen wusste. Jedoch that ich es sehr selten, da ich danach stets Ekel und eine schlaflose Nacht habe. Nur wenn ich viel getrunken habe, verliere ich alle Energie. Ich laufe dann stundenlang herum, suche nach Männern und komme schliesslich zur Onanie, um am anderen Tage mit dumpfem Kopfe und einem entsetzlichen Ekel vor mir selbst zu erwachen und tagelang melancholisch herumzulaufen. Solange ich mich selbst in der Gewalt habe, suche ich mit aller Energie gegen meine Natur anzukämpfen. — Es ist entsetzlich, wenn man mit keinem Freunde ruhig verkehren kann, wenn jeder stramme Soldat oder Metzgerbursche einen zittern und beben lässt. Es ist furchtbar, wenn die Nacht kommt und ich lauere am Fenster, ob nicht an der Mauer gegenüber Einer urinirt und mir Gelegenheit gibt, seine Genitalien zu schauen. Sie sind entsetzlich diese Träume und dazu das Bewusstsein des Unmoralischen, des Strafwürdigen meiner Gesinnung und meines Begehrens. Ich habe einen Widerwillen vor mir selbst, der sich nicht beschreiben lässt. Ich halte meinen Zustand für krankhaft. Ich kann ihn nicht für angeboren halten, sondern ich glaube, dass mir der Trieb durch eine verfehlte Erziehung anerzogen ist. Mich macht mein Leiden rücksichtslos und egoistisch, es nimmt mir jede Gutmüthigkeit und jede Rücksichtnahme auf meine Familie. Ich bin launisch und oft zum Wahnsinn erregt, oft verstimmt, so dass ich mir kaum zu helfen weiss, und dann sehr leicht zu Thränen geneigt. Und doch habe ich einen Ekel vor dem geschlechtlichen Verkehr mit Männern. Eines Abends, als ich betrunken und erregt von der Kneipe kam und in diesem halbbewusstlosen Zustand und voll Geilheit in der Promenade umherwandelte, begegnete mir ein junger Mensch, der mich zu gegenseitiger Onanie brachte. Obwohl mich derselbe aufregte, war ich ausser mir nach geschehener That. Noch heute, wenn ich an dem Platz vorbeigehe, kann ich mir vor Ekel nicht helfen, und neulich, als ich vorbeiritt, fiel ich ohne jede Veranlassung von dem mir wohlbekannten frommen Thier, so sehr empörte mich die Erinnerung an diese Nichtswürdigkeit.

Ich liebe die Familie und die Kinder, den geselligen Verkehr und bin meiner Stellung in der Gesellschaft nach geeignet, ein Haus auszumachen. Auf alles das muss ich verzichten, und doch kann ich die Hoffnung der Heilung nicht aufgeben. So schwebe ich zwischen hoffender Heiterkeit und entsetzlicher Hoffnungslosigkeit, vernachlässige Beruf und Familie. Ich will ja gar nicht so weit kommen, dass ich heirathen und eine Familie gründen kann. Nur den entsetzlichen Hang nach dem männlichen Geschlechte möchte ich zu überwinden lernen, nur mit meinen Freunden wieder ruhig verkehren, mich selbst wieder achten lernen.

Von meinem Zustande hat kein Mensch eine Ahnung, ich gelte vielmehr für einen argen Roué, welches Renommé ich aufrecht zu erhalten suche. Ich versuche oft mit Mädchen ein Verhältniss anzuknüpfen, wozu mir häufig Gelegenheit geboten ist. Ich habe schon Manche kennen gelernt, die mich liebte und mir ihre Ehre geopfert hätte, jedoch kann ich derselben keine Liebe bieten und geschlechtlich ihr nichts gewähren. Und einen Mann kann ich lieben. Mich regen nur Männer in sehr jungem Alter, also Jünglinge von 17—25 Jahren, auf, die keinen Vollbart oder am liebsten überhaupt keinen Bart tragen. Lieben kann ich nur solche, die sehr gebildet, anständig und liebenswürdig sind. Ich selbst bin klein, sehr eitel und leichtfertig, auch sehr exaltirt, lasse mich leicht leiten von den Personen, die mir gefallen und denen ich in Allem nachzuahmen suche, ihnen gegenüber aber auch sehr empfindlich und leicht beleidigt. Ich lege sehr viel Werth auf Aeusserlichkeiten, liebe schöne Zimmereinrichtungen und Kleider und lasse mir durch vornehme Art und elegantes Auftreten imponiren. Ich bin unglücklich, dass mich mein neurasthenischer Zustand verhindert, alles das zu treiben und zu lernen, was ich gerne möchte.

Im Herbst lernte ich Pat. kennen. Er ist ohne Degenerationszeichen, von durchaus männlichem Habitus, wenn auch zart gebaut und schmächtig. Genitalien ganz normal. Aeussere Erscheinung distinguirt, unauffällig. Er beklagt tief seine sexuelle Perversion, von der er um jeden Preis frei werden möchte. Trotz der grössten Bemühungen von Seiten des Arztes und des Patienten konnte nur ein ganz leichter, für Suggestionsbehandlung ungenügender Grad von Hypnose erzielt werden.

Beobachtung 110. Psychische Hermaphrodisie, Mundfetischismus. Ich bin 31 Jahre alt und Beamter in einer Fabrik. Meine Eltern sind gesund und haben nichts Krankhaftes an sich. Mein Grossvater väterlicherseits soll gehirnleidend gewesen sein; meine Grossmutter mütterlicherseits starb melancholisch, ein Cousin meiner Mutter war Alkoholiker, mehrere andere Blutsverwandte sind psychisch nicht normal.

Ich war 4 Jahre alt, als mein Geschlechtstrieb sich regte. Ein Mann in den zwanziger Jahren, welcher mit uns Kindern spielte und uns auf den Arm nahm, erregte in mir die Lust, ihn zu umarmen und ihn inbrünstig zu küssen.

Dieser Trieb zum sinnlichen Kuss auf den Mund ist charakteristisch für mich, bildet er doch jetzt den Hauptreiz meiner geschlechtlichen Befriedigung.

Eine ähnliche Regung verspürte ich ungefähr in meinem 9. Jahre. Ein Mann, hässlich, ja schmutzig, mit rothem Bart rief ebenfalls in mir diese Begierde ihn zu küssen wach.

Hier zeigt sich zum ersten Male bei mir ein Merkmal, welches ebenfalls noch heute sich bei mir vorfindet, nämlich zu Zeiten der eigenthümliche Reiz des Gemeinen, ja des Schmutzigen in Kleidung und Benehmen eines Anderen auf meine Sinne.

In dem Gymnasium wurde ich vom 11.—15. Jahre von einer Leidenschaft zu einem Kameraden erfasst. Auch hier wäre es meine grösste Lust gewesen, ihn zu umhalsen und Mund auf Mund zu küssen. Ich wurde manchmal von einer Begierde zu ihm erfasst, wie sie stärker mich jetzt geliebten Personen gegenüber nicht ergreift. Erectionen glaube ich jedoch erst gegen das 13. Jahr ungefähr bekommen zu haben.

Während dieser Jahre hatte ich, wie gesagt, durchaus nur die Begierde zu umarmen und zu küssen; cupiditas videndi vel tangendi aliorum genitalia mihi plane deerat. Ich war ein durchaus unverdorbener, naiver Junge, wusste bis zum 15. Jahre gar nicht die Bedeutung der Erection, ja ich wagte nicht einmal den Geliebten zu küssen, da ich fühlte, etwas Sonderbares dadurch zu thun.

Ein Bedürfniss mich zu masturbiren empfand ich nicht, und hatte auch das Glück, durch keine älteren Kameraden dazu verführt zu werden.

Ueberhaupt habe ich bis jetzt noch nie mich masturbirt, ich empfinde einen gewissen Widerwillen davor.

In meinem 14. und 15. Lebensjahre wurde ich von Begierde zu einer Reihe von Jungen ergriffen, von denen einige noch heute mir gefallen. So war ich stark verliebt in einen Jungen, den ich niemals gesprochen hatte; trotzdem war es mir schon ein Glück, ihn nur auf der Strasse anzutreffen.

Dass meine Leidenschaften durchaus sinnlicher Natur waren, geht daraus hervor, dass ich schon, wenn ich den Geliebten die Hände presste und schmeichelte, in heftige Erection gerieth.

Immer aber wäre es mir höchste Lust gewesen amplecti et os osculari; etwas Anderes begehrte ich nicht.

Dass das, was ich empfand, geschlechtliche Liebe war, wusste ich nicht, nur sagte ich mir, es wäre unmöglich, dass ich allein solche Reize verspüre.

Bis zum 15. Jahre hatte mich nie ein Weib erregt, da auf einmal, während ich mich eines Abends allein im Zimmer mit unserer Magd befand, verspürte ich dieselbe Begierde, wie manchen Knaben gegenüber; ich scherzte zuerst mit ihr, und als ich sah, dass sie gerne sich küssen liess, bedeckte ich sie mit Küssen; ich empfand eine Wollust, wie ich sie jetzt nur selten verspüre. Mund auf Mund küssten wir uns, und nach etwa 10 Minuten erfolgte bei mir Pollution. So befriedigte ich mich 2—3mal die Woche, bald begann ich ein ähnliches Verhältniss mit einer unserer Köchinnen und noch anderen Dienstmädchen. Die Ejaculation erfolgte jeweils ungefähr nach 10 Minuten langem Küssen.

Unterdessen hatte ich Tanzstunden genommen; da zum ersten Male reizte mich ein feines Mädchen. Diese Liebe verschwand jedoch ziemlich bald, ich liebte dann noch ein anderes Mädchen, das ich nie kennen lernte, bei dessen Anblick ich aber eine ähnliche Anziehungskraft wie den Jünglingen gegenüber verspürte, nicht bloss die rein sinnliche brutale Gluth wie sonst Mädchen gegenüber. Mein Trieb zu den Mädchen war zu dieser Zeit auf den Höhepunkt gelangt, ungefähr ein gleicher Prozentsatz Mädchen wie Jünglinge gefielen mir. Meine Sinnlichkeit befriedigte ich, wie oben erwähnt, durch Küssen der Magd unter erfolgender Pollution: so brachte ich die Zeit zwischen dem 16. und 18. Lebensjahre zu. Durch Weggang unserer Mägde war mir die Gelegenheit meiner sinnlichen Befriedigung genommen.

Es kam eine Zeit von 2—3 Jahren, während welcher ich dem Geschlechtsgenuss entsagen musste. die Mädchen gefielen mir überhaupt weniger, auch schämte ich mich jetzt, grösser geworden, mit Mägden mich abzugeben.

Eine Maitresse mir anzuschaffen, war mir nicht möglich, denn ich war trotz meines Alters von meinen Eltern streng beaufsichtigt und kam nur wenig mit Jünglingen zusammen so dass ich nur wenig Selbstständigkeit besass. Mit dem Abnehmen des Triebes zu den Weibern nahm die Anziehungskraft der Jünglinge zu.

Da ich sehr viele nächtliche Pollutionen seit dem 16. Jahre hatte, unter Träumen theils von Weibern, theils von Männern, die mich sehr schwächten und mich ganz deprimirten, wollte ich durchaus denselben durch normalen Coitus ein Ende machen.

Skrupel jedoch und der Glaube, Dirnen reizten mich nicht, hielten mich bis zum 21. Jahre von dem Bordell zurück. 2—3 Jahre kämpfte ich einen täglichen Kampf (hätte es jedoch Männerbordelle gegeben, keine Skrupel hätten mich gehindert hinzugehen). Endlich ging ich in's Bordell; ich brachte es nicht einmal zur Erection, einerseits weil mich das Mädchen, obgleich es selten frisch und hübsch für eine Bordelldirne war, nicht reizte, namentlich aber, weil es mich nicht auf den Mund küssen wollte. Ich war äusserst niedergeschlagen und glaubte mich impotent; 3 Wochen darauf besuchte ich eine andere Dirne, diese brachte mich sofort durch ihren Kuss in Erection, sie war von drallen Formen, breiten Lippen, viel sinnlicher als die erste. Schon nach 3 Minuten führte das blosse Küssen Mund auf Mund zur Ejaculation (natürlich ante portam). So machte ich erst, nachdem ich ungefähr 7mal bei Dirnen gewesen war, Versuche zum Coitus zu gelangen.

Das eine Mal kam ich entweder gar nicht zur Erection, weil das Mädchen mich kalt liess, das andere Mal ejaculirte ich zu frühzeitig. Ueberhaupt hatte ich die ersten Male geradezu ein wenig Ekel, penem introducere, und auch nachdem mir normaler Coitus gelungen war, spürte ich keinen Reiz durch denselben. Die Wollustbefriedigung geschieht durch Küsse auf den Mund, dieses allein ist für mich das Wichtigste, der Coitus nur etwas Secundäres zur intimeren Umarmung dienend. Blosser Coitus, auch wenn das Weib mich noch so sehr reizte, wäre mir ohne Küssen gleichgültig; ja meistens legt sich die Erection, oder entsteht nicht, wenn das Weib nicht auf den Mund küssen will, Aber ich kann nicht jedes Weib küssen, sondern nur solche, deren Gesicht mich anreizt, eine Dirne, die mir schon beim Anblicke zuwider ist, bringt mich durch alles Küssen, das mich vor ihr dann nur anekelt, nicht in Gluth.

So besuche ich seit 4 Jahren, ungefähr alle 10—14 Tage, Bordelle; nur selten misslingt mir noch der Coitus, da ich mich kennen gelernt habe und sofort bei Wahl der Dirne weiss, ob sie mich erregen oder kalt lassen wird. Allerdings ist gerade in letzter Zeit es wieder vorgekommen, dass ich glaubte, das Weib würde mich reizen und doch dann jede Erection fehlte. Dies traf namentlich zu, wenn ich zu sehr die Tage vorher den Drang zu Männern mit Gewalt hatte unterdrücken müssen.

In den ersten Zeiten, als ich in's Bordell ging, war die Wollustempfindung eine sehr geringe; nur ganz wenige Male hatte ich wahre Lust (wie früher beim Küssen). Jetzt dagegen empfinde ich meist starke Wollustempfindung. Einen besonderen Reiz haben für mich die ordinären Lupanarien, denn in letzter Zeit übt die Gemeinheit der Weiber, der dunkle Eingang, der fahle Schein der Laternen, die ganze Umgebung einen besonderen Reiz auf mich aus, namentlich wohl deshalb, weil unbewusst meine Sinnlichkeit durch den an solchen Orten häufigen Verkehr von Soldaten angestachelt wird und gleichsam dem Weib einen gewissen Reiz verleiht.

Finde ich dann ein Weib, dessen Gesicht mich erregt, so kann ich sehr stark Wollust empfinden.

Ausser den Dirnen können meine Begierde erregen namentlich: Bauernmädchen, Mägde, Arbeiterinnen, Mädchen aus dem Volke, überhaupt solche in ordinärer Kleidung.

Rothe Farbe der Wangen, dicke Lippen, dralle Körperformen gefallen mir insbesondere. Feine Damen und Fräulein lassen mich ganz gleichgiltig.

Meine Pollutionen sind meist ohne Wollustempfindungen, oft unter Träumen von Männern, äusserst selten, fast nie von Weibern. Wie aus letzterem Umstand hervorgeht, besteht immer noch, trotz regelmässigem Coitus, mein Trieb zu den Jünglingen. Ja ich kann sagen, er hat nur zugenommen und zwar in bedeutendem Masse. Sind mir sofort nach dem Coitus die Mädchen ganz reizlos, so könnte der Kuss eines sympathischen Weibes mich sofort wieder in Erection bringen; gerade in den ersten Tagen nach dem Coitus scheinen mir die Jünglinge am begehrenswerthesten.

Ueberhaupt befriedigt der geschlechtliche Umgang mit Weibern nicht mein ganzes sinnliches Bedürfniss. Ich habe Tage, wo ich mich in häufiger Erection befinde unter gewaltigem Drang zu Jünglingen, dann kommen ruhigere

Tage mit Momenten vollständiger Gleichgültigkeit gegen jedes Weib und latentem Trieb zu Männern.

Zu grosse sinnliche Ruhe macht mich andernfalls wieder traurig, namentlich wenn solche Ruhe auf Momente unterdrückter Erregung folgte, und erst wenn der Gedanke an geliebte Jünglinge mir wieder Erection verursacht, fühle ich mich wieder in gehobener Stimmung. Die Ruhe schlägt dann wieder in grosse Nervosität um, ich fühle mich bedrückt, habe zuweilen Kopfschmerzen (namentlich nach zurückgedrängter Erection), diese Nervosität steigert sich sehr oft zu nicht zu bezähmender Unruhe, die ich dann durch den Coitus zu stillen suche.

Eine wesentliche Aenderung in meinem Sexualleben ist voriges Jahr vor sich gegangen, indem ich zum ersten Male Manneslieben geniessen durfte. Mein Drang zu Jünglingen liess mir nämlich trotz genussreichem weiblichem Coitus (d. h. richtiger gesagt: genussreichem Küssen unter erfolgter Ejaculation) keine Ruhe. Ich beschloss, in ein von vielen Soldaten besuchtes Bordell zu gehen und äussersten Falles einen Soldaten mir su erkaufen. Ich hatte das Glück, sofort einen Gleichgesinnten zu treffen, der trotz viel tieferen Standes meiner in Charakter und Benehmen nicht unwürdig war. Was ich bei diesem Jüngling empfand (resp. noch empfinde), ist etwas Anderes als bei Weibern. Der sinnliche Genuss ist nicht grösser als bei Dirnen, deren Kuss und Umarmung mich ausserordentlich erregt; dagegen kann ich bei ihm jederzeit Wollust empfinden und besteht ihm gegenüber ein Gefühl, das bei Weibern mangelt. Leider habe ich ihn nur ungefähr 8mal umarmen und küssen können.

Trotzdem wir schon viele Monate getrennt sind, indem er in eine Garnison nach Ungarn versetzt wurde, haben wir uns nicht vergessen und stehen im regelmässigen Briefverkehr. Um ihn zu besitzen, wagte ich in ein Bordell zu gehen und dort ihn zu umarmen auf die Gefahr hin, verrathen zu werden.

Im Anfange unserer Bekanntschaft kam eine Zeit, wo ich nichts mehr von ihm hörte, da er seinerseits mich nicht für zuverlässig hielt.

Ich habe in diesen Wochen eine Qual und Pein ausgestanden, die mich in eine Niedergeschlagenheit und angstvolle Unruhe brachten, wie ich noch nie sie empfunden. Kaum einen Geliebten gefunden zu haben, um wieder ihm entsagen zu müssen, erschien mir die höchste Pein. Als wir Dank meiner Bemühungen wieder zusammenkamen, war meine Freude eine grenzenlose, ja ich war so aufgeregt, dass ich das erste Mal wieder bei seiner Umarmung trotz meiner sinnlichen Lust nicht zur Ejaculation gelangte.

Usus sexualis in osculis et amplexionibus solis constitit, pene meo ludere ei licebat (während die Berührung desselben durch die Hand eines Weibes mir unerträglich ist und ich nie eine solche Berührung dem Weibe gestatte). Zu bemerken ist übrigens, dass ich beim Zusammensein mit dem Geliebten sofort in Erection gerathe, es genügt ein Händedruck, ja schon sein Anblick. Stundenlang bin ich des Abends mit ihm gegangen, keinen Augenblick überdrüssig seiner Gesellschaft trotz seiner mir inferioren socialen Stellung; mit ihm fühlte ich mich glücklich, die geschlechtliche Befriedigung bildete nur die Krönung unserer Liebe. Obgleich ich nun endlich den so lange gesuchten Gleichgesinnten gefunden hatte und ich endlich Mannesliebe geniessen durfte, bin ich Weibern gegenüber nicht unempfindlich geworden, und besuchte die Bordelle, wenn der Trieb zu gewaltig mich plagte. Ich hatte gehofft, diesen Winter in der Stadt des Geliebten zubringen zu können, leider ist mir dies unmöglich und bin ich jetzt gezwungen, auf unabsehbare Zeit von ihm geschieden zu sein. Jedoch werden wir suchen, uns, wenn auch nur vorübergehend, zu sehen, und wenn auch nur 1 oder 2mal im Jahre, jedenfalls hoffe ich, dass in der Zukunft vielleicht wir wieder einmal länger zusammenkommen. So bin ich wieder für diesen Winter angewiesen, ohne gleichgesinnten Freund zu bleiben. Ich hatte mir zwar vorgenommen, der Gefährlichkeit wegen, entdeckt zu werden, nicht wieder auf die Suche nach anderen Urningen zu gehen, jedoch ist mir dies unmöglich, denn der geschlechtliche Umgang mit Weibern befriedigt mich nicht, dagegen wächst immer mehr meine Begierde zu Jünglingen. Ich fürchte mich manchmal vor mir selber, dass ich, indem ich bei allen Dirnen nachfrage, ob sie keinen Gleichgesinnten wüssten, einmal entdeckt werden könnte, trotzdem kann ich nicht ablassen, einen Jüngling meiner Empfindungsart zu suchen, ja ich weiss es, ich werde einen Soldaten nöthigenfalls mir erkaufen, obwohl ich das Gewagte eines solchen Unterfangens klar mir zum Bewusstsein bringe.

Ich kann nicht mehr ohne Männerliebe bleiben, ohne eine solche werde ich ewig in Disharmonie mit mir selbst bleiben. Mein Ideal wäre es, in Umgang mit einer Reihe Gleichgesinnter zu kommen, obgleich ich schon zufrieden wäre, ungehindert mit einem Geliebten verkehren zu können. Weiber könnte ich leicht entbehren, wenn ich regelmässige männliche Befriedigung hätte, jedoch glaube ich, dass ich zeitweise in längeren Zwischenräumen zur Abwechslung auch ein Weib umarmen würde, denn meine Natur ist eine vollständige Zwitterbildung in psychisch-geschlechtlicher Hinsicht (Weiber kann ich nur sinnlich begehren, lieben und sinnlich begehren kann ich nur Jünglinge). Gäbe es eine Ehe zwischen Männern, so glaube ich, würde ich eine lebenslängliche Gemeinschaft nicht scheuen, welche dagegen mit einem Weibe mir etwas Unmögliches scheint. Denn einerseits würde ich, auch wenn das Weib mich sehr reizte, diesen Reiz nach regelmässigem Verkehr sehr bald verlieren, und mir dann jeder Geschlechtsgenuss, wenn auch nicht unmöglich, so doch sicherlich genusslos sein, andererseits aber würde der Frau gegenüber die wahre Liebe fehlen, diese Anziehung, wie ich sie gegenüber geliebten Jünglingen verspüre, und die mir schon den blossen nicht sinnlichen Verkehr begehrenswerth erscheinen lässt. Eine stete Gemeinschaft mit einem Jüngling, der sonst in körperlicher Beziehung mir gefallen, aber auch in geistiger Hinsicht mit mir übereinstimmen würde, der alle meine Gefühle verstände, zugleich auch intellektuell meine Ansichten und Bestrebungen theilte, erschiene mir als höchstes Glück.

Die Jünglinge, die mir gefallen, müssen zwischen 18—28 Jahren ungefähr alt sein; mit eigenem zunehmendem Alter hat auch die Altersgrenze der mich reizenden Jünglinge zugenommen. Sonst können die verschiedensten Gestalten mir gefallen. Hauptrolle, wenn auch nicht fast ausschliesslich, spielt das Gesicht; mehr blonde als schwarze regen mich auf, bärtig dürfen sie nicht sein, bloss einen kleinen, nicht dicken Schnurrbart müssen sie haben, oder auch gar keinen. Im Uebrigen kann ich nur so viel sagen, dass gewisse Categorien von Gesichtern mir gefallen. Ausgeschlossen sind Gesichter mit grossen geraden Nasen, blassen Wangen, obgleich auch wohl hier Ausnahmen vorkommen. Soldatenregimenter schaue ich mit Wohlgefallen an, und Mancher in Soldatenkleidung gefällt mir der in Civilkleidung mich kalt liesse.

Ebenso wie bei Weibern oft eine gewisse ordinäre Kleidung (namentlich helle Jacken) mich reizt, zieht mich schon das Militärcostüm an. In Tanzlokale, gewöhnliche Schankwirthschaften, wo viele Soldaten sich aufhalten, zu gehen, in das Soldatengedränge sich zu mischen und die mir gefallenden Burschen zu Kuss und Umarmung zu gewinnen suchen, wenn auch in geistiger und gesellschaftlicher Beziehung jede Gemeinheit in Reden und Benehmen mir zuwider ist, diese Vermengung mit den Soldaten würde natürlich nur eine Erregung lediglich für die Sinnlichkeit sein.

Bei Jünglingen besseren Standes tritt die sinnliche Begierde weniger heftig in den Vordergrund.

Was ich von der Anziehungskraft gewisser Kleidungen sagte, ist nicht in dem Sinne zu verstehen, als ob dieselbe mich an und für sich erregte. Dieser Reiz bedeutet nur, dass die Kleidung dazu beitragen kann, den durch das Gesicht hervorgerufenen zu verstärken oder hervortreten zu lassen, während sonst vielleicht gerade dasselbe Gesicht mich nicht in dem Masse angezogen hätte. Das Gleiche kann ich sagen, nur in etwas anderer Bedeutung, vom Geruch der gerauchten Cigarren. Bei gleichgiltigen Personen ist mir der Cigarrengeruch eher zuwider als angenehm, dagegen bei geschlechtlich mir sympathischen erregend. Der Kuss der nach Cigarrenrauch riechenden Dirne erhöht den Reiz (namentlich auch deshalb, weil, wenn auch zum Theil unbewusst, ich durch denselben an Manneskuss erinnert werde). So habe ich den Geliebten auch gerade gern geküsst, wenn er eben geraucht hatte. (Zu bemerken ist, dass ich selbst nie eine Cigarre oder Cigarette geraucht habe, ja nicht einmal es jemals probirte.) Von Statur bin ich gross, schmächtig, das Gesicht ist männlich, das Auge unruhig, in der ganzen Gestalt habe ich oft etwas Mädchenhaftes. Meine Gesundheit lässt zu wünschen übrig, dieselbe ist wohl sehr beeinflusst von meiner geschlechtlichen Anomalie; wie schon früher erwähnt, bin ich sehr nervös, auch habe ich zeitweilig Anwandlungen von sogenannter Grübelsucht. Auch habe ich Zeitpunkte furchtbarer Depression und Melancholie, namentlich wenn ich mir die Schwierigkeit einer meiner Natur entsprechenden mannmännlichen Befriedigung vor Augen halte, namentlich auch dann, wenn ich geschlechtlich sehr erregt war und bei Unmöglichkeit mannmännlicher Befriedigung den Trieb überwand. In solchen Zuständen paart sich dann oft die Depression zugleich mit voller geschlechtlicher Wunschlosigkeit. Bei der Arbeit bin ich fleissig, nur oft flüchtig, da ich sehr zu schnellem, ja heftigem Arbeiten geneigt bin. Ich interessire mich sehr für Kunst und Literatur. Unter den Dichtern und Romanschriftstellern ziehen mich am meisten diejenigen an, welche raffinirte Gefühle, eigenthümliche Leidenschaften, ausgesuchte Eindrücke beschreiben; ein gekünstelter (oder überkünstelter) Styl gefällt mir. Ebenso in der Musik ist mir die nervöse, aufreizende Musik eines Chopin, Schumann, Schubert, Wagner etc. am zusprechendsten. Alles was in der Kunst nicht nur originell, sondern bizarr ist, zieht mich an.

Körperliche Uebung liebe ich nicht und pflege dieselbe auch nicht.

Von Charakter bin ich gutmüthig, mitleidig; trotzdem ich so viel mit meiner Anomalie zu leiden habe, fühle ich mich nicht unglücklich, dass ich Jünglinge liebe, sondern nur insofern, als die Befriedigung solcher Liebe für unstatthaft gilt und namentlich, dass ich nicht ungehindert die Befriedigung erlangen kann. Dass die Männerliebe lasterhaft sei, kann ich selbst nicht empfinden, wohl aber begreifen, warum sie für ein Laster gilt. Da aber diese Liebe für verbrecherisch gilt, so werde ich zwar durch Befriedigung derselben in Harmonie mit mir selber, nie aber mit der Welt unserer Zeit sein, und nothwendigerweise auch deshalb immer etwas missgestimmt sein; um so mehr als ich ein offener, jede Lüge hassender Charakter bin. Diese Pein, immer Alles in mir verbergen zu müssen, hat mich dazu gebracht, einigen wenigen Freunden, von deren Schweigsamkeit und zugleich von deren Verständniss ich sicher bin, meine Anomalie zu gestehen. Trotzdem manchmal meine Lage mir traurig erscheint, wegen Schwierigkeit der Befriedigung und der allgemeinen Missachtung der Männerliebe, bin ich oft geradezu ein wenig eitel, solche anomale Gefühle zu haben. Heirathen werde ich natürlich nie, dies erscheint mir gar kein Unglück, obgleich ich das Familenleben liebe und bis jetzt nur in meiner Familie meine Zeit verlebt habe. Ich lebe der Hoffnung, dass ich später dauernd einen Geliebten haben werde; einen solchen muss ich bekommen, sonst schiene mir die Zukunft grau und öde, und alle Ziele, denen man gewöhnlich nachjagt. Ehre, hohe Stellung etc., nur eitel und anziehungslos.

Sollte sich diese Hoffnung nicht erfüllen, so weiss ich, dass ich nicht im Stande wäre, auf die Dauer mit Freudigkeit meinem Beruf mich hinzugeben und ich wäre im Stande, Alles hintanzusetzen, um Männerliebe zu erringen. Moralische Skrupel mache ich mir wegen meiner anomalen Neigung nicht mehr, habe mir überhaupt nie deswegen Sorge gemacht, weil ich zu Jünglingen mich hingezogen fühle. Ueberhaupt beurtheile ich Moralisches und Unmoralisches eher nach meinem Gefühl, als nach festen Principien, indem ich noch immer im Skepticismus befangen bin und noch nicht zu einer festen Weltanschauung mich durchgearbeitet habe. Schlecht und unsittlich scheint mir bis jetzt nur was den Anderen schadet, was ich selbst mir nicht zugefügt haben wollte und in dieser Richtung kann ich sagen, suche ich so wenig wie möglich in die Rechte Anderer einzugreifen und, bin ich im Stande, über eine Anderen zugefügte Ungerechtigkeit lebhaft mich zu empören. Wie dagegen die Liebe zu Männern etwas Unsittliches sein sollte, weiss ich nicht; zwecklose Bethätigung des Geschlechtstriebes (wenn das Unmoralische in dem Zwecklosen, Widernatürlichen gesehen werden soll) ist ebenso beim Verkehr mit Dirnen, ja selbst in der Ehe beim Gebrauch von Schutzmitteln gegen Zeugung vorhanden, und scheint mir der geschlechtliche Verkehr mit Männern auf gleiche Stufe mit jedem geschlechtlichen Umgang, der nicht Zeugung bezweckt, gestellt werden zu müssen. Ob aber nur eine Geschlechtsbefriedigung moralisch sein soll, die diesen Zweck verfolgt, dies scheint mir fraglich. Allerdings ist eine nicht auf Zeugung gerichtete Geschlechtsbefriedigung der Natur entgegen, ob aber eine solche nicht anderen, uns unbekannten Zwecken dient, das ist ungewiss, und selbst wenn sie zwecklos wäre, so ergibt sich nicht ihre Verwerflichkeit (indem gar nicht feststeht, dass der Massstab einer moralischen Handlung ihre Zweckmässigkeit sei).

Dass das jetzige Vorurtheil verschwinden wird, dessen bin ich sicher und gewiss, dass einst solchen Individuen, die mannmännliche Liebe verspüren, das Recht ungehinderter Liebe zuerkannt wird. Man denke übrigens für die Möglichkeit solcher Anerkennung nur an die Griechen und die damaligen Freundschaften, die doch nichts Anderes als Geschlechtsliebe waren; man denke daran, dass trotz solcher widernatürlicher Unzucht, die von den grössten Geistern geübt wird, noch heute in geistiger und ästhetischer Beziehung die Griechen als unerreichte Muster genannt und zur Nachahmung empfohlen werden.

Ich habe schon daran gedacht, durch den Hypnotismus meine Anomalie heilen zu lassen. Wenn derselbe, woran ich zweifle, auch etwas ausrichten könnte, so müsste ich gewiss sein, dass ich wirklich dauernd weibliebend würde. Denn wenn ich auch mit Männern mich nicht befriedigen kann, so will ich doch lieber diese Fähigkeit zu überschwänglicher Wollust und Liebe, wenn auch unbefriedigt, empfinden, als ganz empfindungslos sein. So bleibt mir doch die Hoffnuug, dass ich auch Gelegenheit finden werde, einst die mir erwünschte, mich glücklich machende Liebe zu befriedigen, während ich eine blosse Absuggerirung der homosexualen Gefühle ohne gleichzeitigen Ersatz äquivalenter heterosexualer nicht dem jetzigen Zustande vorziehen werde.

Schliesslich möchte ich gegenüber verschiedenen Aussprüchen von Urningen in den veröffentlichten Biographien bemerken, dass ich wenigstens es sehr schwer finde, die Gleichgesinnten zu erkennen.

Obwohl ich meine geschlechtlichen Anomalien ziemlich ausführlich geschildert habe, scheinen mir doch zum besseren Verständniss meines Zustandes noch folgende Bemerkungen von Wichtigkeit.

In letzter Zeit habe ich auf Immissio penis verzichtet und mich mit coitus inter femora puellae begnügt.

Ejaculation trat hiebei schneller ein als bei conjunctio membrorum, auch verspürte ich ein gewisses Wollustgefühl am Penis selbst. Wenn diese Art des geschlechtlichen Verkehrs mir ziemlich genehm war, so ist dies vielleicht zum Theile auch darauf zurückzuführen, dass bei dieser Art des Geschlechtsgenusses die Verschiedenheit des Geschlechtes ganz gleichgiltig ist, und ich wohl unbewusst an Mannesumarmung erinnert wurde. Doch wäre diese Erinnerung durchaus unbewusst, wenn auch dunkel empfunden, indem ich nicht, dank meiner Einbildungskraft, Genuss hatte, sondern unmittelbar durch das Küssen auf den Mund des Weibes.

Ich fühle, dass auch der Reiz, den Bordelle und Dirnen auf mich ausüben, anfängt zu verblassen, jedoch weiss ich ganz gewiss, dass stets gewisse Weiber durch ihren Kuss mich werden erregen können.

Aber in dem Masse begehrenswerth, dass ich im Stande wäre, irgend welche Schwierigkeiten zur Erlangung eines Weibes zu überwinden, ist mir kein einziges Weib und wird es nie eines sein, während selbst Gefahr von etwaiger Entdeckung und Schande nur schwer mich zurückhalten kann, Mannesumarmung zu suchen.

So habe ich mich dazu hinreissen lassen, in letzterer Zeit einen Soldaten bei einer Dirne mir zu erkaufen. Die Wollust war sehr gross, namentlich aber war das nachherige Gefühl der Befriedigung für mich erhebend. Ich fühlte die nächsten Tage gleichsam mich gestärkt (unter jederzeitiger Fähigkeit zur Erection) und, obwohl ich den Soldaten nicht mehr bis jetzt treffen konnte, verschafft mir doch der Gedanke, dass ich einen anderen mir zu erkaufen wagen werde, Beruhigung; jedoch zufrieden wäre ich erst ganz, wenn ich einen Gleichgesinnten meines Standes und meiner Bildung fände.

Ich habe noch nicht erwähnt, dass, während ein weiblicher Körper (ausser Gesicht) und weibliche Geschlechtstheile mich ganz kalt lassen (ein Betasten letzterer mit der Hand wäre mir ekelhaft), membrum virile me tangere dum os meum os ejus osculatur, mihi exoptatum esse, ja sogar bei sehr sympathischem Manne ein Küssen desselben nichts sehr Ekelhaftes für mich hätte.

Onanie, wie schon erwähnt, wäre mir ganz unmöglich.

Beobachtung 111. Psychische Hermaphrodisie. Heterosexuale Empfindung durch Masturbation früh verkümmert, episodisch aber mächtig. Homosexuale Empfindung ab origine pervers (sinnliche Erregung durch Männerstiefel).

Herr v. X., von hohem Stande, 28 Jahre, kommt im September 1887 in verzweifelter Stimmung zu mir, um mich wegen einer Perversion seiner Vita sexualis zu consultiren, die ihm das Leben fast unerträglich erscheinen lasse und ihn wiederholt schon dem Selbstmord nahegebracht habe.

Pat. stammt aus einer Familie, in der Neurosen und Psychosen häufig vorkommen. In der väterlichen Familie hatten seit 3 Generationen Geschwisterkindehen stattgefunden. Der Vater soll ein gesunder Mann sein und in guter Ehe leben. Auffallend ist jedoch dem Sohn die Vorliebe des Vaters für schöne Bediente. Die mütterliche Familie wird als eine Familie von Sonderlingen geschildert. Der Grossvater und Urgrossvater der Mutter starben melancholisch, ihre Schwester war verrückt. Eine Tochter des Bruders des Grossvaters war hysterisch und nymphomanisch. Von den 12 Geschwistern der Mutter heiratheten nur drei. Von diesen war ein Bruder conträr sexual und durch excessive Masturbation immer nervenkrank. Die Mutter des Pat. soll bigott, geistig beschränkt, nervös, reizbar, zu Melancholie neigend sein.

Pat. hat zwei Geschwister — einen neuropathischen, häufig melancholisch verstimmten Bruder, der, obwohl erwachsen, noch niemals Spuren von sexuellen Regungen gezeigt hat, ferner eine Schwester, eine anerkannte Schönheit, förmlich angebetet von der Männerwelt.

Diese Dame ist verheirathet, aber kinderlos, angeblich durch Impotenz ihres Mannes. Sie war von jeher kalt gegenüber den ihr von Männern dargebrachten Huldigungen, ist aber entzückt von weiblicher Schönheit und geradezu verliebt in einzelne ihrer Freundinnen.

Pat. theilt bezüglich seiner eigenen Persönlichkeit mit, dass er schon mit 4 Jahren von jungen schönen Reitknechten mit schön geputzten Stiefeln geträumt habe. Auch herangewachsen will er niemals von einem Weib geträumt haben. Seine nächtlichen Pollutionen waren jeweils durch „Stiefelträume“ hervorgerufen.

Schon vom 4. Jahre an empfand er eine sonderbare Neigung zu Männern oder richtiger zu Lakaien, die schön geputzte Stiefel trugen. Anfangs waren sie ihm bloss sympathisch, mit sich entwickelndem Geschlechtsleben machte ihm deren Anblick mächtige Erectionen und wollüstige Erregung. Nur an Dienern reizte ihn der glänzend geputzte Stiefel. Derselbe Gegenstand an gesellschaftlich gleichstehenden Personen liess ihn kalt.

Ein sexueller Draug im Sinne mannmännlicher Liebe verband sich nicht mit diesen Situationen. Schon der blosse Gedanke an eine solche Möglichkeit war ihm ekelhaft. Wohl aber kamen jeweils wollüstig betonte Vorstellungen, Diener seiner Diener sein, ihnen als solcher die Stiefel ausziehen zu dürfen, am liebsten sich dabei aber von ihnen treten zu lassen oder auch ihnen die Stiefel wichsen zu dürfen. Gegen derartige Gedanken empörte sich der Stolz des Aristokraten. Ueberhaupt waren ihm diese Stiefelideen ekelhaft und peinlich.

Das sexuelle Fühlen entwickelte sich früh und mächtig. Vorläufig fand es seinen Ausdruck im Schwelgen in wollüstigen Stiefelgedanken und von der Pubertät an in von Pollutionen begleiteten analogen Träumen.

Im Uebrigen ging die geistige und körperliche Entwicklung ungestört vor sich. Pat. war begabt, lernte leicht, absolvirte seine Studien, wurde Offizier, vermöge seiner distinguirten, durchaus männlichen Erscheinung und seiner hohen Stellung eine beliebte Persönlichkeit in der Gesellschaft.

Er selbst bezeichnet sich als einen gutmüthigen, ruhigen, willenskräftigen, aber oberflächlichen Menschen. Er versichert, passionirter Jäger und Reiter zu sein und niemals Sinn für weibliche Beschäftigung gehabt zu haben. In Damengesellschaft sei er immer befangen gewesen; im Ballsaal habe er sich gelangweilt. Niemals habe er ein Interesse für eine Dame aus höheren Ständen gehabt. Von Weibern hätten ihn überhaupt nur die drallen Bauernmädchen, wie sie den Malern in Rom Modell sitzen, interessirt. Eine eigentliche sinnliche Regung habe er jedoch auch derlei Vertreterinnen des weiblichen Geschlechts gegenüber nie empfunden. Im Theater und im Circus habe er nur Interesse für die männlichen Darsteller empfunden. Auch diesen gegenüber habe er keine sinnlichen Empfindungen gehabt. Am Mann reizen ihn überhaupt nur die Stiefel, und zwar nur, wenn der Träger der dienenden Klasse angehöre und ein schöner Mensch sei. Gleichgestellte Männer mit noch so schönen Stiefeln seien ihm ganz gleichgültig.

Pat. ist sich bezüglich seiner geschlechtlichen Neigungen noch jetzt unklar, ob er mehr Sympathie für das andere oder für das eigene Geschlecht empfinde.

Seiner Meinung nach habe er ursprünglich eher Sinn für das Weib gehabt, aber diese Sympathie war jedenfalls eine überaus schwache. Bestimmt versichert er, dass ihm Adspectus viri nudi unsympathisch und der von männlichen Genitalien geradezu widerlich war. Dem Weib gegenüber war dies gerade nicht der Fall, aber er blieb unerregt selbst dem schönsten Corpus femininum gegenüber. Als junger Offizier war er genöthigt, ab und zu seine Kameraden in Bordelle zu begleiten. Er liess sich nicht ungern dazu bereden, da er damit seine lästigen Stiefelphantasien los zu werden hoffte. Er war impotent, bis er seine Stiefelphantasien zu Hilfe nahm. Nun verlief der Akt der Cohabitation ganz normal, jedoch ohne Wollustgefühl. Einen Trieb zum Verkehr mit dem Weib verspürte Pat. nicht, es bedurfte jeweils einer äusseren Veranlassung, resp. Verführung. Sich selbst überlassen, bestand seine Vita sexualis in Stiefelschwelgereien und bezüglichen Träumen mit Pollutionen. Da sich damit immer mehr der Drang verband, seinen Dienern die Stiefel zu küssen, sie ihnen auszuziehen u. s. w., beschloss Pat. Alles aufzubieten, um diesen eklen, ihn in seinem Selbstgefühl tiefverletzenden Drang los zu werden. Er befand sich damals, 20 Jahre alt, gerade in Paris; da erinnerte er sich eines wunderschönen Bauernmädchens in der fernen Heimath. Er hoffte mit Hilfe derselben sich von seiner perversen Sexualrichtung befreien zu können, reiste sofort heim und bewarb sich um die Gunst dieses Mädchens. Es scheint, dass Patient von Natur aus doch nicht contrār sexuell angelegt war. Er versicherte, dass er damals tüchtig verliebt in jene Person wurde, dass schon ihr Anblick, die Berührung ihres Kleides ihn wollüstig erschauern machte, und als sie ihm einmal einen Kuss gewährte, er eine mächtige Erection bekam. Erst nach $1^1/_2$ Jahren gelangte Patient mit dieser Person an das Ziel seiner Wünsche.

Er war sehr potent, ejaculirte aber tardiv (10—20') und hatte nie ein Wollustgefühl beim Akt.

Nach etwa $1^1/_2$jährigem sexuellen Umgang mit diesem Mädchen erkaltete seine Liebe zu ihm, da er es nicht so „fein und rein fand", als er es wünschte. Von nun an musste er wieder seine inzwischen latent gewordenen Stiefelphantasien zu Hilfe nehmen, um im Verkehr mit diesem Mädchen potent zu bleiben. In dem Masse, als seine Potenz nachliess, kamen jene ganz spontan. In der Folge coitirte Pat. auch mit anderen Weibern. Hie und da, nämlich wenn ihm das Weib sympathisch war, ging es ohne sich eindrängende Stiefelphantasien ab.

Einmal passirte es Pat. sogar, dass er sich ein Stuprum zu Schulden kommen liess. Merkwürdigerweise hatte er dieses einzige Mal beim (erzwungenen) Akt ein Wollustgefühl. Gleich nach der That empfand er Ekel. Als er eine Stunde post Stuprum mit demselben Weib und mit dessen Zustimmung coitirte, hatte er kein Wollustgefühl mehr.

Mit abnehmender, d. h. nur durch Stiefelphantasien aufrecht erhaltener Potenz sank die Libido zum anderen Geschlecht. Es ist bezeichnend für des Pat. geringe Libido und schwache Veranlagung gegenüber dem Weibe, dass, während er noch in sexuellen Relationen zu jenem Bauernmädchen stand, er zur Masturbation gelangte. Er lernte sie durch Rousseau's „Confessions", welches Buch ihm zufällig in die Hand fiel, kennen. Mit bezüglichen Drängen verbanden sich sofort die Stiefelphantasien. Er bekam dann heftige Erectionen, masturbirte, hatte bei der Ejaculation ein lebhaftes Wollustgefühl, das ihm beim Coitus versagt blieb, und fühlte sich von Masturbation anfangs geistig frischer, angeregter.

Mit der Zeit stellten sich aber die Erscheinungen sexueller, dann allgemeiner Neurasthenie mit Spinalirritation ein. Er entsagte nun vorläufig der Masturbation und suchte die frühere Geliebte auf. Sie war ihm aber nunmehr ganz gleichgültig, und da er schliesslich selbst mit Zuhilfenahme von Stiefelscenen nicht mehr reüssirte, zog er sich vom Weibe zurück und verfiel wieder auf Masturbation, durch die er sich von dem Drang, Dienern Stiefel zu küssen, zu wichsen u. s. w., geschützt fühlte. Gleichwohl blieb ihm seine sexuelle Position peinlich. Er versuchte gelegentlich wieder Coitus und reüssirte auch, sobald er sich gewichste Stiefel dachte. Nach längerer Enthaltung von Masturbation gelang ihm auch zuweilen Coitus ohne jede künstliche Hilfe.

Pat. bezeichnet sich als sexuell sehr bedürftig. Wenn er lange nicht ejaculirt habe, so werde er congestiv, psychisch mächtig erregt, von den widerlichen Stiefelbildern geplagt, so dass er dann gezwungen sei, zu coitiren oder noch lieber zu masturbiren.

Seit Jahresfrist hat sich seine moralische Situation in peinlicher Weise dadurch complicirt, dass er als der Letzte eines reichen und vornehmen Geschlechts und über dringenden Wunsch seiner Eltern endlich heirathen soll. Die ihm bestimmte Braut ist von seltener Schönheit, geistig ihm äusserst sympathisch. Aber als Weib ist sie ihm gleichgültig wie jedes Weib. Sie befriedige ihn ästhetisch wie ein beliebiges „Kunstwerk“. Sie stehe ihm wie ein Ideal vor Augen. Platonisch sie zu verehren wäre ihm ein erstrebenswerthes Glück, sie aber als Weib zu besitzen ein peinlicher Gedanke. Er wisse bestimmt voraus, dass er ihr gegenüber nur unter Zuhilfenahme von Stiefelphantasien potent sein könne. Zu solchen Mitteln zu greifen widerstrebe aber seiner Hochachtung für die Dame, seinem sittlichen und ästhetischen Gefühl für dieselbe. Beschmutze er sie mit seinem Stiefelgedanken, so werde sie in seinen Augen auch ihren ästhetischen Werth verlieren, und dann werde er ganz impotent und sie ihm zuwider werden. Patient hält seine Lage für eine verzweifelte und gesteht, dass er in letzter Zeit dem Selbstmord wiederholt nahe war.

Er ist ein hochintelligenter Mann von durchaus männlichem Habitus, starker Bartentwicklung, tiefer Stimme, normalen Genitalien. Das Auge hat einen neuropathischen Ausdruck. Keine Degenerationszeichen. Erscheinungen von spinaler Neurasthenie. Es gelang, den Patienten zu beruhigen und ihm Vertrauen in die Zukunft einzuflössen.

Die ärztlichen Rathschläge bestanden in Mitteln zur Bekämpfung der Neurasthenie, Verbot weiterer Masturbation und weiterer Hingabe an Stiefelphantasien, Aussicht, dass mit Beseitigung der Neurasthenie Cohabitation ohne Stiefelideen möglich und Patient mit der Zeit moralisch und physisch zur Ehe fähig werde.

Ende Oktober 1888 schrieb mir Patient, dass er der Masturbation und den Stiefelphantasien kräftig seither widerstanden habe. Inzwischen habe er nur einmal einen Stiefeltraum und fast gar keine Pollutionen mehr gehabt. Er sei frei von homosexualen Anwandlungen, aber, trotz oft bedeutender sexueller Erregung, ohne jegliche Libido dem Weib gegenüber. In dieser fatalen Situation sei er nun durch die Verhältnisse gezwungen, in 3 Monaten zu heirathen.

2) Homosexuale oder Urninge.

Gegenüber der vorausgehenden Gruppe der psychosexualen Hermaphroditen besteht hier ab origine ausschliesslich sexuale Empfindung und Neigung zu Personen desselben Geschlechts, aber im Gegensatz zu der folgenden Gruppe beschränkt sich die Anomalie nur auf die Vita sexualis und wirkt nicht tiefer und belastend ein auf Charakter und gesammte geistige Persönlichkeit.

Die Vita sexualis ist bei diesen Homosexualen (Urninge) mutatis mutandis ganz die gleiche wie bei der normalen heterosexualen Liebe, aber da sie der natürlichen Empfindung gegensätzlich ist, wird sie zur Karikatur, umsomehr als diese Individuen in der Regel mit Hyperaesthesia sexualis zugleich belastet sind und damit ihre Liebe zum eigenen Geschlecht eine schwärmerische, brünstige ist.

Der Urning liebt, vergöttert den männlichen Geliebten geradeso wie der weibliebende Mann die Geliebte. Er ist der grössten Opfer für ihn fähig, empfindet die Qualen unglücklicher, oft nicht erwiederter Liebe, der Untreue des Geliebten, der Eifersucht u. s. w.

Die Aufmerksamkeit des mannliebenden Mannes fesseln nur der Tänzer, der Schauspieler, der Athlet, die männliche Statue u. s. w. Der Anblick weiblicher Reize ist ihm gleichgültig, wenn nicht zuwider; ein nacktes Weib ist ihm ekelhaft, während die Besichtigung männlicher Genitalien, Hüften u. s. w. ihn vor Wonne erbeben macht.

Die körperliche Berührung eines sympathischen Mannes ruft einen Wonneschauer hervor und da derlei Individuen angeboren oder durch Onanie oder auch durch erzwungene Abstinenz von geschlechtlichem Verkehr vielfach sexuell neurasthenisch sind, kommt es dabei leicht zur Ejaculation, die im noch so intimen Verkehr mit dem Weib gar nicht oder nur durch mechanischen Reiz erzwingbar ist. Der sexuelle Akt mit dem Manne, gleichviel welcher, gewährt Genuss und hinterlässt Wohlbefinden. Vermag sich der Urning zum Coitus zu zwingen, wobei aber Ekel in der Regel als Hemmungsvorstellung wirkt und den Akt unmöglich macht, so ist ihm dabei etwa zu Muthe wie einem Menschen, der ekelhafte Speise oder Trank zu kosten genöthigt ist. Gleichwohl lehrt die Erfahrung, dass nicht selten conträr Sexuale auf dieser 2. Stufe sich verheirathen, sei es aus ethischen oder socialen Rücksichten.

Relativ potent sind derartige Unglückliche, insofern sie bei der ehelichen Umarmung ihre Phantasie anstrengen und sich statt der Ehefrau eine geliebte männliche Person vorstellen.

Der Coitus ist für sie aber ein schweres Opfer, kein Genuss, und macht sie auf Tage hinaus nervenschwach und leidend. Vermögen derartige Urninge nicht durch willenskräftige Anstrengung ihrer Phantasie, etwa unter Benutzung von excitirenden spirituösen Getränken, von Erectionen, hervorgerufen durch gefüllte Blase u. s. w., die hemmenden Gefühle und Vorstellungen zu compensiren, so sind sie gänzlich impotent, während die blosse Berührung des Mannes die mächtigste Erection und selbst Ejaculation bewirken kann.

Mit einem Weibe zu tanzen, ist dem Urning unangenehm, Tanz mit einem Manne, besonders einem solchen von sympathischen Formen, erscheint ihm als die höchste Lust.

Der männliche Urning, sofern er eine höhere Bildung besitzt, hat keine Abneigung gegen den geschlechtslosen Umgang mit Weibern, sofern sie durch Geist und Kunstsinn die Conversation mit ihnen angenehm erscheinen lassen. Nur das Weib in seiner geschlechtlichen Rolle perhorrescirt er.

Dieselben Erscheinungen bietet mutatis mutandis das weibliebende Weib. Auf dieser Stufe der sexuellen Entartung bleibt Charakter und Beschäftigung dem Geschlecht entsprechend, welches das betreffende Individuum repräsentirt. Die sexuelle Perversion bleibt eine isolirte, aber tief in die sociale Existenz einschneidende Anomalie im geistigen Dasein der Persönlichkeit. Dem entsprechend fühlt sich dieselbe bei gleichviel welchem sexuellen Akt in der Rolle, welche bei heterosexualer Gefühlsweise ihr zukäme.

Uebergänge zur 3. Gruppe kommen jedoch insofern vor, als auch zuweilen die der homosexualen Empfindungsweise entsprechende geschlechtliche Rolle gedacht, gewünscht oder wenigstens geträumt wird, ferner dass Beschäftigungsneigungen und Geschmacksrichtungen fragmentar sich zeigen, die dem Geschlecht, welches repräsentirt wird, nicht entsprechen. In manchen Fällen gewinnt man den Eindruck, dass derartige Erscheinungen Artefacte, durch Erziehungseinflüsse hervorgerufen sind, in anderen, dass sie erworbene tiefere Degenerationen innerhalb der betreffenden Stufe durch perverse Geschlechtsbethätigung (Masturbation), analog den progressiven Entartungserscheinungen, wie sie bei der erworbenen conträren Sexualempfindung beobachtet werden, darstellen.

Was nun die Art der sexuellen Befriedigung betrifft, so ist hervorzuheben, dass bei vielen männlichen Urningen, da sie an reizbarer sexueller Schwäche leiden, schon die blosse Umarmung genügt, um Ejaculation zu bewirken. Bei sexuell Hyperästhetischen und mit Parästhesie ästhetischer Gefühle Behafteten gewährt es oft erhöhten Genuss, mit schmutzigen ordinären Subjekten aus der Hefe des Volkes zu verkehren.

Auf gleicher Grundlage kommen päderastische (natürlich aktive) Gelüste und andere Verirrungen vor, jedoch kommt es nur selten und offenbar nur bei moralisch defekten und durch Libido nimia besonders lüsternen Persönlichkeiten zu päderastischen Akten.

Die sinnliche Neigung erwachsener Urninge scheint, im Gegensatz zu alten und verkommenen Wüstlingen, welche Knaben bevorzugen (und mit Vorliebe Päderastie treiben), unreifen männlichen Individuen sich nicht zuzuwenden. Nur aus

Mangel an Besserem und bei heftiger Brunst dürfte der Urning Knaben gefährlich werden.

Die Art der geschlechtlichen Befriedigung bei weiblichen Urningen dürfte mutuelle und passive Masturbation sein. Coitus wird von derlei Persönlichkeiten ebenso ekelhaft, angreifend und inadäquat empfunden, wie dies beim urnischen Manne der Fall ist.

Beobachtung 112. Die nachfolgende Beobachtung ist ein Auszug aus einer äusserst umfangreichen Autobiographie, die mir ein mit conträrer Sexualempfindung behafteter Arzt zur Verfügung gestellt hat.

„Ich bin nun 40 Jahre alt, aus kerngesunder Familie [1], war stets gesund, galt als ein Muster körperlicher und geistiger Frische und Energie, bin von kräftigem Körperbau, habe aber nur mässigen Bart, bin, ausser unter den Achseln und am Mons veneris, am Rumpf haarlos. Der Penis war schon bald nach der Geburt ungewöhnlich gross und ist in statu erectionis 24 cm lang, bei 11 cm Umfang. Ich bin tüchtiger Reiter, Turner, Schwimmer, habe zwei grosse Feldzüge als Militärarzt mitgemacht. Geschmack an weiblicher Kleidung und Beschäftigung empfand ich nie. Bis zur Pubertät war ich dem weiblichen Geschlecht gegenüber schüchtern und bin es auch jetzt noch neuen Bekanntschaften gegenüber.

Gegen Tanz empfand ich von jeher Widerwillen.

Im 8. Lebensjahr erwachte meine Neigung zum eigenen Geschlecht. Zunächst empfand ich Genuss am Betrachten der Genitalien meiner Brüder. Fratrem meum juniorem impuli ut alter alterius genitalibus luderet, quibus factis penis meus se erexit. Später, beim Baden mit der Schuljugend, interessirten mich die Knaben lebhaft, die Mädchen gar nicht. Ich hatte so wenig Sinn für sie, dass ich noch mit 15 Jahren glaubte, sie hätten auch einen Penis. In einem Kreise von gleichgesinnten Knaben vergnügten wir uns damit, vicissim genitalibus nostris ludere. Mit 11½ Jahren bekam ich einen strengen Hofmeister und konnte mich nun nur noch selten zu meinen lieben Freunden stehlen. Ich lernte sehr leicht, vertrug mich aber nicht mit dem Lehrer, und als er es mir eines Tages zu arg machte, gerieth ich in Wuth, stiess nach ihm mit dem Messer und hätte ihn mit Wollust erstochen, wenn er mir nicht in den Arm gefallen wäre. Mit 12½ Jahren brannte ich bei ähnlichem Anlass dem Lehrer durch und trieb mich 6 Wochen im Nachbarland herum.

Ich kam nun ins Gymnasium, war damals geschlechtlich schon entwickelt und vergnügte mich beim Baden mit den Kameraden in der oben angedeuteten Weise, später auch durch Imitatio coitus inter femora. Ich war damals 13 Jahre alt. An Mädchen fand ich gar kein Gefallen. Heftige Erectionen veranlassten mich, an den Genitalien zu spielen, auch gerieth ich darauf, penem in os recipere, was mir durch Bücken gelang. Dabei kam es zu Ejaculationen. Dadurch kam ich zur Masturbation. Ich erschrak darüber heftig.

[1] Später wurde bekannt, dass ein naher Verwandter im Irrsinn gestorben sei, ferner, dass 8 Geschwister im Alter von 1—15 Jahren an Hydrocephalus acutus oder chronicus zu Grunde gingen.

dünkte mich wie ein Verbrecher, entdeckte mich einem 16jährigen Mitschüler. Er klärte mich auf, beruhigte mich, schloss einen Liebesbund mit mir. Wir waren glückselig, befriedigten uns durch mutuelle Onanie. Nebenher masturbirte ich. Nach 2 Jahren wurde dieser Bund getrennt, aber noch heute — wenn wir uns gelegentlich treffen — mein Freund ist ein höherer Beamter — lodert das alte Feuer wieder auf.

Jene Zeit mit Freund H. war eine selige, deren Wiederkehr ich gerne mit meinem Herzblut erkaufen möchte. Das Leben war mir damals eine Lust, ich lernte spielend, war begeistert für alles Schöne.

Während dieser Zeit verführte mich ein meinem Vater befreundeter Arzt, indem er mich gelegentlich eines Besuches liebkoste, onanisirte, mir die sexuellen Vorgänge erklärte, mich ermahnte, mich nie zu manustupriren, da dies gesundheitsschädlich sei. Er trieb dann mutuelle Onanie mit mir, erklärte, dies sei die einzige Möglichkeit für ihn, geschlechtlich zu functioniren. Vor Weibern habe er Ekel, deshalb habe er auch mit seiner verstorbenen Frau in Unfrieden gelebt. Er lud mich dringend ein, ihn so oft als möglich zu besuchen. Der Arzt war ein stattlicher Mann, Vater von 2 Söhnen im Alter von 14 und 15 Jahren, mit denen ich im folgenden Jahr ein analoges Liebesverhältniss anknüpfte, wie mit Freund H.

Ich schämte mich der Untreue gegen diesen, setzte aber gleichwohl das Verhältniss mit dem Arzt fort. Er trieb mit mir mutuelle Onanie, zeigte mir unsere Spermatozoen unter dem Mikroskope, zeigte mir pornographische Werke und Bilder, die mir aber nicht gefielen, da ich nur für männliche Körper Interesse hatte. Anlässlich späterer Besuche bat er mich, ihm eine Gunst zu erweisen, die er noch nie genossen und nach der er lüstern sei. Da ich ihn liebte, gestand ich alles zu. Instrumentis anum dilatavit, me paedicavit, dum simul penem meum trivit ita ut eodem tempore dolore et voluptate affectus sim. Nach dieser Entdeckung ging ich sofort zu Freund H., in der Meinung, dass dieser geliebte Mensch mir noch grösseren Genuss verschaffen werde. Alter alterum paedicavit, wir waren aber beide enttäuscht und liessen Wiederholung bleiben, denn passiv empfand ich nur Schmerz und aktiv kein Vergnügen, während uns doch mutuelle Onanie den grössten Genuss verschaffte. Nur dem Arzt war ich in der Folge aus Dankbarkeit noch öfters zu Willen. Bis zum 15. Jahre trieb ich passive oder mutuelle Onanie mit meinen Freunden. Ich war nun schon erwachsen, bekam allerlei Winke von Frauen und Mädchen, floh sie aber, wie Joseph Potiphars Weib. Mit 15 Jahren kam ich in die Hauptstadt. Nur selten hatte ich Gelegenheit zur Befriedigung meiner sexuellen Neigung. Dafür schwelgte ich im Anblick von Bildern und Statuen männlicher Körper und konnte mich nicht enthalten, geliebte Statuen abzuküssen. Ein Hauptärgerniss waren mir die Feigenblätter auf deren Genitalien.

Mit 17 Jahren bezog ich die Universität. 2 Jahre lebte ich nun wieder mit Freund H. zusammen.

Mit 17½ Jahren hetzte man mich im angetrunkenen Zustande zum Coitus mit einem Weibe. Ich zwang mich dazu, floh aber sofort nach der That, von Ekel erfasst, aus dem Hause. Gleichwie nach der ersten aktiven Manustupration hatte ich dabei ein Gefühl, als ob ich ein Verbrechen begangen hätte. Bei einem neuerlichen, im nüchternen Zustand gemachten Versuch brachte ich es trotz aller Bemühungen puellae nudae pulcherrimmae nicht zu einer Erection, während doch jeweils der blosse Anblick eines Knaben oder die Berührung eines Schenkels durch eine Männerhand meinen Penis stahlsteif machte. Freund H. war es vor Kurzem ebenso ergangen. Wir zerbrachen uns vergeblich die Köpfe über die Ursache. Ich liess nun die Weiber Weiber sein, fand Genuss bei Freunden in passiver und mutueller Onanie, u. A. mit den beiden Söhnen des Arztes, der sie nach meinem Abgang zur Pädicatio missbraucht hatte!

19 Jahre alt machte ich die Bekanntschaft von zwei ächten Urningen.

A., 56 Jahre alt, weibisch aussehend, bartlos, geistig auf keiner besonderen Höhe, von starkem, abnorm früh regem Sexualtrieb, hat seit dem 6. Jahre Urningliebe getrieben. Er kam einmal im Monat nach der Hauptstadt. Ich musste bei ihm schlafen. Er war unersättlich in mutueller Onanie, nöthigte mich auch zu aktiver und passiver Pädicatio, was ich ungern mit in den Kauf nahm.

B., Kaufmann von 36 Jahren, eine durchaus männliche Erscheinung, war enorm bedürftig, gleich wie ich selbst. Er wusste seinen Manipulationen an mir solchen Reiz zu verleihen, dass ich ihm als Kynede dienen musste. Er war der Einzige, bei dem ich passiv etwas Genuss empfand. Er gestand mir, dass, wenn er mich nur in der Nähe wusste, er die peinlichsten Erectionen bekam, und wenn ich ihm nicht dienen konnte, er sich durch Masturbation befriedigen musste.

Neben diesen Liebschaften war ich klinischer Assistent im Spital und galt als eifrig und tüchtig im Beruf. Natürlich forschte ich in der ganzen Literatur nach einer Erklärung meiner sexuellen Sonderbarkeit. Ich fand sie allenthalben als strafwürdiges Vergehen gebrandmarkt, während ich darin doch nur die einfache, mir natürliche Befriedigung meines sexuellen Begehrens erkennen konnte. Ich war mir bewusst, dass mir dieses angeboren sei, aber im Widerspruch mit der ganzen Welt mich fühlend, oft dem Wahnsinn und dem Selbstmord nahe, versuchte ich immer wieder meinen mächtigen Sexualtrieb an Weibern zu befriedigen. Das Resultat war jedesmal das gleiche — entweder Mangel jeglicher Erection, oder, wenn es mir gelang, den Akt zu erzwingen, Ekel und Grausen vor der Wiederholung. Als Militärarzt litt ich entsetzlich beim Anblick und der Berührung von Tausenden nackter Männergestalten. Glücklicherweise schloss ich einen Liebesbund mit einem gleich mir empfindenden Lieutenant und verlebte wieder einmal eine Götterzeit. Aus Liebe für ihn entschloss ich mich sogar zu Pädicatio, nach der seine Seele verlangte. Wir liebten uns, bis er bei Sedan sein Leben verlor. Von da an liess ich mich nie mehr weder zu aktiver noch passiver Pädicatio herbei, trotzdem ich viele Liebschaften hatte und eine sehr begehrte Persönlichkeit war.

Mit 23 Jahren ging ich aufs Land als Arzt, war gesucht und beliebt, befriedigte mich durch Knaben über 14 Jahre, stürzte mich ins politische Leben, verfeindete mich mit dem Clerus, ward von einem meiner Geliebten verrathen, vom Clerus denunzirt und gezwungen zu fliehen. Die gerichtliche Untersuchung fiel günstig aus. Ich konnte zurückkehren, war aber tief erschüttert, benutzte den ausgebrochenen Krieg (1870), um mit der Waffe zu dienen, in der Hoffnung, den Tod zu finden. Ich kehrte jedoch, vielfach ausgezeichnet, zum Manne gereift, innerlich ruhig zurück und fand nur mehr

Genuss in ernster angestrengter Berufsarbeit. Ich hoffte meinen ungeheuren Sexualtrieb dem Erlöschen nahe, erschöpft durch die riesigen Strapazen des Feldzugs.

Kaum war ich erholt, so begann der alte unbändige Trieb wieder sich zu regen und führte zu neuer zügelloser Befriedigung. Selbstverständlich hielt ich oft Einkehr bei mir selbst, hielt mir das nicht in meinen Augen, wohl aber in denen der Welt Verwerfliche meiner Neigung vor.

Ein Jahr abstinirte ich mit äusserster Aufbietung meiner Willenskraft, dann reiste ich nach der Hauptstadt, um mich zum Weibe zu zwingen. Ich, der ich beim Anblick des schmutzigsten Stalljungen von Erectionen gepeinigt war, brachte es bei dem schönsten Weibe kaum zu einer Erection. Ich reiste vernichtet heim und hielt mir einen Burschen zur persönlichen Bedienung und Befriedigung.

Die Einsamkeit des Lebens als Landarzt, die Sehnsucht nach Kindern trieb mich zu einer Heirath. Zudem wollte ich dem Gerede der Leute ein Ende machen und hoffte ich doch endlich über meinen fatalen Trieb zu triumphiren.

Ich wusste ein Mädchen, von dessen Herzensgüte und dessen Liebe zu mir ich überzeugt war. Es ist mir gelungen, bei meiner Achtung und Verehrung für meine Frau den ehelichen Pflichten gerecht zu werden, 4 Knaben zu erzeugen. Erleichternd wirkte das knabenhafte Aussehen meiner Frau. Ich nannte sie meinen Raphael, strengte meine Phantasie an, um Knabenbilder mir vorzutäuschen und so Erection zu erzielen. Erlahmte meine Phantasie aber nur einen Moment, so war es mit der Erection vorbei. Zusammenzuschlafen vermochte ich nicht mit meiner Frau. In den letzten Jahren wurde mir der Coitus immer schwieriger erzielbar und seit 2 Jahren haben wir darauf verzichtet. Meine Frau kennt meinen Seelenzustand. Ihre Herzensgüte und Liebe zu mir vermag sich darüber hinwegzusetzen.

Meine sexuelle Neigung zum eigenen Geschlecht ist unverändert und leider nur zu oft zwang jene mich, meiner Frau untreu zu werden. Noch heute bringt mich der Anblick eines etwa 16jährigen Jungen in heftige sexuelle Erregung mit peinlichen Erectionen, so dass ich mir gelegentlich mit Manustupration des Jungen, mit Onanie an mir selbst helfe.

Welche Qualen ich ausstehe, ist unbeschreiblich. Faute de mieux uxor mea penem terit, sed quod mulieris manus magno opere post dimidiam horam adsequitur, pueri manus post nonnulla momenta adsequitur. So lebe ich elend dahin, ein Sklave des Gesetzes und meiner Pflicht gegen meine Frau! Zu Pädicatio (aktiv oder passiv) hatte ich nie Lust. Wenn ich sie ausführte oder duldete, geschah es nur aus Dankbarkeit, Gefälligkeit."

Der Arzt, dem ich vorstehende Selbstbeobachtung verdanke, versichert, dass er mit mindestens 600 Urningen bisher sexuell verkehrt habe. Es seien darunter gar Viele, die in hohen und geachteten Stellungen noch heute leben. Nur etwa 10 Procent derselben seien später weibliebend geworden. Eine andere Quote scheue das Weib nicht, neige aber mehr dem eigenen Geschlecht zu, der Rest sei ausschliesslich und dauernd mannliebend.

Abnorme Bildung der Genitalien will jener Arzt nie an seinen 600 gefunden haben, wohl aber häufig Annäherung an weibliche Körperformen, sowie schwache Behaarung, zarteren Teint, höhere Stimme. Nicht selten kam Mammaentwicklung vor. X. affirmat ab 13.—15. anno lac in mammis suis habuisse quod amicus H. esuxit. Nur etwa 10 Procent seiner Leute zeigten Sinn für weibliche Beschäftigung u. dgl. Alle seine Bekannten waren mit abnorm frühem und starkem Sexualtrieb behaftet. Die überwiegende Mehrzahl fühle sich dem Anderen gegenüber als Mann und befriedige sich durch mutuelle Onanie, Manustupration am Geliebten oder durch denselben. Die Mehrzahl neige zu aktiver Päderastie. Sehr häufig sei aber der Strafrechtsparagraph oder auch ästhetisches Bedenken gegen den Anus Grund zur Nichtausführung des Aktes. Weiblich sich fühlen dem Anderen gegenüber sei selten, und sehr selten Neigung zu passiver Päderastie.

Anfangs 1887 wurde dieser Arzt gefänglich eingezogen, weil er mit zwei Knaben unter 14 Jahren Unzucht getrieben hatte. Das Delikt bestand darin, dass er zuerst die Knaben mentulam propriam inter femora viri bis zu ejaculatio reiben liess und dann dieselbe Procedur cum mentula propria inter femora pueri vornahm. Bei der Verhandlung wurde zugegeben, dass hier ein krankhafter Naturtrieb vorliege, jedoch zugleich nachgewiesen, dass Inculpat geistig nicht gestört, der Selbstbestimmung nicht verlustig war, jedenfalls nicht in unwiderstehlichem Antrieb gehandelt habe. Gleichwohl wurde er nur zu einem Jahr Kerker mit Anwendung der weitgehendsten Milderungsgründe verurtheilt.

Beobachtung 113. Herr X., aus höherem Stande, consultirte mich wegen seit Jahren bestehender Neurasthenie und Schlaflosigkeit. Die Ermittelung der Ursachen des Leidens führte zum Geständniss des Patienten, dass er einen abnormen Sexualtrieb zum eigenen Geschlecht habe, überhaupt sehr geschlechtsbedürftig sei und dass sein Nervenleiden wohl daraus sich herleite. Aus der Krankengeschichte des intelligenten Patienten dürfte Folgendes wissenschaftlich von Interesse sein.

„Meine abnorme Geschlechtsempfindung reicht auf meine Kindheit zurück. Mit 3 Jahren kam mir ein Modejournal unter die Hände. Die perfekt schönen Männergestalten wurden von mir bis zum Zerreissen des Papiers geküsst, die weiblichen Figuren beachtete ich nicht. Knabenspiele waren mir widerlich.

Mit Mädchen spielte ich lieber, da es da immer Puppen gab. Mit Vorliebe schneiderte ich Puppenkleider; ich habe heute noch Interesse für Puppen trotz meiner 33 Jahre. Schon als Knabe konnte ich stundenlang auf der Lauer an Anstandsorten sein, um der Geschlechtstheile von Männern ansichtig zu werden. Gelang mir dies, so wurde mir ganz seltsam und schwindlig. Schwächliche, unsympathische Männer oder gar Knaben waren mir gleichgültig. Mit 13 Jahren ergab ich mich der Onanie. Vom 13. bis 15. Jahr schlief ich mit einem schönen jungen Mann in einem Bett. Das war ein Glück! Per multas horas vespere pene erecto illum domum venientem expectavi. Quodsi ille fortuito genitalia mea in lecto tetigit, summa voluptate affectus sum. Mit 14 Jahren hatte ich einen gleich mir empfindenden Schulkameraden. In schola per nonnullas horas alter genitalia alterius tenebat manibus. Ach, es waren selige Stunden! So oft ich konnte, verweilte ich in Badeanstalten. Das war immer ein Fest für mich. Der Anblick männlicher Genitalien verursachte mir heftige Erectionen. Mit 16 Jahren kam ich in die Grossstadt. Das Sehen so vieler schöner Männer entzückte mich. Mit $17^1/_2$ Jahren versuchte ich den Beischlaf mit einer Dirne, war aber vor Ekel und Angst unfähig dazu. Auch weitere Versuche schlugen fehl bis zum 19. Jahr. Da reüssirte ich einmal, aber der Beischlaf gewährte mir keinen Genuss, eher Ekel. Ich überwand mich und war stolz auf meinen Erfolg, dennoch ein Mann zu sein, woran ich allmählich zu zweifeln angefangen hatte.

Spätere Versuche gelangen nicht mehr. Der Ekel war zu gross. Wenn sich das betreffende Weib entkleidete, war ich genöthigt, vor Ekel gleich das Licht zu löschen. Ich hielt mich nun für impotent, consultirte Aerzte, besuchte Bäder und Wasserheilanstalten, um meine vermeintliche Impotenz zu heilen, denn noch immer wusste ich nicht, was ich davon zu halten hatte. Ich war gerne in Damengesellschaft, vielleicht aus Eitelkeit, da ich den meisten Damen sympathisch und liebenswürdig erschien. Ich schätzte aber nur geistige, ästhetische Vorzüge an Damen. Gerne tanzte ich mit solchen, aber wenn sich dann eine im Tanz an mich anschmiegte, empfand ich einen argen Widerwillen, selbst Ekel, und hätte sie prügeln mögen. Kam es einmal vor, dass ein Herr mit mir im Scherz tanzte, so war ich stets Dame. Da presste und schmiegte ich mich an ihn und war ganz glücklich und selig. Mit 18 Jahren sagte einmal ein Herr, der zu uns ins Comptoir kam: „Das ist ein herziger Junge, für den könnte man im Orient jedesmal ein Pf. St. verlangen.“ Das machte mir Kopfzerbrechen. Ein anderer Herr scherzte gerne mit mir, raubte mir beim Fortgehen öfters Küsse, die ich ihm, ach so gerne, selbst gegeben hätte. Dieser Kussräuber wurde später eine Geliebte von mir. Durch diese Umstände wurde ich doch aufmerksam und wartete auf eine Gelegenheit.

Als ich 25 Jahre alt war, traf es sich, dass mich ein ehemaliger Kapuziner fest fixirte. Gleich einem Mephisto wurde er für mich. Endlich sprach er mich an. Noch heute glaube ich das Klopfen meines Herzens von damals zu fühlen, ich war einer Ohnmacht nahe. Er gab mir Rendez-vous in einem Gasthause für den Abend. Ich ging hin, kehrte aber an der Schwelle um, ich ahnte schreckliche Geheimnisse. Am zweiten Abend traf mich der Kapuziner wieder. Er überredete mich, führte mich in sein Zimmer, ich konnte ja nicht gehen vor Erregung. Mein Verführer setzte mich aufs Canape, fixirte mich lächelnd mit seinen schwarzen wunderbaren Augen, ich verlor das Bewusstsein. — — Von dieser Wollust, dieser idealistisch-göttlichen Seligkeit, die mein Wesen erfüllte, müsste ich zu viel schreiben; ich denke, nur ein bis über die Ohren verliebter, noch gänzlich unschuldiger Bursche, der zum ersten Mal seine Liebessehnsucht stillen konnte, kann so glücklich sein, wie ich an jenem Abend war. Mein Verführer forderte zum Spasse (den ich Anfangs ernst nahm) mein Leben. Ich bat ihn, mich noch eine Zeit lang glücklich sein zu lassen, dann hätte ich mein Leben vereint mit ihm geendet. Es wäre das so ganz nach meinen überspannten damaligen Ideen gewesen. Ich hatte

5 Jahre dann ein Verhältniss mit dem mir jetzt noch so lieben Mann. Ach wie glücklich und doch oft unglücklich war ich in jener Zeit! Sah ich ihn nur mit einem hübschen jungen Manne sprechen, so erwachte in mir eine tobende Eifersucht. Mit 27 Jahren verlobte ich mich mit einer jungen Dame. Ihr Geist und feiner ästhetischer Sinn, sowie finanzielle Rücksichten für mein Geschäft veranlassten mich, an die Ehe mit ihr zu denken, zudem bin ich ein grosser Kinderfreund, und so oft ich dem gewöhnlichsten Taglöhner mit seinem Weib und einem hübschen Kind begegnete, beneidete ich den Mann um sein Familienglück. Ich bethörte mich also selbst, brachte mich auch die Zeit des Brautstandes leidlich durch, fühlte jedoch bei den Küssen meiner Braut eher Angst und Bangigkeit als Vergnügen. Ein- oder zweimal kam es jedoch vor, dass ich durch herzhaftes Küssen nach reichlichem Nachtmahl Erection bekam. Wie glücklich war ich da, ich sah mich schon als Papa! Zweimal war ich nahe daran, die Parthie rückgängig zu machen. Am Hochzeitstage, als schon die Gäste versammelt waren, sperrte ich mich in mein Zimmer, weinte wie ein Kind und wollte absolut nicht getraut werden. Auf Zureden aller Angehörigen, denen ich die ersten besten Entchuldigungen angab, liess ich mich in Strassentoilette vor den Traualtar schleppen.

Zum grössten Glück hatte meine Frau zur Zeit der Hochzeit gerade ihre Regel. O wie dankte ich allen Heiligen für diese Bescheerung! Ich bin heute noch überzeugt, dass nur dadurch ein späterer Beischlaf ermöglicht wurde. Wieso es mir möglich wurde, später meiner Frau beizuwohnen und einen herzigen Jungen zu bekommen, weiss ich nicht. Er ist mein Trost in meinem so verfehlten Leben. Ich kann für das Glück, ein Kind zu haben, nur Gott danken. Ich schwindelte mich sozusagen durch im Ehebett. Meine Frau, die ich wegen ihrer trefflichen Eigenschaften hochachte, hat keine Ahnung von meinem Zustaud, nur beklagt sie sich oft über meine Kälte. Bei ihrer Herzensgüte und Naivetät war es mir möglich, ihr vorzumacheu, dass die Leistung der ehelichen Pflicht nur mouatlich einmal eintrete. Da sie nicht sinnlich ist und ich zudem in meiner Nervosität eine Entschuldigung finde, gelingt es mir, mich durchzuschwindeln. Der Beischlaf ist mir das grösste Opfer. Durch reichlichen Weingenuss und Benützung von dann Morgens bei gefüllter Blase eintretenden Erectionen gelingt es mir, etwa einmal im Monat ihn auszuführen, aber ich habe dabei kein Wollustgefühl, bin davon ganz matt und empfinde tagelang eine Steigerung meiner nervösen Beschwerden. Nur das Bewusstsein der erfüllten ehelichen Pflicht, gegeuüber der sonst geliebten Frau, ist mir dann moralischer Erfolg und Befriedigung. Mit einem Mann ist es anders. Ich kann ihm mehrmals in der Nacht beiwohnen, wobei ich mich in der geschlechtlichen Rolle des Mannes fühle. Ich empfinde dabei die höchste Wollust, das reinste Glück und fühle mich davon erfrischt und beglückt. In neuerer Zeit hat mein Trieb zu Männern etwas nachgelasseu. Ich habe sogar Muth, einen schönen jungen Mann, der mir die Cour macht, zu meiden. Wird es von Dauer sein? Ich fürchte nein. Ich kann absolut nicht ohne Männerliebe sein, und wenn ich sie entbehren muss, bin ich niedergeschlagen, fühle mich matt, elend, habe Schmerz und Druck im Kopf. Ich habe meine bedauernswerthe Verschrobenheit immer als etwas Angeborenes, Krankhaftes empfunden, würde mich jedoch glücklich fühlen, wenn ich nur nicht verheirathet wäre. Meine brave gute Frau dauert mich. Oft packt mich die Furcht, es mit ihr nicht mehr auszuhalten. Dann kommen mir Gedanken, mich scheiden zu lassen, mich umzubringen, nach Amerika zu entfliehen.“

Dem Kranken, welchem ich diese Mittheilungen verdanke, wird Niemand seinen Zustand ansehen. Er ist von durchaus männlichem Habitus, mit starkem Vollbart, kräftiger tiefer Stimme, völlig normalen Genitalien. Der Schädel ist normal gebildet, Degenerationszeichen fehlen durchaus, nur ein exquisit nervöses Auge erinnert an den Neuropathiker. Die vegetativen Organe funktioniren normal. Patient bietet die gewöhnlichen Symptome eines Neurasthenischen, wesentlich zurückführbar auf sexuelle Excesse bei einem abnorm geschlechtsbedürftigen Manne im Verkehr mit Personen seines eigenen Geschlechts und auf den schädlichen Einfluss erzwungenen, wenn auch seltenen, Beischlafs mit der Ehefrau bei Horror feminae.

Patient erklärt, von gesunden Eltern abzustammen und in der Familie in aufsteigender Linie weder nerven- noch geisteskranke Angehörige zu kennen. Sein älterer Bruder war 3 Jahre verheirathet. Die Ehe wurde getrennt, weil dieser Mann geschlechtlich mit seiner Frau nie verkehrte. Er heirathete zum zweiten Mal. Auch die zweite Frau klagt über Vernachlässigung seitens des Mannes, hat aber 4 Kinder, deren legitime Abkunft nicht bezweifelt wird. Eine Schwester ist hysteropathisch.

Patient behauptet, als junger Mann an secundenlangen Schwindelanfällen gelitten zu haben, während welcher es ihm war, als wolle sich sein ganzes Wesen auflösen. Von jeher will er sehr erregbar, emotiv gewesen sein und für schöne Künste, namentlich Poesie und Musik, geschwärmt haben. Seinen Charakter bezeichnet er selbst als räthselhaft, abnorm, nervös, unruhig, extravagant, unschlüssig. Er sei oft exaltirt ohne eigentlichen Grund, dann wieder ebenso deprimirt bis zu Selbstmordgedanken. Er könne in raschem und plötzlichem Wechsel „religiös und frivol, Aesthetiker und Cyniker, feige und herausfordernd, leichtgläubig, gutmüthig und misstrauisch, geneigt, Anderen wehe zu thun und wehmuthsvoll über Anderer Unglück bis zu Thränen sein, dabei freigebig bis zum Uebermass und wieder geizig à la Harpagon“ Jedenfalls ist Patient eine belastete Persönlichkeit. Intellectuell scheint er sehr begabt, wie er auch versicherte, leicht gelernt zu haben und in den Schulen immer unter den ersten gewesen zu sein.

Die Ehe dieses Mannes war keine glückliche. Wenn auch Patient nur höchst selten den ihm inadäquaten und ihn schädigenden Geschlechtsakt mit der Frau vollzog und bei männlichen Geliebten Ersatz suchte und fand, so blieb er neurasthenisch. Sein Leiden bot zeitweise bedeutende Exacerbationen bis zu verzweiflungsvoller Stimmung über seine eheliche sexuelle und physische Lage bis zu heftigem Taed. vitae.

Seine Frau wurde hysteropathisch, anämisch, und Patient selbst meint, dass sie es ex abstinentia geworden sei. So sehr er sich zusammennehme und zu bezwingen suche, vermöge er in den letzten Jahren den Coitus nicht mehr zu leisten, entbehre vollkommen der Erection, während er im Umgang mit männlichen Geliebten sehr potent sei.

Der nunmehr 9jährige Knabe dieser unglücklichen Eheleute gedeiht.

Patient theilt noch mit, dass er nur mit dem Kunstgriff, dass er sich einen geliebten Mann dachte, früher beim Coitus mit seiner Frau potent war. (Aus des Verf. Lehrb. d. Psychiatrie, 2. Aufl. mit Ergänzungen.)

Beobachtung 114. Autobiographie. Schreiber dieses ist ein geborener Urning. Wenn auch nie mit anderen Urningen zusammengetroffen, so bin ich doch voll über meinen Zustand orientirt, da es mir gelungen ist, fast die gesammte einschlägige Literatur im Laufe der Zeit zu erhalten. Vor Kurzem kam mir auch Ihr Werk „Psychopathia sexualis“ zu Gesicht.

Ich sah daraus, dass Sie vorurtheilslos, im Interesse der Wissenschaft und Menschlichkeit, erwägen und forschen.

Wenn ich Ihnen nun auch nicht viel des Neuen mittheilen kann, so will ich doch über Einiges sprechen, das Sie gütigst hinnehmen wollen als einen weiteren Baustein zu Ihrem Werk, und das ich vertrauensvoll in Ihre Hände lege, mit zu unserer gesellschaftlichen Rettung.

Wenn Sie annehmen, dass oft eine erbliche Belastung bei uns vorliegt, so kann das vielleicht das Richtige sein. Mein Vater litt an einer Rückenmarkskrankheit noch vor meiner Geburt, wurde später gemüthskrank und nahm sich das Leben.

Eine andere Frage, die ich indess bezweifeln möchte, ist die von Ihnen an anderer Stelle ausgesprochene Ansicht, dass von jung an getriebene Onanie zum perversen Triebe führen könnte.

Ich selbst (Kaufmann, Besitzer eines kleinen Geschäfts), selbstredend unverheirathet, bin gegenwärtig Anfang der 30er, äusserlich anscheinend gesund, kaum vom normal männlichen Typus abweichend. Die ersten geschlechtlichen Regungen, gleich und ausschliesslich auf das männliche Geschlecht gerichtet, habe ich etwa vom 10. Jahre an empfunden. Vom 12. Jahre an habe ich onanirt. Da mir ein Coitus beim Weibe trotz aller Versuche stets absolut unmöglich war, da dem Weibe gegenüber nie irgend Begierde, vielmehr Ekel und somit niemals auch noch so geringe Erection eintrat, so musste ich mich nothgedrungen bis heutigen Tages ausschliesslich onanirend befriedigen.

Wenn ich nun von der Art meiner geschlechtlichen Befriedigung ein Bekenntniss ablegen soll, so muss ich sagen, dass mich früher Mitschüler, Altersgenossen etc. geschlechtlich reizten. Jetzt bleibt mein Trieb zu Knaben von etwa 10, meist aber zu Jünglingen von 15—20 Jahren bestehen.

Vor Allem reizen mich seit lange die kräftig-gesunden und doch feinen Körperformen der Cadetten, die in ihrer geschmackvollen Uniform und ihrem feinen Wesen mich besonders erregen. Ich habe keine Gelegenheit, mit solchen in näheren, auch noch so unerkannten, rein gesellschaftlichen Verkehr zu treten. Es muss mir genügen, ihnen auf Strassen und Plätzen nachzueilen, oder im günstigeren Falle, sei es in einem Local, auf der Pferdebahn oder Eisenbahn etc., ihnen nahe sitzend, mich, wenn es unbemerkt angeht, onanistisch zu befriedigen.

Mein heissester Wunsch wäre oft, einem solchen jungen Manne ein Freund, Diener oder Sklave zu werden.

Directe Päderastie schwebt mir nie vor; mir wäre erwünscht körperliche Berührung, Umarmung, Berühren meines Membrum von Seiten des geliebten jungen Mannes, meinerseits ein Kuss auf dessen Genitalia oder dessen Podex.

Ich habe aber oft etwa die Begier, die Sacher-Masoch in seiner „Venus im Pelz“ schildert. Dort macht sich ein Mann freiwillig zum Sklaven eines

Weibes und fühlt tiefe Wollustschauer, wenn er nur von diesem gezüchtigt und gedemüthigt wird. Nur empfinde ich das natürlich so, dass ich keineswegs der Sklave etwa eines Weibes, sondern nur eines Mannes, richtiger eines jungen Mannes sein möchte, den ich aber so unendlich liebe, dass ich mich ihm auf Gnade und Ungnade mit meinem ganzen Sein ergeben möchte.

Das sind etwa die Wollustbilder, die mir unter Vergegenwärtigung des oder der jungen Männer, die ich gerade gesehen, beim Onaniren vorschweben.

Als einen traurigen und unvollkommenen Nothbehelf empfinde ich diese Onanie stets.

Ich gehe dann im Wollusttraum etwa so vor (und ich sage hier Alles, weil ich nur wahr und ganz wahr schreiben will), dass ich mich also einem solchen jungen Manne, der mir körperlich gefallen, zu willenlosem Gehorsam verpflichtet wähne. Ich bilde mir ein, dass er mich demüthigen wolle und von mir z. B. fordere, dass ich seine Füsse küssen, oder z. B. an seinen schweissigen Strümpfen riechen müsse. Quia quod exopto et concupisco mihi non contingit meas crepidas (Strümpfe) olfacio easque in os recipio, genitalia mea iis praestringo, quibus factis mox pene erecto voluptate perturbatus semen eiaculo.

Ja, ich bin in diesen Bildern auch so weit gegangen, dass ich mir einbildete, der mir vorschwebende junge Mann, als mein Gebieter gedacht, befehle mir zur Demüthigung, dass ich von seinem Kothe essen müsse. Wiederum in Ermangelung des Gedachten esse ich dann von meinem eigenen Kothe, in geringer Quantität freilich nur. Unter theilweisem Ekel und heftigem Herzklopfen erfolgt dabei starke Erection und Samenerguss.

Indess bis zu dieser Schmutzigkeit fieberhafter Bilder und deren Ausführung komme ich meist nur, wenn es mir sehr lange Zeit nicht möglich war, mich in der unmittelbaren Nähe eines jungen Mannes onanistisch zu befriedigen.

Dies ist mir das Naturgemässere, denn dann habe ich doch etwas mehr Genuss und auch einigermassen wirkliche körperliche und geistige Erfrischung, wenn auch mein Ideal wirklicher directer Befriedigung in gegenseitigem Einverständniss mir noch nie zu Theil wurde.

Fast glaube ich, dass obige entsetzliche Phantasiegebilde nur Folgeübel der stets entbehrten normalen Sättigung, d. h. der mir als Urning normalen Befriedigung sind, dass bei einer regelmässigen Befriedigung, Körper an Körper, die so bis zum Wahnsinn gestachelte Phantasie sich beruhigen und jedenfalls auf solche Extravaganzen verzichten würde. Oder ebenso: Es ist der Schlusseffect versuchter Enthaltsamkeit, denn nur nach einer längeren derartigen Periode kommt es zu diesen tollen Wollustbildern.

Ich glaube sogar, ich wäre unter anderen gesellschaftlichen Umständen grosser, auch edler Liebe und Aufopferung fähig. Meine Gedanken sind keineswegs ausschliesslich körperlich oder krankhaft sinnlich. Wie oft erfasst mich beim Anblick eines hübschen jungen Mannes eine tiefe schwärmerische Stimmung und ich bete gleichsam die herrlichen Heine'schen Worte:

„Du bist wie eine Blume, so hold, so schön, so rein“ u. s. w.

Und als ich mich einst von einem jungen Manne trennen musste, der mich als einen freundschaftlichen Gönner achtete und schätzte, wenn ihm auch meine Liebe stets unbekannt blieb, da kamen mir wieder die herrlichen Scheffel'schen Verse nicht aus dem Sinn, deren letzter — mutatis mutandis — in meiner Seele besonders widerklang:

„Grau wie der Himmel steht vor mir die Welt.
Doch wend' es sich zum Guten oder Bösen,
Du, lieber Freund, in Treuen denk' ich Dein!
Behüt' Dich Gott! es wär' zu schön gewesen,
Behüt' Dich Gott, es hat nicht sollen sein!"

Noch nie hat ein junger Mann meine Liebe zu ihm geahnt, keinem bin ich verderblich oder sittlich schädigend geworden, aber schon manchem habe ich hie und da den Weg geebnet; ich scheue dann keine Mühe und bringe Opfer, wie ich sie nur bringen kann.

Wenn ich so Gelegenheit habe, einen geliebten Freund um mich zu haben, ihn zu bilden, zu halten und zu stützen, wenn meine unerkannte Liebe eine (natürlich geschlechtslose) Gegenliebe findet, dann weichen alle schmutzigen Phantasiebilder mehr und mehr von mir. Dann wird meine Liebe fast platonisch und veredelt sich, um erst dann wieder in Schlamm zu versinken, wenn ihr die würdige Bethätigung genommen ist.

Ich bin im Uebrigen, und ohne mich selbst zu überheben kann ich das sagen, nicht einer der schlechtesten Menschen. Geistig reger als die meisten Durchschnittsmenschen, nehme ich an Allem Antheil, was die Menschheit bewegt. Ich bin gutmüthig, weich und leicht zu Mitleid zu bewegen, kann keinem Thier, geschweige denn einem Menschen Böses thun, wirke im Gegentheil gut und menschenfreundlich, wo und wie immer ich kann.

Wenn ich nun auch vor meinem eigenen Gewissen mir keinen Vorwurf machen kann und das Urtheil der Welt über uns entschieden zurückweisen muss, so leide ich doch sehr. Zwar habe ich Niemanden Schlechtes gethan und halte meine Liebe in ihrer edleren Bethätigung für ebenso heilig, wie diejenige normal beanlagter Menschen, aber unter dem unglücklichen Loose, das uns Unduldsamkeit und Unkenntniss zuertheilt, leide ich oft schwer bis zum Lebensüberdruss.

All das Elend auszumalen, all die unglücklichen Lagen zu schildern, die stete Furcht, in seiner Sonderheit erkannt und in der Gesellschaft unmöglich zu werden, das alles zu veranschaulichen ist wohl keiner Feder und keiner Beredtsamkeit möglich. Der eine Gedanke, sobald erkannt, seine Existenz zu verlieren und von Allen verstossen zu sein, ist quälender als es sich glauben lässt. Dann wäre also Alles, Alles vergessen, was man je und je Gutes gethan hat; im Gefühl seiner grossen Moral würde sich jeder normal Beanlagte blähen, wenn er selbst auch noch so frivol in puncto seiner Liebe gehandelt hat. Ich kenne manchen normal Beanlagten, dessen Frivolität in der Auffassung über seine Liebe mir schwer verständlich bleibt.

Indess, was thut unser Elend! Wir können ja mit einem Fluch auf die Menschheit unser unglückseliges Leben enden. Wahrlich, ich sehne mich oft nach der Ruhe des Irrenhauses, und mein Leben mag enden wann es will, je eher, je lieber, ich bin bereit.

Noch zu einem Punkt übergehend, glaube auch ich, wie die Anderen, die Ihnen geschrieben, dass unsere Nervosität im wesentlichen erst durch unser unglückliches, unsagbar elendes Leben innerhalb unserer Mitmenschen erworben wird.

Und nun noch eins: Sie schreiben am Schluss Ihres Werkes über die Aufhebung des betreffenden gesetzlichen Paragraphen. Die Menschheit würde wahrlich auch bei deren voller Aufhebung nicht zu Grunde gehen. In Italien existirt ein betreffender Paragraph meines Wissens nicht. Und am Ende ist Italien doch keine Wildniss, sondern ein kultivirtes Land.

Mich selbst, der ich meine Gesundheit untergraben muss in der Onanie, könnte nun z. B. das Gesetz noch nicht treffen, da ich bis jetzt gegen dessen Buchstaben nicht fehlte. Aber ich leide dennoch unter der fluchwürdigen Verachtung, die auf uns lastet. Wie soll denn aber die Auffassung der Gesellschaft sich ändern, solange ein Gesetzesparagraph dieselbe in ihrer Irrmoral bestärkt? Das Gesetz soll allerdings dem Volksbewusstsein entsprechen, aber doch nicht dem irrenden Volksbewusstsein, sondern gewiss nur derjenigen Anschauung, die die besten denkenden und wissenschaftlich berufenen Kreise im Volke hegen, nicht aber den Wünschen und vorgefassten Meinungen eines finsteren Pöbelwahns entsprechen. Und wirklich einsichtsvolle Geister können nicht lange mehr in alter Anschauung in dieser Beziehung verharren.

Entschuldigen Sie, wenn ich ungenannt schliesse. Forschen Sie nicht nach mir. Ich könnte doch nichts Weiteres von Belang melden. Ich übergebe Ihnen diese Zeilen im Interesse künftiger Leidensgefährten. Veröffentlichen Sie davon im Interesse der Wissenschaft, Wahrheit und Gerechtigkeit, was Ihnen immer davon geeignet erscheint.

Beobachtung 115. An einem Sommerabend in der Dämmerung wurde X. Y., Dr. med. in einer Stadt Norddeutschlands, von einem Flurwächter betreten, wie er auf einem Feldwege mit einem Landstreicher Unzucht trieb, indem er denselben masturbirte und darauf mentulam alius in os suum immisit. X. entzog sich gerichtlicher Verfolgung durch die Flucht. Die Staatsanwaltschaft stand von der Klage ab, da kein öffentliches Aergerniss entstanden war und Immissio membri in anum nicht stattgefunden hatte. Im Besitze des X. wurde eine weit verzweigte urnische Correspondenz gefunden, durch welche ein seit Jahren bestandener reger und durch alle Schichten der Bevölkerung sich erstreckender urnischer Verkehr erwiesen wurde.

X. stammt aus belasteter Familie. Vatersvater endete irrsinnig durch Selbstmord. Der Vater war ein schwächlicher, eigenartiger Mann. Ein Bruder des Pat. onanirte schon mit 2 Jahren. Ein Vetter war conträr sexual, beging dieselben Unsittlichkeiten wie X. schon als Jüngling, wurde geistig schwach und starb an einer Rückenmarkskrankheit. Ein Grossonkel väterlich war Hermaphrodit. Die Schwester der Mutter war irrsinnig. Mutter gilt als gesund. Der Bruder des X. ist nervös, jähzornig.

X. selbst war ebenfalls als Kind sehr nervös. Das Miauen einer Katze versetzte ihn in höchste Furcht und wenn man nur eine Katzenstimme nachahmte, weinte er bitterlich und klammerte sich ängstlich an die Umgebung an.

Anlässlich geringfügiger Krankheiten fieberte er heftig. Es war ein stilles, träumerisches Kind, von reger Phantasie, aber geringer geistiger Begabung. Knabenspiele kultivirte er nicht. Mit Vorliebe trieb er weibliche

Beschäftigung. Ein besonderes Vergnügen machte es ihm, die Hausmagd oder auch den Bruder zu frisiren.

Mit 13 Jahren kam X. in ein Institut. Dort trieb er mutuelle Onanie, verführte Kameraden, machte sich durch cynisches Benehmen unmöglich, so dass er nach Hause genommen werden musste. Schon damals fielen den Eltern Liebesbriefe conträr sexualen und höchst lasciven Inhalts in die Hände. Vom 17. Jahre an studirte er unter der strengen Zucht eines Gymnasialprofessors. Er machte leidliche Fortschritte im Lernen. Begabt war er nur für Musik. Nach absolvirten Studien kam Pat. 19 Jahre alt auf die Universität. Dort fiel er auf durch sein cynisches Wesen, sein Herumziehen mit jungen Leuten, von denen man bezüglich mannmännlicher Liebe allerlei munkelte. Er fing an sich zu putzen, liebte auffallende Cravatten, trug Hemden mit tiefem Halsausschnitt, zwängte seine Füsse in enge Stiefel und frisirte sich auffallend. Dieser Hang verlor sich, als er die Hochschule absolvirt hatte und heimgekehrt war.

Im 24. Jahre war er eine Zeit lang schwer neurasthenisch. Von da bis zum 29. Jahr schien er ernst, zeigte sich im Berufe tüchtig, mied aber die Gesellschaft des schönen Geschlechts und trieb sich beständig mit Herren zweifelhaften Rufes herum.

Zu einer persönlichen Exploration liess sich Pat. nicht herbei. Er entschuldigte dies schriftlich damit, da er eine solche für aussichtslos halte, da der Trieb zum eigenen Geschlecht seit früher Kindheit bei ihm bestehe und angeboren sei. Er habe von jeher Horror feminae gehabt, niemals es über sich gebracht, die Reize eines Weibes zu kosten. Dem Manne gegenüber fühle er sich in männlicher Rolle. Er erkennt seinen Trieb zum eigenen Geschlecht als abnorm an, entschuldigt seine sexuellen Ausschreitungen mit seiner krankhaften Naturanlage.

X. lebt seit seiner Flucht aus Deutschland im Süden Italiens, und wie ich aus einem Briefe desselben entnehme, huldigt er nach wie vor der urnischen Liebe. X. ist ein ernster, stattlicher Mann von durchaus männlichen Zügen, stark bebartet, mit normal entwickelten Genitalien. Dr. X. stellte mir vor Kurzem seine Autobiographie zur Verfügung, aus welcher Folgendes mitgetheilt zu werden verdient. „Als ich mit 7 Jahren in eine Privatschule eintrat, fühlte ich mich im höchsten Grade unbehaglich und fand bei meinen Mitschülern sehr wenig Entgegenkommen. Nur zu einem derselben, der ein sehr hübsches Kind war, fühlte ich mich hingezogen und liebte ich ihn fast stürmisch. In den kindlichen Spielen wusste ich es immer so einzurichten, dass ich in Mädchenkleidern erscheinen konnte, und das grösste Vergnügen war für mich, unseren Dienstmädchen recht complicirte Coiffüren zu machen. Oft bedauerte ich, kein Mädchen zu sein.

Mein Geschlechtstrieb erwachte, als ich 13 Jahre alt war, und richtete sich vom Moment seines Entstehens an auf jugendliche, kräftige Männer. Anfangs war ich mir eigentlich gar nicht darüber klar, dass dies eine Abnormität sei; das Bewusstsein derselben kam aber, als ich sah und hörte, wie meine Altersgenossen in geschlechtlicher Beziehung beschaffen waren. Ich fing mit 13 Jahren an zu onaniren. Mit 17 Jahren verliess ich das Elternhaus und besuchte das Gymnasium einer grösseren Hauptstadt, wo ich als Pensionär zu einem verheiratheten Gymnasiallehrer gebracht wurde, mit dessen Sohn ich in der Folge geschlechtlichen Umgang hatte. Es war dies das erste Mal, dass ich geschlechtliche Befriedigung empfand. Ich lernte in der Folge dort einen jungen Künstler kennen, der sehr bald merkte, dass ich abnorm geartet war, und der mir gestand, dass bei ihm dasselbe der Fall sei. Ich erfuhr durch denselben, dass diese Abnormität sehr häufig vorkomme, und diese Mittheilung machte meine, mich oft tief betrübende Meinung, ich sei allein abnorm, hinfällig. Dieser junge Mann hatte einen ausgedehnten Kreis gleichartiger Bekannter, in welchen er mich einführte. Dort wurde ich der Gegenstand allseitiger Aufmerksamkeit, da ich körperlich, wie allseitig behauptet wurde, sehr vielversprechend war. Ich wurde bald von einem älteren Herrn abgöttisch geliebt, fand indessen denselben nicht nach meinem Geschmack und erhörte ihn nur auf kurze Zeit, um dann einem jüngeren, sehr schönen Offizier, der mir zu Füssen lag, Gehör zu schenken. Dieser war eigentlich meine erste Liebe.

Nachdem ich mit 19 Jahren das Maturitätsexamen absolvirt hatte, lernte ich, vom Zwang der Schule befreit, eine grosse Anzahl von mir gleich- oder ähnlichgearteten Leuten kennen, darunter Karl Ulrichs (Numa Numantinus).

Als ich später zum Studium der Medicin überging und mit vielen normalgearteten jungen Leuten verkehrte, war ich öfters in der Lage, der Aufforderung, zu öffentlichen Dirnen zu gehen, Folge leisten zu müssen. Nachdem ich bei verschiedenen zum Theil sehr schönen Frauenzimmern mich gründlich blamirt hatte, verbreitete sich unter meinen Bekannten die Ansicht, ich sei impotent, und ich gab diesem Gerede durch Erzählung von angeblichen ehemaligen übertriebenen Leistungen bei Frauenzimmern Nahrung. Ich hatte damals eine Menge auswärtiger Beziehungen, die in ihren Kreisen dermassen meine Körperbeschaffenheit priesen, dass ich weithin für eine hervorragende Schönheit galt. Dies hatte zur Folge, dass alle Augenblicke Jemand zugereist kam und mir eine solche Menge von Liebesbriefen zugingen, dass ich dadurch öfters in Verlegenheit gerieth. Den Höhepunkt erreichte diese Situation, als ich später, als einjähriger Arzt, im Lazareth wohnte. Dort ging es aus und ein wie bei einer gefeierten Persönlichkeit, und die Eifersuchtsscenen, die sich um meinetwillen dort abspielten, hätten fast zur Entdeckung der ganzen Geschichte geführt. Kurz nachher erkrankte ich an einer Schultergelenksentzündung, von der ich erst nach drei Monaten genas. Im Verlauf derselben hatte ich mehrmals täglich subcutane Morphiuminjectionen erhalten, die mir plötzlich entzogen wurden und welche ich im Geheimen nach meiner Genesung fortsetzte. Zum Zwecke specieller Studien hielt ich mich vor meinem Eintritt in die selbstständige Praxis einige Monate in Wien auf, wo ich durch einige Empfehlungen in verschiedenen Kreisen von mir Gleichgearteten Zutritt hatte. Ich machte dort die Beobachtung, dass die in Frage stehende Abnormität in ihren sehr verschiedenen Arten in den unteren Volksschichten ebenso verbreitet ist, wie in den höheren, sowie dass Diejenigen, welche gewerbsmässig, gegen Bezahlung zugänglich sind, auch in den höheren Klassen nicht selten getroffen werden.

Als ich als Arzt auf dem Lande mich ansässig machte, hoffte ich, vermittelst des Cocains das Morphium los werden zu können, und verfiel so dem Cocainismus, der sich bei mir erst nach drei Recidiven dauernd beseitigen liess (vor $1^3/_4$ Jahren). In meiner Stellung war es mir unmöglich, geschlechtliche

Befriedigung zu finden, und ich nahm deshalb mit Vergnügen wahr, dass der Cocaingebrauch das Erlöschen der Begierden zur Folge hatte. Als ich das erste Mal unter der energischen Pflege meiner Tante vom Cocainismus befreit war, verreiste ich auf einige Wochen, um mich zu erholen. Die perversen Begierden waren wieder in ihrer ganzen Stärke erwacht, und als ich eines Abends mit einem Manne im Freien vor der Stadt mich amüsirt hatte, wurde mir Tags darauf vom Staatsanwalt eröffnet, dass ich beobachtet und zur Anzeige gebracht worden sei, dass aber die mir zur Last gelegte Handlung nicht strafbar sei, gemäss eines Beschlusses des obersten Gerichtshofes im Deutschen Reiche. Ich solle indess mich in Acht nehmen, da bereits die Mittheilung von dem Vorfall in weiteste Kreise gedrungen sei. Ich sah mich genöthigt, Deutschland nach diesem Ereigniss zu verlassen und eine neue Heimath dort zu suchen, wo weder das Gesetz noch die öffentliche Meinung Dem entgegen stehen, was, wie wohl alle abnormen Triebe, von der Willenskraft nicht unterdrückt werden kann. Da ich keinen Augenblick darüber im Unklaren war, dass meine Neigungen zu den socialen Anschauungen im Gegensatz stehen, so versuchte ich wiederholt, derselben Herr zu werden, indessen steigerte ich dieselben nur hierdurch, und die gleiche Beobachtung wurde mir von Bekannten mitgetheilt. Da ich mich ausschliesslich zu kräftigen, jugendlichen und vollständig männlichen Individuen hingezogen fühlte, solche aber nur in den seltensten Fällen meinen Wünschen geneigt sich zeigten, so war ich oft darauf angewiesen, mir dieselben zu erkaufen. Da indess meine Wünsche sich auf Personen der niederen Klasse beschränken, so fand ich stets solche, die für Geld zu haben waren. Ich hoffe, dass die nun folgenden Eröffnungen Ihren Unwillen nicht wachrufen, ich wollte dieselben ursprünglich unterlassen, allein der Vollständigkeit dieser Mittheilungen halber muss ich sie beifügen, da sie dazu dienen dürften, die Casuistik zu bereichern. Ich habe das Bedürfniss, den sexuellen Akt folgendermassen zu vollziehen:

Pene iuvenis in os recepto, ita ut commovendo ore meo effecerim, ut is quem cupio, semen eiaculaverit, sperma in perinaeum exspuo, femora comprimi jubeo et penem meum adversus et intra femora compressa immitto. Dum haec fiunt, necesse est, ut iuvenis me, quantum potest, amplectatur. Quae prius me fecisse narravi, eandem mihi afferunt voluptatem, acsi ipse ejaculo. Ejaculationem pene in anum immittendo vel manu terendo assequi, mihi nequaquam amoenum est.

Sed inveni, qui penem meum receperint atque ea facientes, quae supra exposui, effecerint, ut libidines meae plane sint saturatae.

Bezüglich meiner Person muss ich noch Folgendes erwähnen: Ich bin 186 cm hoch, von vollständig männlichem Habitus, und, abgesehen von einer abnormen Reizbarkeit der Haut, gesund. Ich habe sehr dichtes blondes Kopfhaar, ebensolchen Bartwuchs. Meine Geschlechtstheile sind von mittlerer Stärke und normal gebaut. Ich bin im Stande, ohne Ermüdung zu spüren, 4—6mal innerhalb 24 Stunden den geschilderten geschlechtlichen Akt zu vollziehen. Meine Lebensweise ist sehr regelmässig. Alkohol und Tabak geniesse ich sehr mässig. Ich spiele ziemlich gut Klavier und einige kleine Kompositionen von mir haben viel Beifall gefuuden. Vor Kurzem habe ich einen Roman beendigt, der, als Erstlingswerk, günstig in meinen Kreisen beurtheilt wird. Derselbe hat mehrere Probleme aus dem Leben der Conträrsexualen zum Gegenstand.

Bei der grossen Anzahl der mir persönlich bekannten Leidensgenossen war ich natürlich oft in der Lage, Betrachtungen über die verschiedenen Arten von Abnormitäten anzustellen, vielleicht ist Ihnen mit den nachfolgenden Mittheilungen gedient.

Das Abnormste, was ich kennen lernte, war die Gepflogenheit eines Herrn aus der Umgebung von Berlin. Is iuvenes sordidos pedes habentes aliis praefert, pedes eorum quasi furibundus lambit. Diesem ganz ähnlich verhält sich ein Herr in Leipzig, qui linguam in anum coeno iniquatum, quod ei gratissimum est, immittere narratur. In Paris existirt ein Herr, welcher einen meiner Freunde nöthigte ut in os ei mingat. Verschiedene sollen, wie mir bestimmt versichert wird, durch den Anblick von Reiterstiefeln, von militärischen Uniformstücken in solche Ekstase gerathen, dass bei ihnen spontane Samenergüsse erfolgen.

Bis zu welchem Grade Manche sich als Weib fühlen, was bei mir nicht der Fall ist, davon geben besonders in Wien zwei Persönlichkeiten ein Beispiel. Dieselben führen weibliche Namen; die eine ist ein Friseur, der sich die „französische Laura“ nennt, die andere ist ein ehemaliger Metzger, der die „Selcher-Fanny“ heisst. Beide versäumen im Fasching keine Gelegenheit, um als weibliche, stets sehr outrirte Masken sich zu zeigen. In Hamburg existirt eine Persönlichkeit, von welcher manche Leute glauben, dass sie ein Weib sei, weil sie in ihrer Wohnung stets weiblich gekleidet geht, nur hie und da das Haus, und zwar in ebensolcher Kleidung, verlässt. Dieser Herr wollte sich sogar bei einer Taufe als Pathin ausgeben und erregte hierdurch einen riesigen Skandal.

Weibliche Untugenden, Klatschsucht, Unzuverlässigkeit, Charakterschwäche sind bei derartigen Individuen Regel.

Es sind mir mehrere Fälle von perverser Geschlechtsrichtung bekannt, bei welchen Epilepsie und Psychosen vorhanden sind; auffallend oft bestehen Hernien. In der Praxis wendeten sich, da ich von Freunden empfohlen wurde, mehrere Personen mit Erkrankungen des Anus an mich. Ich sah zwei syphilitische und einen localen Schanker, mehrere Fissuren und behandle gegenwärtig einen Herrn mit spitzen Condylomen am Anus, welche eine fast faustgrosse, blumenkohlförmige Geschwulst bilden. Einen Fall von primärer Affection des weichen Gaumens sah ich in Wien bei einem jungen Mann, der als Frauenzimmer verkleidet Maskenbälle besuchte und dort junge Männer abseits lockte. Er gab dann vor, die Periode zu haben, und brachte es so zu Wege, dass die Anderen ihn per os benutzten. Er soll auf diese Weise einmal 14 Leute geködert haben an ein und demselben Abend. Da ich in keiner der mir zu Gesicht gekommenen, auf conträren Sexualismus bezüglichen Veröffentlichungen über den Verkehr der Päderasten unter einander etwas fand, so möchte ich Ihnen zum Schluss hierüber noch Einiges mittheilen.

Sobald Conträrsexualisten mit einander bekannt werden, findet ein ausführlicher Austausch ihrer bisherigen Erlebnisse, Liebschaften und Eroberungen statt, soweit eine solche Unterhaltung durch die gesellschaftlichen Unterschiede beider nicht ausgeschlossen ist. Nur in ganz wenigen Fällen unterblieb diese Unterhaltung mit neuen Bekannten. Untereinander bezeichnen sich die Conträrsexualisten als „Tanten", in Wien als „Schwestern", und zwei sehr männlich aussehende Wiener öffentliche Dirnen, die ich zufällig kennen lernte und die zu einander in conträrsexualer Beziehung standen, erzählten mir, dass für die entsprechende Erscheinung bei Weibern der Name „Onkel" gebräuchlich ist. Ich bin, seit ich mir meines abnormen Triebes bewusst bin, mit weit über tausend Gleichgearteten in Berührung getreten. Fast jede grössere Stadt besitzt irgend einen Versammlungsort, sowie einen sogenannten Strich. In kleineren Städten finden sich verhältnissmässig wenige „Tanten", doch fand ich in einem Städtchen von 2300 Einwohnern acht, in einem von 7000 Einwohnern achtzehn, von denen ich es ganz sicher wusste, ganz abgesehen von denen, die ich im Verdacht hatte. In meiner Vaterstadt von etwa 30 000 Einwohnern sind mir etwa 120 „Tanten" persönlich bekannt. Die meisten, ich speziell in höchstem Grade, besitzen die Fähigkeit, sofort einen Andern zu beurtheilen, ob er gleichartig ist oder nicht, wie es in der „Tantensprache" heisst, „vernünftig oder unvernünftig". Meine Bekannten erstaunten oft darüber, wie gross die Sicherheit meines Blickes hierfür ist. Scheinbar ganz männlich organisirte Individuen erkannte ich auf den ersten Blick als „Tanten" Andererseits besitze ich die Fähigkeit, dermassen männlich mich zu benehmen, dass in Kreisen, in welchen ich durch Bekannte empfohlen war, schon Zweifel an meiner „Echtheit" laut wurden. Wenn ich in der Laune dazu bin, kann ich mich vollständig wie ein Frauenzimmer benehmen.

Da die meisten „Tanten", auch ich, ihre Abnormität keineswegs als Unglück empfinden, sondern bedauern würden, wenn dieser Zustand sich ändern würde, da ferner der angeborene Zustand nach meiner und aller Anderen Ueberzeugung nicht beeinflussbar ist, so geht unser ganzes Hoffen darauf hin, dass es zu einer Abänderung der bezüglichen Strafgesetzparagraphen kommen möge, in dem Sinne, dass nur Nothzucht oder Erregung öffentlichen Aergernisses, wenn diese gleichzeitig zu constatiren sind, als straffällig erachtet werden sollen.

Beobachtung 116. Conträre Sexualempfindung bei einem Weibe. S. J., 38 Jahre, Gouvernante, suchte ärztlichen Rath bei mir wegen eines Nervenleidens. Der Vater war vorübergehend geisteskrank und starb an einer Gehirnkrankheit. Patientin ist das einzige Kind, litt schon in frühen Jahren an Angstgefühlen und quälenden Vorstellungen, z. B. dass sie im Sarge, nachdem dieser geschlossen, erwachen werde, dass sie bei der Beichte etwas vergessen, unwürdig communiciren könnte. Sie litt viel an Kopfschmerzen, war immer sehr erregt, schreckhaft, hatte aber gleichwohl einen Drang, aufregende Dinge, z. B. Leichen, zu sehen.

Schon in den frühesten Kinderjahren war Patientin sexuell erregt und kam ohne alle Verführung zur Masturbation. Die Menses traten mit 14 Jahren ein, in der Folge jeweils von colikartigen Schmerzen, heftiger sexueller Erregung, Migräne und geistiger Verstimmung begleitet. Ihren Drang zur Masturbation lernte Pat. vom 18. Jahre ab zu unterdrücken.

Patientin hat niemals Neigung zu einer Person des anderen Geschlechts gefühlt. Wenn sie an Ehe dachte, so geschah dies nur, weil sie sich eine Versorgung durch Heirath wünschte. Hingegen fühlte sie sich mächtig zu Mädchen hingezogen. Sie hielt solche Neigung Anfangs für Freundschaft, erkannte aber aus der Innigkeit, mit welcher sie an solchen Freundinnen hing, und aus der tiefen Sehnsucht, die sie fortwährend nach denselben empfand, dass diese Gefühle doch mehr als Freundschaft waren.

Patientin findet es unbegreiflich, dass ein Mädchen einen Mann lieben könne, dagegen verstehe sie es wohl, dass dies einem Manne einem Mädchen gegenüber möglich sei. Für schöne Frauen und Mädchen habe sie sich stets lebhaft interessirt, sei durch deren Anblick mächtig erregt worden. Ihre Sehnsucht sei immer gewesen, solche liebe Geschöpfe zu küssen und zu umarmen. Geträumt habe sie nie vom Manne, sondern nur von Mädchen. Im Genuss des Anblicks solcher zu schwelgen, sei ihr Wonne gewesen. Die Trennung von solchen „Freundinnen" habe sie jeweils desperat gemacht.

Patientin, deren äussere Erscheinung eine durchaus weibliche und höchst decente ist, will sich nie in einer besonderen Rolle Freundinnen gegenüber gefühlt haben, auch nicht in beseligenden Träumen. Weibliches Becken, grosse Mammae, keine Andeutung von Bart im Gesicht.

Beobachtung 117. Frau R., Russin, 35 Jahre, den höheren Ständen angehörig, wurde mir 1886 behufs Consultation von ihrem Manne zugeführt.

Vater war Arzt und sehr neuropathisch. Vatersvater war gesund, normal und erreichte ein Alter von 96 Jahren. Ueber die Mutter des Vaters fehlen Notizen. Die Geschwister des Vaters sollen sämmtlich nervös sein. Die Mutter der Patientin war nervenkrank, litt an Asthma. Deren Eltern waren ganz gesund. Die Schwester der Mutter litt an Melancholie.

Patientin litt schon seit dem 10. Jahre an habituellem Kopfschmerz, machte ausser Masern keine Krankheiten durch, war begabt, genoss die beste Erziehung, hatte besonderes Talent für Musik und Sprachen, war genöthigt, sich als Gouvernante auszubilden, war übermässig in den Entwicklungsjahren geistig angestrengt, machte im 17. Jahre eine mehrmonatliche Melancholia sine delirio durch. Patientin versichert, dass sie von jeher nur Sympathie für Personen des eigenen Geschlechts hatte und an Männern höchstens ein ästhetisches Interesse fand. Sinn für weibliche Arbeit habe sie nie gehabt. Als kleines Mädchen habe sie sich am liebsten mit Knaben herumgetummelt.

Patientin will gesund geblieben sein bis zum 27. Jahre. Da wurde sie ohne äussere Ursache gemüthskrank — hielt sich für eine schlechte Person voll Sünden, hatte an nichts mehr Freude, war schlaflos. Während dieser Krankheitszeit war sie überdies von Zwangsvorstellungen geplagt, sich den Tod, ihr eigenes Sterben und das ihrer Angehörigen vorstellen zu müssen. Genesung nach etwa 5 Monaten. Sie wurde nun Gouvernante, war sehr angestrengt, bis auf zeitweise neurasthenische Beschwerden, Spinalirritation gesund.

Mit 28 Jahren machte sie die Bekanntschaft einer 5 Jahre jüngeren Dame. Sie verliebte sich in dieselbe, fand Gegenliebe. Die Liebe war eine sehr sinnliche, wurde in mutueller Onanie befriedigt. „Ich habe sie abgöttisch geliebt — sie ist ein so edles Wesen," meint Patientin, als sie auf dieses Liebesbündniss zu sprechen kommt, das 4 Jahre währte und mit der (unglücklichen) Heirath dieser Freundin sein Ende fand.

1885 nach vielen Gemüthsbewegungen erkrankte Patientin unter dem Bild einer Hysteroneurasthenie (Dyspepsia gastrica, Spinalirritation, starrkrampfartige Anfälle, solche von Hemiopie mit Migräne, Anfälle von transitorischer Aphasie, Pruritus pudendi et ani). Im Februar 1886 traten diese Symptome zurück.

Im März lernte Patientin ihren jetzigen Mann kennen und heirathete ihn ohne langes Besinnen, da er reich, ihr sehr zugethan und sein Charakter ihr sympathisch war.

Am 6. April las sie eines Tages die Phrase: „Der Tod verschont Niemand". Wie ein Blitz aus heiterem Himmel kehrten die früheren Todeszwangsvorstellungen wieder. Sie musste sich die schrecklichsten Todesarten für sich und ihre Umgebung ausdenken, beständig Sterbescenen sich vorstellen, verlor Ruhe und Schlaf, hatte an nichts mehr Freude. Der Zustand besserte sich. Sie heirathete Ende Mai 1886, war aber damals noch von peinlichen Gedanken geplagt, dass sie dem Mann und ihrer Freundschaft Unheil bringe.

Am 6. Juni 1886 erster Coitus. Sie war davon moralisch tief deprimirt. So hatte sie sich die Ehe nicht gedacht! Anfangs war sie von heftigem Taedium vitae geplagt. Der Mann, welcher seine Frau aufrichtig liebte, that sein Möglichstes, um sie zu beruhigen. Consultirte Aerzte meinten, wenn Patientin gravid werde, sei alles gut! Der Mann konnte sich das räthselhafte Benehmen seiner Frau nicht erklären. Sie war freundlich gegen ihn, duldete seine Liebkosungen, verhielt sich beim Coitus, dem sie thunlich auswich, ganz passiv, war nach dem Akt tagelang matt, erschöpft, von Spinalirritation geplagt, nervös.

Eine Reise des Ehepaars führte ein Wiedersehen der Freundin herbei, die in unglücklicher Ehe seit 3 Jahren lebt. Die beiden Damen zitterten vor Wonne und Erregung, als sie sich in die Arme sanken, waren von nun an unzertrennlich. Der Mann fand, dass dieses Freundschaftsverhältniss doch ein eigenthümliches sei und beschleunigte die Abreise. Gelegentlich überzeugte er sich durch die Correspondenz seiner Frau mit dieser „Freundin", dass der Briefwechsel genau dem zweier Liebenden entsprach.

Frau R. wurde schwanger. In der Gravidität schwanden die Reste psychischer Depression und die Zwangsvorstellungen. Mitte September Abortus etwa in der 9. Woche der Gravidität. Im Anschluss daran neuerlich Erscheinungen von Hysteroneurasthenie. Ueberdies Anteflexio et Lateropositio dextra uteri. Anaemia. Atonia ventriculi.

Patientin machte bei der Consultation den Eindruck einer höchst belasteten neuropathischen Persönlichkeit. Unverkennbar war der neuropathische Ausdruck des Auges. Habitus durchaus weiblich. Ausser sehr schmalem steilem Gaumen keine Skeletabnormität. Patientin entschloss sich schwer zu Mittheilungen über ihre sexuelle Abnormität. Sie klagte, dass sie geheirathet habe, ohne zu wissen, was die Ehe zwischen Mann und Weib sei. Sie liebe ja ihren Gemahl herzlich ob seiner geistigen Vorzüge, aber der eheliche Umgang sei ihr eine Pein, sie leiste ihn widerwillig, ohne jemals eine Befriedigung davon zu empfinden. Post actum sei sie tagelang ganz matt und erschöpft. Seit dem Abortus und dem Verbot des Arztes, ehelichen Umgang zu pflegen, gehe es ihr besser, aber die Zukunft sei ihr schrecklich. Sie achte ihren Mann, liebe ihn geistig, möchte alles für ihn thun, wenn er sie nur sexuell künftig schone. Sie hoffe, dass mit der Zeit sie auch sinnlich für ihn fühlen könne. Wenn er Violine spiele, komme es ihr oft vor, als ob eine Empfindung in ihr auftauche, die mehr als Freundschaft sei, aber das sei nur eine flüchtige Empfindung, in welcher sie keine Gewähr für die Zukunft erblicke. Ihr höchstes Glück sei die Correspondenz mit der früheren Geliebten. Sie fühle, dass dies unrecht sei, aber sie könne davon nicht lassen, sonst fühle sie sich namenlos elend.

Bemerkenswerth ist der Umstand, dass die Anomalie sich auf blosse Verkehrung der Sexualempfindung lange beschränken kann und dass der Drang zu perverser Befriedigung erst durch eine Gelegenheitsursache, z. B. Verführung, oder durch eine eingetretene Neurose sich geltend macht. Derartige Fälle können leicht mit solchen von erworbener krankhafter conträrer Sexualempfindung (s. o.) verwechselt werden, wenn sie nicht anamnestisch als originär und angeboren in Bezug auf die Sexualempfindung nachweisbar sind.

Beobachtung 118. Frau C., 32 Jahre alt, Beamtensgattin, eine grosse, nicht unschöne, durchaus weibliche Erscheinung, stammt von neuropathischer, sehr aufgeregter Mutter. Ein Bruder war psychopathisch und ging durch Potus zu Grunde. Patientin war von jeher sonderbar, starrköpfig, verschlossen, jähzornig, excentrisch. Auch ihre Geschwister sind aufgeregte Leute. In der Familie ist mehrfach Phthisis pulm. vorgekommen. Schon als 13jähriges Mädchen machte Patientin, neben Zeichen grosser sexueller Erregbarkeit, sich durch schwärmerische Liebe zu einer Altersgenossin auffällig. Die Erziehung war streng, jedoch las Patientin heimlich viel Romane und machte massenhaft Gedichte. Mit 18 Jahren heirathete sie, um aus unbehaglichen Verhältnissen des elterlichen Hauses loszukommen.

Von jeher will sie ganz gleichgültig gegen Männer gewesen sein. Thatsächlich mied sie Bälle. Weibliche Statuen erregten ihr Wohlgefallen. Das Höchste sei ihr immer der Gedanke gewesen, mit einem geliebten Weib ehelich verbunden zu werden. Ihrer sexuellen Eigenart will sie sich bis zur Eingehung der Ehe nicht bewusst gewesen sein. Unerklärlich sei ihr die Sache allerdings immer gewesen. Patientin unterzog sich der ehelichen Pflicht, gebar 3 Kinder, von denen zwei an Convulsionen litten, lebte friedlich mit dem Mann, den sie aber nur seiner moralischen Eigenschaften wegen achtete. Dem Coitus ging sie gern aus dem Wege. „Ich hätte lieber mit einem Weibe verkehrt."

Patientin war bis 1878 neurasthenisch geworden. Anlässlich eines Badeaufenthalts lernte sie einen weiblichen Urning kennen, dessen Krankengeschichte ich im Irrenfreund 1884, Nr. 1 als Beobachtung 6 veröffentlicht habe.

Patientin kehrte wie umgewechselt zur Familie heim. Der Mann berichtet: „Sie war nicht mehr mein Weib, hatte keine Liebe mehr zu mir und den Kindern und wollte von ehelichen Annäherungen nichts mehr wissen." Sie entbrannte in brünstiger Liebe zur „Freundin", hatte für nichts Anderes mehr Sinn. Nachdem der Mann der Dame das Haus verboten, gab es Briefwechsel mit Stellen wie: „Mein Täubchen, ich lebe ja nur für Dich, meine Seele", Rendez-vous, schreckliche Aufregung, wenn ein erwarteter Brief ausblieb. Das Verhältniss war kein platonisches. Aus einzelnen Andeutungen lässt sich vermuthen, dass mutuelle Onanie das Mittel der sinnlichen Befriedigung war. Dieses Liebesverhältniss dauerte bis 1882 und machte Patientin in hohem Grade neurasthenisch.

Da Patientin ihr Hauswesen gründlich vernachlässigte, nahm der Mann eine 60jährige Dame als Haushälterin an, ausserdem eine Gouvernante für die Kinder. Patientin verliebte sich in die Beiden, die wenigstens Liebkosungen sich gefallen liessen und von der Liebe der Herrin materiell profitirten.

Ende 1883 musste Patientin sich entwickelnder Tuberculosis pulm. wegen nach dem Süden reisen. Dort lernte sie eine 40jährige Russin kennen, verliebte sich sterblich in dieselbe, fand aber keine Gegenliebe nach ihrem Sinne. Eines Tages brach Irrsinn bei der Kranken aus — sie hielt die Russin für eine Nihilistin, glaubte sich von ihr magnetisirt, bot förmliches Verfolgungsdelir, entfloh, wurde in einer Stadt Italiens aufgegriffen, ins Spital gebracht, beruhigte sich bald wieder, verfolgte neuerdings die Dame mit ihrer Liebe, fühlte sich namenlos unglücklich, plante Selbstmord.

Heimgekehrt war sie tief verstimmt, ihre Russin nicht zu besitzen, kalt und abstossend gegen die Angehörigen; Ende Mai 1884 setzte ein deliranter erotischer Aufregungszustand ein. Sie tanzte, jubelte, erklärte sich für männlichen Geschlechts, verlangte nach ihren früheren Geliebten, behauptete, aus kaiserlichem Hause zu sein, entwich in Männerkleidung aus dem Hause, wurde in manisch-erotischer Erregung der Irrenanstalt zugeführt. Der Exaltationszustand schwand nach einigen Tagen. Patientin wurde ruhig, deprimirt, machte einen verzweifelten Selbstmordversuch, war in der Folge tief schmerzlich, mit Taedium vitae behaftet; die conträre Sexualempfindung trat immer mehr zurück, die Tuberculose machte Fortschritte. Patientin starb phthisisch Anfang 1885.

Die Section des Gehirns bot hinsichtlich des Baustils und der Windungsanordnung nichts Auffälliges. Gehirngewicht 1150. Schädel leicht asymmetrisch. Keine anatomischen Degenerationszeichen. Innere und äussere Genitalien ohne Anomalie.

3) Effeminatio und Viraginität.

Zu dieser Stufe finden sich mehrfache Uebergänge aus der vorigen, charakterisirt durch das Mass, in welchem die psychische Persönlichkeit, speciell ihre gesammte Gefühlsweise und ihre Neigungen, von der abnormen geschlechtlichen Empfindungsweise beeinflusst sind. Ausgebildete männliche Fälle der 3. Gruppe fühlen sich weiblich dem Manne gegenüber, Weiber in der Rolle des Mannes dem Weib gegenüber. Diese Abnormität in der Gefühlsweise und in der charakterologischen Entwicklung zeigt sich vielfach schon in den Kinderjahren. Der Knabe liebt es, in Gesellschaft kleiner Mädchen zu verweilen, mit Puppen zu spielen, der Mama in der Besorgung der Hausgeschäfte zu helfen; er schwärmt für Kochen, Nähen, Sticken, entwickelt Geschmack in der Auswahl von weiblichen Toiletten, so dass er sogar darin der Rathgeber seiner Schwestern werden kann. Herangewachsen verschmäht er

Rauchen, Trinken, männlichen Sport, findet dagegen Gefallen an Putz, Schmuck, Kunst, Belletristik u. s. w., bis zur Schöngeisterei. Insofern das Weib derartige Richtungen vertritt, zieht er es vor, in Damengesellschaft zu verkehren.

Kann er bei einer Maskerade in weiblicher Rolle erscheinen, so ist dies seine höchste Lust. Dem Geliebten sucht er zu gefallen, indem er so zu sagen instinktiv das zu bieten anstrebt, was dem weibliebenden Manne am anderen Geschlecht gefällt — Züchtigkeit, Anmuth, Sinn für Aesthetik, Poesie u. s. w. Vielfach zeigen sich auch Bestrebungen, in Gang, Haltung, Zuschnitt der Kleider sich der weiblichen Erscheinung zu nähern.

Das Gegenstück stellt schon als kleines Mädchen der weibliche Urning dar. Sein Lieblingsort ist der Tummelplatz der Knaben. In ihren Spielen sucht er mit ihnen zu rivalisiren. Von Puppen will das Mädchen nichts wissen, seine Passion ist das Steckenpferd, das Soldaten- und Räuberspielen. Zu weiblichen Arbeiten zeigt es nicht bloss Unlust, sondern vielfach geradezu Ungeschick. Die Toilette wird vernachlässigt, in einem derben, burschikosen Wesen Gefallen gefunden. Statt zu Künsten, zeigt sich Sinn und Neigung für Wissenschaften. Gelegentlich wird ein Anlauf genommen, im Rauchen und Trinken sich zu versuchen. Parfüms und Näschereien werden verabscheut. Schmerzliche Reflexionen ruft das Bewusstsein hervor, als Weib geboren zu sein und der Universität mit ihrem flotten Leben und dem Militärstand ferne bleiben zu müssen.

In amazonenhaften Neigungen zu männlichem Sport gibt sich die männliche Seele im weiblichen Busen kund, nicht minder in Kundgebungen von Muth und männlicher Gesinnung. Der weibliche Urning liebt es, Haar und Zuschnitt der Kleidung männlich zu tragen, und seine höchste Lust wäre und ist es, gelegentlich in männlicher Kleidung zu erscheinen. Seine Ideale sind durch Geist und Thatkraft hervorragende weibliche Persönlichkeiten der Geschichte und der Gegenwart.

Was die sexuellen Gefühle und Triebe dieser auch im ganzen psychischen Wesen mitbetroffenen Urninge betrifft, so fühlen sie sich, wenn Männer, ausnahmslos in weiblicher Rolle dem Mann gegenüber, wenn Weiber, dem Weib gegenüber, als Mann. Sie fühlen sich demgemäss abgestossen von gleichgearteten Personen des eigenen Geschlechts, da diese ja ihre Concurrenten sind, dagegen hingezogen zu einfach Homosexualen oder sexuell Normalen ihres eigenen Geschlechts. Dieselbe Eifersucht, welche im normalen sexuellen Leben vorkommt, findet sich auch hier, wenn ihrer Liebe Concurrenz droht, ja, da sie sexuell meist hyperästhetisch sind, ist diese Eifersucht oft eine gränzenlose.

Bei vollkommen entwickelter conträrer Sexualität erscheint heterosexuale Liebe als eine ganz unverständliche Sache, ein sexueller Verkehr mit einer Person des anderen Geschlechts undenkbar, unmöglich. Ein bezüglicher Versuch scheitert an der eine Erection unmöglich machenden Hemmungsvorstellung des Ekels, selbst Grausens. Nur 2 Uebergangsfälle zur 3. Kategorie aus meiner Casuistik vermochten unter Zuhülfenahme ihrer Phantasie, indem sie sich das betreffende Weib als Mann dachten, zeitweise zu cohabitiren, aber der für sie inadäquate Akt war ihnen ein grosses Opfer und ohne jeglichen Genuss.

Im homosexualen Verkehr fühlt sich der Mann beim Akt immer als Weib, das Weib als Mann. Die Praktiken des Mannes sind bei reizbarer Schwäche des Ejaculationscentrums einfach Succubus oder Coitus passiv inter femora, andernfalls passive Masturbation oder ejaculatio viri dilecti in ore. Manche sehnen sich nach passiver Päderastie. Gelegentlich kommt Wunsch nach aktiver vor. In einem bezüglichen Versuche stand der Mann davon ab, weil ihn Ekel bei dem ihn an Coitus erinnernden Akt erfasste.

Nie bestand Inclination zu unreifen Personen (Knabenliebe!). In nicht seltenen Fällen blieb es bei platonischen Neigungen. Die sexuelle Befriedigung des Weibes dürfte Amor lesbicus oder aktive Masturbation sein.

Beobachtung 119. Autobiographie. I. Abstammung: Ich stehe jetzt in meinem 23. Lebensjahre; als Beruf habe ich mir das Studium der Technik erwählt, woran ich vollkommene Befriedigung finde. Ich habe nur leichte Kinderkrankheiten durchgemacht, während meine zwei Geschwister, die jetzt völlig gesund sind, schwere zu überstehen hatten. Meine Eltern leben beide und gehört mein Vater dem Advokatenstande an. Er wie meine Mutter ist, wie man zu sagen pflegt, stark nervös überreizt. Mein Vater besass zwei Geschwister, die aber jung starben.

II. Meine Person selbst: Was nun zunächst meine körperlichen Eigenschaften angeht, so bin ich von robuster Figur, ohne besonders hübsch gebaut zu sein; Augen grau, Haare blond. Behaarung und Bart dem Geschlecht und Alter entsprechend. Brustdrüsen und Geschlechtswerkzeuge sind normal entwickelt. Der Gang ist fest, fast schwerfällig, die Haltung nachlässig. Auffallend ist, dass die Breite des Beckens derjenigen der Schultern völlig gleich ist.

Von Natur bin ich geistig gut beanlagt. Sogar „vorzüglich“ sind meine Anlagen in einem meiner Zeugnisse genannt. Mein Examina bestand ich, ohne mich dessen rühmen zu wollen, mit Auszeichnung und besitze ich Interesse für Alles, was das Wohlergeben der Menschheit angeht, für Wissenschaften, Kunst, Industrie. Meiner Energie wird es verhältnissmässig leicht, die Befriedigung meiner Bedürfnisse, die weiter unten zu beschreiben sind, auf eine gelegene Zeit zu verschieben. Ich verdamme mit Absicht und Bewusstsein die heutige Moral, die geschlechtlich Abnormale zu Vergehen gegen willkürliche Gesetze zwingt und halte geschlechtlichen Umgang zweier Personen desselben Geschlechts für in das Belieben des Einzelnen gestellt, ohne dass Gesetzgeber ein Recht auf Einspruch hätten. Aus meinen Studien habe ich die ernstesten Anregungen empfangen, auf Grund darwinistischer Anschauungen nach Carneri's Vorgang eine Moral aufzubauen, die zwar nicht mit der heutigen übereinstimmt, aber den Menschen zu erheben und im Sinne der Naturgesetze zu veredeln vermöchte.

Von Belastungszeichen dürfte sich bei mir nicht viel finden. Eine gewisse Ueberreiztheit ist vorhandeu. Wichtig wäre vielleicht ein äusserst intensives Traumleben, das sich im Allgemeinen mit gleichgültigen Dingen beschäftigt, niemals sogenannte wollüstige Bilder zum Sujet hat, höchstens sich mit weiblicher Kleidung und dem Anziehen derselbeu — was für mich allerdings ein Wollustgedanke ist — beschäftigt. Mitunter, namentlich bis zu meinem 16. Lebensjahre, steigerte es sich zum öftern bis zum Somnambulismus, oder sehr häufig, wie auch jetzt noch, zum lauten Reden im Schlaf.

Meine Neigungeu: Die oben erwähnte abnormale Neigung ist das Grundprincip in meinem geschlechtlichen Fühlen. Habe ich mich weiblich gekleidet, so fühle ich volle Befriedigung. Eine eigenthümliche Ruhe und Wohlbehagen überkommen mich, die mir erlauben, eine leichtere geistige Thätigkeit dabei vorzunehmen. Meine Libido auf Ausübung geschlechtlichen Verkehrs ist äusserst gering. Auch für die weiblichen Handarbeiten habe ich viel Sinn und Geschmack und habe ich mir Häkeln und Sticken ohne irgend welche Anleitung anzueignen gewusst und betreibe ich diese Fertigkeiten im Geheimen gern. Auch andere weibliche Arbeiten, wie Nähen etc., besorge ich sehr gern, so dass ich sogar zu Hause, wo ich meine Neigung völlig verborgen halte und mich vor Ausübung derselben hüte, dennoch durch unwillkürliche Bethätigungen das Lob, ein gutes Stubenmädchen abzugeben, öfters erwarb, ein Lob, dessen ich mich durchaus nicht schämte, das mich im Gegentheil mit heimlichem Stolze erfüllte. Aus dem Tanzen mit Frauen mache ich mir gar nichts, nur mit meinen Schulkameraden tanzte ich gern, wozu mir unser so eingerichteter Tanzunterricht Gelegenheit gab; doch war es nur dann ein Genuss, wenn ich dabei als Dame tanzen durfte. — Eine Menge von anderen Begierden und Träumereien, die etwas Typisches zu besitzen scheinen, da sie den in der Psychopathia sexualis mitgetheilten täuschend ähnlich sehen, z. B. den Katafalkphantasien jenes jungen Offiziers, Balleteusenkleidung etc., übergehe ich . . . Im Uebrigen unterscheiden sich meine Neigungen nicht sonderlich von denen meines Geschlechts. Ich rauche und trinke mässig, liebe Süssigkeiten sehr und mache mir nichts aus Leibesübungen.

III. Entwickelungsgeschichte: Nach dieser kurzen Schilderung meiner Persönlichkeit kann ich dazu übergehen, eine entwickelungsgeschichtliche Analyse meines abnormalen Wesens zu geben. Sobald ich einigermassen selbstständig denken konnte und ich mich mit dem Unterschied der Geschlechter befasste, war es mein geheimer und fester Wunsch, ein Mädchen zu sein. Ich glaubte sogar ein solches zu sein. Aber als ich gelegentlich des Badens bei anderen Knaben dieselben Geschlechtstheile sah, wurde mir die Unmöglichkeit meines Gedankens klar. Ich reducirte meine Wünsche nun und hoffte wenigstens, ein Hermaphrodit zu sein. Und da ich eine gewisse Scheu besass, Abbildungen oder Beschreibungen von Geschlechtstheilen näher anzusehen, so bestand diese Hoffnung, obwohl ich reichlich Gelegenheit hatte, solche Schriften in die Hand zu nehmen, so lange, bis mich mein Studium zwang, mich mit dieser Sache näher zu beschäftigen. Während dieser Zeit las ich Alles, was ich über Zwitter erfahren konnte, sehnte mich, wenn, wie Zeitungen manchmal berichteten, eine Person weiblichen Geschlechts bisher männlich erzogen war und durch einen Zufall ihrem Geschlecht wieder zugeführt wurde, an deren Stelle. Meine erkannte Männlichkeit machte diesen Träumen ein Ende und erfüllte mich mit gar nicht besonderer Freude. Ich versuchte durch allmählichen Druck meine Geschlechtsdrüsen zu vernichten, doch liessen mich die Schmerzen bald davon abstehen. Nach äusseren Abzeichen des weiblichen Geschlechts geht auch jetzt noch meine Sehnsucht: nach einem hübschen Zopf, einer runden Brust, einer schlanken Taille.

Mit dem 12. Jahre bot sich mir zum ersten Male Gelegenheit, weibliche Kleidung anzulegen, und bald kam ich Abends darauf, das Bettzeug, Laken etc. nach Art weiblicher Röcke zu drapiren. Später als ich älter wurde, war es meine höchste Wonne, meiner Schwestern Kleider heimlich, wenn auch für wenige Minuten, unter steter Gefahr der Entdeckung, mir anzulegen. Zu meiner Freude durfte ich später einmal eine Frauenrolle bei einer Liebhaberaufführung übernehmen und soll ich dabei meine Parthie nicht übel durchgeführt haben. Seitdem ich als Student ein selbstständiges Leben führe, habe ich mir sofort weibliche Kleidung und Wäsche beschafft, die ich selbst in Ordnung halte. Wenn ich mir dann Abends — vor Entdeckung sicher — ein Stück nach dem anderen, vom Corsett bis zur Schürze und Armband, anlegen kann, bin ich völlig zufrieden und gebe mich einer ruhigen Thätigkeit innerlich vergnügt und schaffensfreudig hin. — Beim Bekleiden pflegt sich zunächst eine Erection einzustellen, die aber nie eine Ejaculation zur Folge hat, sondern sich bald wieder gibt. Auch äusserlich versuche ich dann, mich noch weiter dem weiblichen Geschlechte zu nähern durch passendes Frisiren des Haares und Entfernen des Bartes, den ich auch am liebsten ausgerissen hätte.

IV. Geschlechtliche Neigungen: Wenn ich nun dazu übergehen soll, meine eigenen geschlechtlichen Neigungen zu schildern, so möchte ich zunächst im Allgemeinen darauf hinweisen, dass meine Geschlechtsreife normal eintrat, was ich aus den Pollutionen, Stimmwechsel etc. schliesse. Die Pollutionen finden auch jetzt noch regelmässig statt, alle 3 Wochen, selten öfter. Niemals empfinde ich bei denselben ein Wollustgefühl. Onanie habe ich niemals getrieben; ich kannte bis vor Kurzem von der Sache nur den Namen, habe mich erst durch die directe Erkundigung darüber orientiren müssen, um selbst darüber klar zu werden. Ueberhaupt ist mir jede Berührung des erigirten Gliedes peinlich und schmerzlich, ohne irgend ein Wollustgefühl.

Dem Weibe gegenüber benahm ich mich früher sehr schüchtern, jetzt ruhig, wie Gleiche mit Gleichen verkehren. Eine directe Erregung durch ein

Weib in geschlechtlichem Sinne fand selten statt, aber wenn ich scharf zu analysiren versuche, so kommt es mir vor, als sei es nie ihre Person, als vielmehr allein ihre Kleidung gewesen. Ich verliebte mich in ihre Kleidung und der Gedanke, selbst solche zu tragen, war mir himmlisch. Also geschlechtliche Erregung fand nie, auch nicht in Bordellen, wohin ich von Freunden mitgeschleppt wurde, trotz der Zuschaustellung der denkbar möglichsten Ueppigkeit, auch Schönheit, statt. Aber freundschaftliche Gefühle erregten mein Herz für das weibliche Geschlecht. Ich malte es mir aus, wenn ich als Weib verkleidet unerkannt bei ihnen weilen und mit ihnen verkehren könnte, mit ihnen mich freuen könnte. Am ehesten Eindruck machen Mädchen auf mich, deren Brust noch nicht übermässig entwickelt ist, besonders solche, die kurze Haare tragen, da solche mir und meiner Anschauung am nächsten stehen. Einmal glückte es mir, ein Mädchen zu finden, das sich in seinem Geschlechte unglücklich fühlte. Wir schlossen einen festen Freundschaftsbund mit einander und ergötzten uns oft an der Vorstellung, wenn wir beide unsere Lagen gegen einander austauschen könnten. Vielleicht ist es nicht unpassend und für die Charakteristik unwichtig, wenn ich folgendes noch mittheile: Als vor einigen Monaten die Geschichte einer ungarischen Gräfin durch die Zeitungen ging, die als Mann verkleidet geheirathet hatte, sich als Mann fühlte, da dachte ich allen Ernstes daran, mich ihr anzutragen, um so eine umgekehrte Ehe zu schliessen — ich als Weib, sie als Mann . . . . Beischlaf habe ich nie versucht, auch nie Sehnsucht darnach empfunden. Doch nahm ich mir vor, da ich voraussah, dass mir die nöthige Erection bei einem Weibe fehlen würde, dann einige Kleidungsstücke desselben mir anzulegen und meine, dass dann sicher der erwartete Erfolg eingetreten sein würde.

Was mein Benehmen männlichen Personen gegenüber betrifft, so ist vor Allem hervorzuheben, dass ich während meiner Schulzeit die innigsten Freundschaften pflegte. Mein Herz war glücklich, wenn es dem Angebeteten einen kleinen Dienst erweisen konnte. Ich betete ihn wirklich mit Inbrunst an. Aber andererseits bereitete ich ihm beim geringsten Anlass die fürchterlichsten Eifersuchtsscenen. Während der Dauer der Feindschaft war mir zu Muthe, als könnte ich nicht leben und nicht sterben. Fand die Versöhnung statt, so war ich wieder für kurze Zeit der glücklichste Mensch. Auch Knaben suchte ich mir zu Freunden zu machen, die ich hätschelte, mit allerlei Süssigkeiten beschenkte und die ich gern geküsst hätte. — Obwohl nun meine Liebe stets platonisch blieb, so war es doch eine abnormale. Ein Ausspruch, den ich damals unbewusst über einen angebeteten älteren Freund that, beweist das: Ich hätte ihn so lieb, sagte ich, dass ich ihn am liebsten heirathen möchte. — Auch jetzt noch, wo ich wenig Verkehr pflege, bin ich leicht vernarrt in eine schöne männliche Gestalt, mit feinem Bart und klugen Zügen. Doch habe ich niemals eine mir gleich gestimmte Seele gefunden, der ich mich völlig entdecken könnte, um als Freundin bei ihm zu sein. Niemals versuchte ich meine Neigungen direct zu bethätigen oder irgend eine Unklugheit in dieser Beziehung zu begehen. Den Besuch von Museen, wo nackte männliche Körper aufgestellt waren, unterliess ich schliesslich, da mich meine sich dann sicher einstellenden Erectionen im höchsten Grade belästigten. — Nach gemeinschaftlichem Schlafe mit einem Manne hatte ich mich manchmal im Stillen gesehnt, und fand auch Gelegenheit. Ich wurde von einem älteren, mir ziemlich unsympathischen Manne dazu aufgefordert. Cum eo concubui, ille genitalia mea tetigit, und trotzdem seine Person mir unsympathisch war, erfüllte mich ein höchstes Wonnegefühl. Ich empfand mich als ihm völlig hingegeben, mit einem Wort, ich empfand als Weib.

Darf ich dem Gesagten noch eine Schlussbemerkung anhängen, so möchte ich ausdrücklich bemerken, dass ich, obwohl mir meine abnormalen Neigungen bewusst sind, doch keine Aenderung derselben möchte. Ich habe nur Sehnsucht nach einer Zeit, wo ich bequemer und mit weniger Entdeckungsgefahr denselben nachgehen kann, um mir eine Freude zu bereiten, die Niemand schadet.

Beobachtung 120. Frl. Z., 31 Jahre, Künstlerin, kommt wegen neurasthenischer Beschwerden in die Sprechstunde. Sie erscheint auffällig durch grobe, mehr männliche Gesichtszüge, tiefe Stimme, kurzgeschnittenes Haar, Kleidung von mehr männlichem Zuschnitt, männliche Gehweise und selbstbewusstes Auftreten. Im Uebrigen ist sie durchaus Weib, mit ziemlich entwickelten Mammae, weiblichem Becken und ohne Behaarung im Gesicht.

Ausforschung bezüglich conträrer Sexualempfindung ergibt ein positives Resultat.

Patientin erzählt, dass sie schon als kleines Kind am liebsten mit Knaben spielte und zwar „Soldaten", ferner „Kaufmann", „Räuber". Sie will sehr wild und ausgelassen bei diesen Knabenspielen gewesen sein, nie aber Sinn für Puppen, weibliche Handarbeiten gehabt haben, von denen sie nur das Gewöhnlichste (Stricken, Nähen) erlernte.

In der Schule habe sie gute Fortschritte gemacht, sich besonders für Mathematik und Chemie interessirt. Früh erwachte in ihr der Drang zur bildenden Kunst, zu welcher sie auch Begabung zeigte. Ihr höchstes Ziel war, eine bedeutende Künstlerin zu werden. Nie dachte sie in ihren Zukunftsträumen an ein eheliches Verhältniss. Als Künstlerin interessirte sie sich für schöne Menschen, aber nur Frauengestalten zogen sie eigentlich an, Männergestalten besah sie sich immer „nur aus der Ferne" Sie konnte „Flittertand" nicht leiden, es gefiel ihr immer nur „Mannbares" Der gewöhnliche Verkehr mit Mädchen war ihr zuwider, weil deren Gespräche über Toiletten, Putz, Männerliebschaften u. dgl. ihr höchst fad und langweilig vorkamen. Dagegen hatte sie schon seit ihrer Kindheit schwärmerische Freundschaftsverhältnisse mit einzelnen Mädchen, schwärmte mit 10 Jahren für eine Schulkameradin, schrieb deren Namen überall hin. Seither hatte sie zahlreiche Freundinnen, mit denen sie sich „rasend" küsste. Sie gefalle den Mädchen in der Regel gut wegen ihres burschikosen Auftretens. Sie mache Gedichte an ihre Freundinnen und könnte ihnen zu Liebe über Dächer klettern. Es sei ihr selbst sehr auffallend, dass sie sich vor Mädchen genire, besonders vor Freundinnen. Sie wäre nicht im Stande, sich vor solchen zu entkleiden. Je mehr sie eine Freundin liebe, um so mehr genire sie sich vor derselben.

Gegenwärtig habe sie ebenfalls ein solches Freundschaftsverhältniss. Sie küsse, umarme ihre Laura, mache ihr Fensterpromenade, erleide alle Qualen der Eifersucht, besonders wenn sie dieselbe mit Männern sich unterhalten sehe. Sie habe nur den Wunsch, allzeit mit dieser Freundin zu leben.

Patientin theilt mit, dass allerdings 2mal in ihrem Leben Männer einen Eindruck auf sie gemacht hätten. Sie glaube, dass wenn man sich ernstlich um sie beworbeu hätte, es zu einer Ehe gekommen wäre, denn sie habe Familienleben und Kinder sehr gerne. Wollte ein Herr sie besitzen, so müsste er sie sich erkämpfen, während sie sich lieber eine Freundin erkämpfe. Sie finde das Weib schöner, idealer als den Mann. In den seltenen Fällen, wo sie erotische Träume hatte, habe es sich immer um ein weibliches Wesen gehandelt. Von Männern habe sie nie geträumt.

Sie glaube nicht, dass sie jetzt noch einen Mann lieben könnte, denn die Männer seien falsch und sie selbst nervös und blutarm.

Sie halte sich für durchaus weiblich, aber sie bedauere, kein Mann geworden zu sein. Schon mit 4 Jahren sei ihr grösstes Vergnügen gewesen, Knabenkleider anzuziehen. Sie habe entschieden einen männlichen Charakter, habe auch noch nie geweint. Ihre höchste Passion wäre Reiten, Turnen, Fechten, Kutschiren. Sie leide sehr darunter, dass Niemand aus ihrer Umgebung sie verstehe. Es sei ihr zu dumm, Weibersachen zu reden. Schon viele ihrer Bekannten hätten gemeint, sie hätte eigentlich ein Mann werden sollen.

Sinnlichen Temperaments will Patientin nie gewesen sein. Bei dem Umarmen von Freundinnen habe sie öfters ein eigenthümliches wollüstiges Gefühl verspürt. Umarmen und Küssen sei ihre einzige Freundschaftsbezeugung gewesen.

Patientin behauptet, sie stamme von einem nervösen Vater und einer verrückten Mutter, die als junges Mädchen in den eigenen Bruder rasend verliebt gewesen sei und ihn zur Flucht mit ihr nach Amerika zu bereden versucht habe. Der Bruder der Patientin sei ein höchst verschrobener, eigenartiger Mensch.

Patientin bietet keine äusseren Degenerationszeichen, regelmässigen Schädel. Sie will die Menses mit 14 Jahren bekommen haben. Diese seien regelmässig, jedoch mit Schmerzen verbunden.

Beobachtung 121. Um meinen unseligen Krankheitszustand gleich mit dem richtigen Namen zu bezeichnen, will ich von vornherein bemerken, dass er alle Merkmale an sich trägt, die Sie in Ihrem Werke „Psychopathia sexualis“ als Effeminatio bezeichnen.

Ich bin nun 38 Jahre alt und habe, Dank meiner Abnormität, ein Leben hinter mir so voll namenloser Qual, dass ich oft erstaunt bin, welch eine Leidenskraft dem Menschen gegeben ist. In letzter Zeit flösst mir das Bewusstsein der überstandenen Leiden eine Art von Selbstachtung ein, die allein im Stande ist, mir das Leben einigermassen erträglich zu machen.

Aber ich will mich nun bemühen, wahrheitsgetreu meinen Zustand zu schildern. Ich bin körperlich gesund, habe nie, so weit ich mich entsinnen kann, eine heftige Krankheit durchgemacht und stamme aus einer gesunden Familie. Freilich sind meine Eltern, beide, sehr erregbare Naturen, mein Vater von sogen. cholerischem, meine Mutter von sanguinischem Temperament, das eine starke Neigung zu düsterer Melancholie hat. Sie ist eine überaus lebhafte, durch Gutherzigkeit und thatkräftige Hülfe beliebte Frau, die jedoch ein starkes Anlehnungsbedürfniss und Mangel an Selbstvertrauen besitzt. Alle diese Eigenschaften waren auch bei ihrem Vater ausgeprägt. Ich hebe diesen Umstand hervor, weil man mir nachsagt, dass ich diesen beiden Personen nacharte, und was die beiden letzterwähnten Eigenschaften angeht, so kann ich selbst die Aehnlichkeit feststellen. Ich habe immer geglaubt, dass meine Liebe zum eigenen Geschlecht Auswüchse dieser Eigenschaften seien. Aber wenn ich auch

Versuche machte, durch innere Erstarkung, durch Vorspiegelung eigener Tüchtigkeit das Band zu zerreissen, das mich mit magischer Gewalt zum Manne zieht, so bleibt doch noch immer ein Bodensatz übrig, den ich mir nicht aus dem Blute treiben kann. So weit mich meine Erinnerungen tragen, überall sehe ich diese räthselhafte, elementare Sehnsucht nach einem Geliebten. Freilich war ihre allererste Aeusserung grobsinnlicher Natur. Ich weiss nicht mehr, ob ich schon 10 Jahre alt war, als ich mich plötzlich am helllichten Tage im Bette liegend dabei ertappte, wie ich durch Druck an meinen Geschlechtstheilen neue, berauschende Gefühle hervorrief, indem ich mir dabei starksinnliche Manipulationen durch einen Mann meiner Umgebung vorstellte. Erst viele Jahre hinterher erfuhr ich, dass das Onanie ist. In der ersten Zeit war ich so erschreckt und durch die Räthselhaftigkeit meines Hangs so verdüstert, dass ich damals meinen ersten Selbstmordversuch machte. Hätte ich ihn nur zur Ausführung gebracht! Denn nun folgte eine Reihe so heftiger Erschütterungen der Seele und des Körpers, dass sie sich wie eine Kette um mein Herz gelegt, es verengt, hart und roh gemacht haben. Um es gleich hier zu sagen, bis heute hat mich die Onanie nicht aus ihren Krallen gelassen, sie hat allen Versuchen, allen Anstrengungen Widerstand geleistet und meine Lust, ihr zu widerstehen, fast ganz gebrochen. 3 oder 4mal habe ich sie monatelang ganz gelassen, meist unter dem Einfluss seelischer Erregungen.

Im Alter von etwa 13 Jahren hatte ich meine erste Liebe. Heute schwebt mir vor, dass damals mein höchster Wunsch war, die frischen rothen Lippen meines Schulkameraden zu küssen. Es war eine Sehnsucht voll romantischer Träume. Heftiger wurde sie im Alter von 15 oder 16 Jahren, wo ich zum ersten Mal die wahnsinnigen Qualen der Eifersucht erlitt, die verzehrender ist, als sie bei der natürlichen Liebe sein kann. Diese zweite Liebesperiode dauerte Jahre lang, obwohl ich mit dem Gegenstande meiner Liebe nur wenig Tage zusammenwar und wir uns dann 15 Jahre lang nicht wiedersahen. Nach und nach erkaltete mein Gefühl und ich bin dann noch mehrere Male in rasender Liebe zu anderen Männern entbrannt, die, bis auf einen Fall, meine Altersgenossen waren.

Nie ist meine Liebe — gestatten Sie gütigst diesen Ausdruck für ein von dem grössten Theil der Menschheit verdammtes Gefühl — erwidert worden, nie habe ich mit einem Manne in einer Weise verkehrt, die das Tageslicht scheuen müsste, nie hat auch nur Einer ein mehr als gewöhnliches Interesse für mich gehabt, obwohl Einer der von mir umschwärmten Freunde mein geheimes Verlangen errieth. Und doch habe ich mich in glühender Sehnsucht nach Mannesliebe verzehrt. Meine Gefühle hiebei sind nach meiner Ansicht ganz die eines liebenden Weibes, und ich bemerke mit Entsetzen, dass meine sinnlichen Vorstellungen denen eines Weibes immer ähnlicher werden. In den Perioden, in welchen ich frei von einer bestimmten Liebe bin, artet mein Verlangen insofern aus, als ich bei meinen onanistischen Manipulationen ganz grobsinnliche Vorstellungen heraufbeschwöre. Hiegegen aber kann ich schliesslich noch ankämpfen. Ganz umsonst jedoch ist jeder Versuch, die Liebe zu unterdrücken. Ich leide gerade jetzt wieder seit Jahresfrist unter einer solchen Gefühlsüberschwenglichkeit und habe so viel über deren Eigenthümlichkeit gegrübelt, dass ich glaube, meine Empfindungen getreu schildern zu können. Mein Interesse wird stets durch körperliche Schönheit geweckt. Dabei habe ich die eigenthümliche Beobachtung gemacht, dass ich nie einen bärtigen Mann geliebt habe. Hier liegt die Annahme nahe, dass ich der sogen. Knabenliebe huldige. Das ist nicht richtig. Denn zu jenem sinnlichen Reiz tritt bei näherem Umgang ein seelisches Interesse. Und damit ist der Reigen der Qualen eröffnet. Ich werde von einer so tiefen Neigung erfasst, dass ich mit einer Art von Opferwilligkeit mich anschliesse. Man gewinnt Vertrauen zu mir und es könnte aus dieser Gegenseitigkeit eine so herzliche Freundschaft entstehen, wenn mir nicht auf dem Grunde meiner Seele der Dämon schlummerte, der mich drängt zu der innigsten Vereinigung, die nur zwischen Menschen verschiedenen Geschlechts erlaubt ist. Mein ganzes Wesen sehnt sich darnach, jede Fiber zuckt darnach, und in heisser, glühender Leidenschaft verzehre ich mich. Ich wundere mich, dass ich hier mit dürren Worten Empfindungen wiedergeben kann, die mein ganzes Innere durchwühlt haben. Freilich habe ich durch jahrelange Kämpfe lernen müssen, meine Neigung zu verbergen, zu lächeln, wo ich von Schmerzen zerrissen wurde. Denn da ich nie Gegenliebe fand, habe ich nur die Qualen der Liebe kennen gelernt. Eifersucht, wahnsinnige, den Verstand verdunkelnde Eifersucht auf Jeden und Jede, denen der von mir heimlich Geliebte auch nur einen freundlichen Blick zuwarf.

Ich habe zuletzt das seelische Moment betont, um zu zeigen, wie tief eingewurzelt mein abnormer Hang ist. Nie habe ich auch nur einen Hauch von sinnlicher Liebe zum anderen Geschlecht verspürt. Die Vorstellung, mit demselben sinnlich verkehren zu müssen, ist mir widerwärtig. Einige Male habe ich genug darunter gelitten, dass man mich der Liebe junger Mädchen versicherte. Wie jeder junge Mann habe ich die modernen geselligen Vergnügungen, darunter Tanz, reichlich genossen. Es gewährt mir Vergnügen, zu tanzen, aber wenn ich als Mädchen mit Männern tanzen könnte, würde ich erst glücklich sein.

Ich möchte noch einmal hervorheben, dass meine Liebe durchaus sinnlich ist. Wie sollte ich es sonst erklären, dass mir der Händedruck des Geliebten, oft sein blosser Anblick Herzbeklemmung und Erection verursacht! Ich habe alle Hülfsmittel aufgeboten, um diese „Liebe“ aus dem — sagen wir „Herzen“ — zu reissen. Ich habe versucht, durch Onanie sie zu betäuben, sie in den Schlamm zu ziehen, um mich darüber erheben zu können. (Vor etwa 10 Jahren habe ich während so einer Liebesepoche die Onanie verabscheut und die Empfindung gehabt, als veredle mich mein Liebesgefühl.) Ich habe jetzt noch den Wahn, dass, wenn mir der von mir Geliebte erklärte, er liebe mich wieder, er liebe, er liebe nur mich, ich gern auf sinnliche Befriedigung verzichten würde, und mich ausruhen könnte in treuen Armen. Aber das ist gewiss Selbstbetrug.

Hochgeehrter Herr! Ich habe einen verantwortlichen Beruf, und ich glaube versichern zu dürfen, dass mich mein abnormer Hang nie, und sei es auch nur um Haaresbreite, von der Pflicht, die ich ausüben muss, entfernen wird. Ich bin, bis auf diese Abnormität, nicht verrückt und ich könnte schliesslich zufrieden sein. Aber ich habe, namentlich im letzten Jahre wieder, zu viel gelitten, als dass ich nicht mit Grausen der Zukunft entgegen gehen sollte, die mir ganz gewiss nicht die Erfüllung des Wunsches bringen wird, der fortwährend unter der Asche glimmt, nämlich einen Geliebten zu besitzen, der mich versteht und wieder liebt. Ein solches Verhältniss allein würde mich wahrhaft innerlich beglücken. Ich habe sehr viel über den Ursprung meiner

Abnormität nachgedacht, namentlich weil ich glaube annehmen zu müssen, dass sie mir nicht angeerbt ist. Ich glaube, dass die Onanie das eingeborene Gefühl zu lodernder Gluth entfacht hat. Längst hätte ich ja dem ganzen Elend ein Ende machen können, da ich durchaus keine Todesangst habe und in der Religion — die sich seltsamerweise aus meinem unreinen Herzen nicht zurückgezogen hat — keine Warnung vor dem Selbstmord finde. Aber das Bewusstsein, dass ich nicht allein die Schuld daran trage, dass ein Wurm mein ganzes, ganzes Leben von der Knospe an zernagt hat, ein gewisser Lebenstrotz, der mir gerade in letzter Zeit aus unsagbarem Kummer aufgekeimt ist, führt mich dahin, den Versuch zu wagen, ob sich nicht auf ganz neuer Basis doch noch ein bescheidenes Lebensglück aufführen lässt. Etwas, das das Herz fühlt. Ich glaube, dass ich unter dem Einfluss ruhigen Familienlebens glücklich sein könnte. Aber ich darf Ihnen nicht verhehlen, dass mir der Gedanke an ein eheliches Zusammenleben mit einer Frau grässlich ist und dass ich diesen ganzen Versuch der Lebenswendung mit blutendem Herzen unternähme, weil ich dadurch radikal mit der Hoffnung bräche, die immer noch wach ist, nämlich mit dem Wahne, das Geschick könne mir doch noch das geträumte Glück zuführen.

Dieser Wahn ist mir so tief eingewurzelt, dass ich fürchte, nur hypnotische Suggestion könne mir helfen.

Können Sie mir einen Rath ertheilen, so würden Sie mich unendlich glücklich machen. Ihr dringendster Rath wird sich wohl auf die Einstellung der Onanie erstrecken. Wie gern ich ihm nachkäme! Aber wenn ich nicht direkte körperliche, etwa mechanische Mittel zur Hand habe, werde ich mich wohl von diesem Laster nicht losreissen können. Das um so weniger, weil ich fürchte, meine Natur habe sich durch Jahre lange Uebung daran gewöhnt. Die Folgen derselben sind mir freilich nicht erspart worden, wenn sie auch nicht so grausig sind, wie sie oft geschildert werden. Ich leide an geringgradiger Nervosität, bin zwar geschwächt und büsse namentlich periodisch durch Verdauungsstörungen, kann aber noch ganz gut Strapazen aushalten und habe, wenn sie nicht zu gross sind, mein Vergnügen an ihnen. Ich bin verdüstert, kann aber recht vergnügt sein und habe zum Glück Freude an meinem Beruf und Interesse für Vielerlei, besonders für Musik, Kunst, Belletristik. Weibliche Beschäftigungen habe ich nie getrieben.

Ich gehe, wie sich nach Obigem denken lässt, gern mit Männern, besonders mit schönen, um, bin aber nie in intime Beziehungen zu ihnen getreten. Trennt mich doch eine breite Kluft von ihnen!

Nachtrag. Ich fürchte, dass ich in Vorstehendem mein geschlechtliches Leben nicht genau genug präcisirt habe. Es besteht nur in Onanie, dabei lasse ich mich jedoch von fast all' den scheusslichen Vorstellungen beeinflussen, die mit Coitus inter femora, ejaculatio in ore u. s. w. bezeichnet werden.

Meine Rolle dabei ist passiv. Diese Vorstellungen ändern sich und gehen ganz in das Verlangen der Begattung über, wenn mich eine Leidenschaft in ihren Bann schlägt. Der Kampf gegen eine solche ist deshalb so furchtbar, weil auch meine Seele dabei betheiligt ist. Ich ersehne die engste, vollkommenste Verbindung, die zwischen zwei Menschen denkbar ist, stetes Beisammensein, gemeinsame Interessen, unbegrenztes Vertrauen, geschlechtliche Vereinigung. Ich denke mir, dass die natürliche Liebe sich hiervon nur durch den Grad der Wärme unterscheidet, der unter dem Siedepunkt unserer Leidenschaft zurückbleibt. Gerade jetzt kämpfe ich jenen Kampf wieder, mit Gewalt würge ich die wahnsinnige Leidenschaft hinunter, die mich nun schon so lange gefangen hält. Nächte lang wälze ich mich umher, von dem Bilde Desjenigen verfolgt, für dessen Liebe ich Alles hingeben würde, was ich habe. Wie tieftraurig ist es, dass das Edelste, was dem Menschen ward, die Freundschaft, durch gemeines Sinnengefühl verhindert wird!

Noch einmal möchte ich hervorheben, dass ich mich nicht entschliessen kann, durch geschlechtlichen Verkehr mit dem anderen Geschlecht mein Geschlechtsleben umzustimmen. Die Vorstellung von einem solchen Verkehr flösst mir Widerwillen, Ekel ein.

Beobachtung 122. Ich schreibe, so gut es geht, meine Leidensgeschichte nieder, einzig und allein von dem Bestreben geleitet, durch diese Autobiographie ein klein wenig zur Aufhellung des leider noch in so vielen Kreisen herrschenden Missverstehens und der grausamen Irrthümer über die „conträre Sexualempfindung" beitragen zu können.

Ich bin 37 Jahre und stamme von Eltern, die beide sehr nervös waren. Ich erwähne dies nur, weil mir schon oft der Gedanke kam, dass meine conträre Sexualempfindung auf dem Wege der Vererbung entstanden sei; doch ist diese Behauptung nur eine sehr vage. Von meinen Grosseltern, die ich nicht kannte, möchte ich nur als bemerkenswerth anführen, dass mein Grossvater mütterlicherseits als grosser Don Juan bekannt war.

Ich war ein ziemlich schwächliches Kind und litt in meinen zwei ersten Lebensjahren sehr an sogen. Gichtern, in Folge deren auch mein Auffassungsvermögen und mein Gedächtniss gelitten haben mögen, da ich Dinge, die mich nicht interessiren, nur langsam und schwer lerne und das Gelernte leicht wieder vergesse. Erwähnen möchte ich auch, dass meine Mutter in der Zeit, bevor ich zur Welt kam, heftigen seelischen Aufregungen unterworfen war und sehr oft erschrocken sein soll. Von meinem 3. Jahre an bin ich ganz gesund und bisher von grösseren Krankheiten verschont geblieben. Nur als Knabe von 12—16 Jahren hatte ich manchmal ganz eigenartige, nicht zu beschreibende Nervenempfindungen, die sich namentlich im Kopf und in den Fingerspitzen bemerkbar machten, und bei denen es mir war, als wollte sich mein ganzes Wesen auflösen. Seit vielen Jahren jedoch sind die Anfälle ganz ausgeblieben. Sonst bin ich ein ziemlich kräftiger Mann mit reichlichem Haarwuchs und von durchaus männlichem Wesen.

Schon als Knabe von 6 Jahren gelangte ich ganz selbstständig zur Onanie, der ich leider bis zu meinem 19. Jahre ziemlich heftig ergeben war, und zu der ich auch jetzt noch häufig, faute de mieux, meine Zuflucht nehme, trotzdem ich das Verwerfliche dieser Leidenschaft einsehe und mich auch jedesmal ziemlich geschwächt fühle, während mich ein geschlechtlicher Verkehr mit einem Manne nicht im Geringsten angreift, sondern mir im Gegentheil ein Gefühl des Gekräftigtseins verschafft. Mit 7 Jahren begann ich die Schule zu besuchen und empfand bald für einige meiner Mitschüler eine heftige Sympathie, die mir aber nicht weiter auffiel. Im Gymnasium wurde ich mit 14 Jahren von meinen Mitschülern über das mir bis dahin gänzlich unbekannte

Geschlechtsleben der Menschen aufgeklärt, ohne mich jedoch sehr für die Sache zu interessiren. Zu dieser Zeit trieb ich auch mit 2—3 Freunden mutuelle Onanie, zu welcher diese mich verleitet hatten und die für mich einen ungeheueren Reiz besass. Noch immer war ich mir der Perversität meines Geschlechtstriebes nicht bewusst, sondern hielt meine Vergehen für Jugendsünden, wie sie von allen Knaben in diesem Alter begangen würden. Das Interesse für das weibliche Geschlecht, dachte ich mir, würde sich schon mit der Zeit einstellen. So wurde ich 19 Jahre. Während der folgenden Jahre war ich dreimal, das eine Mal in einen sehr schönen Schauspieler, dann in einen Bankangestellten und einen meiner Freunde, von denen die beiden letzteren nichts weniger als schöne, sinnlich bestechende Menschen waren, bis zum Wahnsinn verliebt, welche Liebe aber nur eine rein platonische war, die sich gelegentlich zu glühenden Gedichten verstieg. Es war vielleicht die schönste Zeit meines Lebens, da ich Alles mit reinen unschuldigen Augen ansah. Im 21. Jahre fing ich an, allmählig zu merken, dass ich denn doch nicht so ganz wie meine Kameraden veranlagt sei, da ich für alle männlichen Beschäftigungen gar kein Vergnügen empfand, an Rauchen, Trinken und Kartenspielen wenig Gefallen und vor dem Bordell eine wahre Todesangst hatte. Ich bin auch nie in einem gewesen, da es mir jedesmal gelang, mich unter irgend einem Vorwande wegzustehlen. Ich begann nun über mich nachzudenken, ich fühlte mich oft fürchterlich verlassen, elend und unglücklich und sehnte mich nach einem gleich veranlagten Freunde, ohne jedoch auf den Gedanken zu kommen, es könne ausser mir noch ebensolche Menschen geben. Mit 22 Jahren lernte ich einen jungen Menschen kennen, der mich endlich über die conträre Sexualempfindung und die damit Behafteten aufklärte, da er, ebenfalls Urning, in mich verliebt war. Wie Schuppen fiel es mir von den Augen und ich segne den Tag, der mir diese Aufklärung brachte. Von da an sah ich die Welt mit ganz anderen Augen an, sah, wie vielen Menschen gleich mir dasselbe Loos beschieden war, und fing an zu lernen, mich mit eben diesem Loose, so gut es geht, abzufinden. Leider ging es sehr schlecht und es ergreift mich oft jetzt noch eine Verbissenheit und ein tiefer Hass über die modernen Einrichtungen, die uns arme Urninge so schrecklich stiefmütterlich behandeln. Denn was ist unser Loos? In den meisten Fällen werden wir nicht verstanden, werden verspottet und verachtet, und wenn es gut geht und man uns in einigen seltenen Fällen versteht, so werden wir bemitleidet wie arme Kranke oder Wahnsinnige — und Mitleid hat mich von jeher krank gemacht. Ich fing nun an Komödie zu spielen, um meine Mitmenschen über mein Seelenleben zu täuschen, und es gewährte mir jedesmal eine grosse Befriedigung, wenn mir dies gelang. Ich lernte auch mehrere Schicksalsgenossen kennen, mit denen ich Verhältnisse anknüpfte, die leider aber immer nur von kurzer Dauer waren, da ich sehr ängstlich und vorsichtig, dabei aber auch sehr wählerisch und verwöhnt war.

Päderastie habe ich stets gänzlich verabscheut als etwas Menschenunwürdiges, und ich wünschte nur, dass alle meine Schicksalsgenossen es ebenso thäten; leider ist dies bei so Manchen nicht der Fall, denn dächten Alle gleich mir darüber, so würde uns die Verachtung und der Spott der anders empfindenden Menschen noch ungerechter treffen als bisher.

Dem geliebten Mann gegenüber fühle ich mich vollständig als W e i b, weshalb ich mich auch beim Geschlechtsakt ziemlich passiv verhalte. Ueberhaupt ist mein ganzes Empfinden und Fühlen weiblich; ich bin eitel, coquett, putz- und gefallsüchtig, liebe es, mich schön zu kleiden, und greife in Fällen, wo ich gefallen will, sogar zu Toilettekünsten, in denen ich ziemlich bewandert bin.

So wenig ich mich für Politik interessire, ebenso leidenschaftlich liebe ich Musik und bin ein begeisterter Anhänger Richard Wagners, welche Vorliebe ich bei den Meisten von uns bemerkt habe; ich finde, dass gerade diese Musik unserem Wesen so sehr entspricht.

Ich spiele ziemlich gut Violine, lese gern und viel, doch sonst habe ich wohl für Anderes wenig Interesse; wie mir überhaupt alles Uebrige im Leben so ziemlich gleichgiltig ist in Folge der tiefen Resignation, die sich meiner immer mehr bemächtigt.

Obwohl ich Grund hätte, mit dem Schicksal zufrieden zu sein, da ich in gesicherter Stellung als Techniker in einer grossen Stadt Deutschlands lebe, habe ich doch keine Freude an meinem Beruf. — Am liebsten wäre es mir, wenn ich gänzlich unabhängig und frei mit einem geliebten Wesen schöne Reisen machen könnte und sonst der Musik und Literatur leben könnte, namentlich dem Theater, das mir als eines der grössten Vergnügen erscheint. Intendant einer Hofbühne zu sein, denke ich mir ganz annehmbar.

Der einzige Stand oder Beruf, der mir wirklich wünschenswerth erscheint, ist der eines grossen Künstlers, sei es Sänger, Schauspieler, Maler oder Bildhauer, was immer; und fast noch schöner däucht es mich, auf einem Königsthron geboren zu sein, welcher Wunsch meiner ausgeprägten Herrschsucht entspricht. (Wenn es wirklich eine Seelenwanderung gibt, ein Capitel, mit dem ich mich viel beschäftige und das mir sehr einleuchtend erscheint, so muss ich schon irgend einmal als Imperator oder sonst als irgend ein Beherrscher gelebt haben.) Zu all' dem muss man aber geboren sein, und da ich das nun eben nicht bin, fehlt mir ja der Ehrgeiz für sogenannte gesellschaftliche Ehren und Auszeichnungen.

Was meine Geschmacksrichtung anbelangt, so muss ich einen leidigen Zwiespalt in derselben erwähnen. Schöne, geistig sehr begabte junge Männer von wenigstens 20 Jahren, die gesellschaftlich auf derselben Stufe wie ich stehen müssen, scheinen mir für eine mehr platonische Liebe wie geschaffen, doch begnüge ich mich da vollkommen mit einer aufrichtigen, allerdings sehr idealen Freundschaft, die selten über einige Küsse hinausgeht. Sinnlich reizen aber können mich nur derbere und kräftigere Männergestalten, die mindestens ebenso alt wie ich sind und geistig und gesellschaftlich unter mir stehen müssen. Der Grund für diese sonderbare Erscheinung mag darin liegen, dass mein ziemlich stark ausgeprägtes Schamgefühl und die mir angeborene Aengstlichkeit und Zurückhaltung bei mir gleichstehenden Männern als Hemmungsvorstellung wirkt, so dass ich es in diesen Fällen nur schwer und selten zu einer geschlechtlichen Erregung bringe. Dass ich sehr unter diesem Zwiespalt leide, ist erklärlich, da ich immer in Angst bin, mich diesen einfachen unter mir stehenden Leuten, die oft für's Geld zu haben sind, zu offenbaren. Stelle ich mir doch nichts fürchterlicher vor, als einen Skandal, der mich sofort zum Selbstmord treiben würde. Denn ich kann es mir nicht schrecklich genug denken, so plötzlich durch eine kleine Unvorsichtigkeit oder eine Bosheit des ersten besten Menschen vor der ganzen Welt gebrandmarkt dazustehen und eigentlich nichts dafür zu können. Denn was thun wir denn Anderes, als alle übrigen normal veranlagten Menschen mindestens ebenso häufig ungenirt und ohne Schande thun dürfen; dass wir aber eben nicht so empfinden wie die grosse Menge, ist ja nicht unsere Schuld, sondern ein grausames Spiel der Natur.

Unzählige Male habe ich mir schon den Kopf zerbrochen, ob denn die Wissenschaft und in ihr einige frei und vorurtheilslos denkende Männer kein Mittel ersinnen könnten, um uns Stiefkindern der Natur eine nur einigermassen erträglichere Stellung vor dem Gesetz und den Menschen zu verschaffen. Doch jedesmal kam ich zu demselben traurigen Resultate, dass man eine Sache, für die man in die Schranken tritt, doch wohl zuerst genau kennen und erklären können muss. Und wer ist bis heutzutage im Stande, die conträre Sexualempfindung genau zu erklären und zu definiren? Und doch muss es irgend eine richtige Erklärung dafür geben, irgend einen Weg, auf dem man der grossen Menge ein milderes und vernünftigeres Urtheil über dieselbe beibringt, vor Allem das eine wenigstens, dass man die conträre Sexualempfindung nicht gleichbedeutend mit Päderastie hält, wie dies leider von den Meisten, ich möchte sagen von Allen geschieht. Man würde sich durch so eine That ein unaustilgbares Denkmal in der Dankbarkeit tausender lebender und zukünftiger Menschen setzen, denn Urninge hat es gegeben, gibt es und wird es geben zu allen Zeiten und in grösserer Anzahl, als man viellcicht vermuthet.

In Wilbrand's Buch: „Fridolins heimliche Ehe“ finde ich eine ganz annehmbare Theorie über diesen Gegenstand ausgesprochen, indem ich selbst schon wiederholt zu beobachten Gelegenheit hatte, dass nicht alle Urninge gleich stark mannliebend sind, sondern dass es da unzählige Unterabtheilungen gibt, von dem weibischsten Mann bis zum conträr sexualen Menschen, der ebenso oft und gern für weibliche Reize empfindet. Dies mag auch den sogen. Unterschied zwischen angeborener und erworbener conträrer Sexualempfindung erklären, der nach meiner unmassgeblichen Ansicht gar nicht besteht. Doch habe ich bei allen 55 Individuen, die ich in den drei Jahren seit meiner Aufklärung über diesen Gegenstand kennen gelernt habe, dieselben Temperaments-, Gemüths- und Charaktereigenschaften angetroffen; fast alle sind mehr oder minder Idealisten, rauchen wenig oder gar nicht, sind bigott, eitel, gefallsüchtig und abergläubisch und vereinen überhaupt (ich muss es leider gestehen) mehr die Fehler und Schattenseiten beider Geschlechter als deren gute Eigenschaften. Dem Weib in seiner geschlechtlichen Rolle gegenüber fühle ich einen wahren Horror, den zu überwinden mir selbst mit Aufgebot meiner ganzen äusserst lebhaften Phantasie wohl nie gelingen würde; ich habe es auch noch niemals versucht, weil ich von der Fruchtlosigkeit eines solchen Versuches, der mir widernatürlich und sündhaft erscheint, vollkommen überzeugt bin.

In rein gesellschaftlichen und freundschaftlichen Verhältnissen verkehre ich ganz gern mit Frauen und Mädchen und bin auch ein in Damenkreisen gern gesehener Gesellschafter, da ich mich sehr für Damenmoden interessire und mit viel Geschick von derartigen Sachen zu sprechen weiss. Ich kann überhaupt, wenn ich will, sehr heiter und liebenswürdig sein, doch ist diese meine Conversationsgabe meist nur Comödienspiel, das mich stets sehr ermüdet und angreift. Für weibliche Arbeiten habe ich von jeher ein grosses Geschick und Interesse gezeigt, habe als Kind bis zu meinem 13. Jahre leidenschaftlich gern mit Puppen gespielt, denen ich selbst die Kleider nähte, und auch jetzt noch gewährt es mir viel Vergnügen, schöne Stickereien anzufertigen, was ich leider allerdings nur im Geheimen thun kann. Eine ebenso heftige Vorliebe habe ich für Nippes, Photographien, Blumen, Süssigkeiten, Toilettegegenstände und derartigen Weibertand, und gleicht mein Zimmer, das ich mir ganz allein eingerichtet und dekorirt habe, ganz dem ziemlich überladenen Boudoir einer Dame.

Als besondere Merkwürdigkeit möchte ich noch erwähnen, dass ich nie an Pollutionen gelitten habe. Ich träume sehr viel und sehr lebhaft, fast jede Nacht, und haben gelegentliche lascive Träume nur Männergestalten zum Inhalt, doch wache ich aus denselben immer auf, bevor es zu einer Ejaculation kommt. Eigentlich bin ich geschlechtlich nicht sehr bedürftig, und es gibt bei mir Perioden von 4—6 Wochen, wo der Geschlechtstrieb sich fast gar nicht geltend macht. Leider sind diese selten und es folgt ihnen gewöhnlich ein um so heftigeres Erwachen dieses so mächtigen Triebes, der, wenn er nicht befriedigt wird, mir heftige körperliche und geistige Beschwerden verursacht. Ich werde dann übellaunig, missgestimmt, empfindlich, reizbar und menschenscheu, welche Eigenschaften aber bei der ersten besten Gelegenheit, bei der ich meinen Geschlechtstrieb befriedigen kann, wieder weichen. Ueberhaupt muss ich erwähnen, dass meine Laune im Tag oft bei den geringfügigsten Anlässen mehrmals wechseln kann; sie ist wie das Aprilwetter.

Ich tanze gut und gern, doch liebe ich den Tanz nur seiner rhythmischen Bewegung halber und wegen meiner Vorliebe für die Musik.

Zum Schluss möchte ich noch etwas bemerken, was jedesmal meinen Unwillen erregt. Man hält uns allgemein für krank, und das ist gänzlich unrichtig. Denn für jede Krankheit gibt es ein Heil- oder Linderungsmittel, und einem Urning kann keine Macht der Welt seine perverse Naturanlage nehmen. Selbst die mit vielem scheinbarem Erfolge angewendete Suggestion kann keine anhaltende Veränderung in dem Seelenleben eines Urnings hervorrufen. Man verwechselt bei uns Wirkung und Ursache. Man hält uns für krank, weil die meisten von uns es mit der Zeit auch wirklich werden. Ich bin fest überzeugt, dass $^2/_3$ von uns im späteren Alter, wenn sie ein solches überhaupt erreichen, irgend einen geistigen Defekt haben und dies ist auch nur zu leicht erklärlich. Denn was für eine Willenskraft und was für Nerven gehören dazu, um sich sein ganzes Leben lang fortwährend zu verstellen, zu lügen und zu heucheln! Wie oft muss man im Kreise von Normalmenschen, wenn zufällig die Rede auf die conträre Sexualempfindung kommt, einstimmen in die Schmäh- und Schimpfreden, während einen jedes dieser Worte bis in's Innerste verwundet. Andererseits stets die langweiligen und unanständigen Witze und Gespräche über Weiber etc. anhören zu müssen, die ja heutzutage in der sogenannten „guten Gesellschaft“ gang und gäbe sind, und dafür Interesse und Aufmerksamkeit zu heucheln! Täglich, stündlich so viele schöne Männergestalten zu sehen, denen man sich nicht offenbaren kann, oft Wochen und Monate lang des Freundes entbehren zu müssen, dessen Verkehr wir so sehr bedürfen, und dazu noch fortwährend die fürchterliche Angst, sich vor den Menschen zu verrathen und dann dazustehen mit Schmach und Schande bedeckt. Es ist wirklich kein Wunder, wenn die meisten von uns zu keiner ernsten Berufsarbeit fähig sind, denn wir brauchen unsere ganze Willenskraft und Ausdauer im Kampf mit unserem traurigen Geschick. Wie schädlich für unsere Nerven, stets alle seine Gedanken und Gefühle in sein Inneres verschliessen zu müssen, wo dann unsere ohnehin lebhafte Phantasie, durch all' das genährt, um so rastloser arbeitet, so dass man einen steten Feuerheerd in sich herumträgt, der einen nur zu oft zu verzehren droht. Glücklich Diejenigen von uns, denen nie die Kraft versagt, so ein Leben weiter zu führen, glücklich aber auch diejenigen, die es bereits überwunden haben.

Beobachtung 123. Autobiographie. Nachstehend erhalten Sie die Schilderung des Charakters, sowie des seelischen und geschlechtlichen Empfindens eines Urnings, d. h. eines Individuums, welches trotz seines männlichen Körperbaues durchaus weiblich fühlt, dessen Sinne die Weiber nicht im Mindesten erregen und dessen sexuelles Sehnen sich stets auf Männer richtet.

Von der Ueberzeugung durchdrungen, dass das Räthsel unseres Daseins nur durch vorurtheilslos denkende Männer der Wissenschaft gelöst oder mindestens beleuchtet werden kann, schildere ich meinen Lebenslauf einzig und allein in der Absicht, hierdurch vielleicht etwas zur Erhellung dieses grausamen Irrthums der Natur beizutragen und so möglicher Weise meinen Schicksalsgenossen späterer Generation von Nutzen sein zu können; denn Urninge wird es geben, so lange Menschen geboren werden, gleichwie es eine unfehlbare Thatsache ist, dass solche in jedem Zeitalter existirten. Doch mit dem Vorschreiten der wissenschaftlichen Bildung unserer Epoche wird man in mir und meinesgleichen nicht Hassenswerthe, sondern Bedauernswürdige erblicken, die nie die Verachtung, sondern weit eher das höchste Mitleid ihrer glücklichen Nebenmenschen verdienen. Ich werde mich in meinen Mittheilungen der möglichsten Kürze, sowie der strengsten Objectivität befleissigen und bemerke bezüglich meines drastischen, oft sogar cynischen Styls, dass ich vor allem wahr sein will, daher starken Ausdrücken nicht aus dem Wege gehe, weil diese den von mir erörterten Gegenstand am treffendsten charakterisiren.

Ich bin 34½ Jahre alt, Kaufmann mit mässigem Einkommen, etwas über Mittelgrösse, mager, habe keine starken Muskeln, ein vollbärtiges, ganz gewöhnliches Dutzendgesicht und unterscheide mich auf den ersten Anblick in nichts von wirklichen Männern. Dagegen ist der Gang weibisch, namentlich bei raschem Gehen tänzelnd, die Bewegungen eckig und ungefällig, jeglicher männlichen Anmuth entbehrend. Das Sprachorgan ist weder weibisch noch schrill, eher von barytonaler Klangfarbe.

Dies mein äusserer Habitus.

Ich rauche und trinke nicht, kann weder pfeifen, reiten, turnen, fechten noch schiessen, interessire mich gar nicht für Pferde oder Hunde und habe nie ein Gewehr oder einen Säbel in der Hand gehabt. Im inneren Empfinden und geschlechtlichen Verlangen bin ich vollständig Weib. Ohne jede tiefere Bildung — ich absolvirte bloss fünf Gymnasialklassen — bin ich gleichwohl intelligent, lese gern gut geschriebene, gediegene Bücher, verfüge über gesundes Urtheil, lasse mich aber stets von der momentanen Stimmung fortreissen und bin von Jedem, der meine Schwächen kennt und sie auszunützen versteht, leicht zu behandeln oder zu capacitiren. Stets Entschlüsse fassend, finde ich nie die Energie, diese auszuführen, bin nach Weiberart launenhaft und nervös, oftmals ohne jeden Grund gereizt, zuweilen boshaft und Personen gegenüber, die mir nicht zu Gesichte stehen, oder denen ich etwas nachtrage, arrogant, ungerecht, oft sogar in unverschämter Weise verletzend.

In meinem ganzen Thun und Lassen bin ich oberflächlich, oft leichtfertig, kenne kein tieferes sittliches Gefühl, hege wenig Zärtlichkeit für Eltern und Geschwister, bin nicht egoistisch, bei Gelegenheit aufopferungsfähig, kann Thränen nie widerstehen und bin durch liebenswürdiges Entgegenkommen oder inniges herzliches Bitten — nach Weiberart — für Alles zu gewinnen.

Schon in meinen früheren Lebensjahren zog ich mich von den Kriegsspielen, Turnübungen oder Raufereien meiner männlichen Altersgenossen zurück, trieb mich stets mit kleinen Mädchen herum, mit denen ich viel besser als mit Knaben sympathisirte, war schüchtern, verlegen und oft erröthend. Bereits mit 12—13 Jahren verursachte mir die straffsitzende Uniform eines hübschen Soldaten die sonderbarsten Beklemmungen, und während in den nächsten Jahren meine Schulgenossen stets von Mädchen plauderten, wohl auch schon kleine Liebeleien begannen, war ich im Stande, einem kraftvoll gebauten Manne mit gut entwickelten, üppigen Posteriora Stunden lang nachzugehen und mich an diesem Anblick zu berauschen.

Ohne über diese — von den Empfindungen meiner Kameraden so sehr verschiedenen — Eindrücke viel nachzudenken, begann ich zu onaniren, dabei stets an heldenhaft gebaute, fesche Gestalten denkend, bis ich in meinem 17. Jahre von einem Schicksalsgenossen über meinen wahren Zustand aufgeklärt wurde. Seit damals habe ich wohl 8—10mal mit Mädchen zu thun gehabt, musste jedoch, um die Erection hervorzurufen, stets an ein mir bekanntes schönes männliches Individuum denken, und bin der festen Ueberzeugung, dass ich heute, selbst mit Zuhilfenahme meiner Phantasie, nicht im Stande wäre, ein Mädchen zu gebrauchen. Kurz nach meiner Entdeckung verkehrte ich am liebsten mit bejahrten, kräftigen Urningen, da ich zu jener Zeit weder Verstand noch Gelegenheit hatte, mit wirklichen Männern umzugehen. Seither hat sich jedoch mein Geschmack vollständig geändert, und nur Männer, wirkliche Männer, im Alter von 25—35 Jahren, mit elastischen, kräftigen Formen sind es, die meine Sinne aufs Höchste erregen und deren Reize mich ganz so entzücken, als wäre ich ein wirkliches Weib. Die Verhältnisse liegen hier derart, dass ich mir im Laufe der Jahre etwa ein Dutzend Männerbekanntschaften acquiriren konnte, die gegen ein Honorar von 1—2 Gulden per Besuch meinen Zwecken dienen. — Bin ich mit so einem schmucken Jungen im versperrten Zimmer allein, gewährt es mir vor Allem das grösste Vergnügen, membrum ejus vel maxime si magnum atque crassum est, manibus capere et apprehendere et premere, turgentes nates femoraque tangere atque totum corpus manibus contrectare et, si conceditur, os faciem atque totum corpus, immovero nates, ardentibus osculis obtegere. Quodsi membrum magnum purumque est, dominusque ejus mihi placet, ardente libidine mentulam ejus in os meum receptam complures horas sugere possum, neque autem delector, si semen in os meum ejaculatur, cum maxima eorum qui „uruinge" nominantur pars hac re non modo delectatur, sed etiam semen nonnunquam devorat.

Die intensivste Wollust jedoch empfinde ich, wenn ich auf einen derart dressirten wirklichen Mann treffe, qui membrum meum in os recipit et erectionem in ore suo concedit.

So unwahrscheinlich es klingt, so finde ich dennoch immer einige fesche

Kerle, die sich für ein Douceur hierzu brauchen lassen. Diese lernen die Geschichte gewöhnlich beim Militär kennen, da die Urninge wissen, dass man dort für Geld am willfährigsten ist, und wenn der Bursche einmal dressirt ist, wird er manchmal durch Umstände veranlasst, die Sache trotz seiner Leidenschaft fürs weibliche Geschlecht auch weiter mitzumachen.

Urninge lassen mich mit einzelnen Ausnahmen kalt, weil mich alles Weibische in höchstem Grade abstösst. Dennoch gibt es unter ihnen einige, die mich ganz so entzücken können wie ein wirklicher Mann und mit denen ich aus dem Grunde noch lieber verkehre, weil sie zuweilen meine glühenden Liebkosungen ebenso leidenschaftlich erwidern. Im tête à tête mit einem derartigen Individuum lege ich meinen erregten Sinnen keine Fesseln an, gestatte meinen thierischen Instinkten freies Austoben, osculor, premo, amplector eum, linguam meam in os ejus immitto; ore cupiditate tremente ejus labrum superius sugo, faciem meam ad ejus nates adpono et odore voluptari e natibus emanente voluptate obstupescor. Wirkliche Männer in strammer sitzender Uniform machen den grössten Eindruck auf mich, und habe ich Gelegenheit, einen solchen Prachtkerl zu umarmen und zu küssen, zieht dies bei mir die sofortige Ejaculation nach sich, was ich namentlich meinem häufigen Onaniren zuschreibe. Denn dies that ich hauptsächlich in früheren Jahren sehr oft, fast jedesmal, wenn ich einen mir gefallenden festen Kerl sah, dessen Bild mir dann während des Onanirens vor Augen schwebte. Dabei ist mein Geschmack keineswegs difficil, etwa wie derjenige eines Dienstmädchens, das sich in einem strammen Dragonerwachtmeister ihr Ideal erträumt. Schönes Gesicht ist wohl eine angenehme Beigabe, zum Entflammen meiner sinnlichen Begierde jedoch keineswegs unerlässlich, die Hauptsache aber bleibt: vir inferiore corporis parte robusta et bene formosa, turgidis femoribus durisque natibus, während der Oberkörper schlank sein kann. Ein starker Bauch disgustirt mich, sinnlicher Mund mit frischen Zähnen regt mich aufs Prickelndste an, und hat ein solches Individuum ausserdem ein membrum pulchrum magnum et aequaliter formatum, sind alle meine — auch weitestgehenden — Ansprüche vollauf befriedigt.

Bei mir gefallenden, mich leidenschaftlich erregenden Männern erfolgte die Ejaculation in früheren Jahren 5—8mal während einer Nacht, auch jetzt noch 4—6mal, da ich ungewöhnlich geil und sinnlich veranlagt bin, und mich beispielsweise schon das Säbelklirren eines flotten Husaren erregen kann. Dabei besitze ich eine sehr lebhafte Phantasie, denke fast in allen unbeschäftigten Stunden an schöne Männer mit starken Gliedern und würde mit Entzücken zuschauen, wenn ein von Kraft strotzender fester Kerl magna mentula praeditus me praesente puellam futuat; mihi persuasum est, fore ut hoc aspectu sensus mei vehementissima perturbatione afficiantur et dum futuit corpus adolescentis pulchri tangam et, si liceat, ascendam in cum dum cum puella concumbit atque idem cum eo faciam et membrum meum in eius anum immittam. An der Ausführung dieser cynischen Pläne — von denen meine Gedanken sehr oft erfüllt sind — hindern mich derzeit nur meine beschränkten finanziellen Mittel, sonst hätte ich diese längst verwirklicht.

Militär übt den grössten Zauber auf mich aus, doch habe ich ausserdem ein besonderes Faible für Fleischhauer, Fiaker, Fuhrwerkleute, Circusreiter und Schiffscapitäns, doch müssen diese alle elastisch und kraftvoll gebaut sein. Urninge sind mir für intimen Freundschaftsverkehr verhasst, wie ich gegen den grössten Theil derselben eine mir unerklärliche, ganz ungerechtfertigte Aversion hege. Auch habe ich mit einer einzigen Ausnahme nie zu einem Urning in ganz innigem Freundschaftsverhältniss gestanden. Dagegen knüpfen mich die herzlichsten langjährigen Beziehungen an einige gleichartige Männer, in deren Gesellschaft ich mich sehr wohl fühle, mit denen ich aber geschlechtlich nie verkehrte und die von meinem Zustand keine Ahnung haben.

Gespräche über Politik, Volkswirthschaft, wie überhaupt jede Erörterung eines ernsten Themas sind mir verhasst, dagegen schwatze ich mit ziemlichem Verständniss und besonderer Vorliebe übers Theater. In Opern sehe ich mich selbst auf der Bühne, fühle mich vom Beifall des mich fetirenden Publikums umbraust und würde mit Vorliebe passive Heldinnen darstellen oder dramatische Frauenrollen singen.

Der interessanteste Gesprächsstoff für mich und meine Schicksalsgenossen sind aber stets unsere — Männer; dieses Thema ist für uns unerschöpflich; die geheimsten Reize derselben werden aufs Minutiöseste geschildert, mentulae aestimantur, quanta sint magnitudine, quanta crassitudine; de forma earum atque rigiditate conferimus, alter ab altero cognoscit cuius semen celerius, cuius tardius ejaculetur. Ich erwähne noch, dass von meinen vier Brüdern der eine sich zu urningischen Zwecken brauchen liess, ohne selbst ein Urning zu sein, und sind alle vier leidenschaftliche Frauenfreunde, die fortwährend geschlechtliche Excesse verüben. Die Genitalien der Männer unserer Familie sind ausnahmslos stark entwickelt.

Zum Schlusse wiederhole ich die Worte, mit denen ich diese Zeilen begann. Ich konnte meine Ausdrücke nicht wählen, weil es mir darum zu thun war, in Vorliegendem das Material zur Studie einer urningischen Existenz zu liefern, wobei es in erster Linie auf absolute Wahrheit ankommt. Diesem Umstande bitte ich die zahlreichen Cynismen zu gute zu halten. Im October 1890 stellte sich mir der Schreiber vorstehender Zeilen vor.

Sein Aeusseres entsprach im Wesentlichen seiner Schilderung. Genitalien gross, reich behaart. Eltern seien nervengesund gewesen, ein Bruder habe sich erschossen wegen Nervenleidens, drei andere seien hochgradig nervös. Pat. besucht mich in verzweifelter Stimmung. Er ertrage ein solches Leben nicht mehr, denn er sei angewiesen auf den Verkehr mit käuflichen Männern, vermöge bei seiner extremen sinnlichen Veranlagung nicht Abstinenz zu üben und könne auch nicht begreifen, wie er weibliebend und zu edleren Freuden des Lebens fähig gemacht werden könnte. Habe er doch schon mit 13 Jahren mannmännlich empfunden.

Er fühle sich durchaus als Weib und sehne sich nach Eroberungen bei Männern, die nicht Urninge sind. Wenn er mit einem Urning zusammen sei, so sei es geradeso, wie wenn zwei Frauenzimmer beisammen wären. Er möchte lieber geschlechtslos sein, als so weiter zu existiren. Ob denn nicht Castration für ihn erlösend wäre?

Ein Versuch der Hypnose erzielt bei dem höchst erregten Pat. nur ganz leichtes Engourdissement.

Beobachtung 124. B., Kellner, 42 Jahre, ledig, wurde mir von seinem Hausarzt, in den er verliebt war, als an conträrer Sexualempfindung leidend zugeschickt. B. gab bereitwillig, in decenter Weise, Auskunft über Vita anteacta und speciell sexualis, froh, endlich einmal eine autoritative Auskunft über seine sexuellen Zustände zu bekommen, die ihm von jeher krankhaft erschienen seien.

B. weiss von seinen Grosseltern nichts zu berichten. Der Vater sei ein jähzorniger, aufgeregter Mann gewesen, Potator, von jeher sexuell sehr bedürftig. Nachdem er 24 Kinder mit derselben Frau erzeugt, habe er sich von ihr scheiden lassen, und noch 3mal seine Wirthschafterin geschwängert. Die Mutter sei gesund gewesen.

Von den 23 Geschwistern seien nur noch 6 am Leben, mehrere nervenkrank, aber nicht sexuell abnorm, bis auf eine Schwester, die von jeher mannssüchtig sei.

B. will von Kindesbeinen an kränklich gewesen sein. Schon mit 8 Jahren sei sein Geschlechtsleben erwacht. Er habe masturbirt und sei auf die Idee verfallen, penem aliorum puerorum in os arrigere, was ihm grossen Genuss gewährt habe. Mit 12 Jahren fing er an, sich in Männer zu verlieben, am meisten in solche in den 30er Jahren mit Schnurrbart. Schon damals sei sein sexuelles Bedürfniss sehr entwickelt gewesen und habe er Erectionen und Pollutionen gehabt. Von da ab habe er wohl täglich masturbirt und sich dabei einen geliebten Mann gedacht. Sein Höchstes sei aber gewesen penem viri in os arrigere. Dabei habe er unter grösster Wollust Ejaculation bekommen. Nur etwa 12mal sei ihm dieser Genuss bisher zu Theil geworden. Ekel vor dem Penis Anderer habe er bei ihm sympathischen Männern nie empfunden, im Gegentheil. Offerten zur Päderastie, die ihm sowohl aktiv als passiv höchst ekelhaft sei, habe er nie acceptirt. Beim perversen Geschlechtsakt habe er sich immer in der Rolle des Weibes gedacht. Seine Verliebtheit in ihm sympathische Männer sei grenzenlos gewesen. Alles hätte er für seine Geliebten thun mögen. Er habe vor Aufregung und Wollust gezittert, wenn er ihrer nur ansichtig wurde.

Mit 19 Jahren liess er sich von Kameraden öfters verführen, ins Bordell mitzugehen. Er habe nie Spass am Coitus gehabt und nur im Moment der Ejaculation eine Befriedigung verspürt. Um Erection beim Weib zu bekommen, habe er sich immer einen geliebten Mann beim Akt vorstellen müssen. Am liebsten wäre es ihm gewesen, wenn das Weib immissio penis in os gestattet hätte, was ihm aber immer versagt blieb. Faute de mieux habe er Coitus geübt, sei sogar 2mal Vater geworden. Das letzte Kind, ein Mädchen von 8 Jahren, fange bereits an, Masturbation und mutuelle Onanie zu treiben, was ihn als Vater sehr betrübe. Ob es denn dagegen keine Abhilfe gebe?

Pat. versichert, dass er sich Männern gegenüber immer in einer weiblichen Rolle (auch bei sexuellem Verkehr) gefühlt habe. Er habe sich immer gedacht, seine sexuelle Perversion sei dadurch entstanden, dass sein Vater, als er ihn zeugte, ein Mädchen zeugen wollte. Seine Geschwister haben ihn auch immer wegen seiner weiblichen Manieren verspottet. Zimmerauskehren, Abwaschen sei ihm immer angenehme Beschäftigung gewesen. Man habe auch seine Leistungen in dieser Richtung vielfach bewundert und gefunden, dass er geschickter sei als manches Mädchen. Wenn er je konnte, verkleidete er sich als Mädchen. Im Fasching erschien er auf Bällen in weiblicher Maske. Das Kokettiren bei solcher Gelegenheit sei ihm trefflich gelungen, weil er eine weibliche Natur habe.

Zum Trinken, Rauchen, männlicher Beschäftigung und Vergnügung habe er nie recht Lust gehabt, dagegen Nähen mit Leidenschaft betrieben und als Junge wegen beständigem Spielen mit Puppen oft Schelte bekommen. Sein Interesse in Circus oder Theater nahmen nur Männer in Anspruch. Er konnte oft dem Drang nicht widerstehen, in Pissoirs herumzulungern, um männlicher Genitalien ansichtig zu werden.

An weiblichen Reizen habe er nie Gefallen gefunden. Coitus sei ihm nur gelungen, wenn er sich einen geliebten Mann dachte. Nächtliche Pollutionen wurden immer durch lascive, Männer betreffende Traumsituationen ausgelöst.

Trotz vielfacher sexueller Excesse hat B. nie an Neurasthenia sexualis gelitten und sind überhaupt keine Symptome von Neurasthenie an ihm nachweisbar.

Explorat ist zart, hat spärlichen Backen- und Schnurrbart, der ihm erst im 28. Jahr gewachsen sei. Sein Aeusseres, ausgenommen leicht wiegender Gang, bietet nichts, was auf eine weibliche Natur hindeuten würde. Er versichert, dass man seinen weibischen Gang schon oft bespöttelt habe. Sein Benehmen ist ein höchst decentes. Die Genitalien sind gross, gut entwickelt, ganz normal, dicht behaart, das Becken ist männlich. Der Schädel ist rhachitisch, leicht hydrocephal, mit ausgebauchten Parietalbeinen. Der Gesichtsschädel ist auffallend klein. Explorat behauptet, dass er leicht reizbar, zu Zorn geneigt sei.

Beobachtung 125. Am 1. Mai 1880 wurde der Grazer psychiatrischen Klinik ein Literat, Dr. phil. G., von der Sicherheitsbehörde zugeführt. G. hatte auf der Durchreise aus Italien in Graz einen Soldaten gefunden, der gegen Bezahlung sich dem G. hingegeben, aber schliesslich G. bei der Polizei denuncirt hatte. Da dieser mit der grössten Ungenirtheit seine Liebe zu Männern vertheidigt hatte, fand die Polizeibehörde seinen Geisteszustand zweifelhaft und übergab G. irrenärztlicher Beobachtung. G. erzählte uns Aerzten mit cynischer Offenheit, dass er schon in M. vor Jahren wegen einer solchen Geschichte mit der Polizei zu thun hatte und 14 Tage im Gefängniss sass. In südlichen Ländern habe man kein Bedenken gegen solche Leute wie er, nur in Deutschland und Frankreich nahm man die Sache übel.

G. ist 50 Jahre alt, gross, kräftig, von lüsternem Blick, cynischem, kokettem Wesen. Das Auge hat einen neuropathischen, schwimmenden Ausdruck, die Zähne des Unterkiefers stehen gegen die des Oberkiefers weit zurück. Der Schädel ist normal, die Stimme männlich, der Bartwuchs reichlich. Die Genitalien sind wohlgebildet, die Hoden jedoch etwas klein. Vegetativ bietet G. ausser leichtem Emphysem der Lungen und einer äusseren Fistel am Anus nichts Bemerkenswerthes. G.'s Vater litt an periodischem Irresein, die Mutter war eine „überspannte“ Person, eine Schwester derselben irrsinnig. Von 9 Geschwistern des G. starben 4 in früheren Jahren.

G. will bis auf Scrophulose gesund gewesen sein. Er erwarb den Grad eines Dr. philos., litt im 25. Jahre an Hämoptoë, ging nach Italien, wo er seither mit kurzen Unterbrechungen von Schriftstellerei und Privatstunden lebte. G. theilt mit, dass er oft an Congestionen litt, auch an etwas „Spinalirritation“, d. h. es thue ihm der Buckel wehe, sonst sei er aber frohen Muthes, nur immer schlecht bei Casse, dabei habe er einen guten Appetit wie alle „alten Hetären". Er berichtet weiter mit grossem Behagen und bemerkenswerthem Cynismus, er besitze eine angeborene „conträre Sexualempfindung". Schon mit 5 Jahren war es seine grösste Lust, eines Penis ansichtig zu werden, und er lungerte um die Anstandsorte herum, um dieses Glückes theilhaftig zu werden. Schon vor der Pubertät habe er Onanie getrieben. In der Pubertätszeit bemerkte er ein inniges Gefühl für Freunde. Ein dunkler Drang zeigte ihm den Weg, den seine Liebe nehmen werde. Es trieb ihn förmlich, andere junge Männer zu küssen und hie und da den Penis eines solchen zu liebkosen. Erst mit 26 Jahren begann er in sexuellen Verkehr mit Männern zu treten, denen gegenüber er sich als Weib fühlte. Schon als Knabe war es seine grösste Lust, sich als Weib zu kleiden. Er bekam oft Prügel vom Vater, weil er zur Befriedigung seines Dranges die Kleider seiner Schwester anzog. Wenn er einmal ein Ballet sah, so interessirten ihn nur die Tänzer, nicht die Tänzerinnen. Seit er sich erinnere, habe er einen Horror feminae. Wenn er je ein Bordell besuchte, that er es nur, um junge Männer zu sehen. Er sei ja „Concurrent der H . ." Wenn er einen jungen Mann erblicke, sehe er ihm zuerst auf die Augen; falls ihm die gefallen, komme der Mund dran, ob der zum Küssen geschaffen sei, dann schaue er auf die Partes genitales, ob sie auch gut entwickelt seien. G. weist mit grossem Selbstgefühl auf seine dichterischen Werke hin und macht geltend, dass Leute seines Schlages durchweg begabte Naturen seien. Er führt als Belege Voltaire, Friedrich d. Gr., Eugen von Savoyen, Platen an, sowie zahlreiche bedeutende Männer der Gegenwart, die nach seiner Behauptung „Urninge" sind. Sein höchster Genuss sei, einen jungen sympathischen Mann zu haben, der ihm seine (G.'s) Verse vorlese. Im letzten Sommer habe er einen solchen Geliebten gehabt. Als der von ihm scheiden musste, sank er untröstlich zusammen, ass, schlief nicht mehr, bis er allmählig seine Fassung wieder gewann. Die Liebe der Urninge sei eine schwärmerische, innige. In Neapel leben nach seiner Angabe die „Effeminelli" in einem Viertel, gerade wie in Paris die Grisetten mit ihren Amants, zusammen. Sie opfern sich für ihren Geliebten, sorgen für dessen Haushalt, gerade wie diese. Dagegen stossen sich Urning und Urning ab, „wie zwei H . das ist der Neid."

Das Bedürfniss nach mannmännlichem Umgang ist bei G. etwa einmal wöchentlich vorhanden. Er fühlt sich glücklich bei seiner eigenartigen geschlechtlichen Empfinduugsweise, die er zwar als abnorm betrachtet, keineswegs aber als krankhaft und unberechtigt erkennen kann. Er meint, ihm und seinen Genossen bleibe nichts übrig, als das Unnatürliche, das in ihnen wohne, zum Uebernatürlichen zu erheben. Die urnische Liebe erkennt er als die höhere, ideale, als die gottähnliche, abstrakte Liebe. Als wir ihn aufmerksam machen, dass eine derartige Liebe den Zwecken der Natur und der Erhaltung der Gattung zuwiderlaufe, meint er pessimistisch, die Welt solle nur aussterben und sich allein um ihre Axe drehen, ohne Menschen, die doch nur zur Qual da seien. Zur Begründung und Erklärung seiner abnormen Geschlechtsempfindung knüpft G. an Plato an, „der doch gewiss kein Schweinehund war". Schon Plato stellte den sinnbildlichen Satz auf, die Menschen seien früher Kugeln gewesen. Die Götter hätten diese in zwei Scheiben getrennt. Meist passe nun Mann auf Weib, zuweilen aber auch

Mann auf Mann. Da sei die Gewalt des Vereiniguugstriebes eben so mächtig, und sie erfrischen einander ebenfalls von vorn. G. theilte weiter mit, dass seine Träume, wenn sie erotische waren, niemals Weiber, sondern stets nur Männer zum Gegenstand hatten. Die männliche Liebe sei die einzige Art, die ihn befriedigen könne. Er halte es für abscheulich, einem auderen Menschen mit dem Penis im Bauch herumzustieren. Wie er gehört habe, werde auf diese abscheuliche Weise der Coitus gewöhnlich ausgeführt. Er habe noch nie Neigung gehabt, sich über die Genitalien eines Weibes zu informiren, das widere ihn geradezu an. Seine Geschlechtsbefriedigung halte er für kein Laster, sondern für eine Naturgewalt, die ihn dazu zwinge. Es gelte die Selbsterhaltung. Die Onanie sei ein jämmerliches Auskunftsmittel, zudem schädlich, während die urnische Liebe sittlich erhebe und körperlich kräftige.

Mit sittlicher Entrüstung, die sich seinem sonstigen Cynismus gegenüber komisch ausnimmt, eifert er gegen die Zusammenwerfung der Urninge mit den Päderasten. Er verabscheue den Podex, der ein Secretionsorgan sei. Der Verkehr der Urninge sei stets von vorn und eine combiuirte Onanie.

Soweit die Schilderungen G.'s, dessen geistige Persönlichkeit jedenfalls eine originär abnorme ist. Beweis dafür sein Cynismus, seine unglaubliche Frivolität in der Anwendung seiner Ansichten auf das religiöse Gebiet, auf dem wir ihm nicht folgen können, ohne gegen die auch einer wissenschaftlichen Untersuchung gezogene Grenze zu verstossen, seine verschrobene philosophische Begründung seiner perversen Geschlechtsempfindung, seine verschrobene Weltanschauung, sein ethischer Defekt nach jeder Richtung, sein vagabundenhafter Lebenslauf, sein verschrobenes Wesen und Aeussere. G. macht den Eindruck eines originär verrückten Menschen. (Eigene Beobachtung. Zeitschrift für Psychiatrie.)

Beobachtung 126. Taylor hatte eine gewisse Elise Edwards, 24 Jahre alt, zu exploriren. Es stellte sich heraus, dass sie männlichen Geschlechts war. E. hatte seit dem 14. Jahr Weiberkleider getragen, war auch als Schauspielerin aufgetreten, trug das Haar lang und nach Weibersitte in der Mitte getheilt. Die Gesichtsbildung hatte etwas Weibliches, im Uebrigen war der Körper ganz männlich. Der Bart war sorgfältig ausgezupft. Die männlichen, kräftig und gut entwickelten Genitalien waren am Bauch durch eine kunstvolle Bandage nach aufwärts fixirt.

Der Befund am Anus deutete auf passive Päderastie. (Taylor, Med. jurisprudence 1873. II. p. 286, 473.)

Beobachtung 127. Eine eigenthümliche Erscheinung im Sinne der conträren Sexualempfindung bot ein Beamter in mittleren Jahren, seit mehreren Jahren glücklicher Familienvater und mit einer braven Frau verheirathet.

Durch die Indiscretion einer Prostituirten kam eines Tages folgende Skandalgeschichte an die Oeffentlichkeit. X. erschien etwa alle 8 Tage im Bordell, costümirte sich dort als Weib, wobei eine Weiberperrücke nicht fehlen durfte. Nach beendigter Toilette legte er sich auf ein Bett und liess sich von der Prostituirten masturbiren. Er zog es aber bei Weitem vor, wenn er eine männliche Person (Hausknecht des Lupanar) gewinnen konnte. Der Vater dieses Mannes war hereditär belastet, mehrmals irrsinnig gewesen, mit Hyper- und Paraesthesia sexualis belastet.

Beobachtung 128. C. R., Dienstmädchen, 26 Jahre, leidet seit den Entwicklungsjahren an Paranoia originaria und Hysterismus, hatte, wesentlich auf Grund ihrer Wahnideen, eine romanhafte Vergangenheit und gerieth 1884 in der Schweiz, wohin sie aus Verfolgungswahn geflohen war, in gerichtliche Untersuchung. Bei dieser Gelegenheit stellte sich heraus, dass die R. mit conträrer Sexualempfindung behaftet ist.

Ueber die Eltern und die Verwandtschaft stehen keine Auskünfte zu Gebote. Die R. will, ausser an Lungenentzündung mit 16 Jahren, früher nie erheblich krank gewesen sein.

Erste Menstruation mit 15 Jahren ohne alle Beschwerden, in der Folge oft unregelmässig und abnorm stark. Pat. versicherte, sie habe niemals Neigung zu Personen des anderen Geschlechts gefühlt, nie die Annäherung eines Mannes geduldet. Sie habe nie begreifen können, wie ihre Freundinnen die Schönheit und Liebenswürdigkeit männlicher Personen besprechen konnten. Sie könne nicht begreifen, wie sich ein Weib von einem Manne küssen lassen könne. Dagegen sei es ihr Entzücken und Begeisterung gewesen, einen Kuss auf die Lippen einer geliebten Freundin zu drücken. Sie habe eine ihr unbegreifliche Liebe zu Mädchen. Sie habe einige Freundinnen schwärmerisch geliebt und geküsst; sie hätte für diese ihr Leben hingeben mögen. Ihr Höchstes wäre gewesen, mit einer solchen Freundin dauernd zusammenzuleben, sie einzig und ganz zu besitzen.

Sie fühle sich dabei als Mann dem geliebten Mädchen gegenüber. Schon als kleines Mädchen habe sie nur Sinn für Knabenspiele gehabt, am liebsten Schiessen und Militärmusik gehört, sei von solcher immer ganz begeistert geworden und wäre gerne als Soldat mitgezogen. Jagd und Krieg seien ihr Ideal gewesen. Im Theater habe sie nur Sinn für die weiblichen Darsteller gehabt. Sie wisse wohl, dass diese ganze Richtung unweiblich sei, aber sie könne nicht anders. In männlicher Kleidung zu gehen, sei ihr ein grosser Genuss gewesen, ebenso habe sie mit Vorliebe von jeher männliche Arbeit verrichtet und dazu besonderes Geschick gezeigt, während sie das Gegentheil bezüglich weiblicher Arbeit, besonders Handarbeit, behaupten müsse. Auch liebt Pat. Rauchen und geistige Getränke. Auf Grund von persecutorischen Wahnideen, um vermeintlichen Verfolgern zu entgehen, hat Pat. wiederholt in Männerkleidern und männlichen Rollen sich bewegt. Sie that dies mit solchem (wohl angeborenem) Geschick, dass sie allgemein die Leute über ihr wahres Geschlecht zu täuschen vermochte.

Aktenmässig ist festgestellt, dass Pat. schon 1884 längere Zeit bald in Civilkleidern, bald in Lieutenantsuniform sich bewegte und in einem Männeranzug, wie ihn etwa Herrschaftsdiener tragen, im August 1884 aus Verfolgungswahn nach der Schweiz flüchtete. Sie fand dort einen Dienst in einer Kaufmannsfamilie und verliebte sich in die Tochter des Hauses, die „schöne Anna“, welche ihrerseits, das wahre Geschlecht der R. nicht erkennend, sich in den schmucken jungen Mann verliebte.

Pat. macht über diese Episode folgende charakteristische Bemerkungen: „Ich war ganz verliebt in die Anna. Ich weiss nicht, wie dies gekommen ist, und kann mir keine Rechenschaft über diese Neigung geben. In dieser fatalen Liebe liegt der Grund, dass ich so lange die Rolle des Mannes fortgespielt habe. Ich habe noch nie eine Liebe zu einem Manne gefühlt und glaube, dass sich meine Liebe dem weiblichen und nicht dem männlichen Geschlecht zuwendet. Ueber diesen meinen Zustand bin ich mir durchaus unklar."

Aus der Schweiz schrieb die R. Briefe an ihre heimathliche Freundin Amalie, die den Gerichtsakten beigelegt wurden. Es sind Briefe von schwärmerischer, weit über das Mass der Freundschaft hinausgehender Liebe. Sie apostrophirt die Freundin: „Meine Wunderblume, Sonne meines Herzens, Sehnsucht meiner Seele" Sie sei ihr höchstes Glück auf Erden, ihr gehöre das Herz. Auch in Briefen an die Eltern der Freundin heisst es: sie möchten doch auch ihre „Wunderblume" schauen, denn würde diese sterben, so vermöchte auch sie das Leben nicht mehr zu ertragen.

Die R. befand sich zur Untersuchung ihres Geisteszustandes einige Zeit in der Irrenanstalt. Als die Anna einmal zum Besuch bei der R. zugelassen wurde, wollte das feurige Umarmen und Küssen kein Ende nehmen. Die erstere gab unverhohlen zu, dass sie sich schon daheim mit der gleichen Zärtlichkeit umarmt und geküsst hätten.

Die R. ist eine grosse, schlanke, stattliche Erscheinung, von durchaus weiblichem Bau, aber mehr männlichen Zügen. Schädel regelmässig, keine anatomischen Degenerationszeichen. Genitalien ganz normal und ganz jungfräulich. Die R. machte den Eindruck einer sittlich unverdorbenen und decenten Persönlichkeit. Alle Umstände deuteten darauf, dass sie nur platonisch geliebt habe, Blick und Erscheinung deuten auf eine neuropathische Persönlichkeit. Schwerer Hysterismus, zeitweise starrkrampfartige Anfälle mit visionären und deliranten Zuständen. Pat. ist sehr leicht durch hypnotische Beeinflussung in Somnambulismus zu bringen und in diesem Zustande aller möglichen Suggestionen fähig. (Eigene Beobachtung. Friedreich's Blätter 1886. Heft 1.)

4) Androgyne und Gynandrier.

In fliessenden Uebergängen zur vorigen Gruppe ergeben sich conträr Sexuale, bei denen nicht nur der Charakter und das ganze Fühlen der abnormen Geschlechtsempfindung congruent sind, sondern sogar in Skeletbildung, Gesichtstypus, Stimme u. s. w., überhaupt in anthropologischer, nicht bloss in psychischer und psychosexualer Hinsicht das Individuum sich dem Geschlecht nähert, welchem dasselbe sich der Person des eigenen Geschlechts gegenüber zugehörig fühlt. Offenbar stellt diese selbst anthropologische Ausprägung der cerebralen Anomalie eine besonders hohe Stufe der Entartung dar; dass aber diese Abweichung auf ganz anderen Bedingungen basirt als die teratologischen Erscheinungen der Hermaphrodisie in anatomischem Sinne, ergibt sich klar daraus, dass niemals bis jetzt im Gebiet der conträren Sexualempfindung Uebergänge zur hermaphroditischen Verbildung der Genitalien gefunden wurden. Die Genitalien dieser Leute erwiesen sich immer geschlechtlich vollkommen differenzirt, wenn auch nicht selten mit anatomischen Degenerationszeichen (Epi-Hypospadie u. s. w.) behaftet, im Sinne von Entwicklungshemmungen geschlechtlich übrigens wohl differenzirter Organe.

Bezüglich dieser interessanten Gruppe von Weibern in Männerkleidung mit männlichem Genitale und von Männern im Weiberrock mit weiblichen Geschlechtsorganen mangelt es noch an ausreichender Casuistik. Jeder erfahrene Beobachter seiner Mitmenschen erinnert sich wohl an männliche Existenzen, deren weibisches Wesen und weiblicher Typus (breite Hüften, runde Formen durch reichliche Fettentwicklung, fehlende oder höchst spärliche Bartentwicklung, mehr weibliche Gesichtszüge, feiner Teint, Fistelstimme u. s. w.) höchst auffallend war, und umgekehrt an weibliche Erscheinungen, die durch Knochenbau, Becken, Gang, Haltung, derbe, entschieden männliche Züge, rauhe, tiefe Stimme u. s. w. an dem ewig Weiblichen irre werden liessen.

Einzelnen Andeutungen von derartiger anthropologischer Transformation begegneten wir übrigens schon in früheren Gruppen, so in Beobachtung 106, wo die betreffende Dame Männerfüsse hatte, Beobachtung 112, wo Mammabildung und Milchentwicklung in der Pubertätszeit vorkam.

Es scheint auch, dass bei Individuen der 4. Gruppe, sowie bei einzelnen der 3. im Uebergang zur 4. geschlechtliches Schamgefühl nur der Person des eigenen, nicht aber der des entgegengesetzten Geschlechts gegenüber vorhanden ist.

Beobachtung 129. Androgynie. Herr v. H., 30 Jahre alt, ledigen Standes, stammt von einer neuropathischen Mutter. Nerven- und Geisteskrankheiten sollen in der Familie des Kranken nicht vorgekommen und der einzige Bruder desselben geistig und körperlich vollkommen normal sein. Pat. soll sich körperlich spät entwickelt haben und deshalb mehrfach in Seebädern und klimatischen Curorten gewesen sein. Er war von Kindesbeinen an von neuropathischer Constitution und nach dem Zeugniss seiner Verwandten nicht wie andere Knaben. Früh fiel seine Abneigung gegen männliche Beschäftigung und seine Vorliebe für weibliche Spielereien auf. So verabscheute er alle Knabenspiele und gymnastischen Uebungen, während das Spiel mit Puppen und weibliche Arbeiten für ihn besonderen Reiz hatten. Pat. entwickelte sich in der Folge körperlich gut, blieb frei von schweren Erkrankungen, aber geistig blieb sein Wesen abnorm, einer ernsteren Lebensauffassung unzugänglich und von entschieden weiblicher Gefühls- und Gedankenrichtung.

Im 17. Lebensjahr zeigten sich Pollutionen, die gehäuft, schliesslich auch bei Tage auftraten, den Kranken schwächten und mannigfache nervöse

Störungen hervorbrachten. Es entwickelten sich Erscheinungen von Neurasthenia spinalis, die bis auf die letzten Jahre fortdauerten, mit dem Seltenerwerden der Pollutionen aber sich verminderten. Onanie wird in Abrede gestellt, ist aber sehr wahrscheinlich. Eine schlaffe, weichliche, träumerische Gedankenrichtung machte sich seit der Pubertätszeit immer mehr bemerklich. Vergebens waren die Bemühungen, den Kranken zu einem eigentlichen Lebensberuf zu bringen. Seine intellectuellen Funktionen, wenn auch formal ganz ungestört, erhoben sich nicht zur Höhe wirksamer Leitmotive eines selbstständigen Charakters und höherer Lebensanschauungen. Er blieb unselbstständig, ein grosses Kind, und nichts bezeichnet deutlicher seine originär abnorme Artung, als eine thatsächliche Unfähigkeit, mit Geld umzugehen und sein eigenes Geständniss, dass er für eine geordnete, vernünftige Geldgebahrung kein Verständniss habe, und sobald er Geld besitze, dasselbe für Antiquitäten, Toilettegegenstände u. dgl. Allotria verausgabe.

Ebenso wenig fähig wie zu einer vernünftigen Geldwirthschaft erschien Pat. zur Erringung einer socialen Existenz, ja nur zur Einsicht in deren Bedeutung und Werth.

Er lernte nichts Ordentliches, verbrachte seine Zeit mit Toilette und künstlerischen Tändeleien, namentlich mit Malen, wozu er eine gewisse Befähigung zeigte, aber auch hierin leistete er nichts, da es ihm an Ausdauer fehlte. Zu einer ernsten Gedankenarbeit war er nicht zu bringen, er hatte nur Sinn für Aeusserlichkeiten, war immer zerstreut, von ernsten Dingen gleich gelangweilt. Verkehrte Streiche, sinnlose Reisen, Geldverschwenden, Schuldenmachen kehren in seinem ferneren Leben immer wieder, und selbst für diese positiven Fehler seiner Lebensführung fehlte ihm das Verständniss. Er war eigenwillig, untraitabel und that nirgends gut, sobald man nur den Versuch machte, ihn auf eigene Füsse zu stellen und ihn selbst seine Interessen wahrnehmen zu lassen.

Mit diesen Erscheinungen einer originär abnormen und defectiven psychischen Artung gingen bemerkenswerthe Zeichen einer perversen geschlechtlichen Empfindung einher, die auch in dem somatischen Habitus des Pat. angedeutet sich vorfinden. Pat. fühlt sich geschlechtlich als Weib dem Manne gegenüber und empfindet Zuneigung zu Personen des eigenen Geschlechts, bei Gleichgültigkeit, wenn nicht geradezu Abneigung gegen Personen des weiblichen. Er will zwar im 22. Jahr mit Weibern geschlechtlich verkehrt und in normaler Weise den Beischlaf ausgeübt haben, aber theils wegen Steigerung der neurasthenischen Beschwerden jeweils nach dem Coitus, theils aus Angst vor Ansteckung, wesentlich aber aus mangelnder Befriedigung will er sich bald vom weiblichen Geschlechte abgewandt haben. Ueber seine abnorme sexuelle Lage ist er sich nicht ganz klar; einer Hinneigung zum männlichen Geschlechte ist er sich bewusst, gesteht aber verschämt nur zu, dass er gewissen männlichen Personen gegenüber ein beseligendes Gefühl der Freundschaft empfinde, ohne dass sich ein sinnliches Gefühl beigeselle. Das weibliche Geschlecht perhorrescirt er gerade nicht, er könnte sich sogar entschliessen, ein Weib, das ihn durch gesinnungsverwandte künstlerische Neigungen anzöge, zu heirathen — wenn ihm nur die ehelichen Pflichten, die ihm unangenehm wären und deren Leistung ihn matt und schwach machen, erlassen blieben. Dass Pat. schon mit Männern geschlechtlich verkehrt habe, stellt er in Abrede, aber sein Erröthen und seine Verlegenheit dabei, noch mehr ein Vorfall in N., wo Pat. vor einiger Zeit im Gasthaus geschlechtlichen Umgang mit jungen Leuten versucht und einen Skandal provocirt hat, strafen ihn Lügen.

Auch die äussere Erscheinung, Habitus, Körperbau, Gesten, Manieren, Toilette sind auffällig und erinnern entschieden an weibliche Formen und Verhältnisse. Pat. ist zwar über mittlerer Grösse, aber Thorax und Becken sind von entschieden weiblicher Bildung. Der Körper ist fettreich, die Haut wohlgepflegt, zart, weich. Dieser Eindruck eines Weibes in männlicher Kleidung wird gesteigert durch den spärlichen Haarwuchs im Gesicht, der zudem bis auf ein Schnurrbärtchen rasirt ist, den tänzelnden Gang, das schüchterne, gezierte Wesen, die weiblichen Züge, den schwimmenden neuropathischen Ausdruck der Augen, die Spuren von Puder und Schminke, den stutzermässigen Zuschnitt der Kleidung mit busenartig hervortretendem Oberkleid, die gefranste, damenartige Halsschleife und das von der Stirn abgescheitelte, glatt zu den Schläfen abgebürstete Haar.

Die körperliche Untersuchung lässt den zweifellos weiblichen Bau des Körpers erkennen. Die äusseren Genitalien sind zwar gut entwickelt, jedoch ist der linke Hoden im Leistencanal zurückgeblieben, die Behaarung des Mons Veneris ist schwach und dieser ungewöhnlich fettreich und prominent. Die Stimme ist hoch, ohne männlichen Timbre.

Auch die Beschäftigung und Denkweise des v. H. ist eine entschieden weibliche. Er hat sein Boudoir, seinen wohlassortirten Toilettetisch, an dem er stundenlang mit allen möglichen Verschönerungskünsten zubringt; er perhorrescirt Jagd, Waffenübungen u. dgl. männliche Beschäftigung, bezeichnet sich selbst als einen Schöngeist, spricht mit Vorliebe von seinen Malereien und dichterischen Versuchen, interessirt sich für weibliche Arbeiten, die er, wie z. B. Sticken, auch ausübt, und bezeichnet es als sein höchstes Glück, sein Leben in einem künstlerisch gebildeten und ästhetisch feinfühligen Kreis von Herren und Damen mit Conversation, Musik, Aesthetik u. dgl. zubringen zu können. Seine Conversation dreht sich vorwiegend um weibliche Angelegenheiten — um Moden, weibliche Handarbeiten, Kochkunst, Haushaltungsangelegenheiten.

Pat. ist wohlgenährt, jedoch etwas anämisch. Er ist von neuropathischer Constitution und bietet Symptome von Neurasthenie, die durch eine verfehlte Lebensweise, zu langen Aufenthalt im Bett, im Zimmer, Verweichlichuug unterhalten werden.

Er klagt über zeitweisen Kopfschmerz und Kopfdruck, habituelle Obstipation, schreckt leicht zusammen, klagt über zeitweise Mattigkeit, Müdigkeit, ziehende Schmerzen in den Extremitäten in der Richtuug der Lumboabdominalnerven, fühlt sich nach Pollutionen und regelmässig nach dem Essen müde, abgespannt, ist empfindlich bei Druck auf die Proc. spinosi der Brustwirbel, wie auch bei Durchtastung der zugänglichen Nervenstämme. Er fühlt eigenthümliche Sym- und Antipathien gegenüber gewissen Personen, geräth bei der Begegnung antipathischer Leute in Zustände eigenthümlicher Angst und Verwirrung. Seine Pollutionen, obwohl jetzt nur noch selten vorkommend, sind pathologisch, insoferne sie sich auch bei Tage und ohne alle wollüstige Erregung einstellen.

Gutachten.

1) Herr v. H. ist nach allem Beobachteten und Berichteten eine geistig abnorme, defektive Persönlichkeit, und zwar ab origine. Eine Theilerscheinung dieser abnormen geistig-körperlichen Artung stellt seine conträre Sexualempfindung dar.

2) Dieser Zustand, als ein originärer, ist keiner Heilung zugänglich.

Es besteht eine defective Organisation in den höchsten geistigen Centren, die ihn zu selbstständiger Lebensführung und der Erreichung einer Lebens-Berufsstellung unfähig macht. Seine perverse Geschlechtsempfindung hindert ihn, normal geschlechtlich zu funktioniren, mit allen socialen Consequenzen einer solchen Anomalie und mit der Gefahr einer Befriedigung perverser, aus seiner abnormen Organisation sich ergebender Gelüste, mit daraus wieder zu befürchtenden socialen und gerichtlichen Conflikten. Diese Besorgniss kann aber nicht gross sein, da der (perverse) Geschlechtstrieb des Kranken gering ist.

3) Herr v. H. ist nicht unzurechnungsfähig in legalem Sinne des Wortes und weder geeignet zur Aufnahme in eine Irrenanstalt, noch einer solchen bedürftig.

Er vermag — obwohl ein grosses Kind und unfähig zu einer Selbstführung — gleichwohl unter Aufsicht und Leitung geistig normaler Menschen in der Gesellschaft zu existiren. Er vermag auch bis zu einem gewissen Grad die Gesetze und Normen der bürgerlichen Gesellschaft zu respektiren und zur Richtschnur seines Handelns zu machen, aber es muss bezüglich möglicher geschlechtlicher Verirrungen und Conflikte mit dem Strafgesetz hervorgehoben werden, dass seine Geschlechtsempfindung eine in organischen krankhaften Bedingungen wurzelnde abnorme ist, und dieser Umstand muss ihm eventuell zu Gute kommen.

Bei seiner notorischen Unselbstständigkeit kann derselbe aus der väterlichen oder vormundschaftlichen Gewalt nicht entlassen werden, weil er sich sonst finanziell ruiniren würde.

4) Herr v. H. ist auch körperlich leidend. Er bietet Zeichen leichter Anämie und von Neurasthenia spinalis

Eine vernünftige Regelung seiner Lebensweise, eine tonisirende ärztliche, womöglich hydrotherapeutische Behandlung erscheint nothwendig. Der Verdacht einer ursächlichen Begründung jenes Leidens in früher getriebener Masturbation muss aufrecht erhalten werden und die Möglichkeit des Vorhandenseins einer ätiologisch und therapeutisch wichtigen Spermatorrhöe liegt nahe. (Eigene Beobachtung. Zeitschr. f. Psychiatrie.)

Beobachtung 130. Fräulein X., 38 Jahre, erschien im Spätherbst 1881 in meiner Sprechstunde wegen heftiger Spinalirritation und hartnäckiger Schlaflosigkeit, in deren Bekämpfung sie Morphinistin und Chloralistin geworden sei.

Die Mutter und Schwester waren nervenkrank, die übrige Familie angeblich gesund. Das Leiden datirte angeblich seit einem Fall auf den Rücken 1872, wobei Pat. heftig erschrocken war, jedoch litt sie schon als Mädchen an Muskelkrämpfen und hysterischen Symptomen. Im Anschluss an den Sturz entwickelte sich eine neurasthenisch-hysterische Neurose mit vorwaltender Spinalirritation und Schlaflosigkeit. Episodisch kamen hysterische Paraplegie bis zu 8 Monaten Dauer und Zustände von hyster. hallucinator. Delir mit Krampfanfällen vor. Dazu gesellten sich im Verlauf Symptome des Morphinismus. Ein mehrmonatlicher Aufenthalt in der Klinik beseitigte diesen und besserte erheblich die neurasthenische Neurose, wobei allgemeine Faradisation eine auffällig günstige Wirkung zeigte.

Schon bei der ersten Begegnung hatte Pat. durch Kleidung, Züge und Benehmen einen auffälligen Eindruck gemacht. Sie trug einen Herrenhut, die Haare kurz geschoren, Zwicker, Herrencravatte, ein rockartiges, weit über das Damenkleid herabreichendes Oberkleid mit männlichem Zuschnitt, Stiefel mit Absätzen; sie hatte grobe, mehr männliche Züge, raube, etwas tiefe Stimme und machte eher den Eindruck eines Mannes im Weiberrock als den einer Dame, wenn man vom Busen und entschieden weiblichen Bau des Beckens absah.

Pat. bot in der langen Beobachtungszeit nie Zeichen von Erotismus. Ueber ihre Kleidung interpellirt meinte sie nur, die von ihr gewählte Tracht kleide sie besser. Allmählich brachte man aus ihr heraus, dass sie schon als kleines Mädchen Vorliebe für Pferde und männliche Beschäftigung hatte, jedoch niemals Interesse für weibliche Arbeiten. Später habe sie besonders gerne gelesen und einen Beruf als Lehrerin angestrebt. Das Tanzen habe sie nie gefreut, es sei ihr immer als ein Unsinn erschienen. Auch das Ballet habe sie nie interessirt. Ihr höchster Genuss sei der Circus gewesen. Bis zu ihrer Krankheit 1872 habe sie weder Neigung zu Personen des anderen, noch zu solchen des eigenen Geschlechtes empfunden. Von da an habe sie eine ihr selbst auffällige Freundschaft gegen weibliche Personen, vorwiegend jüngere Damen, gefühlt und das Bedürfniss gehabt und befriedigt, Hüte und Paletot nach männlichem Zuschnitt zu tragen. Schon seit 1869 hatte sie überdies ihre Haare kurz geschoren und trug sie, wie Männer sie zu scheiteln pflegen. Sinnlich erregt will sie nie im Umgang mit ihnen gewesen sein, aber ihre Freundschaft und Opferwilligkeit gegen ihr sympathische Damen sei gränzenlos gewesen, während sie von da an Widerwillen gegen Herren und Herrengesellschaft empfand.

Die Verwandten berichten, dass Pat. vor 1872 einen Heirathsantrag hatte, denselben aber zurückwies und von einer 1874 unternommenen Badereise sexuell geändert zurückkam und gelegentliche Andeutungen machte, sie halte sich nicht für ein weibliches Wesen.

Seither wolle sie nur mit Damen umgehen, habe immer so eine Art Liebesverhältniss mit Der oder Jener, lasse gelegentlich Bemerkungen fallen, dass sie sich als Mann fühle. Diese Anhänglichkeit an Damen sei eine entschieden über die Freundschaft hinausgehende, mit Thränen, Eifersucht u. s. w. Als sie 1874 in einem Badeort weilte, habe sich eine junge Dame in Pat., sie für einen verkleideten Mann haltend, verliebt. Als jene Dame später heirathete, sei Pat. eine Zeitlang ganz schwermüthig gewesen und habe von Untreue gesprochen. Auch den Verwandten fiel die Hinneigung zu männlicher Kleidung und männlichem Benehmen, die Abneigung gegen weibliche Arbeiten seit der Erkrankung auf, während Pat. früher, mindestens in sexueller Hinsicht, nichts Auffälliges geboten habe. Weitere Nachforschungen ergaben, dass Pat. mit der in Beobachtung 118 geschilderten Dame in einem jedenfalls nicht rein platonischen Liebesverhältniss steht und ihr zärtliche Briefe schreibt, etwa so wie ein Liebhaber der Geliebten. Ich sah 1887 Pat. wieder in einer Heilanstalt, wohin sie wegen hysteroepileptischer Anfälle, Spinalirritation und Morphinismus gebracht worden war. Die conträre Sexualempfindung bestand unverändert fort und war Pat. nur durch sorgsame Ueberwachung von unzüchtigen Angriffen auf weibliche Mitpatienten abzuhalten.

Der Zustand blieb ziemlich unverändert bis 1889. Da verfiel Pat. dem Siechthum und starb August 1889 in „Erschöpfung".

Die Sektion ergab in den vegetativen Organen: Degeneratio amyloidea renum, Fibroma uteri, Cystis ovarii sinistri. Das Stirnbein erschien stark verdickt, an der Innenfläche uneben, mit zahlreichen Exostosen besetzt, die Dura mit dem Schädeldach verwachsen.

Längsdurchmesser des Schädels 175, Breitendurchmesser 148 mm. Gesammtgewicht des ödematösen, aber nicht atrophischen Gehirns 1175 g. Meningen zart, leicht ablösbar. Hirnrinde blass. Hirnwindungen breit, wenig zahlreich, regelmässig angeordnet. Im Kleinhirn und den grossen Ganglien nichts Abnormes.

Beobachtung 131. Gynandrie [1]). Anamnese. Am 4. November 1889 erstattete der Schwiegervater eines Grafen Sandor V. die Anzeige, dass dieser ihm unter dem Vorwande, einer Caution als Secretär einer Aktiengesellschaft zu benöthigen, 800 fl. herausgelockt habe. Ueberdies habe sich herausgestellt, dass Sandor Verträge gefälscht, die im Frühjahr 1889 erfolgte Trauung fingirt habe und vor Allem, dass dieser angebliche Graf Sandor gar kein Mann sei, sondern ein in Männerkleidern einhergehendes Weib und Sarolta (Charlotte) Gräfin V. heisse.

S. wurde verhaftet und wegen Verbrechens des Betrugs und Fälschung öffentlicher Urkunden in Voruntersuchung gezogen. Im ersten Verhör bekennt S., geb. 6. Dezember 1866, dass er weiblichen Geschlechtes, katholisch, ledig und als Schriftstellerin unter dem Namen Graf Sandor V. beschäftigt sei.

Aus der Autobiographie dieses Mannweibes ergeben sich folgende bemerkenswerthe, von anderer Seite bestätigte Thatsachen.

S. stammt aus einer altadeligen, hochangesehenen Familie Ungarns, in welcher Excentricität Familieneigenthümlichkeit war. Eine Schwester der Grossmutter mütterlicherseits war hysterisch, somnambul und lag wegen eingebildeter Lähmung 17 Jahre zu Bette. Eine 2. Grosstante brachte wegen eingebildeter Todeskrankheit 7 Jahre im Bette zu, gab aber gleichwohl Bälle. Eine 3. hatte den Spleen, dass eine Console in ihrem Salon verwünscht sei. Legte Jemand etwas auf diese Console, so gerieth sie in höchste Aufregung, schrie „verwünscht, verwünscht" und eilte mit dem Gegenstand in ein Zimmer, das sie die „schwarze Kammer" nannte und dessen Schlüssel sie niemals aus den Händen gab. Nach dem Tod dieser Dame fand man in der schwarzen Kammer eine Anzahl von Shawls, Schmucksachen, Banknoten u. s. w. Eine

---

[1]) Vgl. die ausführlichen gerichtsärztlichen Gutachten über diesen Fall von Dr. Birnbacher in Friedreich's Blättern f. ger. Med. 1891, II. 1.

4. Grosstante liess 2 Jahre ihr Zimmer nicht kehren, wusch und kämmte sich nicht. Nach 2 Jahren erst kam sie wieder zum Vorschein. Alle diese Frauen waren nebenher geistreich, gebildet, liebenswürdig.

S.'s Mutter war nervös und konnte den Mondschein nicht ertragen.

Von der väterlichen Familie behauptet man, dass sie einen Sporn zuviel habe. Eine Linie der Familie beschäftigt sich fast ausschliesslich mit Spiritismus. Zwei Blutsverwandte väterlicherseits haben sich erschossen. Die Mehrzahl der männlichen Angehörigen ist ausserordentlich talentirt. Die weiblichen sind durchweg beschränkte, hausbackene Persönlichkeiten. Der Vater S.'s hatte eine hohe Stellung, aus der er jedoch wegen seiner Excentricität und Verschwendung (er verschwendete über $1\frac{1}{2}$ Millionen) ausscheiden musste.

Eine Marotte des Vaters war es u. A., dass er S. ganz als Knaben erzog, sie reiten, kutschiren, jagen liess, ihre Energie als Mann bewunderte, sie Sandor nannte.

Dagegen liess dieser närrische Vater seinen 2. Sohn in Weiberkleidern gehen und als Mädchen erziehen. Diese Farce hörte mit dem 15. Jahre, wo dieser Sohn eine höhere Bildungsanstalt bezog, auf.

Sarolta-Sandor blieb unter dem Einfluss des Vaters bis zum 12. Jahre, kam dann zur excentrischen mütterlichen Grossmutter nach Dresden und wurde von dieser, als der männliche Sport zu sehr überhand nahm, in ein Institut gebracht und in Weiberkleider gesteckt.

13 Jahre alt, ging sie dort mit einer Engländerin, der sie sich als Bub erklärte, ein Liebesverhältniss ein und entführte sie.

Sarolta kam zur Mama, die aber nichts ausrichtete und es zulassen musste, dass ihre Tochter wieder Sandor wurde, Knabenkleider trug und jedes Jahr mindestens ein Liebesverhältniss mit Personen des eigenen Geschlechtes inscenirte. Daneben erhielt S. eine sorgfältige Erziehung, machte grössere Reisen mit dem Vater, natürlich immer als junger Herr, emancipirte sich frühe, besuchte Cafés, selbst zweideutige Lokale und rühmte sich sogar eines Tages im Bordelle in utroque genu puellas sedisse. S. war oft berauscht, passionirt für männlichen Sport, ein sehr gewandter Fechter. S. fühlte sich sehr zu Schauspielerinnen oder sonstigen alleinstehenden, womöglich nicht ganz jungen Damen hingezogen. Sie versichert, nie eine Neigung zu einem jungen Mann gefühlt und von Jahr zu Jahr eine zunehmende Abneigung gegen Männer empfunden zu haben. „Ich ging am liebsten mit unschönen, unscheinbaren Männern in Damengesellschaft, damit ja keiner mich in Schatten stelle. Bemerkte ich, dass einer Sympathien bei den Damen erweckte, so wurde ich eifersüchtig. Ich zog bei Damen geistreiche den körperlich schönen vor. Dicke und gar männersüchtige konnte ich nicht ausstehen. Ich liebte es, wenn sich die Leidenschaft einer Frau unter poetischem Schleier offenbarte. Alles Schamlose an einer Frau war mir ekelhaft. Ich hatte eine unaussprechliche Idiosynkrasie gegen weibliche Kleider, überhaupt gegen alles Weibliche, aber nur an und bei mir, denn im Gegentheil, ich schwärmte ja für das schöne Geschlecht."

Seit etwa 10 Jahren lebte S. fast beständig ferne von ihren Angehörigen und als Mann. Sie hatte eine Menge Liaisons mit Damen, machte mit solchen Reisen, verschwendete viel Geld, machte Schulden.

Daneben ergab sie sich literarischer Thätigkeit und war geschätzter Mitarbeiter zweier angesehener Zeitschriften der Hauptstadt.

Ihre Leidenschaft für Damen war eine sehr wechselnde, Beständigkeit in der Liebe war nicht vorhanden.

Nur einmal dauerte eine solche Liaison 3 Jahre. Es war vor Jahren, dass S. auf Schloss G. die Bekanntschaft der um 10 Jahre älteren Emma E. machte. Sie verliebte sich in diese Dame, machte mit ihr einen Ehecontract und lebte 3 Jahre mit ihr wie Mann und Frau in der Hauptstadt.

Eine neue Liebe, die S. verhängnissvoll werden sollte, veranlasste sie, das „Eheband" mit E. zu lösen. Diese wollte nicht von ihr lassen. Nur mit schweren Opfern erkaufte S. ihre Freiheit von E., die angeblich jetzt noch sich als geschiedene Frau gerirt und sich als Gräfin V. betrachtet! Dass S. auch bei anderen Damen Leidenschaft hervorzurufen vermochte, geht daraus hervor, dass, als sie (vor der „Eheschliessung" mit E.) eines Fräuleins D. überdrüssig geworden war, nachdem sie mit dieser einige tausend Gulden verjubelt hatte, von der D. mit Erschiessen bedroht wurde, wenn sie ihr nicht treu bleibe.

Es war im Sommer 1887 während eines Aufenthaltes in einem Badeort, dass S. die Bekanntschaft einer angesehenen Beamtenfamilie E. machte. Sofort verliebte sich S. in die Tochter Marie und fand Gegenliebe. Deren Mutter und Cousine suchten dieses Liebesverhältniss zu hintertreiben, aber vergebens. Den Winter über correspondirten die beiden Liebenden eifrig mit einander. Im April 1888 kam Graf S. zum Besuch und im Mai 1889 erreichte er das Ziel seiner Wünsche, indem Marie, die inzwischen eine Stelle als Lehrerin aufgegeben hatte, in Gegenwart eines Freundes ihres geliebten S. in einem Gartenhause von einem Pseudopriester in Ungarn getraut wurde. Den Trauschein fingirte S. mit seinem Freunde. Das Paar lebte in Glück und Freude und ohne die Anzeige des schlimmen Schwiegervaters hätte diese Scheinehe voraussichtlich noch lange gedauert. Bemerkenswerth ist, dass S. während des ziemlich langen Brautstands die Familie seiner Braut über sein wahres Geschlecht vollkommen zu täuschen wusste.

S. war passionirter Raucher, hatte durchaus männliche Allüren und Passionen. Seine Briefe und selbst gerichtliche Zustellungen gelangten unter der Adresse „Graf S." an ihn, auch sprach er öfter davon, dass er zu einer Waffenübung einrücken müsse. Aus Andeutungen des „Schwiegervaters" geht hervor, dass S. (was dieser auch später zugestand) mittelst in den Hosensack eingestopften Sacktuches oder auch Handschuhes ein Scrotum zu markiren wusste. Auch bemerkte der Schwiegervater einmal etwas wie ein erigirtes membrum am künftigen Schwiegersohn (wahrscheinlich ein Priap), der auch gelegentlich die Bemerkung fallen liess, er müsse beim Reiten ein Suspensorium tragen. Thatsächlich trug S. eine Bandage um den Leib, möglicherweise zur Befestigung eines Priaps.

Obwohl S. sich auch pro forma öfters rasiren liess, war man im Hôtel gleichwohl überzeugt, dass er ein Weib sei, weil das Stubenmädchen in der Wäsche Spuren von Menstrualblut fand (was S. aber als hämorrhoidales erklärte) und gelegentlich eines Bades, das S. nahm, durch das Schlüsselloch sich von dessen weiblichem Geschlecht überzeugt haben wollte.

Die Familie der Marie macht es glaublich, dass diese lange Zeit über das wahre Geschlecht ihres Pseudogatten in Täuschung befangen war.

Für die unglaubliche Naivität und Unschuld dieses unglücklichen Mädchens spricht folgende Stelle in einem Briefe Mariens an S. vom 26. August 1889:

„Ich mag keine fremden Kinder mehr, aber so ein Bezerl von meinem Sandi, so ein Patscherl — ach welch Glück, mein Sandi!"

Bezüglich der geistigen Individualität S.'s geben eine grosse Anzahl vorhandener Manuscripte erwünschten Aufschluss. Die Schriftzüge haben den Charakter der Festigkeit und Sicherheit. Es sind echt männliche Züge. Der Inhalt wiederholt sich überall in denselben Eigenthümlichkeiten: — wilde zügellose Leidenschaft, Hass und Widerstand gegen Alles, was dem nach Liebe und Gegenliebe dürstenden Herzen sich gegenüberstellt, poetisch angehauchte Liebe, in der auch nicht mit einem Zug Unedles berührt wird, Begeisterung für alles Schöne und Edle, Sinn für Wissenschaft und schöne Künste.

Ihre Schriften verrathen ungewöhnliche Belesenheit in Klassikern aller Sprachen, Citate aus Poeten und Prosaikern aller Länder. Von berufener Seite wird auch versichert, dass S.'s dichterische und belletristische Erzeugnisse nicht unbedeutend sind.

Psychologisch bemerkenswerth sind die das Verhältniss zu Marie berührenden Briefe und Schriften.

S. spricht von der Seligkeit, die ihr an M.'s Seite blühte, äusserst masslose Sehnsucht, das angebetete Weib, wenn auch nur für einen Moment zu sehen. Nach solcher Schmach wünscht sie nur mehr die Zelle mit dem Grab zu vertauschen. Der bitterste Schmerz sei das Bewusstsein, dass jetzt auch Marie sie hasse. Heisse Thränen, so viel, dass sie sich darin ertränken könnte, habe sie um ihr verlorenes Glück geweint. Ganze Bogen behandeln die Apotheose dieser Liebe, Reminiscenzen aus der Zeit der ersten Liebe und Bekanntschaft.

S. klagt über ihr Herz, das sich von keinem Verstande dominiren liess, sie äussert Gefühlsausbrüche, die man nur fühlen, nicht aber simuliren kann. Dann wieder Ausbrüche tollster Leidenschaft mit der Erklärung, ohne Marie nicht leben zu können. „Deine theure, liebe Stimme, diese Stimme, auf deren Klang ich vielleicht noch vom Grabe aufstehen werde, deren Klang mir immer die Verheissung des Paradieses gewesen ist. Deine blosse Gegenwart war genug, um meine physischen und moralischen Leiden zu lindern. Es war das ein magnetischer Strom, es war das eine eigenthümliche Macht, welche dein Wesen auf meines ausübte und welches ich mir auch nie ganz definiren kann. So blieb ich bei der ewig wahren Definition: ich lieb' sie, weil ich sie liebe. — In trostloser Nacht hatte ich nur einen Stern, den Stern der Liebe von Marie. Der Stern ist nunmehr erloschen — es ist nur mehr der Widerschein davon da, die süsse, wehmüthige Erinnerung, die auch die wirklich schauerliche Nacht des Sterbens mit sanftem Scheine erleuchtet, ein Schimmer der Hoffnung, — — diese Schrift endet mit der Apostrophe: meine Herren, weise Rechtsgelehrte, Psycho- und Pathologen, richten Sie mich! Jeden Schritt, den ich that, leitete die Liebe, jede meiner Thaten war durch sie bedingt — Gott hat sie mir ins Herz gegeben. Wenn er mich so schuf und nicht anders, bin ich denn daran schuld oder sind es die ewig unergründlichen Wege des Schicksals? Ich baute auf Gott, dass eines Tages die Erlösung kommen werde, denn mein Fehler war nur die Liebe selbst, welche die Grundlage, der Grundsatz seiner Lehren, seines Reiches selbst ist. —

Mein Gott, du Barmherziger, Allmächtiger, du siehst meine Qual, du weisst, wie ich leide. Neige dich zu mir und reiche mir deine helfende Hand, wo mich schon die ganze Welt verlassen. Nur Gott ist gerecht. Wie schön beschreibt dies V. Hugo in seinen Legendes du siècle. Wie traurig malerisch klingt mir die Mendelssohn'sche Weise: „Allnächtlich im Traume seh' ich dich "

Obwohl S. weiss, dass keine ihrer Schriften ihren „angebeteten Löwenkopf" erreicht, ermüdet sie nicht, in bogenlangen Vergötterungen von Mariens Person Ausbrüche von Liebesschmerz und Liebeswonne zu schreiben, sich nur noch eine helle glänzende Thräne zu erbitten, geweint an einem stillen hellen Sommerabend, wenn der See im Abendschein erglüht wie geschmolzenes Gold und die Glocken von St. Anna und Maria-Wörth. in harmonischer Melancholie verschmelzend, Ruhe und Friede verkünden — für jene arme Seele, für dieses arme Herz, das bis zum letzten Hauch für dich geschlagen."

Persönliche Exploration. Die erste Begegnung, welche die Gerichtsärzte mit S. hatten, war einigermassen eine Verlegenheit für beide Theile, für die ersteren, weil S.'s vielleicht etwas greller forcirte männliche Tournüre imponirte, für sie, weil sie der Meinung war, mit dem Stigma der moral insanity bemakelt zu werden. Ein nicht unschönes, intelligentes Gesicht, das trotz einer gewissen Zartheit der Züge und Kleinheit aller Parthien ein ganz entschieden männliches Gepräge hatte, wenn nicht der schwer entbehrte Schnurrbart fehlen würde! Fiel es doch selbst den Gerichtsärzten schwer, trotz Damenkleidung immer gegenwärtig zu haben, dass es sich um eine Dame handelt, während der Verkehr mit dem Manne Sandor viel ungezwungener, natürlicher, scheinbar correcter von Statten geht. Dies empfindet auch die Angeschuldigte. Sie wird sofort offener, mittheilsamer, freier, sobald man sie wie einen Mann behandelt.

Trotz ihrer schon von den ersten Lebensjahren an vorhandenen Zuneigung zum weiblichen Geschlecht will sie doch erst im 13. Jahr, gelegentlich der Entführung der rothhaarigen Engländerin aus dem Dresdener Institute, die ersten Spuren sexuellen Triebes verspürt haben, der sich schon damals in Küssen, Umarmungen, Berührungen mit wollüstigen Empfindungen manifestirte. Schon damals erschienen ihr in ihren Traumbildern ausschliesslich weibliche Gestalten und habe sie sich, wie auch seither immer, in wollüstigen Träumen in der Situation eines Mannes gefühlt und gelegentlich auch Ejaculation dabei verspürt.

Solitäre oder mutuelle Onanie kenne sie nicht. So etwas erscheine ihr höchst ekelhaft und der „Manneswürde" (!) nicht entsprechend. Sie habe sich auch niemals von Anderen ad genitalia berühren lassen, schon deshalb nicht, weil es ihr um die Wahrung ihres grossen Geheimnisses zu thun war. Die Menses stellten sich erst mit 17 Jahren ein, verliefen immer schwach und ohne Beschwerden. Besprechung menstrualer Vorgänge perhorrescirt S. sichtlich, das sei etwas ihrem männlichen Bewusstsein und Fühlen sehr Zuwideres. Sie erkennt die Krankhaftigkeit ihrer sexuellen Neigungen an, wünscht sich aber nichts Anderes, da sie sich in dieser perversen Empfindung vollkommen wohl und glücklich fühle. Die Idee eines sexuellen Verkehrs mit Männern mache ihr Ekel und ihre Ausführung halte sie für unmöglich.

Ihre Schamhaftigkeit erstrecke sich so weit, dass sie eher unter Männern schlafen könnte als unter Frauen. So müsse sie, wenn sie ein Bedürfniss befriedigen wolle oder die Wäsche wechsle, ihre Zellengenossin bitten, so lange sich zum Fenster abzuwenden, damit sie ihr nicht zusehen könne.

Als S. gelegentlich mit dieser Zellengenossin, einer Person aus der Hefe des Volkes, in Berührung kam, empfand sie wollüstige Erregung und musste darüber erröthen. S. erzählt sogar ungefragt, dass sie von förmlicher Angst befallen wurde, als sie in der Gefängnisszelle sich in die ungewohnten Frauenkleider wieder einzwängen lassen musste. Ihr einziger Trost war, dass man ihr wenigstens ihr Herrenhemd liess. Bemerkenswerth und für die Bedeutung von Geruchsempfindungen in ihrer Vita sexualis sprechend ist auch ihre Mittheilung, dass sie gelegentlich einer Entfernung ihrer Marie jene Parthien des Sopha aufgesucht und berochen habe, an deren Mariens Kopf zu liegen pflegte, um aus diesen Stellen mit Wonne den Geruch der Haare zu inhaliren. Von Frauen interessiren S. nicht gerade schöne oder üppige, auch nicht sehr junge. Sie stellt überhaupt die körperlichen Reize des Weibes in zweite Linie. Sie fühlt sich zu denen von etwa 24—30 Jahren hingezogen wie mit „magnetischem“ Zug. Ihre sexuelle Befriedigung fand sie ausschliesslich in corpore feminae (nie am eigenen Körper) in Form von Manustupration des geliebten Weibes oder Cunnilingus. Gelegentlich bediente sie sich auch eines mit Werg ausgestopften Strumpfes als Priap. Diese Eröffnungen macht S. nur ungern, mit sichtlichem Schamgefühl; gleichwie in ihren Schriften auch niemals Schamlosigkeit oder Cynismus sich finden.

Sie ist religiös, hat lebhaftes Interesse für alles Edle und Schöne, ausgenommen für Männer, ist sehr empfänglich für sittliche Werthschätzung seitens Anderer.

Sie bedauert tief, dass sie in ihrer Leidenschaft Marie unglücklich gemacht, findet ihre sexualen Empfindungen pervers und solche Liebe eines Weibes zum anderen bei Gesunden moralisch verwerflich. Sie ist hoch talentirt für literarische Leistungen, besitzt seltenes Gedächtniss. Ihre einzige Schwäche ist der colossale Leichtsinn und die Unmöglichkeit, mit Geld und Geldeswerth vernünftig umzugehen. Sie ist sich jedoch dieser Schwäche bewusst und bittet, darüber nicht weiter zu sprechen.

S. ist 153 cm hoch, von zartem Knochenbau, mager, jedoch an Brust und Oberschenkeln auffallend muskulös. Der Gang ist in Weiberkleidern ungeschickt.

Ihre Bewegungen sind kräftig, nicht unschön, wenn auch mehr männlich steif, ungraziös. Ihre Begrüssung erfolgt mit kräftigem Händedruck. Das ganze Auftreten ist decidirt, stramm, etwas selbstbewusst. Blick intelligent, Miene etwas verdüstert. Füsse und Hände auffallend klein, auf infantiler Stufe stehen geblieben. Streckseiten der Extremitäten auffallend stark behaart, während von Barthaaren, trotz aller Rasirexperimente, nicht einmal ein Flaum zu bemerken ist. Der Rumpf entspricht durchaus nicht weiblicher Bauart. Es fehlt die Taille. Das Becken ist so schlank und so wenig prominirend, dass eine von der Achselhöhle zum entsprechenden Knie gezogene Linie der Richtung der Geraden entspricht und durch eine Taille nicht ein-, durch das Becken nicht auswärts gedrängt wird. Der Schädel ist leicht oxycephal und bleibt in allen Massen um wenigstens 1 cm unter dem Durchschnittsmass des weiblichen zurück.

Die Schädelcircumferenz beträgt 52, die Ohrhinterhauptlinie 24, die Ohrscheitellinie 23, Ohrstirnlinie 28,5, Längsumfang 30, Ohrkinnlinie 26,5, Längsdurchmesser 17, grösster Breitedurchmesser 13, Distanz der Gehörgänge 12, der Jochfortsätze 11,2 cm. Der Oberkiefer springt stark vor, sein Alveolarfortsatz überragt den Unterkiefer um 0,5 cm. Zahnstellung nicht ganz normal. Der rechte obere Augenzahn hat sich nie entwickelt. Mund auffallend klein. Ohren abstehend, Läppchen nicht differenzirt, in die Wangenhaut sich verlierend. Harter Gaumen schmal, steil. Stimme rauh, tief. Brustdrüsen genügend entwickelt, weich, ohne Sekret. Der Mons Veneris mit dichten dunklen Haaren bedeckt. Genitalien vollkommen weiblich, ohne Spur von hermaphroditischen Erscheinungen, aber auf der infantilen Stufe des 10jährigen Mädchens stehen geblieben. Die Labia majora berühren sich fast vollständig, die minora haben hahnenkammartige Form und prominiren über die grossen. Die Clitoris ist klein und höchst empfindlich. Frenulum zart, Perineum sehr schmal, Introitus vaginae enge, Schleimhaut normal. Hymen fehlt (wahrscheinlich angeboren), ebenso die Carunculae myrtiformes. Vagina derart enge, dass die Einführung eines Membrum virile unmöglich wäre, überdies höchst empfindlich. Ein Coitus hat bisher jedenfalls nicht stattgefunden. Uterus wird durchs Rectum etwa wallnussgross gefühlt, derselbe ist unbeweglich und retroflektirt.

Das Becken erscheint als ein allseitig verengtes (Zwergbecken) mit entschieden männlichem Typus. Die Distanz der vorderen Darmbeinstachel beträgt 22,5 (statt 26,3), die der Darmbeinkämme 26,5 (satt 29,3), die der Rollhügel 27,7 (31), die äussere Conjugata 17,2 (19—20), daher vermuthlich die innere 7,7 (10,8) haben wird. Wegen mangelhafter Breite des Beckens ist auch die Stellung der Oberschenkel keine convergente wie beim Weib, sondern eine gerade.

Das Gutachten erwies, dass bei S. eine angeborene krankhafte Verkehrung der Geschlechtsempfindung, welche sogar anthropologisch in Anomalien der Körperentwicklung sich ausspricht, vorhanden sei, auf Grund schwerer hereditärer Belastung, ferner dass die incriminirten Handlungen der S. ihre Begründung in ihrer krankhaften und unwiderstehlichen Sexualität finden.

Insofern habe S.'s bezeichnende Aeusserung: „Gott hat mir die Liebe ins Herz gegeben. Wenn er mich so schuf und nicht anders, bin dann ich schuld daran, oder sind es die ewig unergründlichen Wege des Schicksals?" alle Berechtigung.

Der Gerichtshof fällte ein freisprechendes Erkenntniss. Die „Gräfin in Männerkleidung", wie sie die Zeitungen nannten, kehrte nach der heimathlichen Hauptstadt zurück und gerirt sich wieder als Graf Sandor. Ihr einziger Kummer ist ihr zerstörtes Liebesglück mit ihrer heiss geliebten Marie.

Glücklicher war eine Ehefrau in Brandon (Wiskonsin), von der Dr. Kiernan (The med. Standard 1888 Nov.-Dec.) berichtet. Dieselbe entführte 1883 ein junges Mädchen, liess sich mit ihm trauen und lebte ungestört als Mann mit demselben.

Ein interessantes „historisches“ Beispiel von Androgynie dürfte ein von Spitzka (Chicago med. Review vom 20. August 1881) mitgetheilter Fall sein. Er betrifft Lord Cornbury, Gouverneur von New-York, der unter der Regierung der Königin Anna lebte, offenbar mit moral insanity behaftet, ein schrecklicher Wüstling war und sich nicht enthalten konnte, trotz seiner hohen Stellung, in Weiberkleidern, kokettirend und mit allen Allüren der Courtisane in den Strassen herumzugehen!

Auf einem von ihm erhaltenen Bild fallen schmaler Stirnschädel, asymmetrischer Gesichtsschädel, weibliche Züge, sinnlicher Mund auf. Sichergestellt ist, dass er sich nie für ein wirkliches Weib gehalten hatte.

Auch bei den mit conträrer Sexualempfindung behafteten Individuen kann die an und für sich perverse Geschlechtsempfindung und Geschlechtsrichtung mit anderweitigen Perversionserscheinungen complicirt sein.

Es dürfte sich hier um ganz analoge Vorkommnisse bezüglich der Bethätigung des Triebs handeln wie bei dem geschlechtlich zu Personen des anderen Geschlechts hinneigenden, aber in der Bethätigung des Triebs perversen Individuum.

Bei dem Umstand, dass eine fast regelmässige Begleiterscheinung der conträren Sexualempfindung ein krankhaft gesteigertes Geschlechtsleben ist, werden wollüstig-grausame sadistische Akte in Befriedigung der Libido leicht möglich. Ein bezeichnendes Beispiel in dieser Hinsicht ist der Fall Zastrow (Casper-Liman, 7. Aufl., Bd. I, p. 190, II, p. 487), der eines seiner Opfer, einen Knaben, biss, ihm das Präputium zerriss, den Anus schlitzte und das Kind strangulirte.

Z. stammte von psychopathischem Grossvater, melancholischer Mutter; deren Bruder fröhnte abnormem Geschlechtsgenuss und beging Selbstmord.

Z. war geborener Urning, war in Habitus und Beschäftigung männlich geartet, mit Phimosis behaftet, ein psychisch schwacher, ganz verschrobener, social unbrauchbarer Mensch. Er hatte Horror feminae, fühlte sich in seinen Träumen als Weib dem Manne gegenüber, hatte peinliches Bewusstsein der fehlenden normalen Geschlechtsempfindung und des perversen Triebs, versuchte durch mutuelle Onanie Befriedigung und hatte häufig päderastische Gelüste.

Aehnliche derartige sadistische Antriebe bei conträr Sexualen finden sich auch in einzelnen der vorausgehenden Krankengeschichten (vgl. Beob. 107. 108 dieser Auflage und 6. Auflage, Beob. 96). Aber auch Masochismus kommt vor (vgl. Beob. 43, 6. Auflage, Beob. 111, 114 der 7. Auflage und „Neue Forschungen", 1. Auflage, Beob. 3.

Als Beispiele perverser Sexualbefriedigung auf dem Boden der conträren Sexualempfindung möge noch der Grieche erwähnt werden, der, wie Athenäus berichtet, in eine Cupidostatue verliebt war und sie im Tempel zu Delphi schändete; ferner, neben monströsen Fällen bei Tardieu (Attentats p. 272), der von Lombroso (L'uomo delinquente p. 200) berichtete scheussliche Fall eines gewissen Artusio, der einem Knaben eine Bauchwunde versetzte und ihn durch diese sexuell missbrauchte.

Belege dafür, dass auch Fetischismus bei conträrer Sexualempfindung vorkommt, sind Beob. 86. 110. 111.

Zur Diagnose, Prognose und Therapie der conträren Sexualempfindung.

Während die conträre Sexualempfindung für die bisherige Wissenschaft nur ein anthropologisches, klinisches und forensisches Interesse bieten konnte, kann auf Grund neuester Forschungen nunmehr auch an die Therapie dieser unheilvollen, ihren Träger social, moralisch und physisch so schwer heimsuchenden Anomalie gedacht werden.

Eine Vorbedingung für ein therapeutisches Eingreifen ist die genaue Differenzirung der erworbenen von den angeborenen Fällen und unter diesen letzteren wieder die Einreihung des concreten Falles in die wissenschaftlich empirisch gefundenen Categorien.

Die diagnostische Auseinanderhaltung der erworbenen Gruppe von den angeborenen ist ohne Schwierigkeiten in den Anfangsstadien.

Ist schon Inversio sexualis erfolgt, so wird die retrospective Entwicklung des Falles über denselben Klarheit verbreiten.

Die prognostisch wichtige Entscheidung, ob angeborene oder erworbene conträre Sexualempfindung bestehe, lässt sich in solchen Fällen nur durch eine minutiöse Anamnese gewinnen.

Die Ermittlung, ob conträre Sexualempfindung schon lange vor der Hingabe an Masturbation bestand, wird im Sinne der Angeborenheit der Anomalie von grösster Wichtigkeit sein. Eine Schwierigkeit erwächst dabei durch die Möglichkeit unrichtiger zeitlicher Localisation in der Vergangenheit (Erinnerungstäuschung).

Für die Annahme erworbener conträrer Sexualempfindung ist wichtig der Nachweis heterosexualer Empfindung vor dem Zeitpunkt des Beginnes der Auto- oder mutuellen Masturbation.

Im Allgemeinen sind die erworbenen Fälle charakterisirt dadurch, dass

1) Die homosexuale Empfindung secundär in der Lebensgeschichte auftritt und jeweils auf Momente, welche die normale Geschlechtsbefriedigung störten (masturbatorische Neurasthenie, psychische Momente), sich zurückführen lässt.

Es ist jedoch wahrscheinlich, dass hier ab origine, selbst trotz mächtiger grobsinnlicher Libido, die Empfindung und Neigung zum anderen Geschlecht, besonders in seelischer Hinsicht und speciell in ästhetischer, schwach veranlagt ist.

2) Die homosexuale Empfindung wird vom Bewusstsein — so lange nicht Inversio sexualis erfolgt ist — als lasterhaft und krankhaft aufgefasst und ihr nur faute de mieux nachgegeben.

3) Die heterosexuale Empfindung bleibt lange die vorherrschende und die Unmöglichkeit ihrer Befriedigung wird peinlich empfunden. Jene geht unter in dem Maasse als die homosexuale zur Geltung gelangt.

Bei den angeborenen Fällen dagegen ist

a) Die homosexuale Empfindung die primär auftretende und in der Vita sexualis dominirende. Sie erscheint als die naturgemässe Art der Befriedigung und gibt sich als dominirend auch im Traumleben des Individuums kund.

b) Die heterosexuale Empfindung fehlt von jeher oder, wenn auch in der Lebensgeschichte des Individuums zu Tage tretend (psychosexuale Hermaphrodisie), so ist sie doch eine episodische Erscheinung, findet keine Wurzeln in der Psyche des Individuums und ist wesentlich nur Mittel zur Befriedigung sexueller Dränge.

Die Differenzirung der übrigen Gruppen der angeboren conträr Sexualen von einander und von den erworbenen Fällen überhaupt, wird nach dem Vorausgehenden keinen Schwierigkeiten begegnen.

Die Prognose der erworbenen Fälle von conträrer Sexualempfindung ist eine jedenfalls viel günstigere als die der angeborenen. Bei den ersteren dürfte die eingetretene Effeminatio — die seelische

Umwandlung des Individuums im Sinne seiner perversen Sexualgefühle — die Gränze sein, von welcher an für die Therapie nichts mehr zu hoffen ist. Bei den angeborenen Fällen bilden die verschiedenen in diesem Buche aufgestellten Categorien ebenso viele Gradstufen psychosexualer Belastung und wird bestimmt nur innerhalb der Categorie der Hermaphroditen, möglicherweise (s. u. den Fall von Schrenk-Notzing) auch bei schwereren Entartungszuständen Hülfe möglich sein.

Um so wichtiger wäre die Prophylaxe dieser Zustände — für die angeborenen die Nichterzeugung solcher Unglücklichen, für die erworbenen die Bewahrung vor den Schädlichkeiten, welche zu dieser fatalen Verkehrung der Geschlechtsempfindung erfahrungsgemäss führen können.

Unzählige Belastete verfallen diesem traurigen Schicksal, weil Eltern und Erzieher keine Ahnung vou deu Gefahren haben, welche die Masturbation den Kindern auf solcher Grundlage bereiten kann.

In vielen Schulen, Pensionaten wird Masturbation und Unzucht geradezu gezüchtet. Auf das physische und moralische Verhalten der Schüler wird heutzutage viel zu wenig geachtet.

Wenn nur der Lehrstoff persolvirt wird, das ist die Hauptsache. Dass darüber mancher Schüler an Leib und Seele verdirbt, kommt nicht in Betracht.

Mit einer lächerlichen Prüderie wird den heranwachsenden jungen Leuten die Vita sexualis verschleiert gehalten, den Regungen ihres Sexualtriebs aber nicht die mindeste Beachtung geschenkt. Wie wenig Hausärzte werden in den Entwicklungsjahren der Kinder ihrer oft recht belasteten Clienten zu Rathe gezogen!

Man meint Alles der Natur überlassen zu müssen. Inzwischen regt sich diese übermächtig und führt den Hülf- und Schutzlosen auf gefährliche Abwege.

Ein näheres Eingehen auf diese prophylactische Seite der Frage ist hier nicht zulässig [1]).

Für Eltern und Erzieher geben die in diesem Buche niedergelegten Erfahrungen, sowie zahlreiche wissenschaftliche Arbeiten über Masturbation Anhaltspunkte und Winke.

---

[1]) Bemerkenswerth im Sinn einer Prophylaxe sind folgende Worte, welche mir der Patient der Beob. 88 der 6. Auflage schrieb: „Wenn es einmal dazu käme, nicht wie bei den Spartanern, wo die kraftlose Jugeud vernichtet wurde und im Sinne einer guten Zuchtwahl nach Darwin's Ideen, sondern dass, die Erkennung unserer conträren Sexualempfinduug schon in der Jugend vorausgesetzt, in dieser Lebenszeit durch Suggestion diese schlimmste aller Krankheiten geheilt werdeu könnte! Wahrscheinlich würde die Heilung in der Jugend eher zu bewerkstelligen sein als später.“

Die Aufgaben der **Behandlung** bestehender conträrer Sexualempfindung gegenüber sind folgende:

1) Bekämpfung von Onanie und anderen die Vita sexualis schädigenden Momenten.

2) Beseitigung der aus antihygienischen Verhältnissen der Vita sexualis entstandenen Neurose (Neurasthenia sexualis und universalis).

3) Psychische Behandlung im Sinne einer Bekämpfung homosexualer und der Förderung heterosexualer Gefühle und Impulse.

Der Schwerpunkt der Aufgabe wird in der Erfüllung der 3. Indication liegen, namentlich auch bezüglich der Onanie.

Nur in sehr seltenen Fällen vermag, bei noch nicht vorgeschrittener **erworbener** conträrer Sexualempfindung, die Erfüllung von 1 und 2 zu genügen, wie nachfolgender vom Verf. im Irrenfreund 1884 Nr. 1 ausführlich berichteter Fall erweist.

Beobachtung 132. Z., 51 Jahre, von psychopathischer Mutter, kam früh in die Kadettenschule, wurde dort zur Onanie verleitet, entwickelte sich gut, empfand geschlechtlich normal, wurde in Folge von Masturbation im 17. Jahre leicht neurasthenisch, verkehrte sexuell mit Genuss mit Weibern, heirathete mit 25 Jahren, bekam nach einem Jahr vermehrte neurasthenische Beschwerden und verlor nun die Neigung zum Weib gänzlich. An deren Stelle trat conträre Sexualempfindung. In einen Hochverrathsprocess verwickelt, kam er auf 2 Jahre ins Gefängniss, dann 5 Jahre nach Sibirien. In diesen 7 Jahren nahm unter dem Einfluss fortgesetzter Masturbation die Neurasthenie und die conträre Sexualempfindung immer mehr zu. Mit 35 Jahren der Freiheit zurückgegeben, trieb sich Pat. seither wegen hochgradiger neurasthenischer Beschwerden in allen möglichen Kurorten herum. In dieser langen Zeit änderte sich sein abnormes geschlechtliches Fühlen in keiner Weise. Er lebte meist getrennt von seiner Frau, die er zwar wegen geistiger Vorzüge hochachtete, jedoch als Weib wie jedes andere mied. Seine conträre Sexualempfindung war eine rein platonische. Es genügte ihm „Freundschaft“, ein herzliches Umarmen, Küssen. Gelegentlich vorkommende Pollutionen waren durch lascive Träume ausgelöst, die Personen des eigenen Geschlechts zum Inhalt hatten. Auch bei Tage liess das schönste Weib ihn kalt, während der blosse Anblick schöner Männer Erection und Ejaculation hervorbrachte. Im Circus und Ballet interessirten ihn nur Athleten und Tänzer. In Zeiten grösserer Erregbarkeit bewirkte selbst der Anblick männlicher Statuen Erection. Gelegentlich verfiel er wieder in sein altes Laster der Masturbation. Vor Päderastie hatte der ästhetisch gebildete, feinfühlige Mann Abscheu.

Er empfand seine perverse Sexualempfindung immer als etwas Krankhaftes, ohne jedoch darüber — bei seiner offenbar sehr abgeschwächten Libido und Potenz — sich unglücklich zu fühlen.

Der Status praesens ergab den gewöhnlichen Befund der Neurasthenie. Wuchs, Benehmen und Kleidung boten nichts Auffälliges. Elektrische Massage hatte ungewöhnlichen Erfolg. Schon nach wenig Sitzungen war Pat. geistig und körperlich viel frischer. Nach 20 Sitzungen erwachte die Libido wieder, aber nicht im bisherigen Sinn, sondern in normaler Weise, wie Pat. bis zum 25. Jahre geschlechtlich empfunden hatte. Lascive Traumbilder hatten nur mehr Verkehr mit dem Weibe zum Inhalt, und eines Tages theilte Pat. freudig mit, dass er coitirt und dieselbe natürliche Wollustempfindung wie vor 26 Jahren dabei gehabt habe. Er lebte nun wieder mit seiner Frau zusammen, hoffte dauernd von Neurasthenie und conträrer Sexualempfindung befreit zu sein, welche Hoffnung auch während der 6 Monate, die ich noch Pat. beobachten konnte, erfüllt blieb.

In der Regel wird die körperliche Behandlung, wenn auch unterstützt durch moralische Therapie im Sinne energischer Rathschläge behufs Meiden von Masturbation, Unterdrückung homosexualer Gefühle und Dränge und Weckung heterosexualer, selbst bei erworbenen Fällen von conträrer Sexualempfindung nicht ausreichen.

Hier kann nur eine Methode der psychischen Behandlung — die Suggestion — Hülfe bringen.

Die folgende Beobachtung ist ein interessantes und für leichtere Formen der Anomalie ermuthigendes Beispiel erfolgreicher Autosuggestion.

Beobachtung 133. Autobiographie eines psychischen Hermaphroditen. Erfolgreiche Selbstbekämpfung homosexualer Neigungen.

Mein Vater ist einmal vom Schlage gerührt worden, ist aber geheilt bis auf geringe Verzerrung des Gesichtes. Meine Mutter ist sehr anämisch und melancholisch gewesen. Beide litten stark an Hämorrhoiden, und mein Vater schrieb diesen seine Kreuzschmerzen zu, an denen er auch nach seiner Verheirathung hin und wieder litt.

Ich bin, wenn ich mich so ausdrücken darf, ein passiver Charakter. Als Kind schwelgte ich in allerhand (auch religiösen) Phantastereien. Ich litt an Bettnässen und soll im Schlafe an meinen Genitalien gespielt haben, weshalb ich von meinem Vater mit den Händen ans Bett gefesselt wurde! (Ich war damals noch vollständig Kind und habe nicht onanirt.) Ich war stets sehr schüchtern und unbeholfen im Verkehr. Mit ca. 14 oder 15 Jahren wurde ich zur Onanie verleitet. Das mit dem auflebenden Geschlechtsgefühl verbundene Drängen und Sehnen dem Weibe gegenüber war eigentlich nur platonischer Natur; auch fehlte mir der Verkehr mit Damen. Mit 18 Jahren ungefähr versuchte ich mein geschlechtliches Bedürfniss auf natürliche Weise zu befriedigen, mehr aus Neugierde als aus innerem Drang. Ohne je eine Neigung zu einem Weibe empfunden zu haben, befriedigte ich seit dieser Zeit, so oft ich konnte, mein Bedürfniss durch geschlechtlichen Umgang.

Bald nach Eintritt der Pubertät war ich sehr anämisch geworden und sah viel älter aus, als ich war. Jetzt aber traten noch melancholische Gedanken und sonderbare Ideen hinzu. Es war mir eine Wollust, mich so erniedrigt wie nur möglich vorzustellen. Es ist vielleicht von Interesse, wenn ich hinzufüge, dass ich damals mit religiösen Zweifeln kämpfte und erst später den Muth fand, mich über die Religionen zu stellen. Ich verliebte mich in junge Männer. Anfangs trat ich diesen Vorstellungen entgegen, später waren sie so mächtig, dass ich ein ächter Urning wurde. Die Weiber erschienen mir wie Menschen II. Classe. Ich war in einer trostlosen Verfassung. Lebensüberdruss und menschenfeindliche Regungen nisteten sich in meiner kranken Seele ein. Eines Tages las ich: Was will das werden? — Und ehe ich es selbst mir verrieth, war ich ein Socialdemokrat, aber ein idealer. Das Leben hatte wieder Werth für mich; denn ich hatte ein Ideal: der friedliche Kampf für die sociale Hebung der Proletarier. Dieses brachte eine mächtige Umwälzung in mir hervor. Wie in meinen besten Tagen (im Alter von 16, 17 Jahren) begeisterte ich mich für Kunst, namentlich Dramatik. Ich schreibe augenblicklich ein Schauspiel und einen Schwank und wälze grosse Ideen in mir herum. Ich las eine Bemerkung Schlegel's über Sophokles, der seinen körperlichen Uebungen seine Energie und Schaffenskraft und der Musik das künstlerische Masshalten verdankte. Dann eine andere Stelle: „Der Dramatiker muss vor allen Dingen geistig intakt sein.“ Das fiel mir sehr schwer auf die Seele; denn meine conträren Sexualempfindungen konnten doch unmöglich einem ganz gesunden Geist entstammen.

Ich kam auf den Gedanken, mich hypnotisch behandeln zu lassen; aber die Scham hinderte mich daran. Nun redete ich mir selbst ein, dass ich doch eigentlich ein furchtbarer Schwächling sei, mir selbst so wenig zuzutrauen, und nahm mir ernstlich vor, meine Urninggelüste zu unterdrücken. Gleichzeitig bekämpfte ich durch zweckentsprechende Lebensweise meine Nervosität. Ich ruderte, paukte, war viel in frischer Luft und hatte die Freude, als ich einmal erwachte, mir wie ein ganz anderer Mensch vorzukommen. Wenn ich an die Zeit vom 20. bis 26. Lebensjahr dachte, so war es mir, als ob diese Zeit hindurch ein mir völlig fremder und grauenerregender Mensch in meiner Haut gewohnt hätte.

Ich war erstaunt, dass der hübscheste Bereiter, der strammste Bierführer mir fast gar kein Interesse abnöthigte; selbst die muskulösen Steinsetzer liessen mich kalt. Mich ekelte, wenn ich daran dachte, dass derlei Menschen mir jemals schön vorgekommen waren. Mein Selbstgefühl steigt: ich bin zwar sehr gutmüthig, aber ein durchaus aktiver Charakter. Mein Aussehen hat sich seit meinem 20. Jahr stetig gebessert. Ich sehe jetzt meinem Alter vollständig entsprechend aus. Rückfälle in meine Urninggelüste treten zwar ein, doch unterdrücke ich sie energisch. Meine Libido befriedige ich nur durch Beischlaf und hoffe, dass bei weiterer zweckentsprechender Lebensweise auch die Lust eine grössere wird.

In der Regel wird nur die Fremdsuggestion, und zwar nur die durch Hypnose bewerkstelligte, Aussicht auf Erfolg bieten.

Die Aufgabe posthypnotischer Suggestion ist in solchen Fällen, den Drang zur Masturbation, sowie homosexuale Gefühle und Dränge ab- und heterosexuale nebst dem Bewusstsein der Potenz anzusuggeriren.

Eine Vorbedingung ist natürlich die Möglichkeit, eine genügend vertiefte Hypnose herbeizuführen. Dies gelingt gerade bei Neurasthenikern nur zu häufig nicht, da sie vielfach aufgeregt, befangen und nicht im Stande sind, ihre Gedanken zu concentriren.

So gelang es mir in einem im internationalen Centralblatt für die Physiologie und Pathologie der Harn- und Sexualorgane Bd. I, Heft 2, p. 58 berichteten Falle nicht, die Hypnose zu erzielen, obwohl Patient sie ersehnte und Alles zu ihrem Gelingen aufbot.

Angesichts der enormen Wohlthat, welche solchen Unglücklichen erwiesen werden kann, und im Hinblick auf Ladame's Fall (s. u.) sollte man in derartigen Fällen künftig Alles aufbieten, um das einzige Rettungsmittel, die Hypnose, zu erzwingen. Befriedigend war der Erfolg in folgenden drei Fällen.

Beobachtung 134. Durch Masturbation erworbene conträre Sexualempfindung. Herr X., Geschäftsmann, 29 Jahre. Eltern des Vaters gesund. In des Vaters Familie nichts von Nervosität.

Vater war ein reizbarer, griesgrämiger Mann. Ein Bruder des Vaters sei ein Lebemann gewesen und ledig gestorben.

Die Mutter starb im 3. Wochenbett, als Pat. 6 Jahre alt war; sie hatte eine tiefe, rauhe, mehr männliche Stimme und ein barsches Auftreten.

Von den Geschwistern des Pat. ist ein Bruder reizbar, „melancholisch", neutral gegen Weiber.

Pat. litt als Kind an Scharlach mit Delirien. Er sei bis zu seinem 14. Lebensjahre heiter und gesellig gewesen, von da ab still, einsam, „melancholisch". Die erste Spur des geschlechtlichen Empfindens stellte sich mit 10—11 Jahren ein; er lernte damals die Onanie von anderen Knaben kennen und trieb mit diesen mutuelle Masturbation.

Mit 13—14 Jahren zum erstenmale Samenergiessung. Pat. nahm bis vor $\frac{1}{4}$ Jahr keine üblen Folgen der Onanie wahr.

In der Schule habe er leicht gelernt, mitunter habe er Kopfweh gehabt. Vom 20. Lebensjahre ab Pollutionen, trotz täglicher Onanie. Bei den Pollutionen Träume, „Begattungssituationen", es schwebte ihm vor, wie Mann und Weib den Akt vollziehen. Im 17. Lebensjahre wurde er von einem mannmännlich liebenden Individuum zu mutueller Onanie verführt. Bei dieser Verführung habe er Befriedigung empfunden, insoferne er von jeher sehr geschlechtsbedürftig war. Es dauerte lange, ehe Pat. neuerliche Gelegenheit zu mannmännlichem Verkehr aufsuchte. Es war ihm bloss darum zu thun, den Samen los zu werden.

Er empfand keine Freundschaft, keine Liebe zu Personen, mit denen er verkehrte. Er empfand nur Befriedigung, wenn er der passive Theil war, wenn er manustuprirt wurde. Er hatte keine Achtung vor dem Betreffenden, wenn er den Akt einmal vollzogen hatte. Gewann er hingegen später Achtung, so unterliess er den Akt. Später war es ihm gleich, ob er onanirte oder onanisirt wurde. Wenn er selbst onanirte, dachte er an die Hand von gefälligen Männern, die ihn onanisirten. Harte, rauhe Hände waren ihm lieber.

Pat. glaubt, dass er ohne Verführung auf eine naturgemässe Bahn der Befriedigung des Geschlechtstriebs gelenkt worden wäre. Liebe zum eigenen Geschlecht habe er niemals empfunden, doch habe er sich in dem Gedanken gefallen, mit Männern der Liebe zu pflegen. Er habe anfangs sinnliche Regungen gegenüber dem anderen Geschlecht gehabt. Getanzt habe er gern; er habe auch an Weibern Gefallen gefunden und habe mehr auf Figur gesehen, als auf das Gesicht. Er habe auch Erectionen bekommen, wenn er ein sympathisches Weib sah. Er habe nie versucht, den Beischlaf auszuführen, weil er sich vor Ansteckung fürchtete; er wisse gar nicht, ob er einem Weib gegenüber potent wäre. Er glaube, dass dies nicht mehr der Fall sei, denn seine Gefühle gegenüber den Weibern seien erkaltet, besonders seit dem letzten Jahr.

Während er früher in seinen sinnlichen Träumen Vorstellungen von Männern und Weibern hatte, träumte er später nur von Annäherungen an den Mann; von sinnlichen Beziehungen zu einem Weibe in den letzten Jahren geträumt zu haben, kann er sich nicht erinnern. — Im Theater interessire ihn immer die weibliche Figur, ebenso im Circus und Ballet. In Museen haben ihn männliche und weibliche Statuen gleich angezogen.

Pat. sei starker Raucher, Biertrinker, liebe Herrengesellschaft, sei Turner, Schlittschuhläufer. Das Geckenhafte sei ihm immer zuwider gewesen, er habe niemals das Bedürfniss gehabt, Männern zu gefallen, schon eher den Wunsch, Damen zu gefallen.

Er empfinde jetzt seine Position peinlich, weil die Onanie überhand genommen habe. Die früher unschädlich getriebene Onanie entfalte jetzt schädliche Wirkungen.

Seit Juli 1889 leide er an Hodenneuralgie; der Schmerz trete besonders Nachts auf; Nachts trete auch Zittern auf (gesteigerte Reflexerregbarkeit); der Schlaf sei unerquicklich, Pat. wache auf mit Schmerzen im Hoden. Er sei geneigt, jetzt häufiger zu onaniren als früher. Er habe Angst vor der Onanie. Er hoffe, dass sein Geschlechtsleben noch in normale Bahnen gelenkt werden könne. Er denke jetzt an die Zukunft, er habe schon ein Verhältniss, das Mädchen sei ihm sympathisch, auch der Gedanke, sie als Frau zu besitzen, sei ihm angenehm.

Seit 5 Tagen habe er sich der Onanie enthalten, er glaube aber kaum, dass er im Stande wäre, durch eigene Kraft der Onanie zu entsagen. In letzter Zeit sei er sehr niedergeschlagen gewesen, habe keine Arbeitslust, sei lebensüberdrüssig.

Pat. ist gross, kräftig, wohlgenährt, dichtbebartet. Schädel und Skelet normal.

P. S. R. sehr prompt; tiefe Reflexe in o. E. sehr gesteigert, Pupillen über mittelweit, beiderseitig gleich, sehr prompt reagirend. Carotiden von gleichem Caliber. Hyperaesthesia urethrae. Samenstrang und Testikel nicht empfindlich; ganz normale Genitalien.

Pat. wird beruhigt, auf glückliche Zukunft vertröstet unter der Bedingung, dass er der Onanie entsage und sein geschlechtliches Fühlen von Personen des eigenen Geschlechtes ab- und auf weibliche lenke.

Verordnung von Halbbädern (24—20° R.) extr. Secal. cornut. aquos. 0,5, Antipyrin 1,0 pro die; Abends 4,0 Bromkalium.

13. December. Pat. kommt heute verstört in die Sprechstunde, klagend, dass er aus eigener Kraft dem Reiz zur Masturbation nicht widerstehen könne, und bittet um Hilfe.

Ein Hypnoseversuch bringt Pat. in tiefes Engourdissement.

Er erhält Suggestionen:

1) ich kann, darf und will nicht mehr onaniren;
2) ich verabscheue die Liebe zum eigenen Geschlecht und werde keinen Mann mehr schön finden;
3) ich will und werde gesund werden, ein braves Weib lieben, glücklich sein und glücklich machen.

14. December. Pat. hat heute beim Spaziergang einen schönen Mann gesehen und sich mächtig zu ihm hingezogen gefühlt.

Von nun an jeden 2. Tag hypnotische Sitzungen mit obigen Suggestionen. Am 18. December (4. Sitzung) gelingt Somnambulismus. Der Drang zur Onanie und das Interesse am Manne schwinden.

In der 8. Sitzung wird „volle Potenz“ zu den obigen Suggestionen hinzugefügt. Pat. fühlt sich moralisch gehoben und körperlich gekräftigt. Die Hodenneuralgie ist geschwunden. Er findet, er sei jetzt auf dem Nullpunkt geschlechtlicher Empfindung.

Masturbation und conträre Sexualempfindung glaubt er los zu sein.

Nach der 11. Sitzung erklärt er weitere ärztliche Hilfe für unnöthig. Er wolle jetzt heim und sein Mädchen heirathen. Er fühle sich ganz gesund und potent. Pat. wird Anfang Januar 1890 aus der Behandlung entlassen.

Im März 1890 schrieb mir Pat.: „Ich hatte seither noch einige Male Gelegenheit, meine ganze moralische Kraft zusammennehmen zu müssen, um meine Angewohnheit zu bekämpfen, und ist es mir Gott sei Dank gelungen, mich von diesem Uebel zu befreien. Schon einige Male war ich in der Lage, den Beischlaf auszuführen, wobei ich einen leidlichen Genuss empfand. Ich sehe meiner glücklichen Zukunft mit Ruhe entgegen.“

Beobachtung 135. Erworbene conträre Sexualempfindung. Erhebliche Besserung durch hypnotische Behandlung. Herr P., geb. 1863, Fabrikbeamter, stammt aus einer angesehenen Patrizierfamilie Mitteldeutschlands, in welcher Nervosität und Irrsinn häufig vorkamen.

Der Urgrossvater väterlicherseits und dessen Schwester starben irrsinnig, die Grossmutter an Apoplexie, des Vaters Bruder im Irrsinn, dessen Tochter an Gehirntuberculose. Muttersmutter war Jahrelang schwermüthig, Vater der Mutter geisteskrank; der Bruder der Mutter nahm sich in einem Anfall von Geistesstörung das Leben. Der Vater des Pat. ist sehr nervös. Ein älterer Bruder ist schwer neurasthenisch mit Anomalien der Vita sexualis, ein anderer ist Gegenstand der Beob. 118 der 6. Aufl. der Psychop. sexualis, ein dritter bietet excentrisches Benehmen und soll fixe Ideen haben, eine Schwester ist krampfkrank, eine andere starb als kleines Kind an Convulsionen.

Pat. ist belastet, denn schon früh war er höchst sonderbar, reizbar, jähzornig und machte seiner Umgebung den Eindruck eines abnormen Menschen.

Sehr früh zeigte sich bei ihm die Vita sexualis mächtig und wurde, ohne alle Verführung, durch Onanie befriedigt. Vom 16. Jahr ab besuchte der früh entwickelte Knabe die Bordelle der Hauptstadt, seine freien Ausgänge an Sonn- und Feiertagen dazu benutzend. Er coitirte mit Genuss, befriedigte sich während der Wochentage mit Onanie. Vom 20. Jahre ab und selbstständig geworden, excedirte Pat. mit Prostituirten, erkrankte an Neurasthenia sexualis und wurde relativ impotent und unbefriedigt vom Coitus durch Erectionsschwäche und Ejaculatio praecox. Seine Libido sexualis wurde mächtiger denn je und in Onanie befriedigt. Pat. lernte Anfang 1888 einen jungen Mann kennen. „Durch sein gefälliges Gesicht, sein einschmeichelndes Benehmen, durch seine schönen äusseren Körperformen erwarb er meine ganz besondere Zuneigung. Ich wünschte ihn anzusprechen und freute mich immer auf den Augenblick, wo ich ihn sah. Ich wurde ganz verliebt in ihn. Damit erlosch meine Liebe zum Weibe. Jener Mann vermochte mich dermassen zu erregen, dass ich auf Sekunden das Gedächtniss schwinden fühlte und stotterte.

Bald darauf lernte ich einen Herrn kennen, der mir ebenfalls höchst sympathisch war und entscheidend mein künftiges Leben beeinflusste. Er war mannliebend. Ich gestand ihm, dass ich vor dem weiblichen Geschlecht nur mehr Ekel empfinde und mich zum Manne hingezogen fühle.

Als ich einst meinen Kameraden fragte, wie er es denn anstelle, dass sich ihm Soldaten ergeben, antwortete er mir, die Hauptsache sei Schneid; es könne jeder herumgebracht werden. Ende 1888 machte ich mich, eingedenk jener Worte, an einen Offiziersburschen und wurde durch ihn mächtig angeregt, obschon nie die Ejaculation sich einstellte. Da ich sah, dass der Soldat nicht ohne Weiteres sich ergeben wollte, gab ich ihn auf. Alium quondam militem in cubiculum allectum rogavi ut veste exuta mecum in lectum concumberet. Rogatus fecit quae volui et alter alterius penem trivit.

Obwohl ich nach diesem glücklichen Erfolg viele Leute so missbrauchte, war ich doch nur in Einen sozusagen verliebt. Es war ein sehr hübscher Bursche von 17 Jahren. Seine Stimme klang mir so einschmeichelnd, sein Benehmen war so anständig zärtlich, dass ich ihn jetzt noch nicht vergessen kann. In meinen Träumen beschäftigte ich mich nur mit schönen jungen Männern und konnte vor Sinnlichkeit oft lange Nächte nicht schlafen."

Anfang 1889 erweckte das Benehmen des Pat. Verdacht auf mannmännliche Liebe. Eine ihm drohende Anzeige erschreckte und verstimmte ihn tief, so dass er Selbstmord plante. Auf Rath des Hausarztes der Familie kam er nach der Hauptstadt. Da Pat. unfähig war, seinen gewohnten Gelüsten aus eigener Macht zu entsagen, wurde eine hypnotische Behandlung eingeleitet. Sie erzielte nur leichtes Engourdissement und war gegenüber den Verführungen früherer Geliebten, in deren Nähe Pat. sich befand, von geringem Erfolge begleitet.

Es fehlte Pat. damals noch an dem sittlichen Ernst. Die Situation besserte sich angesichts der Vorstellungen der bestürzten Angehörigen und dem Gespenst einer wirklich drohenden gerichtlichen Untersuchung.

Pat. entschloss sich zu einem Kurversuch bei Verf.

Ich fand einen zarten, blassen, schwer neurasthenischen, gemüthlich gedrückten, an seiner Zukunft verzweifelnden Menschen, ohne äussere Degenerationszeichen. Pat. sah seine schiefe Position ein und schien Alles dransetzen zu wollen, um wieder ein ordentlicher, anständiger Mensch zu werden.

Er beklagte tief seine sexuelle Perversion, die er als eine zwar krankhafte, aber erworbene beurtheilte. Er machte kein Hehl daraus, dass er sich jungen Männern gegenüber nicht beherrschen könne, ebensowenig könne er dafür gut stehen, dass er sich von Onanie, zu der er faute de mieux gezwungen sei, zu enthalten vermöge. Nur ein mächtiger, ihm aufgedrungener Wille vermöchte ihn dagegen zu schützen.

Seine mannmännliche Liebe habe bisher ausschliesslich in mutueller Onanie bestanden; Erection trete erst bei Berührung geliebter Männer ein, die Ejaculation erfolge früh, aber blosse Umarmung genüge nicht. In einer besonderen sexuellen Rolle habe er sich dem Manne gegenüber nie gefühlt. Genitalien und vegetative Organe normal.

Neben Anordnung einer Behandlung contra neurastheniam wurde am 8. April 1890 mit einer hypnotisch-suggestiven begonnen.

Die Hypnose gelang leicht durch blosses Anblicken und Verbalsuggestion. Nach einer halben Minute verfiel Pat. in tiefes Engourdissement mit kataleptiformem Verhalten der Muskulatur. Die Erweckung geschah, indem man Erwachen beim Zählen auf 3 suggerirte. Posthypnotische Suggestionen waren jeweils erzielbar. Die intrahypnotischen Suggestionen erstreckten sich auf

1) das Verbot der Onanie
2) die Aufforderung, mannmännliche Liebe verächtlich, abscheulich zu finden und sie für unmöglich zu erklären,
3) den Befehl, ausschliesslich Damen schön zu finden, sich ihnen zu nähern, von ihnen zu träumen, bei ihrem Anblick Libido und Erection zu bekommen.

Die Sitzungen fanden täglich statt. Am 14. April meldete Pat. mit Genugthuung und einer Art sittlicher Befriedigung, dass er mit Genuss coitirt und tardiv ejaculirt habe.

Am 16. fühlte er sich frei von masturbatorischen Anwandlungen, zum Weibe hingezogen, ganz gleichgültig gegenüber Männern. Er träume von weiblichen Reizen und weiblichem Umgang.

Am 1. Mai erscheint und fühlt sich Pat. sexuell ganz normal. Er ist psychisch eine ganz andere Persönlichkeit geworden, voll Muth und Selbstvertrauen.

Er coitirt normal mit voller Befriedigung und glaubt sich vor Rückfall sicher.

In einem späteren Briefe schreibt Herr P.:

„Wie es nicht anders denkbar ist, befinde ich mich fortdauernd befreit von jenen Verirrungen. Das Einzige, was noch an die dunkle Zeit erinnert, sind die allerdings seltenen Träume aus der trostlosen Vergangenheit, die zu bannen nicht in meiner Macht steht und die mich zuweilen sogar angenehm in Gedanken beschäftigen. Durch eigenen Willen, so hoffe ich, wird es mir aber in Bälde doch gelingen, ihrer ganz und gar los zu werden. Sollte ich je wieder schwach werden, so werden mich Ihre eindringlichen Vorstellungen

— ich bin dessen gewiss — energisch widerstehen lassen, und ich werde nicht unterliegen."

Am 20. Oktober 1890 schrieb mir P.:

„Von Onanie bin ich völlig geheilt und die mannmännliche Liebe findet keinen Gefallen bei mir. Die volle Potenz scheint jedoch noch nicht wiedergekehrt, trotzdem ich solid lebe. Gleichwohl fühle ich mich zufrieden."

Beobachtung 136. Erworbene conträre Sexualempfindung. Herr Z., 32 Jahre, geschieden, stammt von hysteropathischer Mutter. Muttersmutter litt auch an Hysterie, deren sämmtliche Geschwister waren nervenleidend. Ein Bruder ist Urning. Z. war schwach begabt, lernte schwer. Ausser Scarlatina keine Kinderkrankheiten. Als Junge von 13 Jahren wurde er in einem Institut von Mitschülern zur Onanie verführt. Er war sexuell hyperästhetisch, begann schon mit 17 Jahren zu coitiren, mit Genuss und voller Potenz. Mit 26 Jahren Heirath aus Standes- und Geldrücksichten. Die Ehe fiel unglücklich aus. Nach einem Jahre wurde Frau Z. durch ein schweres Uterinleiden beischlafsunfähig. Z. befriedigte sein grosses Bedürfniss bei anderen Weibern, faute de mieux durch Masturbation. Er ergab sich überdies dem Spiel, führte ein ganz dissolutes Leben, wurde hochgradig neurasthenisch, versuchte mit grossen Quantitäten Wein und Cognac seinen zerrütteten Nerven aufzuhelfen. Er bekam zu seinen wesentlich cerebrasthenischen Beschwerden Lach- und Weinkrämpfe, Globus, wurde höchst emotiv. Seine Libido nimia bestand ungeschwächt fort. Aus von jeher bestandenem Ekel vor Prostituirten und Furcht vor Ansteckung erfolgte nur ausnahmsweise Befriedigung durch Coitus. Meist half sich Pat. durch Onanie.

Vor 4 Jahren bemerkte er zunehmende Schwäche der Erection und abnehmende Libido zum Weibe. Er fing an, sich zu Männern hingezogen zu fühlen, und seine lasciven Traumbilder hatten nun nicht mehr weibliche, sondern männliche Personen zum Inhalt.

Vor 3 Jahren, als ihn ein Badediener massirte, wurde er sexuell mächtig erregt (der Badediener hatte auch Erection, was Pat. auffiel). Er konnte sich nicht enthalten, an den Diener sich anzudrängen, ihn zu küssen und sich von ihm masturbiren zu lassen, was dieser bereitwillig that. Von nun an war diese Art der sexuellen Befriedigung die einzig ihm convenirende. Das Weib war ihm gänzlich gleichgültig geworden. Er lief ausschliesslich Männern nach. Cum talibus masturbationem mutuam fecit. concupivit cum iis dormire. Päderastie verabscheute er. Er fühlte sich ganz befriedigt, bis ihn (August 1889) ein anonymer, zur Vorsicht mahnender Brief zur Erkenntniss brachte. Er war tief erschüttert, bekam hysterische Anfälle, wurde ganz deprimirt, schämte sich vor anderen Männern, kam sich wie ein Paria in der Gesellschaft vor, plante Selbstmord, entdeckte sich einem Geistlichen, der ihn beruhigte. Er gerieth nun ganz in (äquivalente) religiöse Gebiete, wollte u. A. aus Busse und um sich von seinen sexuellen Verirrungen zu heilen, in ein Kloster gehen. In dieser Stimmung fiel Pat. meine Psychopathia sexualis in die Hände. Er war entsetzt, beschämt, empfand aber einen Trost darin, dass er krank sein müsse. Sein erster Gedanke war, sich sexuell zu rehabilitiren in seinen eigenen Augen. Er überwand alle Scheu, versuchte

Coitus in einem Bordell, reüssirte durch übergrosse Aufregung anfangs nicht, hatte aber schliesslich Erfolg.

Da seine conträr sexualen Empfindungen aber nicht nachliessen, so sehr er sie auch mit allem möglichen Sport zu verdrängen bemüht war, reiste er zu mir, Hilfe begehrend. Er fühle sich schrecklich unglücklich, der Verzweiflung und dem Selbstmord nahe. Er sehe den Abgrund vor sich, wolle um jeden Preis gerettet werden.

Seine Beichte wurde durch heftige hysterische Anfälle wiederholt unterbrochen. Tröstender Zuspruch, die Aussicht auf Hilfe wirkte beruhigend.

Körperlich bot Pat. leicht fliehenden Stirnschädel, sonst keine Degenerationszeichen. Spinalirritation, gesteigerte tiefe Reflexe, Kopfdruck wiesen auf Neurasthenie hin. Von Seiten der Genitalien keine Anomalien, jedoch Urethra hyperästhetisch. Verstörte Miene, schlaffe Haltung, zerfahrene, haltlose psychische Existenz.

Verordnung von Halbbädern, Abreibungen, Secale mit Antipyrin, Brom. Untersagung von Onanie, von Verkehr mit Männern, Verbot lasciver Gedanken an solche.

Pat. kommt nach einigen Tagen und klagt, dass er dieser Aufgabe nicht gewachsen sei. Sein Wille sei zu schwach. In dieser prekären Situation vermag offenbar nur hypnotische Suggestion Hilfe zu bringen.

Suggestionen:

1) Ich verabscheue die Onanie, kann und will nicht mehr onaniren.
2) Ich finde die Neigung zum Manne ekelhaft, abscheulich. Nie mehr werde ich den Mann schön und begehrenswerth finden.
3) Einzig begehrenswerth finde ich das Weib. Ich werde mit Genuss und voller Potenz einmal wöchentlich coitiren.

Patient nimmt diese Suggestionen an und spricht sie mit lallender Stimme nach.

Die Sitzungen finden jeden zweiten Tag statt. Vom 15. ab gelingt die Erzielung des somnambulen Stadiums der Hypnose mit beliebigen posthypnotischen Suggestionen. Pat. gewinnt moralisch an Halt und erholt sich physisch, aber cerebrasthenische Beschwerden belästigen ihn noch und hie und da kommen noch Männerträume und auch Inclinationen zum Manne im wachen Zustande, worüber Pat. sehr deprimirt ist.

Bis zum 24. September Behandlung. Resultat: frei von Onanie, nicht mehr erregbar durch Männer, wohl aber durch Frauen. Normaler Coitus alle acht Tage. Hysterische Beschwerden geschwunden, neurasthenische sehr gemildert.

Am 6. October meldet Pat. brieflich gutes Befinden und dankt in bewegten Worten für die „Rettung vor einem tiefen Abgrund“. Er fühle sich einem neuen Leben wiedergegeben.

Am 9. December 1889 kommt Pat. zur Wiederaufnahme der Behandlung. Er hat in letzter Zeit 2mal lascive Männerträume gehabt, im wachen Zustande keine Neigung zum Manne mehr verspürt, auch dem Reiz zur Onanie widerstanden, obwohl er, einsam auf dem Lande lebend, keine Gelegenheit zu coitiren hatte. Er hat nur noch Neigung zum anderen Geschlecht, träumt in der Regel nur von weiblichen Personen, coitirt, in die Hauptstadt zurückgekehrt, mit

Genuss. Pat. fühlt sich sittlich rehabilitirt, von neurasthenischen Beschwerden fast frei und erklärt nach drei weiteren hypnotischen Sitzungen, er halte sich nun für ganz gesund und vor Rückfällen sicher. Ein solcher Rückfall trat gleichwohl im September 1890 ein, als Pat. nach körperlicher Ueberanstrengung durch eine Hochgebirgsreise, eine Reihe von Gemüthsbewegungen und überdies durch mangelnde Gelegenheit zu Coitus wieder neurasthenisch geworden war.

Er bekam wieder Männerträume, fühlte sich durch sympathische Männergestalten wieder angezogen, masturbirte mehrmals und hatte, als er wieder nach der Grossstadt zurückgekehrt war und cohabitirte, keinen rechten Genuss. Es gelang übrigens durch antineurasthenische Behandlung und Hypnose bald, das frühere gute Befinden und Verhalten wieder herzustellen.

Im Lauf der Jahre 1890 und 91 hatte Pat. noch hie und da conträr sexuale Empfindungen und Träume, aber nur dann, wenn episodisch durch Gemüthsbewegungen oder Excesse seine Neurose wieder sich zeigte. Dann fehlte auch die Befriedigung beim Coitus. Pat. sah sich dann bemüssigt, durch ein paar Sitzungen wieder in's Gleichgewicht zu gelangen, was jeweils leicht gelang.

Ende 91 wies Pat. mit Befriedigung darauf hin, dass er seit der Behandlung von Masturbation und mannmännlichem Umgang sich frei zu halten gewusst und sein Selbstvertrauen und seine Selbstachtung wieder gewonnen habe.

Die vorausgehenden Thatsachen des Erfolges hypnotischer Suggestion gegenüber Fällen von erworbener conträrer Sexualempfindung lassen an die Möglichkeit denken, auch Unglücklichen, welche mit angeborener Perversion der Sexualempfindung behaftet sind, einigermassen Hilfe zu bringen.

Allerdings ist die Situation hier eine ganz andere, insofern eine angeborene Anomalie zu bekämpfen, eine krankhafte psychosexuale Existenz zu vernichten und eine neue gesunde zu schaffen wäre. Diese Leistung scheint a priori unmöglich, wenigstens bei dem ausgesprochenen Urning. Dass das scheinbar Unmögliche gleichwohl künstlich möglich wird, geht aus dem unten folgenden Fall von Schrenk-Notzing hervor. Er übertrifft weit den von mir (s. u.) berichteten Fall, wo wenigstens die Absuggerirung homosexualer Empfindungen und Dränge auf hypnotischem Wege gelang.

Eine analoge Beobachtung stellt der von Ladame (s. u.) berichtete Fall dar.

Günstiger liegen die Verhältnisse beim psychosexualen Hermaphroditen, wo wenigstens Rudimente heterosexualer Empfindung suggestiv gekräftigt und zur Geltung gebracht werden können.

Beobachtung 137. Ich bin 1858 unehelich geboren. Erst spät habe ich, den dunklen Spuren meines Ursprungs folgend, Kenntniss über die Person meiner Eltern erhalten. Dieselbe ist leider sehr dürftig und lückenhaft. Vater und Mutter waren Cousin und Cousine. Vater starb vor drei Jahren, hat sich später anderweit verheirathet und mehrere — so viel mir bekannt ist — gesunde Kinder gezeugt.

Dass mein Vater conträr sexuale Empfiudungen hatte, glaube ich nicht. Ich habe denselben, ohne zu wissen, dass er mein Vater sei, als Kind öfter gesehen. Er war eine kräftige männliche Erscheinung. Uebrigens soll er zur Zeit meiner Geburt oder früher geschlechtskrank gewesen sein.

Meine Mutter habe ich mehrfach auf der Strasse gesehen, aber damals nicht gewusst, dass sie meine Mutter sei. Meine Mutter dürfte bei meiner Geburt ca. 24 Jahre alt gewesen sein. Sie war von grosser Statur, raschen, energischen Bewegungen und entschlossenem Charakter. Zur Zeit meiner Geburt soll sie viel in Männerkleidern gereist sein, kurze Haare getragen, lange Pfeife geraucht haben und überhaupt durch ihr excentrisches Wesen aufgefallen sein. Sie besass eine ausgezeichnete Bildung, soll in ihrer Jugend schön gewesen sein, hinterliess ein für heutige Begriffe sehr bedeutendes Vermögen, starb aber unverheirathet.

Alles das würde gegebenenfalls auf homosexuale Neigung oder doch auf Abnormitäten schliessen lassen. Dagegen hat meine Mutter mehrere Jahre vor meiner Geburt einem Mädchen das Leben geschenkt. Diese mir persönlich ganz unbekannt gebliebene Stiefschwester hat sich jung verheirathet, aber schon in den ersten Jahren der Ehe aus mir nicht bekannten Gründen sich vergiftet.

Ich bin 1,70 m gross, habe 92 cm in der Taille und 102 cm um die Hüften, glaube also ein etwas stark entwickeltes Becken zu haben. Das Fettpolster war bei mir von jeher gut entwickelt. Knochengerüst kräftig. Muskulatur gut angelegt, jedoch vielleicht wegen Mangel an Uebung, vielleicht unter dem Einfluss frühzeitig und dauernd stark getriebener Onanie nicht recht ausgebildet, so dass ich stärker erscheine als ich bin. Kopf- und Barthaar normal. Haare an den Genitalien etwas spärlich. Uebriger Körper so gut wie unbehaart. Meine ganze übrige Erscheinung ist durchaus männlich. Gang, Haltung, Stimme sind die eines vollen Mannes, und andere Urninge haben mir schon oft gesagt, dass sie mir meine Leidenschaft nie angesehen hätten. Ich habe als Militär gedient und stets Freude an allen ritterlichen Uebungen, Reiten, Fechten, Schwimmen etc. gehabt.

Meine erste Erziehung wurde durch einen Geistlichen geleitet. Eigentliche Spielkameraden hatte ich wenig. Das Familienleben meiner Pflegeeltern war untadelhaft. Im October 1861 kam ich in ein Institut. Hier habe ich die ersten perversen Handlungen begangen, auf die ich bei der Entwicklung meines Geschlechtslebens genauer eingehen werde.

Ich absolvirte das Gymnasium, diente mein Freiwilligenjahr ab, studirte dann Forstwissenschaft und bin jetzt Güterdirektor. In meinen ersten Lebensjahren ist meine geistige Entwicklung eine sehr langsame gewesen. Ich habe erst im 3. Jahre sprechen gelernt, und fand dadurch die Annahme, dass ich einen Wasserkopf habe, weitere Nahrung. Von der Schulzeit ab war meine geistige Entwicklung eine normale, ja ich lernte sogar leicht, habe meine Thätigkeit aber nie auf einen bestimmten Punkt concentriren können. Ich habe grossen Sinn für Kunst und Aesthetik, fast gar keinen Sinn dagegen für Musik. Mein Charakter war der denkbar schlechteste in früheren Jahren. Ohne dass ich einen Grund dafür angeben könnte, hat sich innerhalb der letzten 12 Jahre eine völlige Wandlung vollzogen. Ich hasse heute nichts mehr als die Lüge und sage selbst nicht mehr im Scherz die Unwahrheit. In Geldsachen bin ich, ohne geizig zu sein, ein guter Haushalter geworden.

Genug, dass ich heute mit tiefer Beschämung auf vergangene Zeit zurückblicke und mich, falls ich von meiner unseligen sexuellen Perversion oder Perversität befreit werden könnte, mit Recht für einen vollendeten Gentleman halten würde. Ich bin gutmüthig, zum Wohlthun jederzeit im Rahmen meiner Mittel bereit. meist heiteren Charakters, ein gern gesehener Gesellschafter. Von der bei Leidensgenossen so oft hervorgehobenen nervösen Reizbarkeit habe ich keine Spur. Auch fehlt es mir nicht an persönlichem Muthe. In den ersten Stadien meiner Entwicklung spricht nichts für eine Abnormität. Ich habe zwar schon als Kind gern im Bette auf dem Bauche gelegen und bin dann oft am Morgen wollüstig auf dem Bauche hin- und hergerutscht, worüber meine Pflegeeltern oft lachten. Ich entsinne mich jedoch nicht, jemals dabei Wollustgefühle gehabt zu haben. Die Spielkameradschaft mit Mädchen habe ich nie besonders gesucht, auch nie mit Puppen gespielt. Von geschlechtlichen Dingen hörte ich früh reden. Ich habe mir bei Allem dem aber nie etwas gedacht. Auch in meinem Traumleben traten damals Sexualia nicht hervor. Ebensowenig im Umgang mit gleichalterigen Knaben. Ich glaube behaupten zu dürfen, dass meine Vita sexualis überhaupt erst erwachte, nachdem ich im 13. Jahre im Institut von einem Stubengenossen zu wechselseitiger Onanie verleitet worden war. Eine Ejaculation erfolgte damals noch nicht, erst etwa ein Jahr später. Trotzdem ergab ich mich dem Laster der Onanie mit voller Leidenschaft. In dieser Zeit zeigten sich aber schon die ersten Anzeichen homosexualer Neigung. Jugendlich kräftige Männer, Markthelfer, Arbeiter, Soldaten drängen sich in mein Traumleben und spielen in der Phantasie beim Onaniren eine grosse Rolle. Auch zeigte sich jetzt bereits die erste Neigung zur Päderastie, besonders zur passiven. Sehr häufig habe ich bis zu meinem 14. Jahre mit meinem Verführer wechselseitig Versuche zur Päderastie gemacht, ohne dass uns jedoch eine Immissio gelungen wäre. Parallel damit lief damals noch eine schwache Neigung zum weiblichen Geschlecht. Etwa ein halbes Jahr nach dem ersten Onaniren war ich einmal bei einer puella publica, hatte jedoch weder Ejaculation noch besonderes Wollustgefühl. Später habe ich bis zu meinem 19. Jahre etwa 6mal den Coitus in öffentlichen Häusern ausgeführt. Erection und Ejaculation erfolgten prompt, jedoch ohne hervorragendes Wollustgefühl. Onanie, besonders wechselseitige, war mir mindestens ebenso lieb. Eine „Gymnasiastenliebschaft“ habe ich nie gehabt. Vor etwa 10 Jahren glaubte ich, als ich mich im Bad H. befand, dass in mir die Liebe zu einer auffallend schönen Dame aus hochangesehener Familie erwachte; ich fühlte mich in ihrer Nähe wohl und glaubte mich glücklich, als ich Gegenliebe fand. Auch hielt mich dieses Verhältniss zeitweilig von der Onanie zurück, nur hatte ich die Furcht, dass ich, durch langjährige Onanie geschwächt, meinen ehelichen Pflichten nicht würde nachkommen können. Als wir räumlich getrennt wurden, erkaltete das Gefühl sehr rasch; ich merkte, dass ich mich selbst getäuscht hatte, und konnte nach etwa 2 Jahren ohne Eifersucht erfahren, dass sich die junge Dame verheirathet habe. Meine Neigung zum Weibe — wenn ich solche überhaupt je besessen habe — erkaltete immer mehr. Vor 2½ Jahren, als ich mit sehr virilen Freunden ein öffentliches Haus in H. besuchte, habe ich den letzten Beischlaf ausgeführt. Eine Erection erfolgte noch, eine Ejaculation nicht mehr. Das Weib ist mir gleichgiltig geworden, die Prostituirte, welche sich frech benimmt, erregt meinen Unwillen. Mit geistreichen Frauen, besonders älteren, unterhalte ich mich gerne, wenngleich ich in ihrer Gesellschaft oft ungeschickt und linkisch, ja oft taktlos bin. Den körperlichen Formen des Weibes habe ich nie Reiz abgewinnen können.

Doch zurück zur perversen Richtung. Als ich mit 14 Jahren nach H. kam, verlor ich meinen Geliebten und Verführer aus den Augen. Derselbe war einige Jahre älter als ich und wurde Beamter. Als solchen habe ich ihn noch einmal, als ich 19 Jahre alt war, in der Eisenbahn getroffen. Wir unterbrachen die Fahrt ad hoc, logirten gemeinsam und versuchten wechselseitig Päderastie, jedoch gelang uns die Immissio der Schmerzen wegen nicht. Wir begnügten uns mit wechselseitiger Onanie. In H. verkehrte ich sexuell mit zwei Mitschülern geschlechtlich, jedoch beschränkte sich dieser Verkehr auf sehr häufige mutuelle Onanie, da dieselben zur Päderastie nicht neigten. Im letzten Jahre meines Aufenthaltes (19 Jahre alt) verkehrte ich noch mit einem Dritten, ebenfalls onanirend, jedoch war unser Verkehr schon intimer und zogen wir uns stets aus und trieben mutuelle Masturbation im Bette. Von Ostern 1869 bis Juli 1870 hatte ich keinen Geliebten. Ich onanirte allein. Bei Ausbruch des Krieges stellte ich mich freiwillig, ohne jedoch angenommen zu werden. Mit mir stellte sich ein ehemaliger Schulgenosse, der sich zu einem auffallend schönen Menschen entwickelt hatte. Mit diesem musste ich eine Nacht in überfülltem Hotel in einem Bette zubringen. Obgleich wir als Schüler nicht geschlechtlich verkehrt hatten, zeigte sich derselbe meinen Werbungen geneigt und versuchte Päderastie. Auch hier gelang sie des Schmerzes wegen nicht, jedoch erfolgte bei den Versuchen Ejaculatio ante anum meum. Noch heute entsinne ich mich des dabei gefühlten, bisher ungeahnten Wollustgefühls. Mit diesem Freunde bin ich nach dem Kriege noch mehrfach zusammengekommen, jedoch beschränkte sich später unser Verkehr auf Onanie. Während der darauf folgenden ca. 18 Jahre habe ich nur 2mal Gelegenheit zu homosexualem Umgange gehabt. Zuerst, im Winter 1879, traf ich im Eisenbahncoupé mit einem schönen Husaren zusammen. Ich bewog denselben, mit mir in einem Gasthof zu schlafen. Später gestand mir derselbe, schon früher mit dem Gutsbesitzerssohne aus seinem Orte mutuell masturbirt zu haben. Zur Päderastie konnte ich ihn nicht bewegen. Dagegen bewirkte ich Ejaculation bei ihm durch receptio penis ejus in os meum. Diese Art hat mir keine Befriedigung, sondern Ekel veranlasst. Ich habe sie später nie wieder geübt, auch nie die receptio penis mei in os alterius zugegeben. Im Jahre 1887 machte ich, ebenfalls in der Eisenbahn, die Bekanntschaft eines Matrosen und veranlasste denselben, mit mir in einem Hotel zu bleiben. Derselbe gab zwar an, nie Päderastie getrieben zu haben, zeigte sich aber sofort dazu bereit, war offenbar sehr sinnlich erregt, hatte sofort Erectionen und vollzog den Akt mit sichtlichem Feuer. Es war das erste Mal, dass die Pädication gelang. Ich hatte zwar furchtbare Schmerzen, aber auch unendlichen Genuss.

Mit meinem Aufenthalte hier hat meine Vita sexualis eine durchgreifende

Aenderung erfahren. Ich habe gefunden, wie leicht man hier, zum Theil für Geld, zum Theil aus Neigung Leute findet, die auf unsere Neigungen eingehen. Trübe Erfahrungen mit Prellern sind ja auch mir nicht erspart geblieben. Bis zum Schlusse des vergangenen Jahres (seitdem habe ich aus Furcht, noch venerisch krank zu sein, nur noch mutuell masturbirt) habe ich den Genuss mannmännlicher Liebe, besonders im Sinne passiver Päderastie, reichlich ausgekostet. Aktiv habe ich nie pädicirt, schon deshalb, weil ich Keinen fand, der die Schmerzen aushalten konnte.

Meine Geliebten suche ich hauptsächlich unter der Cavallerie, den Matrosen und event. den Arbeitern, besonders Schlächtern und Schmieden. Robuste Gestalten mit gesunder Gesichtsfarbe ziehen mich besonders an. Einen eigenen Reiz haben für mich lederne Commiss-Reithosen. Vorliebe für Küssen und anderes Beiwerk habe ich nicht. Auch liebe ich grosse harte und ausgearbeitete Hände.

Nicht unerwähnt will ich lassen, dass ich unter Umständen eine grosse Herrschaft über mich habe.

Als Güterdirektor bewohnte ich ein grosses Haus. Mein persönlicher Diener war ein bildschöner junger Mann, der bei den Husaren gedient hatte. Nachdem ich einmal mit diesem ganz allgemein über die Sache gesprochen und erfahren hatte, dass er unzugänglich sei, habe ich Jahre lang mit dem jungen Manne eng zusammengewohnt, mich an seiner Schönheit gefreut, ihn aber nie berührt. Ich glaube, derselbe weiss heute noch nichts von meiner Leidenschaft. Ebenso machte ich vor 2½ Jahren in C. die Bekanntschaft eines Matrosen, der noch heute von mir und meinen Bekannten als der schönste Mann, den wir kennen, erklärt wird. Derselbe folgte nach mehr als zweijähriger Abwesenheit vor einigen Wochen einer Einladung und besuchte mich. Ich wusste es so einzurichten, dass wir in demselben Zimmer schliefen, und ich brannte vor Begierde, ihm näher zu treten. Vorher forschte ich ihn jedoch im vertraulichen Gespräche aus, und als ich erfuhr, dass er Alles, was mit mannmännlicher Liebe zusammenhängt, verachtet, brachte ich es nicht über's Herz, mich ihm weiter zu nähern. Wir haben Wochen lang im gleichen Zimmer geschlafen, ich habe mich stets über seinen herrlichen Körper gefreut (in den ersten Tagen sogar sexuell erregt), habe mit ihm, um den schönen Körper nackt zu sehen, römisch gebadet — aber nie hat er von meiner Leidenschaft erfahren. Noch heute habe ich zu dem jungen Manne, der übrigens eine für seinen Stand seltene Bildung und schöne Begabung zur Poesie besitzt, ein ideales, platonisches Verhältniss. Klarheit habe ich über meinen Zustand bis zu meinem 38. Jahre nicht gehabt. Ich glaubte immer, ich sei nur durch frühzeitig begonnene und intensiv fortgesetzte Onanie des Weibes entwöhnt worden und hoffte immer, wenn einmal „die Rechte" käme, würde ich das Onaniren wohl sein lassen und Gefallen am Weibe finden können. Erst hier habe ich meinen Zustand voll erkannt, nachdem ich die Bekanntschaft von Leidens- und Gesinnungsgenossen gemacht hatte. Anfangs war ich entsetzt, später habe ich mich mit meinem Schicksal als etwas nicht aus mir selbst Stammenden abgefunden. Ich habe auch ferner keine Versuche gemacht, der Versuchung zu widerstehen.

Vor etwa 2—3 Wochen fiel mir die Psychopathia sexualis in die Hände. Dieses Werk hat einen unerwartet tiefen Eindruck gemacht. Anfangs las ich das Werk mit zweifellos lascivem Interesse. Die Schilderung der Züchtung der

Mujerados z. B. regte mich ungemein auf. Der Gedanke, dass ein junger, kräftiger Mann auf diese Weise entmannt werde, um später einem ganzen Stamm wilder, kräftiger und sinnlicher Indianer zur Päderastie zu dienen, regte mich derartig auf, dass ich in den nächsten 2 Tagen 5mal onanirte, mich als solcher präsumtiver Mujerado träumend. Je weiter ich jedoch in der Lektüre des Werkes vorschritt, um so mehr wurde mir der sittliche Ernst desselben klar, um so mehr empfand ich Abscheu vor meiner gegenwärtigen Lage, um so klarer wurde es mir, dass ich Alles thun müsse, um, wenn irgend möglich, eine Aenderung meines gegenwärtigen Zustandes herbeizuführen. Als ich das Werk durchgelesen hatte, stand meiu Entschluss fest, Hülfe bei dem Verfasser zu suchen.

Einen Erfolg hat die Lektüre vorgenannten Werkes ohne Zweifel gehabt. Ich habe seitdem nur 2mal onanirt und auch nur 2mal mit Cavalleristen onanirt. In allen Fällen habe ich wesentlich weniger Genuss und Befriedigung gehabt als früher. und habe immer das Gefühl, „ach wenn du das doch lassen könntest!"

Nichtsdestoweniger bekeuue ich, dass ich auch jetzt noch beim Umgange mit schönen Soldaten sofort Erectioneu bekomme.

Zum Schlusse füge ich noch an, dass ich trotz oder vielleicht wegen der häufigen Onanie niemals Pollutionen gehabt habe. Die Samenergiessung, die übrigens für gewöhulich nur aus wenigen Tropfen besteht und von jeher bestand, erfolgt erst nach längerer Friktion.

Habe ich einmal aus irgend welchem Grunde längere Zeit nicht onanirt, so erfolgt die Samenergiessung rascher und reichlicher.

Hansen hat vor etwa 12 Jahren vergeblich versucht, mich zu hypnotisiren.

Im Frühjahr 1891 suchte mich der Schreiber vorsteheuder Autobiographie auf mit der Erklärung, er könne so nicht weiter existiren und müsse eine hypnotische Behandlung als den letzten Rettungsanker betrachten, da er aus eigener Kraft unfähig sei, dem unseligen Trieb zur Masturbation und zur Befriedigung an Personen des eigenen Geschlechts zu widerstehen. Er fühle sich als Paria, als unnatürlicher Mensch, ausserhalb der Gesetze der Natur, der Gesellschaft und überdies in Gefahr, dem Strafrichter zu verfallen.

Er habe sittlichen Ekel, wenn er den Akt mit dem Manne vollziehe, und dennoch elektrisire ihn förmlich der Anblick eines jeden hübschen Soldaten.

Für das Weib habe er seit Jahren nicht mehr die geringste Sympathie, nicht einmal seelisch.

Pat. erschien genau als die physische und psychische Persönlichkeit, als welche er sich mit seiner Autobiographie eingeführt hatte.

Der Schädel erwies sich als exquisiter Hydrocephalus, zugleich plagiocephal.

Versuche zu hypnotisiren begegneten Anfangs Schwierigkeiten.

Erst mittelst Braid, unter Zuhilfenahme von etwas Chloroform, gelang in der 3. Sitzung tiefes Engourdissement.

Von da ab genügte einfaches Anblicken eines glänzenden Gegenstandes.

Die Suggestionen bestanden in dem Verbot der Masturbatiou, der Absuggerirung homosexualer Empfindungen, der Versicherung, Pat. werde Neigung zum Weibe bekommen, nur im heterosexualen Verkehr Potenz und Genuss haben.

Nur noch einmal kam es zur Masturbation, nach der 8. Sitzung träumte Pat. von einer Person weiblichen Geschlechts.

Als Pat. nach der 14. Sitzung dringender Geschäfte wegen heimreisen musste, erklärte er sich vollkommen frei von Anwandlungen zur Masturbation, sowie zu mannmännlicher Liebe, jedoch sei die Neigung zum Manne keineswegs gänzlich erloschen.

Er empfinde wiederkehrendes Interesse für das weibliche Geschlecht und hoffe durch Fortsetzung der Behandlung von seiner unseligen Situation endgiltig erlöst zu werden.

Beobachtung 138. Psychische Hermaphrodisie. Herr v. P., 25 Jahre, ledig, stammt aus nervenkranker Familie. litt als Kind an Convulsionen. Er erholte sich, blieb aber schwächlich, emotiv, reizbar. Keine schweren Krankheiten. Schon vor dem zehnten Jahre erwachte das Geschlechtsleben. Seine ersten bezüglichen Erinnerungen betreffen wollüstige Empfindungen im Verkehr mit den Bedienten des Hauses. Aelter geworden, hatte er lascive Träume, welche Verkehr mit Männern betrafen. Im Circus interessirten ihn ausschliesslich die männlichen Darsteller.

Am sympathischsten waren ihm jugendliche, kraftvolle Männergestalten. Er konnte oft kaum dem Verlangen widerstehen, solchen um den Hals zu fallen und sie abzuküssen. Neuerlich macht ihn schon das blosse Anstreifen an eine solche Person ganz selig und bringt Ejaculation hervor. Dem Drang, eine Liaison mit einem Manne einzugehen, hat er bisher glücklich widerstanden. Pat. ist psychischer Hermaphrodit, insofern er gegen Frauenreize nicht unempfindlich ist, aber den Mann findet er schöner als das Weib. Es habe ihm eigentlich noch niemals die weibliche Nudität gefallen, und nur einmal kann er sich erinnern, vom Coitus mit einem Weibe geträumt zu haben.

Bei seinem grossen sexuellen Bedürfniss und da er sich genirte, mit Männern sich einzulassen, begann er gleichwohl vom 20. Jahre an mit Weibern sexuell zu verkehren. Bis dahin hatte er nur höchst selten manuelle, oft aber psychische Onanie getrieben, wobei seiner Phantasie schöne Männergestalten vorschwebten.

Er coitirte mit Erfolg, aber ohne Genuss und rechtes Wollustgefühl. Durch äussere Verhältnisse war er zu Abstinenz vom 22. bis 24. Jahre gezwungen. Er empfand diese Abstinenz peinlich, half sich ab und zu mit psychischer Onanie.

Als er vor einem Jahre wieder Gelegenheit zu coitiren fand, bemerkte er mangelhafte Libido zum Weibe, ungenügende Erection und verfrühte Ejaculation. Schliesslich verzichtete er auf Coitus. Nun zeigte sich Libido dem Manne gegenüber.

Bei der reizbaren Schwäche seines Ejaculationscentrums genügte die Berührung von sympathischen Männern, um Samenerguss zu bewirken.

Pat. ist einziges Kind seiner Eltern. Seine Familienverhältnisse verlangen, dass er eine Ehe schliesse. Er trägt mit Recht Bedenken, dies zu thun, hält sich für „imaginativ“ impotent und begehrt Rath und Hilfe.

Pat. weist darauf hin, dass man das Gefühl für den Mann ausrotten müsse, um ihm zu helfen.

Pat. ist eine durchaus männliche Erscheinung. Der Schädel ist leicht hydrocephal und rhombisch verschoben. Reichliche Bartentwicklung. Genitalien normal. Cremasterreflex nicht hervorzurufen. Keine Erscheinungen von Neurasthenie. Neuropathisches Auge. Pollutionen selten. Erectionen nur anlässlich der Begegnung sympathischer Männer.

Am 16. Juli 1889 wurde mit Hypnose nach Bernheim behufs Ertheilung von Suggestionen begonnen. Erst die dritte Sitzung am 18. bringt tiefes Engourdissement zu Stande.

Suggestionen: „Sie haben keine Neigung mehr zum Mann. Nur das Weib ist schön und begehrenswerth. Sie werden ein Weib lieben, heirathen, glücklich werden und machen. Sie sind ganz potent, Sie fühlen es jetzt schon."

Pat. nimmt in täglich wiederholter, aber nie Engourdissement überschreitender Hypnose alle Suggestionen an. Am 24. Juli meldet er, dass er mit Genuss coitirt habe. Auch der Kellner im Hotel interessire ihn immer weniger. Gleichwohl finde er den Mann noch immer schöner als das Weib. Am 1. August 1889 musste die Behandlung abgebrochen werden. Resultat: Volle Potenz, gänzliche Indifferenz dem männlichen, aber auch vorläufig dem weiblichen Geschlechte gegenüber.

Einen entschiedenen Erfolg hatte die gleiche Behandlungsweise in folgendem, von mir in Bd. 1, Heft 2 des internat. Centralblatt für die Physiol. u. Pathol. der Harn- und Sexualorgane mitgetheilten Fall von psychosexualem Zwitterthum.

Beobachtung 139. Herr v. X., 25 Jahre, Gutsbesitzer, stammt von neuropathischem, jähzornigem Vater. Derselbe soll sexuell normal sein. Die Mutter war nervenleidend, gleichwie 2 ihrer Schwestern. Muttersmutter war nervös. Muttersvater ein Lebemann, in Venere höchst ausschweifend. Pat. ist der Mutter nachgeartet, einziges Kind. Er war von Geburt an schwächlich, litt viel an Migräne, war nervös, machte verschiedene Kinderkrankheiten durch, ergab sich vom 15. Jahre an der Onanie ohne Verführung.

Bis zum 17. Jahre will er weder für das weibliche noch für das männliche Geschlecht irgend eine Neigung gefühlt haben; nun erwachte Neigung zum Manne. Er verliebte sich in einen Kameraden. Dieser erwiderte seine Liebe. Die Beiden umarmten, küssten, masturbirten einander. Gelegentlich übte Pat. Coitus inter femora viri aus. Päderastie perhorreszirte er.

Lascive Träume drehten sich nur um Männer. Im Theater und Circus interessirten nur solche. Die Neigung richtete sich auf etwa 20jährige. Schöner üppiger Wuchs war Pat. sympathisch.

Unter dieser Voraussetzung war ihm der Stand des betreffenden Mannes ganz gleichgültig. Er fühlte sich in seinen sexuellen Rencontres immer in männlicher Rolle.

Vom 18. Jahre an war Pat. der Gegenstand der Sorge seiner hochachtbaren Familie, da er eine Liebschaft mit einem Kellner anfing, sich dadurch auffällig, lächerlich machte und ausbeuten liess. Man nahm ihn heim. Er trieb sich mit Bedienten, Stallknechten herum. Es gab Scandal. Man schickte ihn auf Reisen. In London hatte er eine Chantage-Affaire. Es gelang ihm, in sein Heimathland zu entfliehen.

Auch durch diese bittere Erfahrung blieb er ungewitzigt und zeigte neuerlich fatale Iclinationen zu männlichen Personen. Man sandte Pat. zu mir behufs — Heilung von seiner fatalen Neigung. (December 1888.) Pat. ist ein grosser, stattlicher, robuster, gut genährter junger Mann von durchaus männlichem Bau, grossen, gut entwickelten Genitalien. Gang, Stimme und Haltung sind männlich. Ausgesprochene männliche Passionen hat er nicht. Er raucht wenig und nur Cigarretten, trinkt sehr wenig, liebt Süssigkeiten, Musik, schöne Künste, Eleganz, Blumen, verkehrt mit Vorliebe in Damenkreisen, trägt Schnurrbart, sonst aber das Gesicht glatt rasirt. Seine Kleidung hat nichts Stutzerhaftes. Er ist ein weichlicher, blasser Mensch, ein vornehmer Bummler und Tagedieb, schwer vor Mittags aus dem Bette zu bringen. Seine Neigung zum eigenen Geschlecht will er nie als etwas Krankhaftes empfunden haben. Er hält sie für angeboren, möchte, durch üble Erfahrungen belehrt, von seiner Perversion loskommen, vertraut aber wenig seiner eigenen Kraft. Er habe es schon versucht, gerathe dann aber wieder gleich in Masturbation, die er als schädlich empfinde, da sie (übrigens leichte) neurasthenische Beschwerden mache. Moralische Defekte bestehen nicht. Die Intelligenz steht ein wenig unter dem Durchschnittsmittel. Sorgfältige Erziehung und aristokratische Manieren stehen zu Gebot. Das exquisit neuropathische Auge verräth die vervöse Constitution. Pat. ist kein vollkommener und hoffnungsloser Urning. Er besitzt heterosexuale Empfindungen, aber seine sinnlichen Regungen gegenüber dem schönen Geschlecht treten nur selten und schwach zu Tage. 19 Jahre alt wurde er von Freunden zum erstenmal in ein Bordell gelockt. Er empfand keinen Horror feminae, hatte ausreichende Erectionen, coitirte mit einigem Genuss, jedoch ohne das intensive Wollustgefühl, das er bei männlicher Umarmung empfand.

Seither versicherte Pat. noch sechsmal coitirt zu haben, zweimal sua sponte. Er versichert jederzeit dazu in der Lage zu sein, jedoch nur faute de mieux, etwa wie ihm Masturbation, wenn ihn der sexuelle Drang plagt, als Surrogat für mannmännlichen Verkehr diene. Er habe sogar schon an die Möglichkeit gedacht, eine sympathische Dame zu finden und zu heirathen. Den ehelichen Umgang und die definitive Abstinenz vom Manne würde er freilich als harte Pflichten betrachten.

Da hier doch Rudimente heterosexualen Fühlens vorhanden waren und der Fall nicht als hoffnungslos betrachtet werden konnte, erschien mir ein therapeutischer Versuch geboten. Die Indicationen waren klar genug, aber auf den Willen des schlaffen und seiner fatalen Lage sich keineswegs klar bewussten Patienten kein Verlass. Es lag nahe, in der Hypnose eine Stütze für den moralischen ärztlichen Einfluss zu suchen. Die Erfüllung dieser Hoffnung erschien zweifelhaft durch die Mittheilung des Pat., der bekannte Hansen habe wiederholt vergebens Hypnose bei ihm versucht.

Gleichwohl musste dieser Versuch aus Rücksicht für die wichtigsten socialen Interessen des Pat. wiederholt werden. Zu meinem grossen Erstaunen führte die Bernheim'sche Methode sofort zu tiefem Engourdissement mit Möglichkeit posthypnotischer Suggestion.

Bei der 2. Sitzung gelingt Somnambulismus durch blosses Anblicken. Pat. ist nach jeder Richtung hin suggestibel, man kann durch Streichen sogar Contracturen hervorrufen. Die Erweckung geschieht durch Zählen auf 3. Pat. hat Amnesie ausserhalb der Hypnose für alles in dieser Geschehene. Diese wird nun jeden 2.—3. Tag behufs Ertheilung hypnotischer Suggestionen vorgenommen. Daneben Traitement moral und Hydrotherapie.

Die in Hypnose ertheilten Suggestionen sind folgende:

1) Ich verabscheue die Onanie, denn sie macht siech und elend;
2) ich habe keine Neigung mehr zum Manne, denn die Liebe zum Manne ist gegen die Religion, gegen die Natur und gegen das Gesetz;
3) ich empfinde Neigung zum Weib, denn das Weib ist lieb und begehrenswerth und für den Mann geschaffen.

Pat. sagt in den Sitzungen jeweils diese Suggestionen verbotenus auf. Schon nach der 4. Sitzung fällt es auf, dass Pat. in Kreisen, in welchen er eingeführt ist, Damen die Cour macht. Kurz darauf, als eine berühmte Sängerin gastirt, ist er Feuer und Flamme für sie. Einige Tage später erkundigt sich Pat. sogar nach der Adresse eines Bordells.

Gleichwohl sucht Pat. noch mit Vorliebe die Gesellschaft der jungen Herren auf, jedoch ergibt die genaueste Ueberwachung durchaus nichts Verdächtiges.

17. Februar. Pat. bittet um Erlaubniss zu coitiren und ist von seinem Debüt bei einer Dame der Halbwelt sehr befriedigt.

16. März. Bisher etwa zweimal per Woche Hypnose. Pat. kommt durch einfaches Anblicken jeweils in tiefen Somnambulismus, sagt auf Verlangen seine Suggestionen auf, ist beliebiger posthypnotischer Suggestion zugänglich, weiss im wachen Zustande nicht das Mindeste von den Beeinflussungen im hypnotischen Zustand. In diesem versichert er jeweils von Onanie und sexuellen Gefühlen gegenüber Männern ganz frei zu sein. Da er stereotyp in Hypnose dieselben Antworten gibt, z. B. an dem so und so vielten zum letztenmal onanirt zu haben, und zu tief unter dem Willen des Arztes steht, um lügen zu können, verdienen seine Angaben allen Glauben, zumal da er blühend aussieht, frei von allen neurasthenischen Beschwerden ist, im Verkehr mit Herren nicht im geringsten mehr bedenklich ist, und ein offenes, freies, mannhaftes Wesen entwickelt.

Da er zudem aus eigenem Antrieb ab und zu und mit Genuss coitirt, gelegentliche Pollutionen nur mehr durch lascive Traumbilder, welche weibliche Personen betreffen, ausgelöst werden, kann an der günstigen Umwandlung der Vita sexualis nicht mehr gezweifelt werden und lässt sich annehmen, dass die hypnotischen Suggestionen nunmehr zu festen autosuggestiven Directiven des ganzen Fühlens, Vorstellens und Strebens geworden sind. Eine Natura frigida dürfte Pat. wohl immer bleiben, aber er spricht öfter vom Heirathen und seinem Vorsatz, sobald er eine ihm sympathische Dame kennen lernt, um sie zu werben. Pat. wird aus der Behandlung entlassen. (Eigene Beobachtung. Internat. Centralblatt für die Physiol. u. Pathol. der Harn- und Sexualorgane. Band I.)

Im Juli 1889 erhielt ich einen Brief des Vaters, welcher volles Wohlbefinden und Wohlverhalten seines Sohnes meldet.

Am 24. Mai 1890 traf ich zufällig meinen früheren Pat. auf einer Reise. Sein blühendes frisches Aussehen liess Günstiges vermuthen. Er theilte mit, dass er zwar noch einzelne Männer sympathisch finde, aber nie mehr Anwandlungen im Sinne mannmännlicher Liebe verspüre. Er coitire gelegentlich mit vollem Genuss mit Frauenzimmern und denke jetzt ernstlich an Heirath.

Ich hypnotisirte Pat. probeweise in der früheren Weise und fragte nach den Befehlen, die ich ihm seiner Zeit ertheilt habe. In tiefem Somnambulismus, mit ganz demselben Tonfall wie früher, sagte Pat. seine im December 1888 erhaltenen Suggestionen her — jedenfalls ein zutreffendes Beispiel der möglichen Dauer und Macht posthypnotischer Suggestion.

Recht befriedigend war der Erfolg der hypnot. Suggestivbehandlung in folgenden Fällen.

Beobachtung 140. Psychische Hermaphrodisie. Besserung durch hypnotische Behandlung. Herr von K., 23 Jahre alt, aus vornehmer Familie, geistig gut veranlagt, als Kind skrophulös, stammt von einem Vater, der ein Lebemann gewesen sein soll. Von des Vaters Bruder wird behauptet, dass er conträrsexual sei.

Pat. versichert, dass er schon mit 7 Jahren eine eigenthümliche Neigung zu männlichen Personen gehabt habe. Besonders waren es Kutscher, Bediente mit Schnurrbärten, für die er damals schwärmte. Er empfand ein sonderbar beseligendes Gefühl, wenn er sich an solche Personen anschmiegen konnte.

Pat. kam früh ins Cadettencorps, wurde daselbst zu mutueller Onanie verführt und lernte auch Imitatio coitus inter femora viri kennen. Mit 17 Jahren coitirte er zum erstenmal mit einer Prostituirten. Er vollzog den Akt ganz gut, hatte aber nicht den geringsten Genuss dabei, erkannte, dass an dieser Art der Befriedigung nichts sei oder dass er anders geartet sein müsse, als sonst die jungen Männer.

Er coitirte gleichwohl noch öfters, acquirirte eine Gonorrhöe, nach deren Ablauf er wachsende Abneigung gegen das weibliche Geschlecht empfand, den Coitus immer seltener und nur dann ausführte, wenn er trotz seiner regen Libido Männerumgang sich nicht verschaffen konnte. Seine Neigung für Männer — und zwar zogen ihn ausschliesslich erwachsene, schön gebaute, möglichst wenig bebartete an — nahm immer mehr überhand. Er gelangte zu scheusslichen Ausschweifungen im Sinne des Coitus buccalis, der aktiven und passiven Päderastie.

Pat. schämte sich selbst tief solcher Verkommenheit, versuchte immer wieder durch Coitus mit dem Weibe auf bessere Bahnen zu gelangen, kam aber zur trostlosen Gewissheit, dass seine moralische Kraft nicht ausreiche, der Umgang mit dem Weibe ihn gleichgültig lasse oder anwidere und dass er eigentlich für den sexuellen Umgang mit Personen des eigenen Geschlechtes geschaffen sei. Thatsächlich habe er nie von Weibern geträumt, sondern immer nur von Männern und zwar schon in einer Lebenszeit, wo er von einer Verschiedenheit der Geschlechter noch keine Ahnung hatte.

Pat. kommt zur Consultation, weil er einsieht, dass er sein ganzes Lebensglück in Frage stellt, das Unnatürliche und Unmoralische seiner sexuellen Existenz klar erkennt. Er hält seine Situation nicht für hoffnungslos, da er das Weib ja nicht perhorrescire, vor 3 Wochen sogar noch erfolgreich, wenn auch ohne allen Genuss und ohne alle seelische Befriedigung mit einem solchen coitirt habe. Er zweifelt nicht, dass er eigentlich mannmännlich liebend geschaffen sei, aber (auf Grund entstandener Neurasthenie) empfinde er auch bei dem sexuellen Akt mit dem Manne keinen solchen Genuss mehr wie früher. Seine Stellung als Offizier habe er aufgegeben, weil ihn seine Soldaten zu sehr sexuell reizten und er befürchten musste, einmal sich zu compromittiren.

Pat. ist frei von Degenerationszeichen. Er ist eine durchaus männliche Erscheinung, hat normale Genitalien. Die Untersuchung einer Spermaprobe ergab reichlich Spermatozoen. Der Penis ist gross, gut entwickelt, die Behaarung ad genitalia und auch sonst am Körper eine reichliche. Pat. hat männliche gouts, jedoch am Trinken und Rauchen nie Gefallen gefunden. Ein neuropathisches Auge ist das Einzige, was sich im Sinne einer nervösen Veranlagung deuten lässt.

Bei seinen sexuellen Akten mit Männern will er sich meist in männlicher, hie und da aber auch in weiblicher Rolle gefühlt haben.

Ein Versuch der Hypnose führt zu Engourdissement mit kataleptiformem Verhalten der Muskulatur und wird zur Ertheilung geeigneter Suggestionen verwerthet.

Nach der 4. Sitzung spricht er sich befriedigt und verwundert darüber aus, dass ihn Männer kalt lassen. Er möchte sein Glück bei Frauenzimmern probiren, fürchtet aber impotent zu sein.

Nach der 6. Sitzung versuchte er unaufgefordert Coitus cum muliere. Seine Libido war sehr gross, aber inter actum liessen ihn diese sowie Erection im Stich.

Nach der 9. Sitzung bricht Pat. die Kur ab, da ihn Geschäfte nach Hause rufen. Er ist insofern zufrieden, als er sich dem Manne gegenüber gleichgültig und widerstandsfähig fühlt. Er glaubt bestimmt, in seine früheren „Gemeinheiten“ nicht zurückzufallen. Er fühle aber zur Zeit ebensowenig das geringste Interesse für das weibliche Geschlecht.

Beobachtung 141. Herr X., 31 Jahr, Chemiker, stammt aus neuropathischer Familie, war von Kindesbeinen auf nervös, emotiv, schreckhaft, mit Migräne behaftet. Er erinnert sich bestimmt, schon als ganz kleiner Junge mit Wohlgefallen die halbnackten Gesellen in der Werkstatt dem elterlichen Hause gegenüber betrachtet und sich zu ihnen hingezogen gefühlt zu haben. Als er in die Schule kam, empfand er das Gleiche Kameraden gegenüber. Ohne Verführung gelangte er mit 11 Jahren zu Onanie, wobei er an Mitschüler dachte. Später kam es zu schwärmerischen Freundschaften. Seine Vita sexualis wurde übermächtig. Herangewachsen interessirten ihn auch Weiber, aber sein Hauptsehnen waren Männer aus höheren Kreisen der Gesellschaft. Er empfand diese Neigung als abnorm, suchte Bekanntschaft mit Puellis, coitirte öfter, aber nie mit eigentlichem Genuss. Er gerieth deshalb immer mehr auf conträr sexuales Gebiet, trieb mutuelle Masturbation und coitus inter femora viri, liess sich gelegentlich auch zu passiver Päderastie herbei, liess aber bald davon ab, da er nur Schmerz dabei empfand.

Er versichert, dass er durchaus männlich fühle, niemals weibliche Neigungen hatte. Skelet, Haltung durchaus männlich. Strabismus. Reichlicher Bartwuchs, Genitalien ganz normal. Keine Aversion gegen das weibliche Geschlecht. Gelegentlich Coitus mit Puellis, aber ohne Befriedigung. Pat. fühlt sich höchst unglücklich, erkennt klar seine schiefe Position, möchte um jeden Preis von seiner homosexualen Neigung loskommen und heirathsfähig werden. Es sei schrecklich, wenn man immer Comödie spielen müsse. Pat. kommt schon in der ersten nach Bernheim'scher Methode versuchten hypnotischen Sitzung in tiefes Engourdissement, erweist sich sehr suggestibel, bekommt die geeigneten Suggestionen, constatirt mit Genugthuung, dass seit der 4. Sitzung ihm der Mann ganz gleichgültig geworden sei und dass er anfange mit Genuss zu coitiren, jedoch fühle er sich seelisch, da er auf Puellae publicae angewiesen sei, nicht befriedigt. Nach der 14. Sitzung erklärt er weiterer Nachhülfe nicht zu bedürfen. Er schwärmt für eine junge Dame und gedenkt sie zu heirathen. Pat. hielt um deren Hand an, erhielt einen Korb. Bald darauf, auf einer Reise in Italien, interessirten ihn wieder Männer. Er erlitt einen Rückfall, bat um Wiederaufnahme der Behandlung. Wenige Sitzungen stellten den Stat. quo ante her.

Beobachtung 142. Psychische Hermaphrodisie. Erfolgreiche Behandlung durch hypnotische Suggestion. Herr v. Z., 29 Jahre, behauptet von gesunden Grosseltern, gesundem Vater, aber nervöser Mutter zu stammen. Er ist einziges Kind, wurde von der Mutter verzärtelt. 8 Jahre alt wurde er sexuell mächtig durch einen Bedienten erregt, der ihm pornographische Bilder und seinen Penis zeigte.

Mit 12 Jahren verliebte sich Z. in seinen Hauslehrer. Beim Einschlafen erschien ihm das Bild dieses Mannes in nackter Gestalt. Er dachte sich diesem gegenüber in weiblicher Situation und schwelgte in dem Gedanken, diesen einmal zu heirathen.

Mit 13 Jahren auf einem Hausball erregte jedoch eine junge Gouvernante seine Phantasie und mit 15 Jahren verliebte er sich in eine junge Dame. Er blieb sinnlich sehr erregbar, jedoch in der Folge ausschliesslich durch sympathische Männer. Masturbation kam nicht vor.

20 Jahre alt wurde Pat. neurasthenisch (ex abstinentia?). Er versuchte nun Coitus, reüssirte nicht. Dafür bekam er mächtige Libido, als er Gelegenheit hatte, in einem Dampfbad eines nackten Mannes ansichtig zu werden. Dieser bemerkte seine Erregung, machte sich an ihn, masturbirte ihn, was Pat. grossen Genuss gewährte. Er fühlte sich mächtig zu diesem Mann hingezogen, liess sich von ihm weiter masturbiren. Dazwischen Coitusversuche mit Frauenzimmern, die aber jeweils mit Fiasco endigten. Pat. war sehr betrübt darüber, consultirte Aerzte, die seine Impotenz mit Nervosität erklärten und meinten, das werde sich bald geben.

Bis zum 25. Jahre bestand seine sexuelle Befriedigung in etwa einmal monatlich erfolgender Masturbation durch den geliebten Mann. Zu dieser Zeit fühlte er sich zum letztenmal zu einem Weibe hingezogen. Es war eine Bauernjungfer. Diese zeigte sich seinen Wünschen unzugänglich. Da zugleich der

Geliebte nicht mehr erreichbar wurde, verfiel Pat. auf Automasturbation. Seine Neurasthenie steigerte sich in Folge dessen sehr. Er konnte deshalb seine Studien nicht beendigen, wurde leutscheu, dysthymisch, abulisch, machte nun erfolglos verschiedene Kuren in hydropathischen Etablissements. Wegen fortdauernder schwerer (cerebrospinaler) Neurasthenie kam Pat. Ende Februar 1890 zu mir, um sich Raths zu erholen.

Grosser, schlanker Mann vou aristokratischen, entschieden männlichen Manieren, neuropathische Erscheiuung, grosse, in der Wangenhaut leistenartig sich verlierende Ohrläppchen. Ganz normale Genitalien. Gewöhnliches Bild einer cerebrospinalen Neurasthenie mässigen Grades. Grosse Verstimmung, Klagen, dass das Leben so unbefriedigend erscheine bis zum Taedium vitae, peinlich berührt von seiner sexuellen Abnormität, zumal da er von seiner Familie gedrängt werde, zu heirathen.

Am Weib interessire ihn nur die Psyche, nicht der Körper. Sexuell habe er nur Neigung zu Männern und zwar solchen von Distinction. Seine Träume haben sich noch nie um Personen des eigenen, sondern nur um solche des anderen Geschlechts gedreht. In diesen wollüstigen Träumen habe er sich in der Rolle des Weibes gesehen.

Die raffinirteste Puella habe ihn nie zu Erection oder gar zu Libido zu bringen vermocht.

Sein sexueller Verkehr mit Männern habe in passiver oder mutueller Masturbation bestanden. Automasturbation habe er nur selten und faute de mieux sich ergeben. Seit 5 Monaten habe er sich derselben enthalten, seit August 1889 auch keinen mannmännlichen Umgang mehr gehabt.

Versuch einer Hypnose nach Bernheim's Methode schlägt fehl; längeres Streichen der Stirn bringt tiefes Engourdissement mit Katalepsie hervor.

Diese Methode wird benützt, um bei dem bedauernswerthen Kranken eine Suggestionsbehandlung durchzuführen. Der hypnotische Zustand ist immer der gleiche, zu Somnambulismus ist er nicht zu bringen.

In der 3. Sitzung erhält Pat. die Suggestionen: Onanie und Männerliebe abscheulich, Weiber schön zu finden, von solchen zu träumen.

Nach der 6. Sitzung (10. März) vollzieht sich ein sichtlicher Umschwung in der psychischen Existenz. Pat. wird ruhiger, fühlt sich freier, träumt ab und zu von Weibern, nicht mehr von Männern, findet, dass sie ihm ganz gleichgültig werden, berichtet mit Genugthuung, dass er gar keine Anwandlungen zu Masturbation mehr habe. Er nähert sich dem schönen Geschlecht, bemerkt aber, dass dasselbe nicht die mindeste Anziehungskraft für ihn habe.

Am 19. März rufen Geschäfte den Pat. nach seiner Heimath, so dass die Behandlung abgebrochen werden muss.

Am 17. Mai 1890 kehrt Pat. in die Behandlung zurück. Er versichert, inzwischen nicht mehr masturbirt, seinem Trieb zu Männern widerstanden zu haben. Auch habe er nicht mehr von solchen geträumt, 2mal sogar von Frauen, aber ganz platonisch. Seine cerebrale Asthenie (ex abstinentia?) ist gesteigert. Er leidet offenbar unter dem Mangel einer seelischen und sinnlichen Befriedigung seiner Vita sexualis, da homosexuale Liebe und Masturbation ihm unmöglich geworden sind, aber auch der Umgang mit dem Weibe ihm versagt ist. Pat. ist davon peinlich berührt bis zu Taed. vitae.

Er wird nun einer antineurasthenischen Behandlung (Hydro-Electrotherapie) unterworfen und die hypnotische Behandlung wieder aufgenommen. Erst nach 10 Wochen mühsamer Behandlung schwinden die neurasthenischen Beschwerden. Damit geht parallel eine Aenderung der psychischen Persönlichkeit.

Pat. bemerkt mit Genugthuung, dass er kräftiger wird, dass sein Sexualleben keine dominirende Rolle mehr spielt. Er fühlt sich zwar eher zum Manne hingezogen, als zum Weib, widersteht aber leicht homosexualen Gelüsten. Aus seinem bisherigen Boudoir wird ein Arbeitszimmer, statt Putz und frivoler Lektüre treibt er sich nun in Bergen und Wäldern herum. Der Gefahren eines Fiasco wegen wird die Initiative auf heterosexualem Gebiet dem Pat. überlassen.

Erst in der 14. Kurwoche stellt er sich selbst auf die Probe. Sie fällt glänzend aus. Pat. wird ein fröhlicher Mensch, gesund an Leib und Seele, äussert die besten Hoffnungen bezüglich seiner Zukunft und selbst Heirathsgedanken.

Er empfindet wachsenden Genuss in normalem sexuellem Verkehr, hat gelegentlich lascive Weiber betreffende Träume, träumt nie mehr von Männern.

Ende September beendet Pat. seine Kur. Er fühlt sich ganz normal im heterosexualen Verkehr, von seiner Neurasthenie befreit und trägt sich mit Heirathsabsichten. Gleichwohl bekennt er offen, dass er noch immer Erection bekomme, wenn er eines nackten hübschen Mannes ansichtig werde, jedoch widerstehe er mit Leichtigkeit auftauchenden Gelüsten und habe in seinem Traumleben ausschliesslich „relations avec la femme“.

Im April 91 sah ich Pat. in bestem Wohlsein wieder. Er hält seine Vita sexualis für vollkommen sanirt, insofern er regelmässig mit vollem Genuss und voller Potenz coitirt, nur von Weibern träumt, nie mehr Anwandlungen zu Masturbation hatte. Gleichwohl macht er das interessante Geständniss, dass er häufig post coitum noch flüchtig und leicht beherrschbar „gout pour l'homme“ habe. Er hält sich für dauernd hergestellt und trägt sich mit Heirathsgedanken.

Beobachtung 143. Angeborene conträre Sexualempfindung. Erfolgreiche hypnotische Absuggerirung homosexualer Empfindungen. Dr. philos. L., 34 Jahre, aus Deutschland, consultirte mich im Frühjahr 1888 wegen perverser Richtung seiner Vita sexualis und stellte die Frage, ob er davon nicht durch hypnotische Behandlung befreit werden könne.

Pat. stammt von einer gesunden Mutter, in deren Familie auf Generationen zurück keine Psycho- oder Neuropathien vorgekommen sind. Pat. ist gleichwie sein einziger Bruder dem Vater physisch nachgeartet. Der Bruder ist sexuell überaus bedürftig, ausserdem ein psychisch abnorm veranlagter, eigenartiger, mit Hang zum Trunk behafteter Mensch.

Der Vater war ein neuropathischer, excentrischer Mann. Von anormalen Aeusserungen des Geschlechtslebens bei diesem Manne ist nichts bekannt geworden, jedoch hatte er gleich wie alle seine Brüder Hang zum Uebergenuss alkoholischer Getränke.

Dieser Hang scheint von der Mutter (Grossmutter des Pat.), welche eine notorische Säuferin war, ererbt worden zu sein. Der Vater dieser Frau (Urgrossvater des Pat.) war ein arger Trunkenbold. Weitere genealogische Notizen stehen nicht zu Gebot.

Pat. selbst bezeichnet sich als von Kindesbeinen auf nervös und leicht erregt. Er lernte sehr leicht, hatte grosses Talent für Sprachen, von jeher Vorliebe für schöne Künste, besonders für Poesie und Musik. Seine Erziehung war eine treffliche im Elternhause. Als er 13 Jahre alt war, machte ihn der Vater aufmerksam, dass man seine Genitalien nie berühren dürfe, da dies unsittlich sei und man dadurch unglücklich werden könne.

Gelegentlich zeigte ihm der Vater in einem anatomischen Museum Abbildungen von Syphilitischen u. s. w., worüber Pat. Ekel und Entsetzen empfand. Er glaubt, dass seine spätere Angst vor sexuellem Umgang mit Weibern zum Theil durch diese verfehlte Erziehung genährt wurde.

Die Hauptursache für die Perversion seiner Vita sexualis sucht Pat. aber in einer fehlerhaften Anlage. Schon als kleiner Knabe will er für Mitschüler eine schwärmerische Neigung empfunden haben. Auch erinnert er sich, dass er damals nur für weibliche Spiele sich interessirte und sich mit Vorliebe in Mädchengesellschaft bewegte. Er stickte und strickte als Knabe mit Passion. 14 Jahre alt und sexuell noch ganz unerfahren, fiel er einem Päderasten in die Hände und entfloh entsetzt, als er merkte, was der Betreffende mit ihm vorhatte. Als er 15 Jahre zählte, pflegte ein ihm sympathischer Mitschüler seinen Kopf ihm in den Schoss zu legen.

Pat. empfand davon ein seltsam wohliges Gefühl, wusste sich dasselbe aber in keiner Weise zu deuten. Mit 16 Jahren kamen die ersten Erectionen — beim Anblick von Männern.

Mit 20 Jahren wurde er sich seiner sexuellen Perversion erst bewusst und erkannte, dass das, was er bisher für Freundschaft gehalten hatte, Liebe war. Er erschrak heftig über seine Entdeckung und war peinlich davon berührt. Seine Sympathien wandten sich jugendlichen Männern aus höherer Gesellschaftsklasse, hübsch gebaut, von angenehmem Aeussern, zu.

Gesellschaft von Damen liess ihn ganz kalt. Er will niemals an den Reizen des schönen Geschlechts Gefallen gefunden haben, niemals davon ästhetisch befriedigt oder sinnlich erregt gewesen sein. Nur im 15. Jahr hatte er einige Mal Träume mit einem wollustartigen Gefühl und der Vorstellung, Mädchen mit üppiger Figur sässen ihm gegenüber auf einem Sopha.

Im Theater bewunderte er an weiblichen Darstellern nur die Kunst. Sein Interesse erregten wesentlich nur die Schauspieler.

Trinken und Rauchen waren ihm von jeher höchst zuwider. Jagen, Turnen u. a. mehr männliche Beschäftigungen interessirten ihn gar nicht. Zum Militär nahm man ihn nicht wegen allgemeiner Körperschwäche.

Pat. ist sexuell sehr wenig bedürftig. Er hatte nie den Drang, sich an Personen des eigenen Geschlechtes zu befriedigen. Als ihn vor einigen Jahren zum ersten Mal ein Mann liebend zu umfangen versuchte, hatte er mächtige Erection und wollüstige Erregung, vermochte sich aber gleichwohl zu beherrschen und den Liebhaber zurückzuweisen. In der Folge mied er stets derartige Versuchungen. Nur selten kamen mächtigere sexuelle Regungen, jedoch trieb es ihn nie, sie zu befriedigen. Der Onanie war er nie ergeben. In den Pubertätsjahren hatte Pat. öfters Traumpollutionen, die aber nie von irgend welchen erotischen Bildern ausgelöst waren.

Vor einigen Jahren kam es eine Zeitlang zur Ejaculation, wenn ein sympathischer Mann ihn umfasste, jedoch verlor sich dieser Zustand reizbarer Schwäche wieder. Im Verlauf der Jahre wurde Pat., der immer für Ehe und Familienglück geschwärmt hatte, unruhig bei der Wahrnehmung, dass die bisher erhoffte Neigung zum weiblichen Geschlecht noch immer nicht kommen wollte. Immer klarer wurde ihm, dass er abnorm geartet sei, und er fing an, für seine Potenz, für sein Lebensglück zu fürchten.

Um Klarheit in der Situation zu bekommen, ging er ins Bordell. Er fand eine Prostituirte „von entzückenden Formen"; er hatte den besten Willen, seine Potenz zu constatiren, das Weib that sein Möglichstes, umsonst, es kam zu keiner Erection, und er zog sich bestürzt zurück. Neue, mit grösstem Eifer und unter günstigsten Umständen unternommene Versuche schlugen ebenfalls fehl, obwohl Pat. seine Phantasie zu Hilfe nahm und sich statt des Weibes in seinen Armen einen sympathischen Mann dachte.

Er erkannte nun, dass sein Ideal, die Ehe zu erreichen, unmöglich sei, fühlte sich tief unglücklich, vom Leben ganz unbefriedigt. Dazu kam, dass es ihn sittlich empörte, dass er die Neigung zum eigenen Geschlecht nicht überwinden könne und seine Freundschaft zu geschätzten Männern seines Umgangs durch sexuelle Gefühle herabgewürdigt werde. Pat. ist anlässlich der Consultation bei mir unerschöpflich in der Schilderung seiner peinlichen Situation. Sein Ideal sei die Ehe. Er ersehne sie aus rein ethischen Gründen, sei ja nicht sinnlich, nicht einmal dem Manne gegenüber. Die Ehe, das Gefühl, Kinder zu besitzen, stelle er sich als etwas Herrliches vor, aber das Kinderzeugen, der Geschlechtsakt, erscheine ihm schrecklich widerlich. Gleichwohl sehe er ein, dass er nur potent eine Ehe eingehen könne. Ob denn nicht durch hypnotische Suggestion sein perverses Geschlechtsleben günstig beeinflusst werden könne? Ob es denn keine Hilfe und Rettung für ihn gebe? Er habe nicht die Thatkraft eines Menschen von normalem Geschlechtsleben. Er komme sich als gar kein rechter Mensch vor. Er möchte alles erdulden, arm, elend sein, wenn er nur ein normales sexuelles Gefühl bekommen könnte.

Als man Pat. schonend über die angeborene, tief constitutionelle Bedeutung seiner sexuellen Anomalie aufklärt und deshalb die Herstellung normaler Geschlechtsempfindung bezweifelt, meint er, dann müsse er sich darein finden. Ob es denn aber nicht möglich wäre, ihn vom Reiz zum Manne, selbst ohne Aequivalent zum Weibe, zu befreien? Wenn ihm wenigstens in der Hypnose suggerirt werden könnte, dass ihm der Mann in geschlechtlicher Beziehung künftig gleichgültig sein, dass er beim Verkehr mit Freunden künftig geschlechtlich nicht mehr erregbar sein werde. Ein derartiger Erfolg würde sein moralisches und Selbstgefühl mächtig heben und ihn wenigstens unbefangen und zufrieden im geselligen Verkehr mit seinen Freunden machen.

Die Möglichkeit einer derartigen erfolgreichen Absuggerirung von Empfindungen in Hypnose konnte dem Unglücklichen nicht bestritten werden, jedoch war er in Zweifel und Sorge, ob er hypnotisirbar sei, da das Hypnoscop bei ihm ohne alle Wirkung sich gezeigt habe.

Aus Mitleid und wissenschaftlichem Interesse entschloss ich mich zu einem sofortigen hypnotischen Versuche nach Bernheim'scher Methode.

Pat. kam leicht in tiefes Engourdissement und sprach mit lallender

Stimme die Suggestion nach: „Ich fühle, dass ich von nun an dem Manne gegenüber geschlechtlich indifferent bin, dass mir der Mann geschlechtlich ebenso gleichgültig ist als das Weib."

Als ich drei zählte und vorher Aufwachen bei drei suggerirte, kam Pat. wie aus tiefer Schlaftrunkenheit zu sich und führte eine posthypnotische Suggestion, die Ofenthüre zu öffnen, pünktlich aus. Er erzählte, dass er das Bewusstsein nicht ganz verloren hatte, dass er sich wie gelähmt und ganz willenlos fühlte und dass es ihm durch alle Glieder gerieselt habe.

Nach 5 Tagen kam Pat. wieder. Er war mimisch ein ganz Anderer, erzählte freudestrahlend, dass er sich als ein ganz Anderer fühle. Energie und Willenskraft, deren Verlust er peinlich empfunden habe, seien wiedergekehrt. Er fühle sich nun ganz unbefangen dem Manne gegenüber, habe neue Lust am Leben.

Pat. lässt sich die folgenden 7 Tage täglich hypnotisiren, die Hypnose ist nie mehr so tief wie das erste Mal, jedoch wird die obige Suggestion jeweils angenommen und aufgesagt. Pat. ist hypnotisch doch ziemlich tief beeinflusst, denn nach erfolgter Suggestion schläft er in Engourdissement bis zu 10 Minuten spontan weiter und muss suggestiv zum Erwachen angeregt werden. Dies erfolgt jeweils wie aus einem tiefen Schlafe, langsam, durch ein Stadium der Schlaftrunkenheit.

Nach der 8. Sitzung findet Pat., dass er ganz frisch, muthig, im Besitz seines vollen Selbstvertrauens sei. Er habe das Gefühl und den Beweis, dass ihm der Mann ganz gleichgültig geworden sei.

Er glaubt, die hypnotische Behandlung nun entbehren zu können, und scheidet dankerfüllt und freudig mit dem Versprechen, falls die Macht der hypnotischen Suggestion versage, wiederzukommen. Ich habe seither von dem interessanten Kranken nichts mehr gehört und Grund zu hoffen, dass er sich dauernd befriedigt fühlt.

Pat. ist von durchaus männlichem Habitus, stark bebartet. Genitalien gut entwickelt und ganz normal. Körperlich bietet er, ausser leichten neurasthenischen Beschwerden, nichts Bemerkenswerthes. (Eigene Beobachtung. Internat. Centralblatt etc. Bd. I, Heft 1.)

Beobachtung 144. X., 33 Jahre, ledig, von hoher Statur, geistig beschränkt, stammt von belasteter Familie. Vatersvater starb 34 Jahre alt an einer Geisteskrankheit, die sich auf Grund von Onanie und Spermatorrhöe entwickelt haben soll. Vater und Bruder des Pat. litten an Störungen der Sexualfunktionen. In der mütterlichen Familie gab es Geistesstörungen. Andere Familienglieder waren bekannt durch ihren reizbaren, excentrischen Charakter.

Pat. hat zu kleinen Schädel, fliehende Stirn, abnorme Ohren, spärlichen Haarwuchs, Leistenbruch, wahrscheinlich angeboren. Genitalien gross, normal entwickelt.

Grosse Impressionabilität, neuropathische Constitution, zeitweise Taed. vitae. Seit einer Reihe von Jahren sonderbare Zwangsvorstellungen: eine Lokomotive, ein Pferd, ein Velociped zu sein, mit Zwang entsprechend zu agiren. Seit der ersten Jugend, jedenfalls angeboren, conträre Sexualempfindung. Horror feminae, sexuelle Neigung zu Knaben. Befriedigung durch wollüstiges Betasten und, faute de mieux, Masturbation. Eines Tages hatte er ein Rencontre mit einem grau gekleideten Knaben, der einen tiefen Eindruck auf ihn machte. Seither schwelgte er beim Masturbiren in Erinnerungsbildern an den grau gekleideten geliebten Knaben und konnte er graue Kleider nicht sehen, ohne mächtige Erectionen zu bekommen. Auf Rath von Aerzten, die er consultirte, versuchte er Coitus mit Frauen, blieb aber dabei trotz Zuhilfenahme des Erinnerungsbildes des grau gekleideten Knaben unerregbar und impotent, so dass er endlich auf weitere Versuche verzichtete.

Am 27. März erste hypnotische Sitzung. Geringer Erfolg. Pat. widerstrebt, behauptet, dass seine Phantasien ihn am Einschlafen hindern.

In einer Serie weiterer Sitzungen behauptet er ungünstigen Einfluss zu empfinden, noch mehr erregt, von Zwangsideen und Masturbationsbedürfnissen gequält zu sein. Er macht sich lustig über den Arzt und das Hypnotisiren, leistet energisch Widerstand unter der Behauptung, das Hypnotisiren tauge nichts, mache die Leute nur verrückt.

Gleichwohl gelingt allmählig Somnambulismus. Nach 25 Sitzungen gesteht Pat. zu, dass es ihm besser geht, dass er weniger von Zwangsideen und Onanie geplagt ist. Die Sitzungen werden nur alle 8—14 Tage fortgesetzt. Pat. fühlt sich nun physisch und moralisch wohl, hört auf zu onaniren, ist aber bei Abschluss der Beobachtung noch immer gleichgültig gegen Personen des anderen Geschlechts. (Dr. Ladame, Revue de l'hypnotisme 1. Sept. 1889.)

In den beiden vorausgehenden Fällen von Homosexualität gelang wenigstens die Absuggerirung homosexualer Empfindungen, ein Erfolg, der, wie Beobachtung 143 lehrt, einen grossen Gewinn für derartige Unglückliche bedeuten kann und sie mindestens vor Schande und richterlicher Verfolgung sicher zu stellen vermag. Eine ganz andere geradezu phänomenale Leistung stellt folgender von Dr. v. Schrenk-Notzing in der Wiener internationalen klinischen Rundschau vom 6. October 1889 Nr. 40 berichteter Fall dar, der sogar einen Effeminirten betrifft.

Er eröffnet geradezu eine neue Bahn in der Behandlung der Urninge; vor Illusionen dürfte gleichwohl zu warnen sein.

Nur da, wo die Hypnose zu Somnambulismus vertieft werden kann, lassen sich solche entscheidende und dauernde Erfolge erhoffen.

Beobachtung 145. Fall von angeborener conträrer Sexualempfindung, gebessert durch hypnotische Suggestion. R., Beamter, 28 Jahre, suchte am 20. Januar 1889 ärztliche Hilfe. Er ist der Bruder des Pat., welcher Gegenstand der Beob. 135 ist, und somit (s. o.) aus schwer belasteter Familie. Er gesteht gegen Ende der Behandlung, dass er Verfasser der Autobiographie ist, welche als Beob. 83 in der 5. Auflage dieses Buches abgedruckt ist und zunächst hier reproducirt werden mag.

„Meine Abnormität besteht in Kurzem darin, dass ich in geschlechtlicher Beziehung vollständig weiblich empfinde. Seit früher Jugend habe ich in meinen sinnlichen Handlungen und Phantasien immer nur Bilder von männlichen Wesen und von männlichen Genitalien vor Augen gehabt. Bis zur Universität fand ich daran nichts Auffallendes (ich hatte nie mit Anderen über meine Phantasien gesprochen, lebte vielmehr auf dem Gymnasium sehr verschlossen und zurückgezogen).

Auf der Universität fiel mir nur auf, dass mich weibliche Wesen nicht im Geringsten interessiren konnten. Ich habe seither öfters in Bordellen etc. den Versuch gemacht, zu einem Beischlaf oder auch nur zu einer Erection bei Weibern zu kommen, bisher aber immer vergeblich.

Jede Erection hörte sofort auf, sobald ich mit einem weiblichen Wesen allein in einem Zimmer war. Ich hielt dies anfangs für Impotenz, während ich doch zur selben Zeit geschlechtlich so erregt war, dass ich mehrmals des Tags onaniren musste, um schlafen zu können.

Ganz anders aber haben sich meine Gefühle, und zwar mit jedem Jahr stärker, gegenüber dem männlichen Geschlecht entwickelt. Anfangs äusserten sie sich im Gefühle einer ungeheuer schwärmerischen Freundschaft für gewisse Persönlichkeiten, unter deren Fenster ich Nachts Stunden lang wartete, die ich in den Strassen auf alle mögliche Weise zu treffen und mit denen ich immer wieder in Berührung zu kommen suchte. Ich schrieb solchen Personen die leidenschaftlichsten Briefe, in denen ich mich allerdings scheute, meine Empfindung zu deutlich auszusprechen. Später, in den 20er Jahren, wurde ich mir der sinnlichen Natur meiner Neigungen bewusst, hauptsächlich durch das Wollustgefühl, das ich empfand, sobald ich mit irgend einem von diesen Freunden in direkte Berührung kam. Diese Personen waren alle schön gebaute Männer, mit dunklen Haaren und Augen. Von Knaben habe ich mich nie angeregt gefühlt, die eigentliche Päderastie ist mir völlig unverständlich. Um eben diese Zeit (22.—23. Jahr) dehnte sich der Kreis der von mir geliebten Personen immer mehr aus. Jetzt kann ich kaum einen hübschen Mann auf der Strasse ansehen, ohne dass nicht der Wunsch in mir rege wird, ihn zu besitzen. Und zwar liebe ich hauptsächlich Personen der niederen Stände, deren kräftige Formen mich anziehen: Soldaten, Gendarmen, Tramwaykutscher etc., namentlich Alles, was Uniformen trägt. Erwidert einer von diesen meinen Blick, so fühle ich eine Art von Schauer durch meinen ganzen Körper. Abends namentlich bin ich erregt und kann mir der kräftige Tritt eines Soldaten allein schon die stärksten Erectionen verursachen. Es ist für mich eine eigene Art von Vergnügen, solchen Personen nachzugehen und sie zu betrachten. Sobald ich erfahre, dass die Betreffenden verheirathet sind, oder dass sie sich mit Mädchen abgeben, hört meine Erregung gewöhnlich auf. Bis noch vor wenigen Monaten vermochte ich meine Neigungen so weit zu beherrschen, dass ich sie nicht direkt bemerkbar machte. Um diese Zeit jedoch schien mir ein Soldat, dem ich nachging, geneigt, auf meine Wünsche einzugehen, und ich sprach ihn an. Um Geld war er zu Allem bereit. Ich war sofort von der heftigsten Begierde erfüllt, ihn zu umarmen und zu küssen, und liess mich auch durch die Gefahr, bemerkt zu werden, nicht abhalten, dies zu thun. Er hatte kaum meine Geschlechtstheile ergriffen, als auch sofort Samenerguss erfolgte. Mit dieser Begegnung hatte ich endlich das längst gefühlte Ziel meines ganzen Lebens begriffen. Ich wusste, dass meine ganze Natur ihr Glück und ihre Befriedigung darin finden würde, und ich nahm mir vor, von nun an nur danach zu streben, ein Wesen zu finden, das ich lieben kann und von dem ich mich nie wieder trennen würde. Ich fühle über meine Handlungsweise nicht die geringsten Gewissensvorwürfe.

Allerdings in den sogenannten ruhigen Momenten fühle ich sehr wohl den grossen Unterschied, der zwischen meiner Denkweise und den Anschauungen der Welt herrscht, kenne als Jurist auch natürlich die Gefahren eines Verhältnisses, wie ich es wünsche, aber so lange sich meine ganze Natur nicht ändert, werde ich nicht den Versuchungen zu widerstehen vermögen, die mir entgegentreten. Trotz alledem wäre ich bereit, mich einer jeden Kur zu unterwerfen, um aus meinem anormalen Zustande herauszukommen.

Dass ich weiblich fühle, erkenne ich u. a. daran, dass jede sinnliche Vorstellung in Verbindung mit einer Dame mir geradezu erzwungen und naturwidrig erscheinen würde. Ich bin auch sicher, dass meine Achtung für eine Frau — ich verkehre sehr viel in Frauengesellschaft und fühle mich in solcher sehr wohl — sofort sich in Widerwillen verwandeln würde, falls ich bei einer solchen sinnliche Neigungen in Bezug auf mich bemerken würde. In meinen Träumen und sinnlichen Phantasien von Männern denke ich mich mit solchen immer in solchen Positionen, in welchen mir ihr Gesicht zugekehrt ist. Am höchsten wäre mein Entzücken, wenn mich ein kräftiger Mann, entkleidet, in seine Arme pressen würde, mit einer Gewalt, der ich mich nicht widersetzen könnte. Ueberhaupt denke ich mich in solchen Lagen durchaus in passiver Rolle und müsste ich meinen Gefühlen geradezu Zwang anthun, um mich in anderer Lage zu denken. Ich bin dabei wahrhaft weiblich schüchtern. So gross auch mein Wunsch sein mag, mich dieser oder jener Persönlichkeit zu nähern, ebenso gross ist auch mein Bestreben, diese Neigung nicht merken zu lassen. Schnurrbart, starke Behaarung, selbst Schmutz erscheinen mir besonders anziehend. Ich brauche kaum zu bemerken, dass mir mein Zustand gegenüber den gesellschaftlichen Rücksichten als ein ganz verzweifelter erscheint, und hätte ich nicht die Hoffnung, doch noch ein Wesen zu finden, das mich versteht, so würde ich das Leben kaum ertragen. Ich fühle, dass der sexuelle Umgang mit dem Manne das einzige Mittel ist, um meinem Hang zur Onanie wirksam zu begegnen. Obwohl diese mich sehr angreift, kann ich mich derselben auf die Dauer gleichwohl nicht entschlagen, weil ich, wie ich schon oft erprobt habe, sonst des Nachts durch Pollutionen und des Tages durch stundenlang andauernde Erectionen nur noch mehr geschwächt werde.

Wahrhaft geliebt habe ich bis jetzt nur zwei Männer. Beide waren Offiziere, hervorragend begabte, schöne und schlank gewachsene, brünette Menschen mit dunkeln Augen. Den ersten lernte ich auf der Universität kennen. Ich war wahnsinnig in ihn verliebt, litt unsäglich unter seiner Gleichgültigkeit, brachte halbe Nächte unter seinen Fenstern zu, bloss um in seiner Nähe weilen zu können. Als er fortkommandirt wurde, gerieth ich in Verzweiflung.

Bald darauf lernte ich einen ihm ähnlichen Offizier kennen, der mich ebenfalls vom ersten Augenblick an fesselte. Ich suchte jede Möglichkeit auf, mit ihm zusammenzutreffen, war den ganzen Tag auf der Strasse und an Orten, wo ich hoffen durfte, seiner ansichtig zu werden. Ich fühlte, wie mir das Blut ins Gesicht strömte, wenn ich ihn unvermuthet sah. Sah ich ihn mit Anderen freundschaftlich verkehren, so wusste ich mich vor Eifersucht kaum zu fassen. Wenn ich in seiner Nähe sass, trieb es mich, ihn zu berühren; meine Aufregung, wenn ich seine Kniee oder Schenkel berühren konnte, vermochte ich kaum nach aussen zu verbergen. Niemals vermochte ich jedoch ihm gegenüber meine Gefühle auszusprechen, weil ich aus seinem Benehmen annehmen musste, dass er sie nicht verstanden oder nicht getheilt hätte.

Ich bin 27 Jahre alt, mittelgross, gut gewachsen, werde für hübsch gehalten, habe etwas enge Brust, kleine Hände und Füsse und eine schwache Stimme. In geistiger Beziehung glaube ich gut veranlagt zu sein, da ich die Staatsprüfung mit Auszeichnung bestanden habe, mehrere Sprachen spreche und guter Maler bin.

In meinem Berufe gelte ich für fleissig und gewissenhaft. Meine Bekannten finden mich kalt und eigenartig. Ich rauche nicht, betreibe keinen Sport, kann nicht singen und nicht pfeifen. Mein Gang ist etwas geziert, wie auch meine Sprache. Ich habe sehr viel Sinn für Eleganz, liebe Schmucksachen, Süssigkeiten, Parfüm und verkehre mit Vorliebe in Damengesellschaft."

Aus Dr. v. Schrenk's Krankennotizen erfährt man weiter über Pat., dass gesellschaftliche und criminelle Schranken einerseits, unbändiger Drang zum eigenen Geschlecht andererseits heftige seelische Kämpfe brachten und das Leben zur Qual machten. Aus diesem Grunde vertraute sich Pat. dem Arzt an.

Am 22. Januar 1889 wurde Pat. einer hypnotisch-suggestiven Behandlung nach der Nancyer Methode unterworfen. Allmählich gelang es, ihn in Somnambulismus zu bringen.

Die Suggestionen wurden ertheilt im Sinne der Gleichgültigkeit und Widerstandsfähigkeit dem männlichen Geschlecht gegenüber, des zunehmenden Interesses für weiblichen Verkehr, des Verbots der Masturbation, der Ersetzung männlicher Figuren durch weibliche in lasciven Träumen. Nach einigen Sitzungen stellt sich Gefallen an weiblichen Formen ein. In der siebenten Sitzung wird erfolgreicher Coitus suggerirt. Diese Suggestion erfüllt sich. Pat. blieb die nächsten drei Monate unter dem erziehenden Einflusse zeitweiser hypnotischer Suggestionen im Vollbesitz normaler sexueller Funktion. Am 22. April 1889 durch Verführung eines Gesinnungsgenossen Rückfall. Reue und Abscheu in der nächsten Sitzung. Als Sühne Coitus mit einem Weibe in Gegenwart des Verführers.

Pat. klagt, dass Coitus mit tief unter seiner Bildungsstufe stehenden Weibern sein ästhetisches Bedürfniss nicht befriedigt. Er hofft Befriedigung in glücklicher Ehe zu finden. Nach 45 Sitzungen (2. Mai 1889) hielt sich R. für hergestellt. Er tritt aus der Behandlung aus, verlobt sich nach einigen Wochen mit einer Jugendfreundin, stellt sich nach einem halben Jahr als glücklicher Bräutigam vor und hält sich durch das Glück, welches er mit seiner Braut empfinde, gesichert vor Rückfall.

Verfasser betont, dass die hypnotische Behandlung nie eine schädliche Nebenwirkung hatte, lässt bei der schweren erblichen Belastung des R. die Frage unentschieden, ob es sich um eine dauernde Heilung handle, spricht aber die Ueberzeugung aus, dass im Fall eines Recidivs die hypnotische Suggestion auch neuerlich nicht versagen werde.

Da der unglaubliche Erfolg dieses Falles mich in höchstem Grad interessirte, noch mehr der weitere Verlauf, wandte ich mich an den Herrn Verfasser, um Mittheilungen über das Befinden seines früheren Patienten bittend.

In liebenswürdiger Weise stellte mir Herr Dr. v. Schrenk nachfolgenden Brief, im Januar 1890 ihm zugekommen, zur Verfügung.

„Durch die Suggestivbehandlung des Herrn Baron Schrenk erhielt ich zum ersten Male die physische Fähigkeit, mit einem Weibe zu verkehren, was mir bis jetzt trotz wiederholter Versuche nicht gelungen war.

Da mein ästhetisches Bedürfniss durch den Verkehr mit Prostituirten nicht befriedigt wurde, glaubte ich meine wirkliche Rettung in einer Ehe zu finden. Die frühere freundschaftliche Neigung zu einer mir aus meiner Jugendzeit bekannten Dame bot mir dazu die geeignete Gelegenheit, zumal da ich glaubte, dass sie am meisten im Stande sei, mir Empfindungen für das weibliche Geschlecht zu erwecken, die mir bisher völlig unbekannt waren. Ihr Wesen, d. h. unsere harmonische Uebereinstimmung entspricht meinen Neigungen so sehr, dass ich der vollen Ueberzeugung bin, auch physisch meine volle Befriedigung zu finden. Diese meine Ueberzeugung hat während meiner nun seit Monaten bestehenden Verlobung sich nicht geändert.

Ich habe die Absicht, mich in circa 4 Wochen zu verheirathen.

Was nun meine Stellung zum männlichen Geschlechte betrifft, so ist meine Widerstandsfähigkeit — und dies ist das positivste bleibende Resultat dieser Behandlung — dem Grade nach absolut unverändert. Während es mir früher unmöglich war, z. B. wenn ich einen schön gebauten Trambahnkutscher sah, einer intensiven geschlechtlichen Erregung zu widerstehen, so dass ich genöthigt war, die Trambahn zu verlassen, bin ich heute im Stande, beim Zusammensein mit meinem früheren Geliebten ohne sexuelle Erregung zu bleiben. Allerdings muss ich hinzufügen, dass der Verkehr mit demselben nach wie vor für mich eine gewisse Anziehungskraft hat, die jedoch nicht zu vergleichen ist mit meiner früheren Leidenschaft.

Auf der anderen Seite lehnte ich, ohne dass es mich eine besondere Ueberwindung gekostet hätte, wiederholt Anerbietungen zu sexuellem Verkehr mit Männern ab, denen ich früher nicht widerstanden hätte.

Ich kann wohl behaupten, dass es mehr das Gefühl des Mitleids ist, was mich veranlasst, meinen früheren Geliebten, der seine leidenschaftliche Zuneigung zu mir bewahrt hat, nicht direkt zurückzuweisen.

Diese Zusammenkünfte erscheinen mir mehr als eine moralische Verpflichtung wie als ein inneres Bedürfniss.

Seit der Beendigung der ärztlichen Behandlung habe ich nicht mehr mit Prostituirten verkehrt. Dieser Umstand und die zahlreichen Briefe und Anknüpfungsversuche meines früheren Geliebten sind wohl als die Ursache zu bezeichnen, dass ich bei unseren Zusammenkünften bei drei bis vier Gelegenheiten in acht Monaten mich von ihm zu einem sexuellen Verkehr verleiten liess. Bei diesen Gelegenheiten habe ich immer das Bewusstsein behalten, vollkommen Herr meiner selbst zu sein, was mir, im Gegensatz zu meiner früheren Leidenschaftlichkeit, die heftigsten Vorwürfe seitens meines Freundes zuzog. Ich fühle immer eine gewisse, nicht zu überwindende Schranke, die nicht auf moralischen Gründen basirt, sondern wie ich glaube, direkt auf die Behandlung zurückzuführen ist. Ich fühle seit dieser Zeit keine Liebe mehr für ihn in dem Sinne wie früher. Ausserdem suchte ich seit Beendigung der Behandlung niemals mehr die Gelegenheiten zu sexuellem Verkehr mit Männern auf und fühle hierzu auch kein Bedürfniss, während früher kein Tag verging, an dem ich mich nicht dazu getrieben fühlte, so dass ich zeitweise ganz unfähig war, an etwas Anderes zu denken.

Phantasiebilder im Wachen und in Träumen mit sexuellem Inhalt gehören zu den grössten Seltenheiten.

Ich glaube meine Ueberzeugung dahin aussprechen zu können, dass die in einigen Wochen sich vollziehende Verheirathung und der damit verbundene, mir sehr erwünschte Ortswechsel im Stande sein werden, die mir übrigens gar nicht mehr lästigen Residuen von früher völlig zu beseitigen. Ich beschliesse diese Zeilen mit der aufrichtigen Versicherung, dass ich innerlich ein völlig anderer Mensch geworden bin, und dass diese Umwandlung mir das bisher fehlende innere Gleichgewicht wiedergegeben hat."

Vorstehende Zeilen, welche Herr Dr. v. Schrenk dahin ergänzt, dass laut mündlicher Mittheilung des Patienten auch Masturbation nicht mehr vorgekommen ist, sind wohl einer der glänzendsten Beweise der nachhaltigen Wirkung posthypnotischer Suggestion.

Ich halte die heterosexuale Empfindungsweise des Pat. für eine künstliche Schöpfung seines trefflichen Arztes und Pat. fühlt dies offenbar selbst, indem er von einer Schranke spricht, die „nicht auf moralischen Gründen beruht, sondern direkt auf die Behandlung zurückzuführen ist"

Das weitere Schicksal dieses interessanten Kranken lässt sich aus folgendem, mir gütigst von Herrn College v. Schrenk überlassenen Brief ersehen.

Verehrter Herr Baron! Seit einigen Tagen von meiner Hochzeitsreise zurückgekehrt, erlaube ich mir, Ihnen einen kurzen Bericht über meinen jetzigen Zustand zu übersenden. Die Woche vor der Hochzeit befand ich mich allerdings in einer hochgradigen Aufregung, da ich fürchtete, gewissen Verpflichtungen nicht nachkommen zu können. Die dringenden Vorstellungen meines Freundes, der um jeden Preis noch eine Zusammenkunft mit mir haben wollte, liessen mich allerdings sehr kalt. Wir haben uns, seit ich Sie das letzte Mal getroffen, nicht mehr gesehen. Jedoch war ich durch den Gedanken, dass meine Ehe nothwendig unglücklich werden müsste, sehr beunruhigt. Jetzt aber bin ich darüber ausser Sorge. Zwar gelang es mir in der ersten Nacht ausserordentlich schwer, in eine sinnliche Aufregung zu gerathen, jedoch schon in der folgenden Nacht, und seither glaube ich allen Anforderungen, die an einen normalen Menschen gestellt werden können, zu genügen. Auch habe ich die Ueberzeugung, dass die Harmonie zwischen mir und meiner Frau, die natürlich in geistiger Beziehung längst besteht, auch sonst noch immer vollständiger werden wird. Ein Zurückgreifen in frühere Verhältnisse erscheint mir unmöglich. Es ist vielleicht bezeichnend für meinen jetzigen Zustand.

dass ich in der vergangenen Nacht zwar von meinem früheren Geliebten träumte, dass dieser Traum jedoch weder einen sinnlichen Inhalt hatte, noch mich sinnlich erregte.

Von meinem jetzigen Verhältnisse fühle ich mich befriedigt. Ich bin mir zwar wohl bewusst, dass meine jetzige Neigung dem Grade nach die früheren bei Weitem nicht erreicht. Jedoch glaube ich, dass dieselbe an Stärke mit jedem Tage zunehmen wird. Schon jetzt erscheint mir mein früheres Leben unverständlich und kann ich nicht begreifen, weshalb ich nicht schon früher daran dachte, durch eine normale Geschlechtsbefriedigung die anormalen Empfindungen zurückzudrängen. Ein Rückfall wäre mir nur mehr bei einer völligen Umkehr meines jetzigen Seelenlebens denkbar und scheint mir jetzt mit einem Worte unmöglich.

Ihr ganz ergebener

—d.

Aus einem Briefe des Herrn Dr. v. Schrenk vom 7. December entnehme ich folgendes:

„In diesem Falle scheint die Heilung von längerer Dauer zu sein, als ich erwartet hatte, denn als ich vor einigen Monaten Pat. sprach, erklärte er sich in der Ehe ganz glücklich zu fühlen und wie ich höre erwartet er demnächst Vaterfreuden."

Neuere, sehr interessante und therapeutisch recht befriedigende Mittheilungen über seinen früheren Patienten, der im Februar 91 glücklicher Vater wurde, hat Dr. v. Schrenk in der Wiener internationalen klinischen Rundschau 1891 Nr. 26 gemacht.

IV. Specielle Pathologie.

Die Erscheinungen krankhaften Sexuallebens in den verschiedenen Formen und Zuständen geistiger Störung.

Psychische Entwicklungshemmungen.

Das Geschlechtsleben ist bei den Idioten im Allgemeinen wenig entwickelt. Es fehlt sogar gänzlich bei den Idioten hohen Grads. Die Genitalien sind dann häufig klein und verkümmert, die Menstruation tritt spät oder gar nie ein. Es besteht Impotenz resp. Sterilität. Auch bei höherstehenden Idioten steht das Geschlechtsleben nicht im Vordergrund. In seltenen Fällen tritt es mit einer gewissen Periodicität und dann mit grosser Intensität zu Tage. Es kann dann brunstartig erscheinen und stürmisch befriedigt werden. Perversionen des Geschlechtstriebs scheinen auf tiefer Stufe der geistigen Entwicklung nicht vorzukommen.

Wird dem Drang nach sexueller Befriedigung Widerstand geleistet, so entstehen hier mächtige Affekte mit gefährlichen Gewalthandlungen gegen die betreffenden Personen. Dass der Idiot in der Befriedigung seines Triebs nicht wählerisch ist und sich selbst an den nächsten Anverwandten vergreift, ist begreiflich.

So berichtet Marc-Ideler (a. a. O.) von einem Idioten, der seine eigene Schwester nothzüchtigen wollte und sie fast erwürgt hätte, als man ihn daran hinderte.

Einen analogen Fall theilte Friedreich (Friedreich's Blätter 1858, p. 50) mit.

Fälle von Unzuchtsvergehen mit kleinen Mädchen habe ich wiederholt begutachtet.

Auch Giraud (Annal. méd. psych. 1885, Nr. 1) theilt einen bezüglichen Fall mit. Die Einsicht in die Bedeutung der That fehlt immer, ein instinctives Bewusstsein, dass dergleichen obscöne Handlungen öffentlich nicht zulässig sind, ist vielfach vorhanden und veranlasst dann zur Vornahme der geschlechtlichen Handlung an einsamem Orte.

Bei den Imbecillen ist das Geschlechtsleben in der Regel entwickelt wie bei Vollsinnigen. Die sittlichen Hemmungsvorstellungen sind dürftig und damit tritt es mehr weniger unverhüllt zu Tage. Jedenfalls sind schon aus diesem Grund Imbecille störend in der Gesellschaft. Krankhafte Steigerung und Perversion des Triebs sind selten.

Die häufigste Befriedigung des Sexualtriebs ist Onanie. An erwachsene Personen des anderen Geschlechts wagt sich der Schwachsinnige selten.

Häufig macht er sich mit Thieren zu schaffen. Die weitaus grössere Zahl von Thierschändern betrifft Imbecille. Ziemlich häufig sind auch Kinder Opfer ihrer Angriffe.

Emminghaus (Machka's Handb. IV. p. 234) weist auf die Häufigkeit der ungenirten Manifestation sexueller Triebe hin, die sich in öffentlicher Masturbation, Exhibition der Genitalien, Angriffen auf Kinder, auch solche des eigenen Geschlechts, und in Sodomie äussern.

Giraud (Annal. méd psychol. 1855, Nr. 1) hat eine ganze Serie von unsittlichen Attentaten an Kindern mitgetheilt [1]).

1) H., 17 Jahre alt, imbecill, hat ein kleines Mädchen in einer Scheune mit Nüssen beschenkt, darauf dessen Genitalien entblösst, ihm die seinigen gezeigt, auf dem Abdomen des Kindes Coitusbewegung ausgeführt. Der sittlich-rechtlichen Bedeutung der That ist er sich nicht bewusst.

2) L., 21 Jahre alt, imbecill, degenerativ, ist mit Viehhüten beschäftigt. Da kommt seine 11jährige Schwester mit einer 8jährigen Gespielin und erzählt, wie gerade ein Unbekannter unzüchtige Attentate an ihnen versucht hat. L. führt die Kinder sofort in ein unbewohntes Häuschen, versucht Coitus an dem 8jährigen Kind, lässt aber ab von ihm, da die Immissio nicht gelingt und das Kind schreit. Auf dem Heimweg verspricht er dem Kind, es zu heirathen, wenn es nichts verrathe. Vor dem Richter meinte er, durch Heirath könne er sein Unrecht gut machen.

---

[1]) Zahlreiche weitere Fälle s. Henke's Zeitschr. XXIII, Ergänzungsheft, p. 147. — Combes, Annal. méd. psych. 1866. — Liman, Zweifelh. Geisteszustände p. 389. — Casper-Liman, Lehrb., 7. Aufl., Fall 295. — Bartels, Friedreich's Blätter f. gerichtl. Med. 1890, Heft 1.

3) G., 21 Jahre alt, mikrocephal, imbecill, seit dem 6. Jahre Masturbant. später bald aktiver, bald passiver Päderast, hat wiederholt Knaben zu päderastiren versucht und kleine Mädchen attaquirt. Er war absolut einsichtslos für seine Handlungen. Seine sexuellen Gelüste kamen zeitweise und brunstartig wie beim Thier [1]).

4) B., 21 Jahre alt, imbecill, verlangt, allein mit der 19jährigen Schwester im Wald, von dieser Gestattung des Coitus. Sie weigert sich. Er droht sie zu erwürgen, sticht sie mit dem Messer. Das geängstigte Mädchen reisst ihn am Penis, worauf er von ihr ablässt und ruhig an seine Arbeit zurückkehrt. B. hat mikrocephalen difformen Schädel, ist einsichtslos für seine That.

Emminghaus (op. cit. p. 234) theilt den Fall eines Exhibitionisten mit.

Beobachtung 146. Ein 40 Jahre alter Mann, verheirathet, hatte 16 Jahre hindurch in Parkanlagen und anderen öffentlichen Orten in der Dämmerung vor kleinen Mädchen, weiblichen Dienstboten u. s. w. exhibitionirt und dabei durch Pfeifen auf sich aufmerksam gemacht. Von Auflauernden oft geprügelt, hatte er künftig die betreffenden Orte gemieden, jedoch im Uebrigen sein Treiben anderwärts fortgesetzt. Hydrocephalus. Schwachsinn leichten Grades. Geringe Bestrafung.

Beobachtung 147. X., aus erblich belasteter Familie, imbecill, defekt und verschroben im Denken, Fühlen und Streben, hat es durch Protection und Nachhülfe bis zum Referendar gebracht. Er wurde angeklagt, wiederholt Dienstmädchen seine Genitalien gezeigt oder mit nacktem Oberkörper sich im Fenster exponirt zu haben. Sonst keine Erscheinungen von Geschlechtstrieb. Angeblich keine Masturbation. (Sander, Archiv f. Psych. I. p. 655.)

Beobachtung 148. Päderastirung eines Kindes. Am 8. April 1884 Morgens 10 Uhr gesellte sich zur X., welche einen 16 Monate alten Knaben auf dem Schoss hielt, auf öffentlicher Strasse ein gewisser Vallario und nahm der X. das Kind ab, vorgebend, es etwas spazieren tragen zu wollen. Er ging ½ Kilometer fort, kam zurück, erklärte, der Knabe sei ihm vom Arm gefallen und habe sich dabei am After verletzt. Dieser war geschlitzt und es ergoss sich aus ihm Blut. Am Thatort fanden sich Spuren von Sperma vor. V. gestand sein scheussliches Verbrechen, benahm sich aber in der Hauptverhandlung so sonderbar, dass eine Prüfung seines Geisteszustandes verfügt wurde. Den Gefängnisswärtern hatte er den Eindruck eines Imbecillen gemacht. V., 45 Jahre, Maurer, moralisch und intellectuell defectiv, ist dolichomikrocephal, hat schmalen, verkümmerten Gesichtsschädel, asymmetrische Gesichtshälfte und Ohren, niedere, fliehende Stirn. Genitalien normal. V. zeigt allgemein herabgesetzte Hautsensibilität, ist imbecill, verfügt nicht über Begriffe. Er lebt in den Tag hinein, lebt für sich, thut nichts aus eigener Initiative.

---

[1]) Weitere Fälle von Päderastie s. Casper, Klin. Novellen. Fall 5. — Combes, Annal. méd. psychol., Juli.

Er ist wunschlos, gemüthlos, hat nie coitirt. Ueber seine Vita sexualis ist sonst nichts heraus zu bekommen. Nachweis der intellectuellen und moralischen Idiotie aus Mikrocephalie; Zurückführung des Verbrechens auf einen perversen, unbeherrschbaren Sexualtrieb. Versetzung in ein Irrenhaus. (Virgilio, il Manicomio V. Jahrgang Nr. 3.)

Dass imbecille Frauenspersonen durch schamlose Prostitution und andere Unsittlichkeiten anstössig werden können, lehrt ein von L. Meyer (Arch. f. Psych. Bd. I, p. 103) besprochener Fall [1]).

Erworbene geistige Schwächezustände.

Der mannigfachen Anomalien der Vita sexualis bei Dementia senilis wurde schon in der allgemeinen Pathologie gedacht. Bei den anderweitigen erworbenen geistigen Schwächezuständen, wie sie durch Apoplexie, Trauma capitis entstehen oder als Secundärstadien nach nicht zum Ausgleich gelangten Psychosen oder auf Grund chronisch entzündlicher Vorgänge in der Hirnrinde (Lues, Dem. paralytica) vorkommen, scheinen Perversionen des Geschlechtstriebs selten zu sein und die geschlechtlich anstössigen Handlungen auf blosser krankhafter Steigerung oder ungehemmter Geltendmachung eines an und für sich nicht abnormen Geschlechtslebens zu beruhen.

1) Consecutive Geistesschwäche nach Psychosen.

Casper (Klin. Novellen, Fall 31) theilte einen hieher gehörigen Fall von Unzucht mit einem Kinde mit, deren sich ein Dr. med., 33 Jahre alt, secundär geistesschwach nach hypochondrischer Melancholie, schuldig gemacht hatte. Er entschuldigte sich in höchst läppischer Weise, hatte keine Einsicht für die sittlich-rechtliche Bedeutung der Handlung, die offenbar die Folge eines durch geistige Schwäche nicht beherrschbaren sexualen Triebs war.

Einen analogen Fall stellt der 21. in Liman's zweifelhaften Geisteszuständen dar (Dementia aus Melancholie: Verletzung der Schamhaftigkeit durch Exhibition).

---

[1]) S. f. Sander, Vierteljahrsschr. f. ger. M. XVIII. p. 31. Casper, Klin. Novellen, Fall 27.

2) Schwachsinn nach Apoplexie.

Beobachtung 149. B., 52 Jahre alt, hatte eine Gehirnaffection durchgemacht und in Folge derselben nicht mehr seinem Beruf als Kaufmann vorzustehen vermocht.

Eines Tages, in Abwesenheit seiner Frau, lockte er zwei kleine Mädchen in sein Haus, gab ihnen Spirituosen zu trinken, machte dann wollüstige Manipulationen mit den Kindern, befahl ihnen, nichts zu verrathen und ging dann seinen Geschäften nach. Die Expertise constatirte Schwachsinn nach wiederholter Apoplexie. B., der bisher musterhaft sich betragen hatte, will in seinem ihm selbst unerklärlichen Drang und seiner Sinne nicht mehr mächtig, die incriminirte Handlung begangen, und als er zu sich kam und des Geschehenen bewusst wurde, sich geschämt und die Mädchen gleich weggeschickt haben. B. war seit seinen apoplectischen Insulten geistig geschwächt, unfähig zum Beruf, halbgelähmt, in Sprache und Auffassung verlangsamt. Er weinte oft ganz kindisch, hatte bald nach der Verhaftung einen ungeschickten Selbstmordversuch gemacht. Seine sittliche und intellectuelle Energie in der Bekämpfung sinnlicher Regungen war jedenfalls erheblich geschwächt. Keine Verurtheilung. (Giraud, Ann. méd. psychol. 1881, März.)

3) Schwachsinn nach Kopfverletzung.

Beobachtung 150. K. wurde 14 Jahre alt von einem Pferd an dem Kopf verletzt. Der Schädel war an mehreren Stellen gebrochen, mehrere Knochenstücke mussten entfernt werden.

Von da an erschien K. geistig beschränkt, leidenschaftlich, aufbrausend. Allmählich entwickelte sich eine unmässige, wahrhaft thierische, ihn zu den unzüchtigsten Handlungen anleitende Sinnlichkeit. Eines Tages nothzüchtigte er ein 12jähriges Mädchen und erwürgte es, da er die Entdeckung der That besorgte. Verhaftet gestand er. Der Gerichtsarzt erklärte ihn für zurechnungsfähig. Hinrichtung.

Die Section ergab Verwachsung fast aller Schädelnähte, auffallende Asymmetrie der Schädelhälften, Spuren geheilter Schädelsprünge. Die afficirte Gehirnhälfte war von strahligen Narbenmassen durchsetzt und um ein Drittel kleiner als die andere. (Friedreich's Blätter 1885, Heft 6.)

4) Erworbene Geistesschwäche, wahrscheinlich durch Lues.

Beobachtung 151. Offizier X. hat wiederholt mit kleinen Mädchen unzüchtige Handlungen begangen, unter Anderem sich von solchen manustupriren lassen, ihnen seine Genitalien gezeigt und die ihrigen betastet.

X., früher gesund und von tadelloser Aufführung, war 1867 an Syphilis erkrankt. 1879 trat Lähmung des l. Abducens ein. Man bemerkte in der Folge Gedächtnissschwäche, Aenderung des ganzen Wesens und Charakters, Kopfweh, zeitweise Incohärenz der Rede, Verminderung der Gedankenschärfe und Logik, zeitweise Ungleichheit der Pupillen, Parese des rechten Mundfacialis.

X., 37 Jahre alt, bietet bei der Exploration keine Spuren von Lues. Die Lähmung des Abducens besteht fort. Das linke Auge ist amblyopisch. Er ist geistig geschwächt, behauptet bei der Wucht der gegen ihn vorliegenden Beweise, es handle sich nur um ein harmloses Missverständniss. Spuren von Aphasie. Gedächtnissschwäche, namentlich für Jüngsterlebtes, Oberflächlichkeit der gemüthlichen Reaktion, rasche geistige Erschöpfbarkeit bis zum Versagen des Gedächtnisses und der Rede. Nachweis, dass der ethische Defekt und der perverse geschlechtliche Antrieb Symptome eines wahrscheinlich durch Lues bedingten krankhaften Hirnzustandes sind.

Einstellung des Strafverfahrens. (Eigene Beobachtung. Jahrbücher für Psychiatrie.)

5) Dementia paralytica.

Das Sexualleben ist hier in der Regel krankhaft mitafficirt, in den Anfangsstadien der Krankheit, sowie in episodischen Aufregungszuständen gesteigert, zuweilen auch pervers; in den Endstadien des Leidens pflegen Libido und Potenz bis auf den Nullpunkt zu sinken.

Gerade wie im Prodromalstadium der senilen Formen begegnet man hier früh, neben mehr weniger deutlichen Ausfallserscheinungen in der sittlichen und intellectuellen Sphäre, Aeusserungen eines zu Tage tretenden, jedenfalls gesteigerten Geschlechtstriebs (unzüchtige Reden, Lascivität im Verkehr mit dem anderen Geschlecht, Heirathspläne, Besuch von Bordellen u. s. w.) mit für die Umneblung des Bewusstseins charakteristischer Ungenirtheit.

Verführung, Entführung, öffentliche Skandale sind hier an der Tagesordnung. Anfangs wird den Umständen noch einigermassen Rechnung getragen, wenn auch der Cynismus der Handlungsweise auffällig genug ist. Mit fortschreitender geistiger Schwäche werden derartige Kranke durch Exhibition, Masturbation auf offener Strasse, Unzucht mit Kindern anstössig.

Kommt es zu psychischen Erregungszuständen, so werden auch wohl Nothzuchtsversuche begangen oder wenigstens grobe Verletzungen des Anstands, indem der Kranke Weiber auf der Strasse attaquirt, öffentlich in höchst defekter Toilette erscheint, oder in solcher in fremde Häuser eindringt, in der Absicht, mit der Frau eines Bekannten zu cohabitiren, die Tochter des Hauses vom Fleck weg zu heirathen.

Zahlreiche Fälle dieser Kategorie finden sich bei Tardieu (Attentats aux moeurs); Mendel (Progr. Paralyse der Irren 1880: p. 123), Westphal (Archiv f. Psych. VII, p. 622); dass auch Bigamie hier vorkommen kann, lehrt ein Fall von Petrucci (Annal. méd. psychol. 1875).

Bezeichnend ist die brutale Rücksichtslosigkeit, mit welcher die Kranken in vorgerückten Stadien in der Befriedigung ihrer sexuellen Triebe vorgehen.

In einem von Legrand (La folie p. 519) berichteten Falle wurde ein Familienvater auf offener Strasse masturbirend betroffen. Er verzehrte nach dem Akt sein Sperma!

Ein von mir beobachteter Kranker, ein Offizier aus vornehmer Familie, machte am hellen Tage unzüchtige Angriffe auf kleine Mädchen in einem Badeorte.

Ein ähnlicher Fall wird von Dr. Regis (De la dynamie ou exaltation fonctionnelle au début de la paral. gén. 1878) berichtet.

Dass auch Päderastie und Bestialität im Prodromalstadium und Verlauf dieser Krankheit vorkommen, lehren Beobachtungen von Tarnowsky (op. cit. p. 82).

Epilepsie.

An die erworbenen psychischen Schwächezustände reiht sich die Epilepsie an, weil sie häufig zu solchen führt und dann alle die Möglichkeiten bezüglich einer rücksichtslosen Befriedigung des Geschlechtstriebs sich ergeben, die im Vorausgehenden besprochen wurden. Zudem ist der Geschlechtstrieb bei vielen Epileptischen ein sehr reger. Meist wird er durch Masturbation befriedigt, ab und zu durch Unzucht mit Kindern, Päderastie. Perversion des Triebs mit entsprechenden perversen geschlechtlichen Handlungen dürfte selten vorkommen.

Viel wichtiger sind die in der Literatur sich mehrenden Fälle, in welchen Epileptiker intervallär keine Zeichen eines regen Geschlechtslebens bieten, wohl aber im Zusammenhang mit epileptischen Insulten und zur Zeit äquivalenter oder postepileptischer psychischer Ausnahmezustände. Diese Fälle sind klinisch bisher kaum und forensisch gar nicht gewürdigt, verdienen aber ein eingehendes Studium, da gewisse Fälle von Unzucht und Nothzucht dadurch einem richtigen Verständniss entgegengeführt und Justizmorde vermieden werden.

Aus den folgenden Thatsachen dürfte sich jedenfalls klar ergeben, dass die mit dem epileptischen Insult einhergehenden Hirnveränderungen eine krankhafte Erregung des Geschlechtslebens [1]) bedingen können. In psychischen Ausnahmezuständen ist der Epileptiker überdies vermöge seiner Bewusstseinsstörung widerstandslos gegen seine Triebe.

Ich sehe seit Jahren einen jungen Epileptiker, schwer belastet, der jeweils im Anschluss an gehäufte Insulte sich auf seine Mutter stürzt und sie nothzüchtigen will. Patient kommt nach einiger Zeit wieder zu sich mit Amnesie für das Vorgefallene. Intervallär ist er ein streng sittlicher, geschlechtlich nicht bedürftiger Mensch.

Vor einigen Jahren lernte ich einen Bauernknecht kennen, der im Zusammenhang mit epileptischen Anfällen rücksichtslos onanirte, intervallär von tadellosem Verhalten war.

Simon (Crimes et délits, p. 220) erwähnt eines 23jährigen epileptischen Mädchens von bester Erziehung und strengster Sittlichkeit, das im Vertigoanfall einige schlüpfrige Worte vor sich hinspricht, dann die Röcke aufhebt, lascive Bewegungen macht und sein (geschlossenes) Unterbeinkleid zu zerreissen bemüht ist.

Kiernan (Alienist und Neurologist, Januar 1884) berichtet von einem Epileptiker, der als Aura von Anfällen jeweils die Vision eines schönen Weibes in lasciven Stellungen hatte und darüber Ejaculation bekam. Nach Jahren und unter Brombehandlung stellte sich statt dieser Vision die eines Teufels ein, der mit einem Dreizack auf ihn losging. Im Momente, wo dieser ihn erreichte, wurde er regelmässig bewusstlos.

Derselbe Autor erwähnt einen höchst ehrbaren Mann, der 2—3mal jährlich epileptische Anfälle, gefolgt von Wuth und Dysthymie und päderastischen Antrieben in der Dauer von 8—14 Tagen, hatte; ausserdem eine Dame, die im Klimakterium epileptische Anfälle und im Zusammenhang damit sexuelle Impulse zu einem Knaben bekam.

Beobachtung 152. W., unbelastet, früher gesund, vor und nachher geistig normal, still, gutmüthig, sittlich, dem Trunk nicht ergeben, hatte am 13. April 1877 keine Esslust. Am 14. Morgens sprang er in Gegenwart von Frau und Kindern auf, stürzte sich auf eine anwesende Freundin seiner Frau, beschwor zuerst sie, dann seine Frau, ihn zum Coitus zuzulassen. Abgewiesen, bekam er einen epilepsieartigen Insult; im Anschluss daran tobte, zerstörte er, begoss die zu seiner Ergreifung Nahenden mit kochendem Wasser und warf ein Kind in den Ofen. Darauf wurde er bald ruhig, blieb noch einige

[1]) Arndt, Lehrb. d. Psych. p. 410, hebt speciell das brünstige Element beim Epileptischen hervor. „Ich habe E. gekannt, welche in sinnlichster Lust gegen ihre leibliche Mutter entbrannten, und solche, welche im Verdacht selbst seitens ihrer Väter standen, mit ihrer Mutter geschlechtlichen Umgang zu pflegen." Wenn A. aber behauptet, dass wo immer ein absonderliches sexuelles Leben besteht, vielleicht immer an ein epileptisches Moment zu denken sei, so ist er im Irrthum.

Tage verworren und kam dann mit völliger Amnesie für alles Vorgefallene zu sich. (Kowalewsky, Jahrbücher f. Psych. 1879.)

Ein weiterer, von Casper begutachteter Fall (Klin. Novellen, p. 267), in welchem ein sonst anständiger Mann kurz hinter einander auf offener Strasse 4 Weiber attaquirte (das eine Mal sogar vor 2 Zeugen) und eines derselben nothzüchtigte, währeud doch seine „junge, uette, gesunde Frau“ ganz in der Nähe wohnte, dürfte ebenfalls mit (larvirter) Epilepsie in Verbindung zu bringen sein, zumal der Betreffende Amnesie für seine skandalösen Handlungen bot.

Zweifellos klar ist die epileptische Bedeutung der sexuellen Akte in den folgenden Beobachtungen.

Beobachtung 153. L., Beamter, 40 Jahre alt, liebevoller Gatte, guter Vater, hat während 4 Jahren 25 schwere Vergehen gegen die öffentliche Schamhaftigkeit begangen, wegen deren er längere Freiheitsstrafen zu verbüssen hatte.

In den ersten 7 Anklagefällen war er beschuldigt, vor Mädchen von 11—13 Jahren im Vorbeireiten seine Genitalien entblösst und sie mit obscönen Worten darauf aufmerksam gemacht zu haben. Sogar im Gefängniss hatte er sich mit entblössten Genitalien am Fenster, das auf eine belebte Promenade ging, gezeigt.

L.'s Vater war geisteskrank, L.'s Bruder wurde einmal, bloss mit dem Hemde bekleidet, auf der Strasse betroffen. L. hatte während der Militärdienstzeit 2mal tiefe Ohnmachten gehabt. Seit 1859 litt er an sich häufenden eigenthümlichen Schwindelanfällen — er wurde dann ganz matt, zitterte am ganzen Körper, wurde leichenblass, es wurde ihm dunkel vor den Augen, er sah helle Sternchen flimmern und musste sich stützen, um nicht umzufallen. Nach heftigeren Anfällen grosse Mattigkeit, profuse Schweisse.

Seit 1861 grosse Reizbarkeit, die dem sonst so belobten Beamten ernste Rügen im Dienst eintrug. Seine Frau fand ihn verändert — er hatte Tage, an welchen er wie wahnsinnig im Hause herumlief, den Kopf zwischen den Händen hielt, an die Wand stiess und über Kopfschmerz klagte. Im Sommer 1869 stürzte Pat. 4mal zu Boden, starr, mit offenen Augen daliegend.

Auch die Dämmerzustände wurden coustatirt.

L. behauptete von den ihm zur Last gelegten Vergehen nicht das Geringste zu wissen. Die Beobachtung ergab weitere und heftigere Anfälle von Vertigo epilept. L. wurde nicht verurtheilt. 1875 entwickelte sich Dementia paralytica mit baldigem tödtlichem Ausgang. (Westphal, Arch. f. Psych. VII, p. 113.)

Beobachtung 154. Ein 26 Jahre alter reicher Mann lebte seit 1 Jahr mit einem Mädchen, das er sehr liebte. Er cohabitirte selten, war nie pervers. 2mal während dieses Jahres hatte er nach Excess in Alkohol epileptische Insulte gehabt. Am Abend nach einem Diner, wobei er viel Wein getrunken, ging er in die Wohnung der Maitresse, festen Schrittes in deren Schlafzimmer, obgleich das Kammermädchen meldete, die Herrin sei nicht zu Hause; von da ging er in ein Zimmer, wo ein 14jähriger Knabe schlief, und begann diesen zu nothzüchtigen. Auf das Geschrei des Knaben, dem er die Vorhaut und die Hand verletzt hatte, eilte das Dienstmädchen herbei. Da liess er ab vom Knaben und that dem Mädchen Gewalt an. Darauf legte er sich zu Bett und schlief 12 Stunden. Erwacht, wusste er nur summarisch von Betrunkenheit und einem Coitus. In der Folge wiederholt epileptische Insulte. (Tarnowsky, op. cit. p. 52.)

Beobachtung 155. X., von höherem Stand, führt einige Zeit ein dissolutes Leben und bekommt epileptische Anfälle. Er verlobt sich dann. Am Hochzeitstag, kurz vor der Trauung, erscheint er am Arm seines Bruders in dem mit Hochzeitsgästen erfüllten Saal. Vor seiner Braut angelangt, entblösst er seine Genitalien und beginnt öffentlich zu masturbiren. Er wird sogleich nach einer psychiatrischen Klinik gebracht, onanirt unterwegs fortwährend und ist noch einige Tage von diesem Drang in abnehmendem Maasse heimgesucht. Nach Beendigung dieses Paroxysmus hatte Pat. nur eine ganz verschwommene Erinnerung für die Ereignisse und vermochte keine Erklärung seiner Handlungsweise zu geben. (Ebenda p. 53.)

Beobachtung 156. Z., 27 Jahre, schwer erblich belastet, epileptisch, nothzüchtigt ein 11jähriges Mädchen, tödtet es dann. Er läugnet die That, Amnesie, bezw. psychische Ausnahmezustände zur Zeit des Crimen nicht erwiesen. (Pugliese, Arch. di Psich. VIII, p. 622.)

Beobachtung 157. V., 60 Jahre, Arzt, beging Unzucht mit Kindern. Verurtheilung zu 2 Jahre Kerker. Dr. Marandon constatirt später epileptoide Angstanfälle. Demenz, erotische und hypochondrische Delirien, zeitweise Angstanfälle. (Lacassagne, Lyon. méd. 1887, Nr. 51.)

Beobachtung 158. Am 4. August 1878 Nachmittags pflückte die fast 15 Jahre alte H. mit mehreren kleinen Mädchen und Knaben auf offener Strasse Stachelbeeren. Plötzlich warf die H. die 9½jährige L. zu Boden, fixirte und entblösste sie und forderte den 7½jährigen A. und den 5jährigen O. auf, eine Conjunctio membrorum mit dem Mädchen auszuführen, was diese auch thaten.

Die H. hatte guten Leumund. Seit 5 Jahren litt sie an nervöser Reizbarkeit, Kopfweh, Schwindel, epileptischen Anfällen, blieb in der Entwicklung geistig und körperlich zurück. Sie ist noch nicht menstruirt, bietet aber Molimina menstr. Ihre Mutter ist epilepsieverdächtig. Seit ¼ Jahr hatte die H. öfter nach Anfällen verkehrte Sachen gemacht und dafür Amnesie geboten.

Die H. erscheint deflorirt. Geistige Defecte bietet sie nicht. Von ihrer incriminirten That erklärt sie nicht das Geringste zu wissen.

Nach dem Zeugniss der Mutter hatte sie am Morgen des 4. August einen epileptischen Anfall gehabt und die Mutter sie deshalb angewiesen, das Haus nicht zu verlassen. (Pürkhauer, Friedreich's Blätter f. ger. Med. 1879, II. 5.)

Beobachtung 159. Unzüchtige Handlungen in Zuständen krankhafter Bewusstlosigkeit bei einem Epileptiker.

T., Steuereinnehmer, 52 Jahre alt, verheirathet, ist angeklagt, seit etwa 17 Jahren mit Knaben Unzucht getrieben zu haben, indem er theils dieselben masturbirte, theils sich von ihnen masturbiren liess. Der Angeklagte, ein geschätzter Beamter, ist sehr bestürzt über diese schreckliche Beschuldigung und behauptet, von den ihm zur Last gelegten Handlungen nicht das Geringste zu wissen. Seine Geistesintegrität erschien fraglich. Sein Hausarzt, der T. seit 20 Jahren kannte, hebt seinen verschlossenen düsteren Charakter und häufigen Stimmungswechsel hervor. Seine Frau berichtet, dass T. sie einmal ins Wasser stürzen wollte, ebenso dass er zeitweise Anfälle hatte, in denen er seine Kleider vom Leibe riss, sich zum Fenster hinausstürzen wollte. T. weiss auch von diesen Vorfällen nichts. Auch andere Zeugen berichten von auffallendem Wechsel der Stimmung, Bizarrerien des Charakters. Ein Arzt will auch zeitweise Schwindel- und Krampfanfälle bei T. constatirt haben.

T.'s Grossmutter war irrsinnig, sein Vater war dem chronischen Alkoholismus anheimgefallen und hatte in den letzten Jahren an epileptiformen Anfällen gelitten; dessen Bruder war irrsinnig und hatte einen Verwandten in einem deliranten Zustand getödtet. Ein weiterer Onkel des T. hatte sich entleibt. Von den 3 Kindern des T. war eines geistesschwach, ein anderes schielend, ein drittes hatte an Convulsionen gelitten. Der Angeklagte gab an, er habe zeitweise Anfälle gehabt, in welchen sich sein Bewusstsein trübte, so dass er nicht mehr wusste, was er that. Diese Anfälle wurden von einem auraartigen Schmerz im Nacken eingeleitet. Es trieb ihn dann an die frische Luft. Er habe nicht gewusst, wohin er ging. Seine Frau habe ihn geschlechtlich vollkommen befriedigt. Seit 18 Jahren habe er ein chronisches Ekzem am Hodensack (thatsächlich), das ihm oft eine ausserordentliche geschlechtliche Erregung verursache. Die Gutachten der 6 Sachverständigen waren einander entgegengesetzt (Geistesgesundheit — Anfälle larvirter Epilepsie), die Stimmen der Jury waren getheilt, so dass Freisprechung erfolgte. Dr. Legrand du Saulle, der als Experte berufen war, constatirte, dass T. bis zum 22. Jahr etwa 10—18mal jährlich ins Bett urinirt hatte. Nach dieser Zeit hatte die Enuresis nocturna aufgehört, aber seitdem waren zeitweise Stunden bis einen Tag andauernde tiefe Dämmerzustände mit Amnesie aufgetreten. Bald darauf wurde T. wegen öffentlicher Unsittlichkeit nochmals angeklagt und zu 15 Monaten verurtheilt. Im Kerker kränkelte er und wurde zusehends geistig schwächer. Er wurde deshalb begnadigt, aber die Geistesschwäche nahm überhand. Wiederholt wurden epileptiforme Anfälle (tonische Krämpfe mit Bewusstseinverlust und Zittern) an T. bemerkt. (Auzouy, Annal. méd. psychol. 1874, November; Legrand du Saulle, Etude méd. légale etc., p. 99.)

Der folgende, vom Verfasser selbst beobachtete und in Friedreich's Blättern mitgetheilte Fall von Unzuchtsdelikten mit Kindern möge diese für das Forum höchst wichtige Casuistik [1]) beschliessen.

---

[1]) Vgl. ausserdem Liman, Zweifelhafte Geisteszustände, Fall 6; die Arbeit von Lasègue, Ueber Exhibitionisten (Union méd. 1877); Ball u. Chambard, Art. Somnambulisme (Dict. des scienc. méd. 1881).

Er ist um so werthvoller, als der Befund eines epileptischen Bewusstlosigkeitszustands zur Zeit der That sichergestellt ist, und wie die — aus naheliegenden Gründen — lateinisch gegebene Species facti lehrt, ein combinirtes raffinirtes Handeln in solchem Zustand gleichwohl möglich ist.

Beobachtung 160. P., 49 Jahre alt, verheirathet, Siechenhauspfründner, ist angeschuldigt, am 25. Mai 1883 an der 10jährigen D. und der 9jährigen G. in seiner Arbeitshütte folgende scheussliche Unzuchtsdelikte begangen zu haben:

Die D. gibt an:

Ich war mit der G. und meinem dreijährigen Schwesterchen J. auf der Wiese. P. rief uns in seine Arbeitshütte und verriegelte die Thüre. Tum nos exosculabatur, linguam in os meum demittere tentabat faciemque mihi lambebat; sustulit me in gremium, bracas aperuit, vestes meas sublevavit, digitis me in genitalibus titillabat et membro femina mea fricabat ita ut humida fierem. Als ich schrie, schenkte er mir 12 Kreuzer und drohte mich zu erschiessen, wenn ich etwas ausplaudere. Schliesslich lud er mich ein, am folgenden Tage wiederzukommen.

Die G. deponirt:

P. nates et genitalia D...ae exosculatus, iisdem me conatibus agressus est. Deinde filiolum quoque tres annos natum in manus acceptum osculatus est nudatumque parti suae virili appresit. Postea quae nobis essent nomina interrogavit ac censuit, genitalia D...ae meis multo esse maiora. Quin etiam nos impulit, ut membrum suum intueremur, manibus comprehenderemus et videremus, quantopere id esset erectum.

P. gibt im Verhör vom 29. Mai an, er erinnere sich nur dunkel, vor Kurzem kleine Mädchen geliebkost, beschenkt, geküsst zu haben. Wenn er etwas Anderes gethan, müsse er unzurechnungsfähig gewesen sein. Er leide übrigens seit einem Sturz vor Jahren an Kopfschwäche. Am 22. Juni weiss er überhaupt nichts mehr von den Vorgängen am 25 Mai, auch nichts vom Verhör am 29. Mai. Diese Amnesie bewährt sich im Kreuzverhör.

P. stammt aus gehirnkranker Familie, ein Bruder ist epileptisch. P. war früher Trinker. Eine Kopfverletzung erlitt er thatsächlich vor Jahren. Seither hatte er binnen Wochen bis Monaten wiederkehrende Anfälle geistiger Störung mit einleitender Morosität, Gereiztheit, Neigung zu Alkoholexcessen, Angst, Verfolgungsdelir bis zu gefährlichen Drohungen und Gewaltthätigkeit. Dabei acustische Hyperästhesie, Schwindel, Kopfweh, Congestion zum Gehirn. Alles dies bei schwerer Bewusstseinsstörung und Amnesie für die ganze bis zu Wochen sich erstreckende Anfallszeit.

Intervallär litt er an Kopfweh, ausgehend von der Stelle der erlittenen Kopfverletzung (kleine auf Druck schmerzhafte Hautnarbe an der rechten Schläfe). Mit Exacerbation des Kopfschmerzes war er gereizt, moros bis zu Lebensüberdruss, rauschartig benommen im Sensorium. In einem solchen Zustand hat P. 1879 einen ganz impulsiven Selbstmordversuch gemacht, dessen er sich hinterher nicht erinnerte. Bald darauf ins Krankenhaus aufgenommen, machte er den Eindruck des Epileptikers, stand längere Zeit in Bromkalibehandlung, Ende 1879 ins Siechenhaus aufgenommen, hatte man nie an ihm einen eigentlichen epileptischen Insult wahrgenommen.

Intervallär war er ein braver, fleissiger, gutmüthiger Mensch, hatte nie Spuren von sexueller Erregung geboten, auch bisher nicht in seinen Ausnahmszuständen, überdies mit seinem Weib bis auf die letzte Zeit ehelich verkehrt. Um die Zeit der incriminirten That hatte P. wieder Spuren eines nahenden Anfalls geboten, auch den Arzt um neuerliche Darreichung des Bromkali gebeten.

P. versichert, dass er seit jenem Sturz intolerant für calorische Schädlichkeiten und Alkohol sei und davon gleich sein Kopfweh bekomme und verwirrt werde. Seine weiteren Angaben von Gedächtnissschwäche, geistiger Schwäche, Reizbarkeit, schlechtem Schlaf bestätigt die ärztliche Beobachtung.

Uebt man an der Stelle des Trauma einen kräftigen Druck aus, so wird P. congestiv, gereizt, verstört, zittert am ganzen Körper, erscheint aufgeregt, im Bewusstsein gestört und verbleibt so durch Stunden.

Zu Zeiten, wo er frei von Sensationen ist, die jeweils von der Narbe ausgehen, erscheint er artig, mimisch frei, willig, offen, jedoch andauernd geistig geschwächt und dämmerhaft. P. wurde nicht verurtheilt. (Ausf. Gutachten s. Friedreich's Blätter.)

Periodisches Irresein.

Gleichwie in den Fällen nicht periodischer Manie, zeigt sich vielfach bei den Anfällen periodischer eine krankhafte Steigerung oder wenigstens ein deutliches Hervortreten der sexuellen Sphäre (s. u. Manie).

Dass die Sexualempfindung dann auch pervers sein kann, lehrt folgender von Servaes (Arch. f. Psych.) berichteter Fall.

Beobachtung 161. Catharine W., 16 Jahre alt, noch nicht menstruirt, früher gesund. Vater jähzorniger Natur.

7 Wochen vor der Aufnahme (3. December 1872) melancholische Verstimmung und Reizbarkeit. Am 27. November zweitägiger Tobsuchtsanfall. Dann wieder melancholisch. Am 6. December normaler Zustand.

Am 24. December (28 Tage nach dem ersten Tobanfall) still, scheu, gedrückt. Am 27. December Exaltationszustand (Heiterkeit, Lachen u. s. w.) mit brünstiger Liebe zu einer Wärterin. Am 31. December plötzlich melancholische Starre, die sich nach 2 Stunden löst. Am 20. Januar 1873 neuer Anfall, ganz wie der frühere. Ein gleicher am 18. Februar, zugleich mit den Spuren von Menses. Patientin hatte absolute Amnesie für das in den Paroxysmen Geschehene und hörte schamroth, mit unverhohlenem Erstaunen, was man ihr berichtete.

In der Folge noch abortive Anfälle, die mit Regelung der Menses im Juni vollem psychischen Wohlbefinden wichen.

In einem anderen Fall von Gock (Arch. f. Psych. V), wo es sich wahrscheinlich um cyclisches Irresein bei einem schwer belasteten Manne handelte, trat im Exaltationszustand Geschlechtstrieb zu Männern auf. Hier hielt sich aber der Betreffende für ein Frauenzimmer, und fragt es sich, ob nicht eher der Wahn veränderten Geschlechts als eine conträre Sexualempfindung das geschlechtliche Vorgehen bestimmte.

Von grösstem Interesse sind im Anschluss an diese Fälle von krankhafter Aeusserungsweise des Geschlechtslebens, als Theilerscheinung einer Manie, diejenigen, wo ein krankhaftes und vielfach auch perverses Geschlechtsleben anfallsartig zu Tage tritt. analog einer Dipsomanie den Kern der ganzen psychischen Störung ausmacht, während intervallär der Geschlechtstrieb weder abnorm stark noch pervers ist.

Ein ziemlich reiner Fall von solcher periodischer Psychopathia sexualis, geknüpft an den Vorgang der Menstruation. ist der folgende von Anjel (Arch. f. Psych. XV. H. 2) mitgetheilte.

Beobachtung 162. Ruhige Dame, nahe dem Klimakterium. Starke erbliche Belastung. In jungen Jahren Anfälle von petit mal. Stets excentrisch, heftig, streng sittlich, kinderlose Ehe.

Vor mehreren Jahren, nach heftigen Gemüthsbewegungen, hysteroepileptischer Anfall, darauf mehrwöchentliches postepileptisches Irresein. Dann mehrmonatliche Schlaflosigkeit. In der Folge jeweils menstruale Insomnie und Drang, Knaben von unter 10 Jahren an sich zu locken, zu küssen und ihre Genitalien zu berühren. Drang zu Coitus, überhaupt zu Verkehr mit einem Erwachsenen besteht in dieser Zeit nicht.

Patientin spricht manchmal offen über diesen Drang, bittet sie zu überwachen, da sie nicht für sich gut stehen könne. Intervallär meidet sie ängstlich jedes bezügliche Gespräch, ist streng decent, in keiner Weise geschlechtsbedürftig.

Bezüglich derartiger, noch wenig gekannter Fälle von periodischer Psychopathia sexualis hat Tarnowsky (op. cit. p. 38) werthvolle Beiträge geliefert, jedoch sind seine Fälle nicht sämmtlich periodischen Charakters.

Tarnowsky berichtet Fälle, wo verheirathete, gebildete Männer, Familienväter, von Zeit zu Zeit gezwungen waren, den abscheulichsten Geschlechtsakten sich zu ergeben, während sie intervallär geschlechtlich normal waren. ihre paroxystischen Akte perhorrescirten und vor der zu gewärtigenden Wiederkehr neuerlicher Anfälle zurückschauderten.

Kam es dann neuerlich zum Paroxysmus, so schwand die normale Geschlechtsempfindung, es kam ein psychischer Aufregungszustand mit Schlaflosigkeit, mit Vorstellungen und Drängen, im Sinne der perversen geschlechtlichen Handlung vorzugehen, mit ängstlicher Beklemmung und immer mächtiger anwachsendem Impuls zur sonst perhorrescirten, nun aber erlösenden, weil den Zustand lösenden geschlechtlichen Handlung.

Die Analogie mit dem Dipsomanen ist eine vollkommene.

Weitere Fälle (periodische Päderastie betreffend) siehe Tarnowsky, op. cit. p. 41. Der dort p. 46 berichtete Fall dürfte in das Gebiet der Epilepsie gehören.

Der folgende Fall, von Anjel (Arch. f. Psych. XV, H. 2) berichtet, ist einer der bezeichnendsten für das anfallsweise Auftreten von krankhafter Sexualerregung.

Beobachtung 163. Herr aus höheren Ständen, 45 Jahre alt, allgemein beliebt, unbelastet, sehr geachtet, streng sittlich, seit 15 Jahren verheirathet, mit früher normalem Geschlechtsverkehr, Vater mehrerer gesunder Kinder, in bester Ehe lebend, hatte vor 8 Jahren heftigen Schreck erlitten. Im Anschluss daran mehrere Wochen lang Angstgefühle und Herzkrämpfe. Dann kamen eigenthümliche Anfälle in Zwischenräumen von Monaten bis zu einem Jahr, die Patient seinen „moralischen Schnupfen“ nennt. Er wird schlaflos. Nach 3 Tagen Verlust des Appetits, wachsende Gemüthsreizbarkeit, verstörtes Aussehen, starrer Blick, Vorsichhinstarren, grosse Blässe, wechselnd mit Erröthen, Zittern der Finger, geröthete glänzende Augen mit eigenthümlich lüsternem Ausdruck, heftige, überstürzte Redeweise. Drang zu kleinen Mädchen von 5–10 Jahren, selbst zu den eigenen. Bitte an die Frau, die Mädchen vor ihm in Sicherheit zu bringen. Patient schliesst sich tagelang in diesem Zustaud im Zimmer ein. Früher drängte es ihn, weibliche Schulkinder auf der Strasse abzupassen, und er empfand eine eigenthümliche Befriedigung, vor ihnen seine Genitalien zu entblössen, indem er desgleichen that, als urinire er.

Aus Furcht vor Skandal schliesst er sich im Zimmer ab, still brütend, bewegungsunfähig, abwechselnd von quälenden Angstgefühlen gepeinigt. Das Bewusstsein scheint ganz ungetrübt. Dauer der Anfälle 8—14 Tage. Ursachen der Wiederkehr ganz unklar. Plötzliche Besserung; grosses Schlafbedürfniss, nach dessen Befriedigung wieder ganz wohl. Intervallär nichts Abnormes. Verfasser nimmt eine epileptische Grundlage an und hält die Anfälle für das psychische Aequivalent eines epileptischen Insults.

Manie.

An der allgemeinen Erregung, welche hier im psychischen Organ besteht, betheiligt sich vielfach auch die sexuelle Sphäre. Bei manischen Personen weiblichen Geschlechts ist dies sogar Regel. Im einzelnen Fall kann es fraglich sein, ob der an und für sich nicht gesteigerte Trieb bloss rücksichtslos entäussert wird oder wirklich in krankhafter Steigerung vorhanden ist. Meist wird die letztere Annahme die richtige sein, sicher da, wo sexuelle Delirien und äquivalente religiöse fort und fort geäussert werden. Je nach der Höhe der Krankheit äussert sich der gesteigerte Trieb in verschiedenartiger Form.

Bei blosser manischer Exaltation und da, wo es sich um Männer handelt, beobachtet man Courmacherei, Frivolität, Lascivität in der Rede, Aufsuchen von Bordellen — bei Weibern Neigung, in Herrengesellschaft zu kokettiren, sich zu putzen, pomadisiren, von Heiraths- und Skandalgeschichten zu sprechen, andere Weiber sexuell zu verdächtigen, oder — in äquivalenter religiöser Inbrunst, zeigt sich Drang, sich an Wallfahrten, Missionen zu betheiligen, ins Kloster zu gehen oder wenigstens Pfarrersköchin zu werden, wobei viel von der eigenen Unschuld, Jungfräulichkeit die Rede ist.

Auf der Höhe der Manie (Tobsucht) begegnet man Aufforderungen zum Coitus, Exhibition, Zoten, massloser Gereiztheit gegen die weibliche Umgebung, Neigung zu Schmierereien mit Speichel, Urin, selbst Koth, religiös-sexuellen Delirien, vom hl. Geist überschattet zu sein, das Jesuskindlein geboren zu haben u. s. w., rücksichtsloser Onanie, beckenwetzenden Coitusbewegungen.

Bei tobsüchtigen Männern hat man sich schamloser Masturbation, Nothzucht an weiblichen Individuen zu versehen.

Satyriasis und Nymphomanie.

Psychische Erregungszustände, in welchen ein krankhaft gesteigerter Sexualtrieb im Vordergrund des Krankheitsbildes steht, hat man als Satyriasis (beim Mann) und als Nymphomanie s. Uteromanie (beim Weib) bezeichnet.

Moreau (a. a. O.) hält diese Zustände für eigenartige, gewiss aber mit Unrecht. Der sexuelle Symptomencomplex ist immer nur Theilerscheinung innerhalb einer allgemeinen Psychose (Manie, hallucinatorischer Wahnsinn?).

Das Wesentliche innerhalb des sexuellen Erregungszustands ist ein Zustand psychischer Hyperästhesie mit Betheiligung der sexuellen Sphäre. Die Phantasie führt nur sexuelle Bilder vor bis zu Hallucinationen und Illusionen und wahrem hallucinatorischem Delirium.

Die gleichgültigsten Vorstellungen wecken sinnliche Beziehungen, und die wollüstige Lustbetonung der Vorstellungen und Apperceptionen ist eine hochgesteigerte. Der krankhafte Bewusstseinsinhalt nimmt das ganze Fühlen und Streben in Beschlag, geht mit einer allgemeinen körperlichen Aufregung, ähnlich der bei Coitus stattfindenden (s. Physiologie), einher. Vielfach sind die Genitalorgane in anhaltendem Turgor (Priapismus beim Manne).

Der von Geschlechtswuth heimgesuchte Mann sucht den Trieb um jeden Preis zu befriedigen und wird dadurch Personen des anderen Geschlechts höchst gefährlich. Faute de mieux onanirt oder sodomirt er. Das nymphomanische Weib sucht Männer durch Exhibition oder brünstige Geberden an sich zu locken, geräth Angesichts Solcher in hochgradige sexuelle Erregung, die in Masturbation oder beckenwetzenden Bewegungen befriedigt wird.

Satyriasis ist selten. Nymphomanie wird häufiger beobachtet, nicht so selten im Klimakterium. Sogar im Senium kann sie vorkommen. Abstinenz[1]) bei beständiger Anregung der sexuellen Sphäre durch psychische oder periphere Reize (Pruritus pudendi, Oxyuris u. s. w.) kann diese Zustände hervorbringen, wahrscheinlich aber nur bei Belasteten.

Die Behauptung, dass sie auch in Folge von Vergiftung durch Canthariden vorkomme, scheint auf Verwechslung mit Priapismus zu beruhen. Das anfängliche Wollustgefühl, das mit Priapismus ab intoxicatione cantharid. verbunden ist, geht wenigstens bald in das Gegentheil über. Satyriasis und Nymphomanie sind acute psychosexuale Erkrankungszustände.

Es gibt übrigens auch solche, die man nicht ohne Grund als chronische Fälle von Satyriasis, resp. Nymphomanie, bezeichnen könnte.

Dahin gehören Männer, die, meist nach Abusus Veneris, besonders durch Masturbation, an Neurasthenia sexualis leiden, gleichwohl eine hochgesteigerte Libido sexualis besitzen. Ihre Phantasie ist, gleichwie in acuten Fällen, sehr erregt, ihr Bewusstsein mit schmutzigen Bildern erfüllt, so dass selbst das Erhabenste mit cynischen Bildern und Vorstellungen besudelt wird.

Das Denken und Verlangen solcher Menschen ist nur auf die Sexualsphäre gerichtet, und da ihr Fleisch schwach ist, kommen sie, unterstützt durch ihre Phantasie, zu den grössten Perversitäten geschlechtlichen Handelns.

---

[1]) Vgl. die interessanten Fälle bei Marc-Ideler II, p. 137. — Ideler, Grundriss der Seelenheilkunde II. p. 488—492.

Analoge Zustände bei Frauen kann man als chronische Nymphomanie bezeichnen. Sie führen natürlich zu Prostitution. Legrand du Saulle (La folie p. 510) theilt interessante Fälle mit, die offenbar nicht anders sich deuten lassen.

Melancholie.

Bewusstsein und Stimmung des Melancholischen sind einer Weckung sexueller Triebe nicht günstig. Gleichwohl kommt es zuweilen vor, dass solche Kranke masturbiren.

In Fällen meiner Erfahrung handelt es sich immer um belastete und schon vor der Krankheit der Masturbation ergebene Kranke. Eine Befriedigung einer wollüstigen Erregung schien den Akt nicht zu motiviren, als vielmehr Gewohnheit, Langeweile, Angst und der Drang, eine temporäre Aenderung der peinlichen psychischen Situation herbeizuführen.

Hysterie.

Aeusserst häufig ist bei dieser Neurose auch das sexuelle Leben abnorm, bei belasteten Fällen wohl immer.

Alle möglichen Anomalien der sexuellen Funktion kommen hier vor, in buntem Wechsel und sonderbarer Verquickung, auf hereditär degenerativer Grundlage und bei moralischer Imbecillität, in den perversesten Erscheinungsformen. Die krankhafte Aenderung und Verkehrung der Geschlechtsempfindung bleibt niemals ohne Folgen für das Gemüthsleben dieser Kranken.

Ein denkwürdiger bezüglicher, von Giraud mitgetheilter Fall ist der folgende:

Beobachtung 164. Marianne L. in Bordeaux hat Nachts, während ihre Herrschaft unter dem Einfluss von ihr beigebrachten Narcoticis fest schlief, deren Kinder ihrem Geliebten zu geschlechtlichem Genuss preisgegeben und zu Zeugen der unmoralischsten Scenen gemacht. Es ergab sich, dass die L. hysterisch (Hemianästhesie und Krampfanfälle) und vor ihrer Erkrankung eine anständige, vertrauenswürdige Person gewesen war. Seit der Krankheit hatte sie sich schamlos prostituirt und ihren moralischen Sinn eingebüsst.

Häufig ist bei Hysterischen das Sexualleben krankhaft erregt. Diese Erregung kann intermittirend (menstrual?) sich geltend machen. Schamlose Prostitution, selbst seitens Ehefrauen, kann die Folge sein. In milderer Form äussert sich der sexuelle Drang in Onanie, Nacktgehen im Zimmer, Sichsalben mit Urin und anderen unsauberen Stoffen, Anlegen von Männerkleidern u. s. w.

Schüle (Klin. Psychiatrie 1886, p. 237) findet besonders häufig krankhaft gesteigerten Geschlechtstrieb, „welcher disponirte Mädchen und selbst in glücklicher Ehe lebende Frauen zu Messalinen werden lässt". Der genannte Autor kennt Fälle, wo bereits auf der Hochzeitsreise Fluchtversuche mit Männern aus zufälliger Begegnung gemacht wurden, wo geachtete Frauen Liaisons ohne Wahl anknüpften und in unersättlicher Gier jede Würde opferten.

Bei hysterischer Geistesstörung kann sich das krankhaft erregte Sexualleben in Eifersuchtswahn, grundlosen Anklagen männlicher Personen wegen unzüchtiger Handlungen [1]), Coitushallucinationen [2]) u. s. w. äussern.

Zeitweise kann auch Frigidität vorkommen mit mangelndem Wollustgefühl, meist auf Grund genitaler Anästhesie.

Paranoia.

Abnorme Erscheinungen seitens des Sexuallebens sind in den verschiedenen Formen der primären Verrücktheit nichts Seltenes. Entwickeln sich doch manche derselben auf der Grundlage sexuellen Abusus (masturbatorische Paranoia) oder sexueller Erregungsvorgänge, und handelt es sich um psychisch degenerative Individuen, bei denen erfahrungsgemäss neben anderweitigen funktionellen Degenerationszeichen auch das sexuelle Leben vielfach tief belastet ist.

Besonders deutlich tritt das krankhaft gesteigerte, nach Umständen auch perverse sexuelle Leben zu Tage in der Paranoia erotica und der religiosa. Bei der ersteren äussert sich aber der sexuelle Erregungszustand nicht sowohl in direkt auf die Befriedigung des Geschlechtsgenusses abzielenden Vorgängen und Handlungen, als vielmehr (jedoch nicht ausnahmslos) in platonischer Liebe, in Schwärmerei für eine durch ästhetische Befriedigung imponirende Person des anderen Geschlechts, nach Umständen sogar für ein Phantasiegebilde, ein Bild oder eine Statue.

---

[1]) S. u. a. Fall Merlac in d. Verf. Lehrb. d. ger. Psychopathol., 2. Aufl. p. 322. — Morel, Traité des malad. mentales p. 687. — Legrand, La folie p. 337. — Process La Roncière in Annal. d'hyg., 1. Serie, IV., 3. Serie, XXII.

[2]) Darauf beruhen die Incuben in den Hexenprocessen des Mittelalters.

Die schwächlich oder rein geistig sich kundgebende Liebe zum anderen Geschlecht hat übrigens nicht selten ihren Grund in durch lang getriebene Masturbation entstandener Schwächung der Zeugungsorgane, und unter der keuschen Begeisterung für ein geliebtes Wesen kann sich grosse Lüsternheit und sexueller Missbrauch verbergen. Episodisch, namentlich bei Weibern, kann sogar heftige sexuelle Erregung im Sinne der Nymphomanie auftreten.

Auch die Paranoia religiosa fusst grösstentheils auf der sexuellen Sphäre, die in Form abnorm frühen und krankhaft starken Sexualtriebs sich kund gibt. Die Libido findet Befriedigung in Masturbation oder religiöser Schwärmerei, deren Gegenstand einzelne Geistliche, Heilige u. s. w. sein können.

Diese psycho-pathologischen Beziehungen zwischen sexuellem und religiösem Gebiet wurden p. 9 ausführlich besprochen.

Verhältnissmässig häufig sind — abgesehen von Masturbation — bei religiöser Paranoia sexuelle Delikte.

Einen bemerkenswerthen Fall von religiösem Wahnsinn, der zu Ehebruch führte, enthält Marc's Werk (Uebers. von Ideler II, p. 160). Einen Fall von Unzucht mit kleinen Mädchen seitens eines an Paranoia religiosa leidenden 43jährigen Mannes, der temporär erotisch erregt war, hat Giraud (Annal. méd. psychol.) berichtet. Hierher gehört auch ein Fall von Incest (Liman, Vierteljahrsschr. f. ger. Med.).

Beobachtung 165. M. hat seine Tochter geschwängert. Seine Ehefrau, Mutter von 18 Kindern und selbst schwanger von ihrem Manne, erstattete die gerichtliche Anzeige. M. litt seit 2 Jahren an religiöser Paranoia. „Es wurde mir die Offenbarung, dass ich mich zu meiner Tochter, zu der ewigen Sonne, legen solle. Dann entstände ein Mensch von Fleisch und Blut durch meinen Glauben, der 18 Jahrhunderte alt sei. Dieser Mensch als eine Brücke in das ewige Leben zwischen altem und neuem Testament.“ Diesem, nach seiner Meinung göttlichen Befehl hatte der Wahnsinnige Folge geleistet.

Auch bei Paranoia persecutoria kommen zuweilen pathologisch motivirte sexuelle Handlungen vor.

Beobachtung 166. Eine 30 Jahre alte Frauensperson hatte einen in der Nähe spielenden 5jährigen Knaben durch Versprechung von Geld und Braten an sich gelockt, mit seinem Penis gespielt, sich dann über ihn gehockt und Coitus versucht. Die Betreffende war Lehrerin, von einem Manne verführt und verstossen worden, hatte sich, früher streng sittlich, einige Zeit der Prostitution ergeben. Der Schlüssel zur Erklärung ihres sittenlosen Lebenswandels ergab sich insofern, als sie weitverzweigten Verfolgungswahn bot, wähnte, unter dem geheimnissvollen Einfluss ihres Verführers zu stehen, der sie zu sexuellen Handlungen nöthige. So glaubte sie auch, der Knabe sei ihr durch ihren Verführer in den Weg geschickt worden. An rohe Sinnlichkeit als Motiv des Verbrechens liess sich um so weniger denken, als es der Person leicht gewesen wäre, auf naturgemässe Weise ihren Sexualtrieb zu befriedigen (Küssner, Berl. klin. Wochenschrift).

Aehnliche Fälle hat Cullerre (Perversions sexuelles chez les persécutés in Annal. médico-psychol.. Mars. 1886) mitgetheilt, z. B. die Beobachtung eines Kranken, der, an Paranoia sexualis persecutoria leidend, seine Schwester zu nothzüchtigen versuchte, dem vermeintlichen Zwang Folge gebend, den auf ihn die Bonapartisten ausübten.

In einem anderen Falle wird ein an elektro-magnetischem Verfolgungswahnsinn leidender Capitän von seinen Verfolgern zu Päderastie gereizt, die er lebhaft perhorrescirt. In einem ähnlichen Fall reizt der Verfolger zu Onanie und Päderastie.

V. Das krankhafte Sexualleben vor dem Criminalforum.

Die Gesetzbücher aller Culturnationen verfolgen Denjenigen, welcher unzüchtige Handlungen begeht. Insofern die Erhaltung von Zucht und Sitte eine der wichtigsten Existenzbedingungen für das staatliche Gemeinwesen ist, kann der Staat kaum genug thun als Hüter der Sittlichkeit in dem Kampf gegen die Sinnlichkeit. Dieser Kampf ist ein ungleicher, insofern nur eine gewisse Zahl von sexuellen Ausschweifungen gerichtlich verfolgt werden kann, den Ausschreitungen eines so mächtigen Naturtriebs gegenüber die Strafdrohung nur sehr wenig auszurichten vermag und es in der Natur der sexuellen Delikte liegt, dass nur ein Theil derselben zur Kenntniss der Behörde gelangt. Dem Walten dieser kommt die öffentliche Meinung zu Hilfe, indem sie derlei Delikte als entehrend ansieht.

Aus der Criminalstatistik ergibt sich die traurige Thatsache, dass die sexuellen Delikte in unserem modernen Culturleben eine fortschreitende Zunahme aufweisen [1], darunter ganz speziell die Unzuchtsvergehen an Individuen unter 14 Jahren.

Der Moralist sieht in diesen traurigen Thatsachen weiter nichts als einen Verfall der allgemeinen Sittlichkeit und kommt nach Umständen zu der Anschauung, dass die im Vergleich zu vergangenen Jahrhunderten übergrosse Milde des Gesetzgebers in der Bestrafung sexueller Delikte daran theilweise schuld sei.

[1] Vgl. Casper, Klin. Novellen. — Lombroso, Goltdammer's Archiv. Bd. 30. — Oettingen, Moralstatistik p. 494.

Dem ärztlichen Forscher drängt sich der Gedanke auf, dass diese Erscheinung im modernen socialen Culturleben mit der überhandnehmenden Nervosität der letzten Generationen in Zusammenhang stehe, insofern sie neuropathisch belastete Individuen züchtet, die sexuelle Sphäre erregt, zu sexuellem Missbrauch antreibt und bei fortbestehender Lüsternheit, aber herabgeminderter Potenz zu perversen sexuellen Akten führt.

Wie berechtigt derartige Anschauungen speziell zur Erklärung der in auffallender Weise sich mehrenden Unzuchtsdelikte au Kindern sind, wird sich aus dem Folgenden klar ergeben.

Dass bezüglich der Begehung von sexuellen Delikten neuro- und selbst psychopathische Bedingungen vielfach ausschlaggebend sind, ist aus dem bisher Erörterten leicht ersichtlich. Damit wird nichts Geringeres als die Zurechnungsfähigkeit vieler eines Unzuchtsdeliktes beschuldigter Menschen in Frage gestellt.

Der Psychiatrie kann die Anerkennung nicht versagt werden, dass sie die psychisch krankhafte Bedeutung zahlreicher monströser, paradoxer sexueller Akte erkannt und nachgewiesen hat.

Von diesen Thatsachen psycho-pathologischer Forschung hat die Jurisprudenz als Gesetzgebung und Rechtsprechung bisher sehr wenig Notiz genommen. Sie setzt sich damit in Widerspruch mit der Medizin und steht beständig in Gefahr, Urtheile uud Strafen über Solche zu verhängen, die wissenschaftlich als für ihre Handlungen unzurechnungsfähig dastehen.

Durch diese oberflächliche Behandlung von tief in das Interesse und Wohl der Gesellschaft eingreifenden Delikten geschieht es gar leicht der Justiz, dass sie einen Verbrecher, der gemeingefährlicher als ein Mörder oder ein wildes Thier ist, nach festem Strafmass abstraft uud ihm nach ausgestandener Strafe der Gesellschaft wieder ausliefert, während die wissenschaftliche Forschung nachweisen kann, dass ein originär psychisch und sexuell entarteter und damit unzurechnuugsfähiger Mensch der Thäter war, der zeitlebens unschädlich gemacht werden müsste, aber nicht bestraft werden sollte.

Eine Justiz, die nur die That und nicht den Thäter würdigt, wird immer in Gefahr stehen, wichtige Interessen der Gesellschaft (allgemeine Sittlichkeit und Sicherheit) wie auch des Iudividuums (Ehre) zu verletzen.

Auf keinem Gebiete des Strafrechts ist ein Zusammenarbeiten von Richter und medicinischen Experten so sehr geboten, wie bei den sexuellen Delikten, und nur die anthropologisch-klinische Forschung vermag hier Licht und Klarheit zu verbreiten.

Die Art des Deliktes kann niemals an und für sich eine Entscheidung darüber herbeiführen, ob es sich um einen psychopathischen oder einen in physiologischer Breite des Seelenlebens zu Stande gekommenen Akt handelt. Der perverse Akt verbürgt nicht die Perversion der Empfindung. Jedenfalls sind die monströsesten und perversesten sexuellen Handlungen bei geistig Gesunden schon vorgekommen. Aber die Perversion der Empfindung muss als eine krankhafte erwiesen werden. Dieser Nachweis wird geliefert durch Entwicklung ihrer Entstehungsbedingungen und ihrer Constatirung als Theilerscheinung eines neuro- oder psychopathischen Gesammtzustandes.

Wichtig ist die Species facti, aber auch sie gestattet nur Vermuthungen, insofern dieselbe sexuelle Handlung, je nachdem sie z. B. ein Epileptiker, Paralytiker oder geistig Gesunder begeht, ein anderes Gepräge und Besonderheiten der Handlungsweise aufweist.

Periodische Wiederkehr des Aktes unter identischen Modalitäten, impulsive Art der Ausführung erwecken gewichtige Präsumptionen für eine pathologische Bedeutung. Die Entscheidung liegt jedoch in der Zurückführung der That auf ihre psychologischen Motive (Abnormitäten des Vorstellens und Fühlens) und in der Begründung dieser elementaren Anomalien als Theilerscheinungen eines neuropsychopathischen Gesammtzustandes — entweder einer psychischen Entwicklungshemmung oder eines psychischen Degenerationszustandes oder einer Psychose.

Die in dem allgemein- und speciell-pathologischen Theil dieses Buches niedergelegten Erfahrungen dürften für den Experten von Werth für die Auffindung der Impulse zur Handlung sein.

Diese für die Entscheidung, ob bloss Immoralität oder ob Psychopathie vorliege, unerlässlichen Thatsachen können nur durch eine gerichtsärztliche Untersuchung, die nach Regeln der Wissenschaft die ganze Persönlichkeit anamnestisch und gegenwärtig, anthropologisch und klinisch berücksichtigt, gewonnen werden.

Der Nachweis einer originären angeborenen Anomalie des Sexuallebens ist wichtig und fordert auf, in der Richtung eines psychischen Degenerationszustandes Untersuchungen anzustellen. Eine erworbene Abweichung muss, um als krankhaft anerkannt werden zu können, auf eine Neuro- oder Psychopathie zurückgeführt werden.

Praktisch muss hier zunächst an Dementia paralytica und an Epilepsie gedacht werden. Die Entscheidung bezüglich der Zurechnungsfähigkeit findet ihren Schwerpunkt in dem Nachweis eines psychopathischen Zustandes bei dem eines sexuellen Deliktes Beschuldigten.

Dieser Nachweis ist unerlässlich, um der Gefahr zu begegnen, dass nicht blosse Immoralität mit dem Deckmantel der Krankheit entschuldigt werde.

Psychopathische Zustände können zu Sittlichkeitsverbrechen führen und zugleich die Bedingungen der Zurechnungsfähigkeit aufheben, insofern

1) dem normalen, eventuell gesteigerten Sexualtrieb keine sittlichen und rechtlichen Gegenvorstellungen gegenübergestellt werden können, und zwar: a) indem solche nie erworben wurden (angeborene geistige Schwächezustände) oder b) in Verlust geriethen (erworbene geistige Schwächezustände);

2) der Sexualtrieb gesteigert ist (psychische Exaltationszustände) und zugleich das Bewusstsein getrübt, der psychische Mechanismus zu gestört ist, um die virtuell allerdings vorhandenen Gegenvorstellungen wirksam werden zu lassen;

3) der Sexualtrieb pervers ist (psychische Degenerationszustände). Er kann zugleich gesteigert und unwiderstehlich sein.

Ausserhalb eines psychischen Defekt-, Entartungs- oder Erkrankungszustandes stehende Fälle von sexuellem Delikt können niemals der Entschuldigung der Unzurechnungsfähigkeit theilhaftig werden.

In zahlreichen Fällen wird statt eines psychisch-krankhaften Zustandes eine Neurose (lokale oder allgemeine) gefunden werden. Insofern die Uebergänge zwischen Neurose und Psychose fliessende sind, elementare psychische Störungen bei jener häufig, bei tiefer Perversion des Sexuallebens wohl immer zu finden sind, die neurotische Affektion, wie z. B. Impotenz, reizbare Schwäche u. s. w., auf die Begehung der strafbaren That Einfluss gewann, wird eine gerechte Justiz, unbeschadet des nur aus psychischem Defekt oder aus Krankheit statuirbaren Mangels der Zurechnungsfähigkeit, auf mildernde Umstände der Strafthat erkennen.

Der praktische Jurist wird aus verschiedenen Gründen Anstand nehmen, bei allen sexuellen Delikten Gerichtsärzte zu berufen behufs Anstellung einer psychiatrischen Expertise.

Ob und wann er dazu bemüssigt ist, muss freilich seinem Gewissen und Ermessen anheim gegeben werden. Indicien dafür, dass der Fall pathologisch sein dürfte, ergeben sich jedenfalls unter folgenden Umständen:

Der Thäter ist ein Greis. Das sexuelle Delikt wurde mit auffallendem Cynismus öffentlich begangen. Die Art der Geschlechtsbefriedigung ist eine läppische (Exhibitioniren) oder grausame (Verstümmelung, Lustmord) oder perverse (Nekrophilie u. w.).

Erfahrungsgemäss lässt sich sagen, dass unter den vorkommenden sexuellen Akten Nothzucht, Schändung, Päderastie, Amor lesbicus, Bestialität eine psycho-pathologische Begründung haben können.

Beim Lustmord, sofern er über den Zweck der Ermordung hinausgeht, desgleichen bei der Leichenschändung sind psychopathische Zustände wahrscheinlich.

Das Exhibitioniren, sowie die mutuelle Masturbation lassen pathologische Bedingungen sehr wahrscheinlich erscheinen. Die Onanisirung eines Anderen, sowie die passive Onanie kann bei Dementia senilis, conträrer Sexualempfindung, aber auch bei blossen Wüstlingen vorkommen.

Der Cunnilingus, gleichwie das Fellare (penem in os mulieris arrigere) bot bisher keine psycho-pathologischen Beziehungen.

Diese sexuellen Scheusslichkeiten scheinen bloss bei im natürlichen Geschlechtsgenuss übersättigten, zugleich in der Potenz geschwächten Wüstlingen vorzukommen. Die Paedicatio mulierum erscheint nicht psychopathisch, sondern Praktik moralisch tiefstehender Ehemänner aus Scheu vor Nachkommenschaft, sowie übersättigter Cyniker im ausserehelichen Geschlechtsgenuss.

Die praktische Wichtigkeit des Gegenstandes nöthigt dazu, die vom Gesetzgeber als sexuelle Delikte mit Strafe bedrohten geschlechtlichen Handlungen vom gerichtsärztlichen Standpunkt speciell ins Auge zu fassen. Dabei ergibt sich der Vortheil, dass die psychopathologischen, nach Umständen ganz analogen Handlungen in das richtige Licht durch noch in die physio-psychologische Breite fallende gestellt werden.

1) Verletzung der Sittlichkeit in Form des Exhibitionirens.

(Oesterreich § 516. Entwurf § 195. Deutsch. Stgsb. § 183.)

Schamhaftigkeit ist in dem Kulturleben der heutigen Menschen eine durch Erziehung vieler Jahrhunderte so gefestigte Charaktererscheinung und Direktive, dass sich vorweg Vermuthungen einer psycho-pathologischen Beziehung ergeben müssen, wenn der öffentliche Anstand in gröblicher Weise verletzt wird.

Die Vermuthung wird berechtigt sein, dass ein Individuum, welches derart das Sittlichkeitsgefühl seiner Mitmenschen und zugleich seine eigene Würde verletzt, der Gefühle der Sittlichkeit nicht theilhaftig werden konnte (Idioten) oder verlustig ging (erworbene geistige Schwächezustände) oder in einem Zustand von Trübung seines Bewusstseins (transitorisches Irresein, geistige Dämmerzustände) gehandelt hat.

Eine ganz eigenartige, hierher gehörige Handlung stellt das sog. Exhibitioniren dar.

Die bisherige Casuistik weist ausschliesslich Männer auf, die vor Personen des anderen Geschlechts ostentativ ihre Genitalien entblössten, dieselben eventuell auch verfolgten, ohne jedoch irgendwie aggressiv zu werden.

Die läppische Art und Weise dieser Geschlechtsbethätigung oder eigentlich sexuellen Demonstration weist auf intellectuellen und ethischen Schwachsinn oder wenigstens temporäre Hemmung intellectueller und ethischer Funktionen bei erregter Libido auf Grund einer erheblichen Bewusstseinstrübung (krankhafte Bewusstlosigkeit, Sinnesverwirrung) hin und stellt zugleich die Potenz dieser Individuen in Frage. Darnach ergeben sich verschiedene Kategorien von Exhibitionisten.

Eine erste umfasst erworbene geistige Schwächezustände, bei welchen durch die zu Grunde liegende Hirn- (Rückenmarks-)krankheit das Bewusstsein getrübt, die ethischen und intellectuellen Funktionen geschädigt sind, eine von jeher mächtig bestehende oder durch den Krankheitsprocess angefachte Libido damit kein Gegengewicht zu finden vermag, überdies Impotenz besteht und den geschlechtlichen Drang nicht mehr in kraftvollen Akten (ev. Nothzucht), sondern nur in läppischen zu bethätigen gestattet.

In diese Kategorie fällt die Mehrzahl der mitgetheilten Fälle [1]). Es sind der Dementia senilis, dem paralytischen Blödsinn verfallene oder auch durch Alkoholismus, Epilepsie u. s. w. geistig defekte Individuen.

---

[1]) Lasègue, Union médicale 1877 Mai; Laugier, Annal. d'hygiène publ. 1878 Nr. 106; Pelanda, Ueber Pornopathiker, Archivio di Psichiatria VIII; Schuchardt, Zeitschr. f. Medicinalbeamte 1890 H. 6.

Beobachtung 167. Z., höherer Beamter, 60 Jahre alt, Wittwer, Familienvater, hat dadurch Anstoss erregt, dass er einem 8jährigen, ihm gegenüber wohnenden Mädchen während eines Zeitraums von 14 Tagen wiederholt seine Genitalien am Fenster gezeigt hatte. Nach mehreren Monaten hat dieser Mann unter gleichen Umständen seine unanständige Handlung wiederholt. Er erkannte im Verhör das Abscheuliche seiner Handlungsweise an, wusste keine Entschuldigung dafür. Ein Jahr später Tod in Hirnerkrankung (Lasègue, op. cit.).

Beobachtung 168. Z., 78 J., Seemann, hat wiederholt an Kinderspielplätzen und in der Nähe von Mädchenschulen exhibitionirt. Es war dies die einzige Art seiner Geschlechtsbethätigung. Z., verheirathet, Vater von 10 Kindern, hatte vor 12 Jahren eine schwere Kopfverletzung erlitten, von welcher eine tiefe Knochennarbe datirt. Druck auf diese Narbe macht Schmerz; dabei röthet sich das Gesicht, die Miene wird starr, Pat. somnolent, es kommt zu Zuckungen in der rechten Oberextremität (offenbar epileptoide Zustände im Zusammenhang mit einer Hirnrindenerkrankung). Im Uebrigen Befund einer (senilen) Demenz und vorgeschrittenes Senium. Ob das Exhibitioniren mit epileptoiden Anfällen coincidirte, ist nicht mitgetheilt. Nachweis einer Dementia senilis. Freisprechung. (Dr. Schuchardt, op. cit.)

Eine Anzahl hieher gehöriger Fälle hat Pelanda (op. cit.) mitgetheilt.

1) Paralytiker, 60 J. alt. Mit 58 Jahren hatte er begonnen, vor Frauen und Kindern zu exhibitioniren. Er war in der Irrenanstalt (Verona) noch längere Zeit lasciv und versuchte auch Fellatio.

2) Alter Potator, 66 J., schwer belastet, an Folie circulaire leidend. Seine Exhibition wurde zum erstenmal in der Kirche während des Gottesdienstes bemerkt. Sein Bruder war ebenfalls Exhibitionist.

3) Mann, 49 J., belastet, Potator, von jeher sexuell sehr erregbar, wegen Alkohol. chron. in der Irrenanstalt, exhibirt jeweils, wenn er eines weiblichen Wesens ansichtig wird.

4) Mann, 64 J., verheirathet, Vater von 14 Kindern. Schwere Belastung. Rhachitisch mikrocephaler Schädel. Seit Jahren Exhibitionist trotz wiederholter Bestrafungen.

Beobachtung 169. X., Kaufmann, geb. 1833, ledig, hat wiederholt vor Kindern exhibitionirt oder auch urinirt, einmal auch in derartiger Situation ein kleines Mädchen abgeküsst. Vor 20 Jahren hatte X. eine schwere geistige Krankheit von 2jähriger Dauer durchgemacht, in welcher ein apoplectischer Anfall vorgekommen sein soll.

Später, nach Verlust seines Vermögens, ergab er sich dem Trunk und erschien in den letzten Jahren öfters wie geistesabwesend.

Der Stat. praes. ergab Alkoholismus, Senium praecox, geistige Schwäche. Penis klein, Phimosis, Hoden atrophisch. Nachweis geistiger Krankheit. Freisprechung. (Dr. Schuchardt, op. cit.)

Derartige Fälle von Exhibitioniren erinnern an die Gepflogenheit junger, mehr weniger noch bübischer, sexuell erregter Leute, aber auch gar mancher erwachsener Cyniker von tiefstehender Moral, die sich damit vergnügen, die Wände öffentlicher Aborte u. s. w. mit Bildern männlicher und weiblicher Genitalien zu besudeln — eine Art von ideellem Exhibitioniren, von dem aber zum reellen noch ein weiter Schritt ist.

Eine weitere Kategorie von Exhibitionisten wird durch Epileptiker gebildet.

Diese Kategorie unterscheidet sich von der vorausgehenden wesentlich dadurch, dass ein bewusstes Motiv für das Exhibitioniren fehlt, dieses vielmehr als eine impulsive Handlung erscheint, die, ganz ohne Rücksicht auf die äusseren Umstände, im Sinne einer krankhaften organischen Nöthigung sich den Vollzug erzwingt.

Ein geistiger Dämmerzustand ist tempore delicti immer vorhanden, und daraus erklärt es sich wohl, dass der Unglückliche ohne Bewusstsein der Bedeutung seiner Handlung, jedenfalls ohne Cynismus, in blindem Drange seine Handlung begeht, die er, wieder zu sich gekommen, bedauert, verabscheut, sofern nicht schon dauernde geistige Schwäche besteht.

Das Primum movens in diesem geistigen Dämmerzustand ist, gleichwie bei anderen impulsiven Akten, ein Gefühl ängstlicher Beklemmung. Associirt sich damit ein sexuelles Gefühl, so erhält das Vorstellen eine bestimmte Direktive im Sinne einer entsprechenden (sexuellen) Handlung.

Dass bei Epileptikern gerade sexuelle Vorstellungen besonders leicht tempore insultus auftauchen, erklärt sich aus p. 362 bis 368 dieses Buches.

Ist aber eine solche Association einmal geknüpft, eine bestimmte Handlung in einem Anfall zu Stande gekommen, so wiederholt sie sich um so leichter in jedem folgenden, weil sich ein ausgefahrenes Geleise in der Bahn der Motivation sozusagen gebildet hat.

Der angstvolle Zustand im dämmerhaften Bewusstsein lässt den associirten sexuellen Impuls als einen Befehl, als eine innere Nöthigung erscheinen, die rein impulsiv und in absolut unfreiem Zustand vollzogen werden.

Beobachtung 170. K., Subalternbeamter, 29 J., aus neuropathischer Familie, in glücklicher Ehe lebend, Vater eines Kindes, hat wiederholt, besonders in der Dämmerung, vor Dienstmädchen exhibitionirt. K. ist gross, schlank, blass, nervös, hastig in seinem Wesen. Nur summarische Erinnerung für die Delicte. Seit der Kindheit häufige starke Congestivzustände mit heftiger Röthe des Gesichts, beschleunigtem, gespanntem Puls, starrem, wie abwesendem Blick. Ab und zu dabei Unbesinnlichkeit, Schwindel. In diesem (epileptischen) Ausnahmezustande gab K. erst auf wiederholtes Anrufen Antwort und kam dann wie aus einem Traum zu sich. K. will stets vor seinen incrim. Akten sich einige Stunden erregt und unruhig gefühlt, Angst mit Beklemmung und Fluxion zum Kopf verspürt haben. Dabei sei er öfter ganz taumelig gewesen und habe ein unbestimmtes Gefühl geschlechtlicher Erregung gehabt. Auf der Höhe solcher Zustände sei er planlos von Hause fort und habe irgendwo seine Genitalien präsentirt. Zu Hause habe er dann von diesen Vorkommnissen nur eine traumhafte Erinnerung gehabt und sich sehr matt und abgeschlagen gefühlt. Bemerkenswerth ist auch, dass er seine Genitalien während der Exhibition mit Streichhölzchen beleuchtet hatte. Gutachten, dass auf epileptischer Grundlage und zwangsmässig die incrim. Handlungen vorkamen. Gleichwohl Verurtheilung unter Annahme mildernder Umstände. (Dr. Schuchardt, op. cit.)

Beobachtung 171. L., 39 Jahre alt, ledig, Schneider, von wahrscheinlich dem Trunk ergebenem Vater, hatte zwei epileptische Brüder und einen, der geisteskrank war. Er selbst bietet leichtere epileptische Insulte, hat von Zeit zu Zeit Dämmerzustände, in welchen er planlos herumirrt und hinterher nicht weiss, wo er gewesen ist. Er galt als ein anständiger Mensch, steht jetzt unter Anklage, 4—6mal in fremdem Hause seine Genitalien exhibirt und daran gespielt zu haben. Seine Erinnerung für diese Handlungen war eine höchst summarische.

L. war wegen wiederholten Desertirens vom Militär (wahrscheinlich ebenfalls in epileptischen Dämmerzuständen) schwer bestraft worden, im Zuchthaus geistig erkrankt, wegen „epileptischen Irreseins“ nach der Charité gekommen und dort „geheilt“ entlassen worden. Bezüglich der incriminirten Handlungen liessen sich Cynismus und Uebermuth ausschliessen. Dass sie im geistigen Dämmerzustand vorkamen, ist u. a. daraus wahrscheinlich, dass den ihn verhaftenden Polizeiorganen der „blödsinnige“, recte in geistigem Dämmerzustand befindliche Mensch psychisch auffällig war. (Limau, Vierteljahrsschr. f. ger. Med. N. F. XXXVIII. H. 2.

Beobachtung 172. L., 37 Jahre, hat vom 15. Oktober bis 2. November 1889 eine grosse Zahl von Exhibitionen vor Mädchen sich zu Schulden kommen lassen und zwar am hellen Tage, auf offener Strasse und sogar in Schulen, in welche er eindrang. Gelegentlich kam es vor, dass er von den Mädchen Manustupration oder Coitus begehrte und da dies verweigert wurde, vor den Betreffenden masturbirte. In G. schlug er in einer Schankwirthschaft mit dem entblössten Penis an die Fensterscheiben, so dass es die in der Küche befindlichen Kinder und Mägde sehen mussten.

Nach der Verhaftung stellte sich heraus, dass L. schon unzählige Male seit 1876 wegen Exhibitionirens Aergerniss erregt hatte, jedoch jeweils wegen ärztlich erwiesener geistiger Krankheit ohne Bestrafung durchgekommen war.

Dagegen war er schon beim Militär wegen Desertirens, Diebstahls, später auch einmal als Civilist wegen Cigarrendiebstahls gestraft worden. Wiederholt war L. wegen Irrsinns (Wahnsinnsanfälle?) in Irrenanstalten gewesen. Im Uebrigen war er durch wandelbares, streitsüchtiges Wesen, zeitweise Erregung, Unstetigkeit vielfach auffällig geworden.

L.'s Bruder starb an Paralyse. Er selbst bietet keine Degenerationszeichen, keine epileptischen Antecedentien. Er ist zur Zeit der Beobachtung weder geistig krank, noch geistig geschwächt.

Er benimmt sich höchst decent, äussert tiefen Abscheu gegenüber seinen sexuellen Delikten.

Er erklärt sie folgendermassen: Sonst kein Säufer, bekomme er zeitenweise einen Drang zu trinken. Bald nachdem er damit begonnen, stelle sich Blutandrang zum Kopf, Schwindel, Unruhe, Angst, Beklemmung ein. Er gerathe dann in einen traumartigen Zustand. Ein unwiderstehlicher Reiz zwinge ihn nun, sich zu entblössen, wovon er Erleichterung und Freiheit des Athmens empfinde.

Wenn er einmal sich entblösst habe, wisse er nicht mehr, was er thue.

Als Vorboten solcher Anfälle habe er oft kurze Zeit vorher Flimmern vor den Augen und Schwindel.

Für die Zeit seiner Dämmerzustände habe er nur eine ganz unklare traumhafte Erinnerung.

Erst mit der Zeit hatten sich sexuelle Vorstellungen und Dränge diesen angstvollen Dämmerzuständen associirt. Schon Jahre vorher war er in solchen ganz ohne Motiv und mit höchster Gefahr desertirt, einmal zu einem Fenster des zweiten Stocks hinabgesprungen, ein andermal aus einer guten Stellung planlos in ein Nachbarland gelaufen, wo er wegen Exhibition sofort verhaftet wurde.

Wenn L. ausserhalb seiner krankhaften Perioden gelegentlich sich einmal berauschte, kam es nie zum Exhibitioniren. Im luciden Zustand ist sein sexuelles Fühlen und Verkehren ganz normal. (Dr. Hotzen. Friedreich's Blätter 1890, H. 6.) Weitere Fälle s. o. Beob. 153, 155.

Eine klinisch den epileptischen Exhibitionisten nahestehende Gruppe wird durch gewisse Neurastheniker repräsentirt, bei denen ebenfalls anfallsweise (epileptoide?) Dämmerzustände [1]) in Verbindung mit ängstlicher Beklemmung, mit dieser associirten sexuellen Drängen und impulsivem Handlungscharakter der daraus resultirenden exhibitionistischen Akte vorkommen können.

Beobachtung 173. Gymnasiallehrer Dr. S. hat dadurch öffentliches Aergerniss erregt, dass er wiederholt im Berliner Thiergarten vor Damen und Kindern mit heraushängenden Genitalien herumlaufend gesehen wurde. S. gibt dies zu, stellt aber Absicht und Bewusstsein, ein öffentliches Aergerniss zu geben, in Abrede und entschuldigt sich damit, dass das schnelle Laufen

---

[1]) Vgl. v. Krafft, Ueber transitorisches Irresein bei Neurasthenischen. Zeitschrift „Irrenfreund“ 1883, Nr. 8

mit entblössten Genitalien ihm gegen nervöse Aufregungen Erleichterung gewährte. Muttersvater war gemüthskrank und endigte durch Selbstmord, die Mutter war constitutionell neuropathisch, Nachtwandlerin und vorübergehend gemüthskrank gewesen. Inculpat ist neuropathisch, war Nachtwandler, hatte von jeher Abneigung gegen geschlechtlichen Verkehr mit Frauenspersonen, trieb in jungen Jahren Onanie, ist ein scheuer, schlaffer, leicht in Verlegenheit und Verwirrung gerathender Mensch, neurasthenisch. Er war sexuell immer sehr erregt. Er träumte oft, dass er mit entblösstem Glied umherlaufe oder im Hemde an einem Reck hänge, den Kopf nach unten, so dass das Hemd zurückfalle und das erigirte Glied entblösst sei. Diese Träume führen dann zur Pollution und er habe eine halbe bis ganze Woche Ruhe.

Auch im wachen Zustand befalle ihn im Sinn seiner Träume oft der Drang, mit entblösstem Glied umherzulaufen. Indem er zur Entblössung schreite, werde ihm glühend heiss, er laufe dann planlos herum, das Glied werde feucht, jedoch komme es nicht zur Pollution. Endlich erschlaffe das Glied, er stecke es ein, komme dann zu sich, froh, wenn den Vorgang Niemand gesehen habe. Er befinde sich in solchen Erregungen wie im Traum, wie in Trunkenheit. Nie habe er dabei die Absicht gehabt, Weiber zu provociren. S. ist nicht epileptisch. S.'s Angaben haben das Gepräge der Wahrheit. Er hat thatsächlich nie Weiber in diesen Zuständen verfolgt, oder auch nur angesprochen. Frivolität, Rohheit lässt sich ausschliessen. Jedenfalls geht das Handeln des S. aus krankhaftem Empfinden und Vorstellen hervor und befand sich S. zur Zeit seiner Handlungen in einem Zustand krankhafter Störung der Geistesthätigkeit. (Liman, Vierteljahrsschrift für gerichtl. Med. N. F. XXX. VIII. Heft 2.)

Beobachtung 174. X., 38 Jahre, verheirathet, Vater eines Kindes, von jeher düster, schweigsam, häufig an Kopfweh leidend, schwer neurasthenisch, jedoch psychisch nicht krank, viel mit nächtlichen Pollutionen geplagt, ist wiederholt Ladenmädchen, denen er in einem Anstandsort aufgelauert hatte, mit exhibitionirten Genitalien, am Penis herummanipulirend, auf der Strasse nachgegangen. In einem Fall hatte er das betreffende Mädchen sogar bis in den Laden hinein verfolgt. (Trochon. Arch. de l'anthropologie criminelle III, p. 256.)

In der folgenden Beobachtung erscheint das Exhibitioniren nebensächlich gegenüber einem impulsiven Drang, durch Masturbation eine plötzlich entstandene heftige Libido zu befriedigen.

Beobachtung 175. R., Kutscher, 49 Jahre, in Wien seit 1866 verheirathet, kinderlos, stammt von neuropathischem, sexuell excessivem Vater, welcher an einer Gehirnkrankheit starb. Er bietet keine Degenerationszeichen.

29 Jahre alt erlitt er eine schwere Commotio durch Sturz von einer Höhe. Seine Vita sexualis war bis dahin normal gewesen. Seither befiel ihn alle 3—4 Monate eine ihm höchst peinliche sexuelle Erregung mit gebieterischem Drang zu Masturbation. Vorausgehe ein Gefühl grosser Ermattung und Unbehaglichkeit mit dem Bedürfniss nach alkoholischen Getränken. In der

Zwischenzeit sei er sexuell kalt und habe nur höchst selten das Bedürfniss gehabt, mit seiner Frau, die überdies seit 5 Jahren krank und beischlafsunfähig ist, zu coitiren.

Als junger Mensch versichert er nie masturbirt zu haben, ebenso wenig habe er an diese Art, sich geschlechtlich zu befriedigen, jemals in der Zwischenzeit seiner Anfälle gedacht.

Der Impuls zur Masturbation wird in der gefährlichen Zeit jeweils durch gewisse weibliche Reize — kurzer Rock, hübschen Fuss und Waden, elegante Erscheinung — ausgelöst. Das Alter ist ganz gleichgültig. Selbst kleine Mädchen können erregend wirken. Der Antrieb sei plötzlich, unwiderstehlich. R. schildert Situation und Vorgehen im Sinne eines impulsiven Akts. Er habe oftmals zu widerstehen versucht, aber dann werde ihm heiss, schrecklich bang, es walle ihm heiss auf zum Kopf, er sei wie im Nebel, verliere zwar nie ganz das Bewusstsein, sei aber wie von Sinnen. Dabei habe er heftige stechende Schmerzen in Hoden und Samenstrang. Er bedauere, bekennen zu müssen, dass der Impuls stärker sei als sein Wille. Es zwinge ihn in solcher Situation, sich zu masturbiren, gleichviel wo er sich befinde. Mit der erfolgten Ejaculation werde ihm wieder leicht und er finde seine Selbstbeherrschung wieder. Die Sache sei ihm schrecklich fatal. Sein Vertheidiger theilt mit, dass R. schon 6mal wegen desselben Delikts — Exhibition und Masturbation auf offener Strasse — bestraft wurde. Eine verlangte Untersuchung des Geisteszustands sei jedesmal abschläglich beschieden worden, weil der Gerichtshof fand, dass aus den Akten Zweifel bezüglich der Zurechnungsfähigkeit sich nicht ergäben.

Am 4. November 1889 befand sich R. gerade wieder in der gefährlichen Zeit auf der Strasse, als ein Trupp Schulmädchen daher kam. Da erwachte sein unbändiger Drang. Um auf einen Abort zu gehen, reichte die Zeit nicht, er war zu aufgeregt. Sofort Exhibition, Masturbation unter einem Hausflur, grosser Skandal, sofortige Arretirung. R. ist nicht schwachsinnig, auch nicht ethisch defekt. Er beklagt sein Geschick, schämt sich tief seiner Handlung, fürchtet sich vor neuen Attaquen, empfindet aber seine Zustände als krankhaft, als ein Verhängniss, dem gegenüber er sich machtlos fühlt.

Er hält sich für noch potent. Penis abnorm gross. Cremasterreflex vorhanden, gesteigerter Patellarreflex. Seit einigen Jahren Schwäche des Sphincter vesicae. Verschiedene neurasthenische Beschwerden.

Das Gutachten erwies, dass R. unter dem Einfluss krankhafter Bedingungen und impulsiv handelte. Keine Verurtheilung. Pat. kam in die Irrenheilanstalt, aus welcher er nach einigen Monaten entlassen wurde.

In der vorausgehenden Beobachtung liegt der Schwerpunkt klinisch nicht in der vorhandenen Neurose, sondern vielmehr in dem impulsiven Charakter der Handlung (Exhibition bezw. Masturbation).

Offenbar ist mit der Aufstellung der Categorien der imbecillen, der geistig geschwächten, sowie der in neurotischem (epileptischem oder neurasthenischem) Dämmerzustand befindlichen Exhibitionisten die klinisch-forensische Seite dieser Erscheinung noch nicht erschöpft und lässt sich den gefundenen eine weitere anreihen, deren Repräsentanten auf Grund schwerer Belastung (hereditär degenerative Neurose?) periodisch und höchst impulsiv zum Exhibiren gedrängt werden.

Mit Recht legt Magnan, dem ich die beiden folgenden instruktiven Fälle entlehne, bezüglich dieser Zustände von Psychopathia sexualis periodica (vgl. p. 369), bei welchen der zufällig geweckte Drang zum Exhibiren nur Theilerscheinung eines grösseren klinischen Ganzen ist, gleichwie bei der Dipsomania periodica, grossen Werth auf das impulsive periodische Gepräge dieser krankhaften Antriebe, nicht minder darauf, dass sie von oft qualvoller Angst begleitet sind, die nach ihrer Realisirung einem Gefühl grosser Erleichterung Platz macht.

Diese Thatsachen, nicht minder das ganze klinische Bild der psychischen Entartung, meist zurückführbar auf hereditäre oder in den ersten Lebensjahren die Hirnentwicklung schädigende Bedingungen (Rhachitis u. s. w.) sind gerichtsärztlich von entscheidender Bedeutung.

Beobachtung 176. G., 29 Jahre, Garçon eines Café, hat 1888 unter der Kirchenthür vor mehreren in einem Gewölbe gegenüber arbeitenden Mädchen exhibirt. Er gesteht das Factum, sowie dass er schon mehrmals am gleichen Ort zu gleicher Tageszeit sich desselben Vergehens schuldig gemacht habe und deshalb schon im Vorjahr mit 1 Monat Gefängniss bestraft worden sei.

G. hat sehr nervöse Eltern. Sein Vater ist psychisch nicht äquilibrirt, höchst jähzornig. Seine Mutter ist zeitweise psychisch krank und mit schwerer Nervenkrankheit behaftet.

G. hatte von jeher nervöses Zucken im Gesicht, beständigen Wechsel von unmotivirter Verstimmung mit Taed. vitae und Zeiten heiterer Erregung. Mit 10 und 15 Jahren hatte er ob geringfügiger Anlässe sich tödten wollen. Bei Gemüthsbewegungen hat er gleich Zuckungen in den Extremitäten. Er bietet constant allgemeine Analgesie. Im Gefängniss war er anfangs ausser sich vor Scham über die Schande, die er seiner Familie zugefügt, erklärte sich für den schlechtesten, der schwersten Strafe bedürftigen Menschen.

Bis zum 19. Jahre hatte G. mit Auto- oder mutueller Masturbation sich befriedigt, gelegentlich auch einmal Mädchen onanisirt. Von da ab in einem Café bedienstet, regten ihn weibliche Besucher desselben so mächtig auf, dass es öfter zu Ejaculation kam. Er litt fast beständig an Priapismus, und wie seine Frau versichert, störte ihm derselbe trotz Coitus oft die Nachtruhe. Seit 7 Jahren hatte er wiederholt an seinem Fenster exhibirt, sich auch nackt seinen weiblichen Nachbarinnen gegenüber exponirt.

1883 schloss er eine Ehe aus Neigung. Der eheliche Umgang genügte nicht seinem excessiven Bedürfniss. Die sexuelle Erregung war zeitweise so heftig, dass er Kopfweh bekam, ganz verwirrt, wie betrunken, auffällig und unbrauchbar im Beruf erschien.

In einem solchen Zustand am 12. Mai 1887 hatte er kurz hintereinander in zwei Strassen von Paris vor Damen exhibirt. Seither kämpfte er einen verzweiflungsvollen Kampf gegen seine ihn fast permanent verfolgenden krankhaften Antriebe, auf deren Höhe er düster, verstört war und Nächte hindurch weinte. Gleichwohl wurde er immer wieder rückfällig. Gutachten: Nachweis hereditärer Degeneration mit Zwangsvorstellungen und unwiderstehlichen Antrieben („Perversion délirante du sens génital“). Freisprechung. (Magnan, Arch. de l'anthropologie criminelle, V. Bd. Nr. 28.)

Beobachtung 177. B., 27 Jahre, von neuropathischer Mutter und alkoholischem Vater, hat einen Bruder, der Säufer und eine Schwester, die hysterisch ist. Vier Blutsverwandte von väterlicher Seite sind Säufer, eine Cousine ist hysterisch.

Vom 11. Jahre an Onanie, solitär oder mutuell. Vom 13. Jahre ab Dränge zu exhibiren. Er versuchte es am Pissoir einer Strasse, empfand wollüstiges Behagen, aber gleich darauf Gewissensbisse. Versuchte er im weiteren Verlauf seinen Trieb zu bekämpfen, so fühlte er heftige Angst und Beklemmung auf der Brust. Als Soldat trieb es ihn häufig, sein Glied Kameraden unter verschiedenen Vorwänden zu zeigen.

Vom 17. Jahre an verkehrte er sexuell mit Weibern. Es gewährte ihm grossen Genuss, sich vor ihnen nackt zu zeigen. Sein Exhibitioniren auf den Strassen setzte er fort. Da er aber nur selten vor Pissoirs auf Zuschauerinnen rechnen konnte, verlegte er den Schauplatz seiner Delicte in Kirchen. Um an dieser Stelle zu exhibiren, musste er sich immer vorher Muth antrinken.

Unter dem Einfluss geistiger Getränke war der sonst noch leidlich beherrschbare Drang unwiderstehlich. Er wurde nicht verurtheilt, verlor seinen Posten, trank mehr seitdem. Nicht lange danach neuerliche Arretirung, da er in einer Kirche exhibirt und sogar masturbirt hatte. (Magnan, ebenda.)

Beobachtung 178. X., Barbiergehilfe, 35 Jahre, wiederholt wegen Vergehens gegen die Sittlichkeit bestraft, ist neuerdings verhaftet, da er seit 3 Wochen in der Nähe einer Mädchenschule herumlungernd die Aufmerksamkeit von Mädchen auf sich zu lenken suchte, und wenn ihm dies gelungen war, exhibitionirt hatte. Gelegentlich hatte er ihnen auch Geld versprochen mit den Worten: „Habeo mentulam pulcherrimam, venite ad me ut eam lambatis.“

X. gesteht im Verhör Alles zu, weiss aber nicht, wie er dazu gekommen sei. Er sei sonst der vernünftigste Mensch, habe aber den Hang in sich, dies Vergehen zu verüben und könne ihn nicht bezwingen.

Schon 1879 als Militär war er einmal vom Dienste fort, hatte sich in der Stadt herumgetrieben und vor Kindern exhibitionirt. 1 Jahr Gefängniss. 1881 dasselbe Vergehen. Er lief den schreienden Kindern nach und sah sie „starr“ an. Gefängniss 1 Jahr 3 Monate. 2 Tage nach der Entlassung aus dem Gefängniss sagte er zu zwei kleinen Mädchen: „Wenn ihr meinen Schwanz sehen wollt, so kommt mit in diese (Jahrmarkts) Bude.“ Er leugnete diese Worte, behauptete Trunkenheit. 3 Monate Gefängniss.

1883 neuerliche Exhibition. Er sprach dabei nichts, behauptete im Verhör, seit einer schweren Krankheit vor 8 Jahren an derartigen krankhaften Erregungen zu leiden. 1 Monat Gefängniss.

1884 Exhibition vor Mädchen auf einem Kirchhof, 1885 neuerlich. Er erklärte: „Ich sehe mein Unrecht ein, es ist aber wie eine Krankheit. Wenn es über mich kommt, kann ich mich solcher Handlungen nicht erwehren. Es dauert manchmal eine geraume Zeit, dass mir diese Neigungen fernbleihen.“ 6 Monate Gefängniss.

Am 12. August 1885 entlassen, wurde er schon am 15. August rückfällig. Dieselbe Verantwortung. Diesmal ärztliche Untersuchung. Sie konnte keine geistige Störung finden. 3 Jahre Zuchthaus.

Aus diesem entlassen, eine Reihe neuer Exhibitionen.

Die diesmalige Exploration ergab Folgendes:

Vater litt an Alkohol. chron. und soll dieselben unzüchtigen Handlungen begangen haben. Mutter und eine Schwester nervenkrank, die ganze Familie von heftigem Temperament.

X. litt vom 7.—18. Jahre an epileptischen Krämpfen. Mit 16 Jahren erste Cohabitation. Später Gonorrhöe und angeblich Syphilis. In der Folge normaler Geschlechtsverkehr bis zum 21. Jahre. Damals hatte er oft in der Nähe eines Spielplatzes vorbeizugehen und befriedigte gelegentlich das Bedürfniss zu uriniren, wobei es vorkam, dass die Kinder neugierig zuschauten.

Gelegentlich bemerkte er, dass dies Zuschauen ihn sexuell erregte, ihm Erection und sogar Ejaculation machte. Er fand an dieser Art der Geschlechtsbefriedigung nun mehr Gefallen, wurde gleichgültiger gegen Coitus, befriedigte sich nur mehr auf jene Weise, fühlte davon sein ganzes Denken beherrscht, träumte von solcher Exhibition unter Pollutionen. Er habe immer mehr vergebens gegen seinen Exhibitionsdrang angekämpft. Dieser sei stets mit solcher Gewalt über ihn gekommen, dass er um sich her nichts Anderes berücksichtigte, nichts sah und hörte, vollständig wie „ohne Verstand“, wie „ein Bulle, der mit dem Kopf durch die Wand rennen will“

X. bietet abnorm breiten Schädel, kleinen Penis; linker Hoden verkümmert. Patellarreflex fehlt. Erscheinungen von Neurasthenie, besonders cerebraler. Häufig Pollutionen. Die Träume drehen sich meist um normalen Beischlaf, nur selten um Exhibition vor kleinen Mädchen.

Bezüglich seiner abnormen Geschlechtsakte versichert er, der Trieb. Mädchen aufzusuchen und anzulocken, sei das Primäre, und erst dann, wenn es ihm gelungen sei, deren Aufmerksamkeit auf seine entblössten Genitalien zu lenken, trete Erection und dann Ejaculation ein. Beim Akt schwinde ihm das Bewusstsein nicht. Nach demselben sei er ärgerlich über die That und sage sich, wenn nicht dabei ertappt, „wieder einmal dem Staatsanwalt entgangen“.

Im Gefängniss habe er den Trieb nicht, hier belästigen ihn nur die Träume und Pollutionen. In der Freiheit habe er täglich die Gelegenheit gesucht, sich durch E. zu befriedigen. Er gäbe 10 Jahre seines Lebens um die Sache loszuwerden; „dieses ewige Angstleben, dieses Schweben zwischen Freiheit und Nichtfreiheit sei unerträglich“

Das Gutachten nahm eine angeborene (?) Perversität der Geschlechtsempfindung an bei unverkennbarer erblicher Belastung, neuropathischer Constitution, Schädelasymmetrie, mangelhafter Entwicklung der Genitalien.

Bemerkenswerth sei auch, dass das Exhibitioniren auftrat, als das epileptische Leiden aufhörte, so dass man an eine vicariirende Erscheinung denken möchte.

Die sexuelle Perversität entwickelte sich bei vorhandeuer Disposition durch zufällige Ideenassociation sexuellen Inhalts (neugieriges Zuschauen der Kinder, als er urinirte) mit einer an und für sich bedeutungslosen Handlung.

Der Kranke wurde nicht verurtheilt und einer Irrenanstalt übergeben. (Dr. Freyer, Zeitschr. f. Medicinalbeamte 3. Jahrg. Nr. 8.)

Beobachtung 179. Abends 9 Uhr im Frühling 1891 kam eine Dame ganz bestürzt zu dem Polizisten im Stadtpark zu X. mit der Anzeige, aus dem Gebüsch sei ein vorne ganz entblösster Mann auf sie zugetreten, so dass sie entsetzt geflohen sei. Der Polizist begab sich sofort nach dem bezeichneten Ort und fand einen Mann vor, der ventrem et genitalia nuda exponirte. Er versuchte zu entfliehen, wurde aber eingeholt und verhaftet. Derselbe gab an, er sei durch Alkoholgenuss sexuell erregt und im Begriff gewesen, eine Prostituirte aufzusuchen. Auf dem Wege durch den Park habe er sich aber erinnert, dass ihm Exhibition einen viel grösseren Genuss bereite als Coitus, den er nur selten und faute de mieux pflege. Nachdem er sein Hemd ausgezogen und den Obertheil seiner Beinkleider abgerissen, habe er sich nun in ein Gebüsch postirt und als zwei Frauenzimmer des Weges gekommen, sei er ihnen mit entblössten Genitalien entgegengetreten. Bei solcher Exhibition werde ihm angenehm warm und das Blut steige ihm zu Kopf.

Der Verhaftete ist ein Fabrikarbeiter, dem sein Werkmeister das Zeugniss eines pflichttreuen, sparsamen, nüchternen, intelligenten Menschen ertheilt.

Schon 1886 war B. bestraft worden, weil er zweimal an öffentlichem Ort, das einemal am hellen Tage, das anderemal Abends unter einer Laterne sitzend, exhibirt hatte.

B., 37 Jahre, ledig, macht durch stutzerhafte Kleidung, manierirte Sprache und Bewegungen einen eigenthümlichen Eindruck. Sein Auge hat einen neuropathischen, schwärmerischen Ausdruck; um seinen Mund spielt ein selbstgefälliges Lächeln. Er stammt angeblich von gesunden Eltern. Eine Schwester des Vaters und eine solche der Mutter waren irrsinnig. Andere Geschwister dieser galten als religiös excentrisch.

B. hat nie schwere Krankheiten durchgemacht. Von Kindsbeinen auf war er excentrisch, phantastisch, liebte Ritter- und andere Romane, ging ganz in solchen auf, weitergehend sich in seiner Phantasie mit dem Romanhelden identificirend. Er hielt sich immer für etwas Besseres als die Anderen, legte grossen Werth auf elegante Kleidung und Pretiosen, und wenn er Sonntags einherstolzirte, dünkte er sich in seiner Phantasie als ein hoher Beamter.

Epileptische Erscheinungen hat B. nie geboten. In jungen Jahren mässige Masturbation, später mässiger Coitus. Niemals früher perverse sexuelle Empfindungen oder Dränge. Eingezogene Lebensweise, in den Freistunden Lektüre (populäre, ferner Rittergeschichten, Dumas u. A.). B. war kein Trinker. Nur ausnahmsweise bereitete er sich eine Art Bowle, von deren Genuss er jeweils sich sexuell erregt fühlte.

Seit einigen Jahren, bei bedeutend verminderter Libido, hatte er anlässlich solcher Alkoholgenüsse den „verflucht dummen Gedanken“ und die Begierde bekommen, genitalia adspectui feminarum publice exhibere.

Gerathe er in diese Situation, so werde ihm warm, das Herz schlage heftig, das Blut schiesse ihm in den Kopf und er könne sich dann seines Triebes nicht mehr erwehren. Er höre und sehe dann nichts Anderes mehr und sei ganz versunken in seine Lust. Nachträglich habe er sich dann oft seinen verrückten Schädel mit den Fäusten geschlagen und sich fest vorgenommen, derlei nicht mehr zu thun, aber die verrückten Ideen seien immer wieder gekommen.

Bei seinen Exhibitionen gerathe sein Penis nur in Halbereetion und nie erfolge eine Ejaculation, die auch beim Coitus nur tardiv eintrete. Es genüge ihm beim Exhibiren genitalia, sua adspicere, und er habe dabei die wollüstig betonte Vorstellung, dass dieser adspectus Frauen höchst angenehm sein müsse, da ja auch er genitalia feminarum so gerne anschaue. Zum Coitus sei er nur fähig, wenn ihm die Puella sich sehr entgegenkommend zeige. Andernfalls zahle er lieber und gehe unverrichteter Dinge davon. In erotischen Träumen exhibire er vor jungen üppigen Frauenzimmern.

Das gerichtsärztliche Gutachten erwies die hereditär-psychopathische Persönlichkeit des Inculpaten, den perversen impulsiven Antrieb zu den incriminirten Delikten und brachte den bemerkenswerthen weiteren Beweis, dass auch die Impulse zum Alkoholgenuss bei dem sonst nüchternen und sparsamen B. auf krankhaften periodisch wiederkehrenden Nöthigungen beruhen. Dass B. in seinen Anfällen in einem psychischen Ausnahmszustand, in einer Art Sinnesverwirrung, ganz versunken in seine sexuell perversen Phantasien sich befand, geht aus den Species facti klar hervor. So erklärt sich auch, dass er das Nahen des Polizisten erst gewahr wurde, als es zur Flucht zu spät war. Interessant ist in diesem hereditär degenerativ-impulsiven Exhibitionismus die Erweckung des perversen sexuellen Dranges aus seiner Latenz durch den Einfluss des Alkohol.

Eine forensisch bemerkenswerthe Varietät der Exhibitionisten, jedenfalls auf gleicher klinischer neurotisch-degenerativer Grundlage stehend und im eigenartigen Vorgehen durch heftige Libido (Hyperaesthesia sexualis) bei geschädigter Potenz bedingt, stellen die sog. Frotteurs dar.

Die folgenden drei Magnan (op. cit.) entlehnten Beobachtungen sind typisch.

Beobachtung 180. D., 44 Jahre, belastet, Alkoholiker und an Saturnismus leidend, hatte bis vor einem Jahre viel onanirt, oft auch pornographische Bilder gezeichnet und sie seinen Bekannten gezeigt. Wiederholt hatte er sich allein daheim als Weib angezogen.

Seit 2 Jahren, wo er impotent wurde, fühlte er das Bedürfniss, im Menschengedränge in der Dämmerung mentulam denudare eamque ad nates mulieris crassissimae terere.

Einmal in flagranti ertappt, war er zu 4 Monaten Gefängniss verurtheilt worden.

Seine Frau hat eine Milchwirthschaft. Iterum iterumque sibi temperare non potuit quin genitalia in ollam lacte completam mergeret. Er hatte dabei ein wollüstiges Gefühl „wie von Berührung durch Sammt“.

Er war cynisch genug, diese Milch für sich und die Kunden zu benutzen.

Im Gefängniss entwickelte sich bei ihm alkoholischer Verfolgungswahnsinn.

Beobachtung 181. M., 31 Jahre, seit 6 Jahren verheirathet, Vater von 4 Kindern, schwer belastet, episodisch an Melancholie leidend, wurde vor 3 Jahren von seiner Frau betreten, wie er ein Seidenkleid anhatte und sich masturbirte. Eines Tages wurde er in einem Laden betreten, wie er Frottage an einer Dame trieb. Er war tief zerknirscht, verlangte empfindliche Strafe für seinen übrigens unwiderstehlichen Trieb.

Beobachtung 182. G., 33 Jahre, schwer hereditär belastet, wird an einer Omnibusstation betreten, als er Frottage mit seinem Glied au einer Dame trieb. Tiefe Zerknirschung, aber Versicherung, dass er beim Anblick der marcanten Posteriora einer Dame unwiderstehlich hingerissen sei, Frottage zu treiben, dabei ganz verwirrt sei und nicht mehr wisse, was er thue.

Versetzung in die Irrenanstalt.

Beobachtung 183. Ein Frotteur. Z., 1850 geboren, von tadellosem Vorleben, aus guter Familie, Privatbeamter, finanziell gut situirt, unbelastet, nach kurzer Ehe seit 1873 Wittwer, war seit geraumer Zeit in Kirchen dadurch auffällig geworden, dass er sich an Frauenzimmer, gleichgültig ob jung oder alt, von hinten angedrängt und an deren Tournüren herummanipulirt hatte. Man lauerte ihm auf und eines Tages gelang seine Verhaftung in flagranti. Z. war auf's Höchste bestürzt, verzweifelte über seine Lage und bat, indem er ein unumwundenes Geständniss ablegte, um Schonung, da ihm sonst nur der Selbstmord übrig bleibe.

Seit 2 Jahren sei er von dem unglückseligen Hang befallen, sich im Menschengewühl, in Kirchen, an Theaterkassen u. s. w. von rückwärts an Frauenspersonen anzudrängen und mit deren aufgebauschten Kleidern zu manipuliren, wobei Orgasmus und Ejaculation eintrete.

Z. versichert, niemals der Masturbation ergeben gewesen zu sein, auch nach keiner Richtung sexuell pervers empfunden zu haben. Seit dem frühen Tod seiner Frau habe er seine mächtigen sexuellen Bedürfnisse durch temporäre Liebschaften befriedigt, von Bordellen und Lustdirnen sich von jeher angewidert gefühlt. Der Anreiz zu Frottage sei ihm vor 2 Jahren, als er zufällig in der Kirche verweilte, plötzlich gekommen. Obwohl er sich bewusst war, dass es unanständig sei, habe er sich nicht enthalten können, sofort ihm nachzugeben. Seither sei er so erregbar durch die posteriora weiblicher Individuen geworden, dass es ihn förmlich getrieben habe, Gelegenheiten zu Frottage aufzusuchen. Am Weib errege ihn nur die Tournüre, alles Uebrige an Körper oder Kleidung desselben sei ihm ganz gleichgültig, ebenso ob das Weib jung oder alt. schön oder hässlich. Zu naturgemässer Befriedigung habe er seither keine Inclination mehr. Neuerlich erscheinen auch in seinen erotischen Träumen Frottagesituationen.

Während solcher sei er sich seiner Lage und seiner Handlung vollkommen bewusst und bemüht, dieselbe so unauffällig als möglich zu begehen. Nach dem Akt habe er sich immer seiner Handlungsweise geschämt.

Die Expertise gab keine Zeichen von geistiger Krankheit oder geistiger Schwäche, wohl aber solche von Neurasthenia sexualis — ex abstinentia libidinosi (?), worauf auch der Umstand hinwies, dass schon blosse Berührung des Fetisch mit den nicht exhibirten Genitalien zur Ejaculation genügte. Offenbar gelangte der sexuell geschwächte, seiner Potenz misstrauende, libidinöse Z. zu Frottage, indem der Anblick der posteriora feminae zufällig mit einer sexuellen Erregung zusammentraf und diese associative Verbindung einer Wahrnehmung mit einem Gefühl die erstere die Bedeutung eines Fetisch gewinnen liess.

Im Sinne der den öffentlichen Anstand verletzenden und damit strafbaren Handlungen lassen sich hier die Fälle von Statuenschändung anreihen, deren Moreau (op. cit.) eine ganze Reihe aus alter und neuer Zeit gesammelt hat. Leider sind sie zu anekdotenhaft berichtet, um sicher beurtheilt zu werden. Den Eindruck des Pathologischen rufen sie immerhin hervor, so z. B. die Geschichte jenes jungen Mannes (von Lucianus und dem hl. Clemens von Alexandrien erzählt), der eine Venus von Praxiteles zur Befriedigung seiner Lüste gebrauchte, ferner der Fall des Clisyphus, der im Tempel zu Samos die Statue einer Göttin schändete, nachdem er an einer gewissen Stelle ein Stück Fleisch angebracht hatte. Aus neuerer Zeit theilte das Journal L'événement vom 4. März 1877 die Geschichte eines Gärtners mit, der sich in die Statue der Venus von Milo verliebt hatte und über Coitusversuchen an dieser Bildsäule betreten wurde. Diese Fälle stehen jedenfalls mit abnorm starker Libido, bei mangelhafter Potenz oder Muth oder Gelegenheit zu normaler Geschlechtsbefriedigung, in ätiologischem Zusammenhang.

Dasselbe muss angenommen werden für die sog. „Voyeurs“ [1]), d. h. Menschen, welche so cynisch sind, dass sie sich den Anblick eines Coitus zu verschaffen suchen, um ihrer eigenen Potenz aufzuhelfen oder beim Anblick eines erregten Weibes Orgasmus und Ejaculation zu bekommen! Bezüglich dieser aus verschiedenen

---

[1]) Dr. Moll nennt diese Perversion (?) Mixoskopie (von μίξις = geschlechtliche Vereinigung und σκέπτειν = zuschauen). Seine Vermuthung, sie sei dem Masochismus verwandt, indem vielleicht ein Reiz für den Voyeur darin liegt, dass er leidet, indem er ein Weib in dem Besitz eines Anderen sieht, erscheint mir nicht zutreffend. Weiteres Detail siehe bei Moll, „Die conträre Sexualempfindung“, p. 137.

Gründen hier nicht weiter zu erörternden sittlichen Verirrung möge es genügen, auf Coffignon's Buch „La corruption à Paris" zu verweisen. Die Enthüllungen auf dem Gebiet sexueller Perversität und wohl auch Perversion, welche dieses Werk bringt, sind grauenerregend.

2) Nothzucht und Lustmord.

(Oesterr. Stgsb. § 125, 127; Oesterr. Entw. § 192; Deutsch. Stgsb. § 177.)

Unter Nothzucht versteht der Gesetzgeber den an einer Erwachsenen durch gefährliche Bedrohung oder wirkliche Gewaltthätigkeit erzwungenen, an einer solchen im Zustande der Wehr- oder Bewusstlosigkeit ausgeführten oder an einem Mädchen unter 14 Jahren unternommenen ausserehelichen Beischlaf. Immissio penis oder wenigstens Conjunctio membrorum (Schütze) ist zum Thatbestand erforderlich. Auffallend häufig ist heutzutage Nothzucht an Kindern. Hofmann (Ger. Med. I, p. 155) und Tardieu (Attentats) berichten entsetzliche Fälle.

Der Letztere constatirt die Thatsache, dass von 1851 bis incl. 1875 in Frankreich 22,017 Nothzuchtfälle abgeurtheilt wurden, davon allein 17,657 an Kindern begangen.

Das Verbrechen der Nothzucht setzt einen temporär durch Alkoholexcess oder sonstwie mächtig erregten Geschlechtsdrang voraus. Dass ein sittlich intakter Mensch das doch höchst brutale Verbrechen begehe, ist unwahrscheinlich. Lombroso (Goltdammer's Archiv) hält die Mehrzahl der Nothzüchter für degenerative Menschen, besonders dann, wenn die Nothzucht an Kindern oder alten Weibern begangen wurde. Bei vielen derartigen Menschen will er Degenerationszeichen vorgefunden haben.

Thatsächlich ist Nothzucht vielfach impulsiver Akt belasteter imbeciller Menschen [1]), wobei nach Umständen selbst die Bande des Bluts nicht geschont werden.

Denkbar und vorgekommen sind Fälle bei Tobsucht, Satyriasis, Epilepsie.

Dem Akt der Nothzucht kann die Tödtung des Opfers folgen [2]).

---

[1]) Annal. médico-psychol. 1849, p. 515; 1863, p. 57; 1864, p. 215; 1866, p. 253.

[2]) Vgl. die Fälle bei Tardieu, Attentats, p. 182—192.

Es kann sich um unbeabsichtigte Tödtung, um Mord als Mittel, den einzigen Zeugen der Unthat ewig stumm zu machen, handeln, oder um Mord aus Wollust (s. o.). Nur für solche Fälle sollte der Ausdruck „Lustmord"[1]) gebraucht werden.

Die Triebfedern des Mordes aus Wollust wurden früher erörtert. Die dabei angeführten Beispiele sind charakteristisch für die Handlungsweise. Die Präsumption eines Mordes aus Wollust wird sich immer da ergeben, wo sich Verletzungen der Genitalien von solchem Charakter und Umfang vorfinden, dass sie aus einem brutal unternommenen Coitus allein nicht erklärbar sind, noch mehr, wenn Körperhöhlen geöffnet, Körpertheile (Därme, Genitalien) herausgerissen sind[2]), fehlen.

Der Lustmörder aus psychopathischen Bedingungen dürfte niemals Complicen haben.

Beobachtung 184. Schwachsinn, Epilepsie. Versuchte Nothzucht. Tod des Opfers. Am 27. Mai 1888 Abends spielte der 8jährige Knabe Blasius mit anderen Kindern in der Nähe des Dorfes S. Ein unbekannter Mann kam des Weges daher und lockte den Knaben in den Wald.

Am folgenden Tag fand man in einer Schlucht die Leiche des Knaben mit aufgeschlitztem Bauch, einer Schnittwunde in der Herzgegend und zwei Stichwunden am Halse.

Da schon am 21. Mai ein Mann, auf welchen die Beschreibung des Mörders des Knaben passte, ein 6jähriges Mädchen in analoger Weise zu behandeln versucht hatte, was nur durch zufällige Umstände vereitelt wurde, vermuthete man einen Lustmord.

Es wurde constatirt, dass die Leiche in hockender Stellung, nur mit Hemd und Brustfleck bekleidet aufgefunden wurde, ferner dass am Hodensack eine lange Schnittwunde sich vorfand.

Der Verdacht des Mordes lenkte sich auf einen Bauernknecht E., jedoch gelang es bei der Confrontation mit den Kindern nicht, seine Identität mit dem Unbekannten, der den Knaben in den Wald gelockt hatte, zu erweisen. Ueberdies brachte er mit Hülfe seiner Schwester einen Alibibeweis zu Stande.

Der unermüdlichen Gendarmerie gelang es, neue Verdachtmomente zu sammeln und endlich gestand E.

Das Mädchen habe er in den Wald gelockt, niedergeworfen, dessen Geschlechtstheile entblösst, dasselbe brauchen wollen. Da es aber einen Kopfausschlag hatte und heftig schrie, sei ihm die Lust vergangen und er entflohen.

Nachdem er den Knaben in den Wald gelockt unter dem Vorwand, ihm Vogelnester auszuheben, sei ihm die Lust gekommen, ihn zu brauchen. Da derselbe sich weigerte, die Hose abzuziehen, habe er ihm dieselbe herab-

---

[1]) Vgl. Holtzendorff, Psychologie des Mords.

[2]) Tardieu, Attentats, Beob. 51. p. 188.

genommen, da er zu schreien anfing, ihm zwei Stiche in den Hals versetzt. Darauf habe er ober dessen Schamberg, in Nachahmung eines weiblichen Geschlechtstheils, einen Schnitt gemacht, um durch diese Spalte seine Lust zu befriedigen. Da der Körper aber gleich kalt geworden sei, habe er die Lust verloren und bei der Leiche gleich Messer und Hände gereinigt und die Flucht ergriffen.

Es sei ihm nämlich wie er den Knaben todt sah, Angst aufgestiegen und sein Glied sei schlapp geworden.

Während seines Verhörs spielte E. ganz apathisch an einem Rosenkranz. Er habe im Schwachsinn gehandelt. Er könne nicht begreifen, wie er so was habe thun können. Es müsse im Geblüte stecken, denn er werde öfters blöde, fast zum Umfallen. Frühere Dienstgeber berichten, dass er Zeiten hatte, wo er gedankenlos, störrisch war, Tagelang nichts arbeitete, die Gesellschaft mied.

Sein Vater gibt an, dass E. schwer lernte, ungeschickt zur Arbeit und oft so stutzig war, dass man sich gar nicht getraute, ihn zu strafen. Er ass dann nichts, lief gelegentlich auf und davon, blieb Tagelang aus.

Auch schien er in solchen Zeiten ganz in Gedanken verloren, verzerrte ganz eigenthümlich das Gesicht und sprach ganz ungereimte Dinge.

Noch als Jüngling habe er gelegentlich ins Bett gepisst und sei auch als Schüler öfter mit nassen oder kothigen Kleidern aus der Schule heimgekommen. Im Schlaf war er sehr unruhig, so dass man nicht neben ihm schlafen konnte. Er habe niemals Kameraden gehabt. Grausam, schlecht oder unsittlich sei er nie gewesen.

Die Mutter deponirt analog, ferner dass E. im 5. Jahr zum erstenmal Fraisen und einmal 7 Tage lang die Sprache verloren hatte. Etwa im 7. Jahre habe er einmal 40 Tage lang Fraisenanfälle gehabt und sei auch wassersüchtig gewesen. Auch später habe es ihn noch oft im Schlafe gerissen, er habe dabei oft im Schlafe gesprochen und am Morgen nach solchen Nächten sei jeweils das Bett ganz nass gewesen.

Zeitweilig sei gar nichts mit ihm zu richten gewesen. Da die Mutter nicht wusste, ob das Bosheit oder Krankheit sei, habe sie sich nicht getraut, ihn zu bestrafen.

Seit den Fraisenanfällen im 7. Jahre sei er geistig so zurückgegangen, dass er nicht einmal die gewöhnlichen Gebete lernen konnte, auch sei er sehr jähzornig geworden.

Nachbarn, Gemeindevorsteher, Lehrer bestätigen, dass E. ein eigenartiger, geistig schwacher, jähzorniger, zeitweise ganz eigenthümlicher, offenbar in einem psychischen Ausnahmszustande befindlicher Mensch war.

Aus den Explorationen der Gerichtsärzte ergibt sich Folgendes:

E. ist gross, schlank, schlecht genährt, hat einen Schädelumfang von schwach 53 cm. Der Schädel ist rhombisch verschoben, in der Hinterhauptgegend steil abfallend.

Die Miene ist intelligenzlos, der Blick ist starr, ausdruckslos, die Körperhaltung nachlässig, nach vorne gebeugt; die Bewegungen sind langsam, schwerfällig. Genitalien normal entwickelt. Die ganze Erscheinung des E. deutet auf Torpidität und geistige Schwäche.

Degenerationszeichen, Abnormität vegetativer Organe, Störungen von Seiten der Mobilität und Sensibilität sind nicht nachweisbar. E. stammt aus ganz gesunder Familie. Er weiss nichts von Fraisen, nächtlichem Bettnässen erzählt aber, dass er in den letzten Jahren Anfälle von Schwindel und „Blödigkeit“ im Kopf gehabt habe.

Seinen Mord leugnet er Anfangs rundweg. Später gesteht er Alles ganz zerknirscht und motivirt sein Verbrechen klar vor dem Untersuchungsrichter. Nie sei ihm früher ein solcher Gedanke gekommen.

E. ist seit Jahren der Onanie ergeben. Er trieb sie bis zu zweimal täglich. Aus Mangel an Muth will er sich nie daran gewagt haben, vom Weibe den Coitus zu begehren, obwohl ihm in erotischen Träumen ausschliesslich bezügliche Situationen vorschwebten. Weder im Traum noch im wachen Zustand habe er je perverse Triebrichtungen gehabt, speciell keine conträr sexualen und keine sadistischen. Auch der Anblick des Tödtens von Thieren habe ihn nie interessirt. Als er das Mädchen in den Wald lockte, habe er an demselben allerdings seine Lust befriedigen wollen; wie es aber kommen konnte, dass er an dem Knaben sich vergriff, wisse er nicht zu erklären. Er müsse damals von Sinnen gewesen sein. Die Nacht nach dem Morde habe er aus Angst nicht geschlafen, seine That auch schon zweimal gebeichtet, um sein Gewissen zu erleichtern. Er fürchte sich nur vor dem Gehängtwerden. Nur das möge man ihm nicht anthun, er habe ja in Schwachsinnigkeit seine That begangen.

Warum er dem Knaben den Leib ganz aufgeschnitten, wisse er nicht zu sagen. Es sei ihm nicht beigefallen, in den Eingeweiden zu wühlen, sie zu beriechen u. s. w. Er behauptet am Tage nach dem Attentat auf das Mädchen und in der Nacht nach dem Morde des Knaben seinen Fraisenanfall gehabt zu haben. Zur Zeit seiner Strafthaten sei er zwar ganz bei sich gewesen, habe aber das was er thue gar nicht bedacht.

Er leide viel an Kopfweh, vertrage keine Hitze, keinen Durst, kein geistiges Getränke, habe Stunden, wo er ganz verwirrt im Kopfe sei. Die Prüfung der Intelligenz ergibt einen hohen Grad von Schwachsinn.

Das Gutachten (Dr. Kautzner in Graz) erweist die Imbecillität und die epileptische Neurose des Angeklagten und macht es wahrscheinlich, dass die Verbrechen desselben, für welche zudem nur eine summarische Erinnerung besteht, in einem durch die Neurose bedingten (praeepileptischen) psychischen Ausnahmszustand begangen wurde. Unter allen Umständen sei E. höchst gemeingefährlich und wahrscheinlich lebenslänglich der Internirung in einer Irrenanstalt bedürftig.

3) Körperverletzung, Sachbeschädigung, Thierquälerei auf Grund von Sadismus[1]).

(Oesterr. § 152, 411; Deutschl. § 223 [körperl. Beschädigung]; Oesterr. § 85. 468; Deutschl. § 303 [Sachbeschädigung]; Oesterr. Polizeiverordnung; Deutschl. Stgsb. § 360 [Thierquälerei]).

Abgesehen von dem im vorausgehenden Abschnitt besprochenen Lustmord finden sich als mildere Ausdrucksweisen sadistischer

[1]) Auch dem Masochismus kann unter Umständen eine forensische Bedeutung zukommen. Den Grundsatz „volenti non fit injuria“ kennt das mo-

Antriebe solche zum Blutigstechen, Flagelliren, Besudeln von weiblichen Individuen, Flagelliren von Knaben, Misshandeln von Thieren u. s. w. vor.

Die schwer degenerative Bedeutung derartiger Fälle ergibt sich klar aus der im allgemeinen pathologischen Theil besprochenen Casuistik. Solche geistig Entartete können, falls sie ihre perversen Gelüste nicht zu beherrschen vermögen, nur Gegenstand der Versorgung in einer Irrenanstalt sein.

4) Körperverletzung, Raub, Diebstahl auf Grund von Fetischismus.

(Oesterr. § 190; Deutschl. § 249 [Raub]; Oesterr. § 171 u. 460; Deutschl. § 242 [Diebstahl]).

Aus dem bezüglichen Kapitel der allgemeinen Pathologie geht hervor, dass pathologischer Fetischismus die Ursache von Delikten werden kann. Als solche kennt man bis jetzt Zopfabschneiden (Beob. 78, 79, 80), Rauben oder Stehlen von Frauenwäsche, Taschentüchern, Schürzen (Beob. 82, 83, 85, 86), Frauenschuhen (Beob. 68, 87, 88), Seidenstoffen (Beob. 93). Daran, dass derartige Attentäter psychisch schwer belastete sind, kann nicht gezweifelt werden. Zur Annahme geistiger Unfreiheit und damit der Unzurechnungsfähigkeit muss aber der Nachweis erbracht werden, dass unwidersteh-

---

derne Strafrecht nicht mehr, und das geltende österreichische Strafgesetz sagt in § 4 ausdrücklich: Verbrechen werden auch an solchen Personen begangen, die ihren Schaden selbst verlangen.

Wie Herbst (Handb. d. österr. Strafrechts. Wien 1878, p. 72) bemerkt, gibt es trotzdem Verbrechen, welche durch den Mangel der Einwilligung des Verletzten bedingt und daher nicht vorhanden sind, sobald der als verletzt Erscheinende dazu seine Einwilligung gegeben hat, z. B. Diebstahl, Nothzucht.

Herbst zählt aber hieher auch die Einschränkung der persönlichen Freiheit (?).

In der jüngsten Zeit ist eine principielle Aenderung der Anschauungen in diesem Punkte eingetreten. Das Strafgesetzbuch für das deutsche Reich betrachtet bei der Tödtung eines Menschen dessen Einwilligung als so schwerwiegenden Umstand, dass eine ganz andersartige, viel mildere Strafe eintritt (§ 216). Ebenso der Entwurf des österr. Strafgesetzes (§ 222). Man hat dabei die sogen. Doppelselbstmorde der Liebespaare im Auge gehabt. Bei Körperverletzung und Freiheitsentziehung wird aber wohl die Einwilligung des Verletzten eine analoge Berücksichtigung durch den Richter finden müssen. Für die Beurtheilung der Wahrscheinlichkeit einer behaupteten Einwilligung ist jedenfalls die Kenntniss des Masochismus von Wichtigkeit.

licher Zwang, sei es im Sinn eines impulsiven Aktes, sei es durch Schwachsinn, der eine Beherrschung des strafbaren perversen Antriebs unmöglich machte, vorhanden war.

Derartige Delikte und die eigenthümliche Art ihrer Ausführung, die doch von einem gewöhnlichen Raub oder Diebstahl bedeutend abweicht, nöthigen immerhin zu einer gerichtsärztlichen Exploration. Dass aber das Delikt an und für sich keineswegs psychopathologischen Umständen zu entspringen braucht, lehren jene seltenen Fälle von Zopfabschneiden [1]) aus blosser — Gewinnsucht.

5) Unzucht mit Individuen unter 14 Jahren. Schändung (Oesterr.).

(Oesterr. Stgsb. § 128, 132; Oesterr. Entw. § 189, 191 [3]; Deutsch. Stgsb. § 174, 176 [3].)

Unter Unzucht (Schändung) an geschlechtlich unreifen Individuen fasst der Gesetzgeber alle möglichen unsittlichen Handlungen an Personen unter 14 Jahren zusammen, die nicht unter den Begriff Nothzucht gehören. Der Ausdruck „Unzucht“ im gesetzlichen Sinne des Wortes vereinigt die trostlosesten Verirrungen und grössten Scheusslichkeiten, deren nur der von Wollust triefende, sittlich und meist auch sexuell schwache Mensch fähig werden kann.

Ein gemeinsamer Zug dieser an mehr oder weniger noch der Kindheit angehörigen Individuen begangenen Unzuchtsdelikte ist der des Unmännlichen, Bübischen, oft geradezu Läppischen. Thatsächlich werden derartige Delikte, abgesehen von pathologischen Existenzen, wie sie Imbecille, Paralytiker und dem Altersblödsinn Verfallene repräsentiren, fast ausschliesslich von jugendlichen Menschen, die ihrer Potenz und ihrem Muth noch nicht trauen, oder von Wüstlingen, die ihre Potenz mehr weniger eingebüsst haben, begangen. Es ist psychologisch undenkbar, dass der völlig potente und geistig intakte Erwachsene Gefallen an der Unzucht mit Kindern fände.

Die Phantasie des Wüstlings in der aktiven und passiven In-

---

[1]) Nach österr. Recht dürfte dieses Delikt als leichte körperliche Beschädigung unter § 411 fallen, nach deutschem Strafrecht liegt hier Körperverletzung vor (vgl. Liszt p. 325).

scenirung unzüchtiger Handlungen ist eine äusserst grosse, und es fragt sich, ob mit der folgenden summarischen Aufzählung der forensisch bis jetzt bekannten alle Möglichkeiten erschöpft sind.

Am häufigsten besteht die Unzucht in wollüstiger Betastung (nach Umständen auch Flagellation) [1]), aktiver Manustupration, Verleitung von Kindern zur Unzucht durch Benützung derselben zu Onanisirung, wollüstiger Betastung. Seltenere Delikte sind Cunnilingus, Irrumare an Knaben oder Mädchen, Paedicatio puellarum, Coitus zwischen den Schenkeln, Exhibition.

In einem Fall, den Maschka (Handb. III, p. 174) berichtet, liess ein junger Mann Mädchen von 8—12 Jahren nackt in seinem Zimmer tanzen, springen, vor seinen Augen uriniren, bis er Ejaculation bekam.

Nicht selten ist der Missbrauch von Knaben durch wollüstige Weiber, die mit diesen eine Conjunctio membrorum vornehmen, um durch Friction sich zu befriedigen, oder sich durch Onanisirung zu befriedigen suchen [2]).

Eines der scheusslichsten Beispiele hat Tardieu erlebt. In demselben masturbirten Dienstmägde im Verein mit ihren Liebhabern ihnen anvertraute Kinder, trieben Cunnilingus mit einem 7jährigen Mädchen, introducirten ihm Rüben und Kartoffeln in vaginam und einem 2jährigen Knaben in anum!

Beobachtung 185. Z., 62 J., schwer belastet, Masturbant, hat angeblich nie coitirt, häufig Fellatio getrieben. Er befindet sich in der Irrenanstalt wegen Paranoia. Sein grösster Genuss war es gewesen, 10—14jährige Mädchen an sich zu locken, Cunnilingus und andere Scheusslichkeiten mit ihnen zu treiben. Er ejaculirte dabei unter Orgasmus.

Masturbation verschaffte ihm nicht dieselbe Befriedigung und brachte nur mühsam Ejaculation zu Stande. Faute de mieux war er auch Fellator virorum, gelegentlich Exhibitionist. Phimosis. Asymmetrischer Schädel. (Pelanda, Arch. di Psichiatria X, fascic 3—4.)

Beobachtung 186. X., Priester, 40 Jahre, stand unter der Anklage, Mädchen von 10—13 Jahren zu sich gelockt, sie entkleidet, wollüstig betastet und im Anschluss daran sich masturbirt zu haben.

Er ist belastet, von Kindheit auf Onanist, moralisch imbecill, von jeher sexuell sehr erregbar. Schädel etwas klein. Penis ungewöhnlich gross; Andeutung von Hypospadie. (Ebenda.)

Beobachtung 187. K., 23 Jahre, Werkelmann, ist angeklagt und überwiesen, wiederholt kleine Knaben und hie und da auch Mädchen an sich gelockt und an abgelegenen Orten mit ihnen Unzucht (mutuelle Masturbation,

---

[1]) Fälle s. Friedreich's Blätter f. ger. Anthropologie 1859, III, p. 77.

[2]) Fälle Maschka, Hdb. III, p. 175. — Casper's Vierteljahrsschr. 1852, Bd. I. — Tardieu, Attentats aux moeurs.

Fellatio puerorum, Betastung der Genitalien von Mädchen) getrieben zu haben.

K. ist imbecill, auch körperlich verkümmert, kaum 1,5 m hoch, von rhachitisch hydrocephalem Schädel, mit gerieften, defekten, unregelmässigen, schlechten Zähnen. Wulstige Lippen, blöde Miene, stotternde Sprache, täppische Haltung vervollständigen das Bild geistig-körperlicher Entartung. K. benimmt sich wie ein Kind, das auf einem dummen Streich ertappt wurde.

Bartwuchs kaum erkenntlich. Genitalien gut und normal entwickelt.

Er hat ein oberflächliches Bewusstsein, etwas Ungehöriges begangen zu haben, aber der sittlichen, socialen und rechtlichen Bedeutung seiner Delikte ist er sich nicht bewusst.

K. stammt von einem trunksüchtigen Vater und einer Mutter, die durch die üble Behandlung ihres Mannes irrsinnig wurde und im Irrenhause starb. Der Knabe erblindete fast völlig in den ersten Lebensjahren durch Hornhautgeschwüre, wuchs vom 6. Jahre bei einer Armenbetheilten auf und verdiente sich, herangewachsen, kümmerlich seinen Unterhalt als Drehorgelspieler.

Sein Bruder ist ein Taugenichts, er selbst galt als ein mürrischer, zänkischer, boshafter, launenhafter, reizbarer Mensch.

Das Gutachten betonte die intellectuelle moralische und körperliche Verkümmerung des Inculpaten.

Leider muss zugestanden werden, dass gerade die scheusslichsten dieser Unzuchtsdelikte geistig Gesunde betreffen, die aus Uebersättigung im Geschlechtsgenuss, aus Geilheit und Rohheit, nicht selten in angetrunkenem Zustande, so weit ihre Menschenwürde vergessen.

Ein grosser Theil dieser Fälle steht aber entschieden auf krankhaftem Boden. Dies gilt namentlich für diejenigen, wo ein Greis [1]) der Verführer der Jugend ist.

Ich stimme Kirn bei, wenn er in solchen Fällen unter allen Umständen eine Exploratio mentalis für nöthig hält, da hier häufig genug ein wiedererwachender, perverser, krankhaft starker, zudem unbeherrschbarer Geschlechtstrieb als Theilerscheinung einer Dementia senilis sich ermitteln lässt.

[1]) Vgl. Kirn, Allg. Zeitschr. f. Psych. 39. p. 217.

6) Unzucht wider die Natur (Sodomie)[1].

(Oesterr. Stgsb. § 129; Entw. § 190; Deutsch. Stgsb. § 175.)

a) Thierschändung (Bestialität)[2].

Auch die Thierschändung, so monströs und widerlich sie jedem anständigen Menschen erscheinen muss, entspringt keineswegs immer psycho-pathologischen Bedingungen. Tiefstehende Moralität, grosser geschlechtlicher Drang bei erschwerter naturgemässer Befriedigung dürften Hauptmotive dieser sowohl bei Männern als bei Frauen vorkommenden widernatürlichen Geschlechtsbefriedigung sein.

Durch Polak wissen wir, dass sie in Persien nicht selten aus dem Wahn hervorgeht, durch den sodomitischen Akt die Gonorrhöe los zu werden, gleichwie in Europa noch vielfach der Glaube besteht, der Beischlaf mit einem kleinen Mädchen vermöge von der Venerie zu heilen.

Erfahrungsgemäss ist Bestialität in Kuh- und Pferdeställen kein allzu seltenes Vorkommniss. Gelegentlich kann sich der Betreffende auch an Ziegen, Hündinnen, ja, wie ein Fall bei Tardieu und einer bei Schauenstein (Lehrb. p. 125) lehren, sogar an Hennen vergreifen.

Bekannt ist die Verfügung Friedrichs d. Gr. im Falle eines Cavalleristen, der eine Stute geschändet hatte: „Der Kerl ist ein Schwein und soll unter die Infanterie gesteckt werden."

Der Verkehr weiblicher Individuen mit Thieren beschränkt sich auf den mit Hunden. Ein monströses Beispiel von sittlicher Depravation in grossen Städten ist der von Maschka (Handb. III.) berichtete Fall einer Weibsperson in Paris, die in geschlossenen Kreisen gegen ein Eintrittsgeld vor Wüstlingen

---

[1]) Ich folge dem herrschenden Sprachgebrauch, indem ich Bestialität und Päderastie unter dem gemeinsamen Ausdruck Sodomie bespreche. In der Genesis (Cap. 19), woher dieses Wort stammt, bezeichnet es ausschliesslich das Laster der Päderastie. Später hat man Sodomie vielfach als gleichbedeutend mit Bestialität gebraucht. Die Moraltheologen, wie der hl. Alphons von Liguori, Gury u. A. haben immer richtig, d. h. im Sinne der Genesis unterschieden zwischen: Sodomia, i. e. concubitus cum persona ejusdem sexus und Bestialitas, i. e. concubitus cum bestia (vgl. Olfus, Pastoralmedicin p. 78).

Die Juristen haben Verwirrung in die Terminologie gebracht, indem sie eine „Sodomia ratione sexus" und eine „S. ratione generis" statuiren. Die Wissenschaft sollte sich aber hier als ancilla Theologiae bekennen und zum richtigen Sprachgebrauch zurückkehren.

[2]) Interessante histor. Notizen s. Krauss, Psychol. d. Verbrechens p. 180; Maschka, Hdb. III, p. 188: Hofmann, Lehrb. d. ger. Med., p. 180; Rosenbaum, Die Lustseuche.

sich damit producirte, dass sie sich von einem abgerichteten Bulldogg begatten liess!

Auf den geistigen Zustand von Thierschändern wurde in foro bisher wenig Rücksicht genommen.

In mehreren Fällen, die dem Verf. bekannt wurden, handelte es sich um Schwachsinnige.

Auch der Thierschänder Schauenstein's war geisteskrank.

Ein entschieden krankhaft bedingter Fall von Bestialität ist der folgende. Er betrifft einen Epileptiker. Der sexuelle Drang zu Thieren erscheint hier als Aequivalent des normalen Sexualtriebs.

Beobachtung 188. X., Bauer, 40 Jahre, griechisch-katholisch. Vater und Mutter waren starke Trinker. Vom 5. Jahre ab bekam Pat. epileptische Anfälle, d. h. er fällt bewusstlos um, liegt 2–3 Minuten regungslos, dann rafft er sich auf und läuft planlos mit weit aufgerissenen Augen davon. Mit 17 Jahren Erwachen des Geschlechtstriebs. Pat. hatte weder sexuelle Neigung zu Weibern, noch zu Männern, wohl aber zu Thieren (Vögel, Pferde u. s. w.). Er coitirte mit Hühnern, Enten, später mit Pferden, Kühen. Nie Onanie.

Pat. ist Heiligenbildmaler, sehr geistesbeschränkt. Seit Jahren religiöse Paranoia mit Ekstasezuständen. Er hat eine „unerklärliche“ Liebe für die Gottesmutter, für die er sein Leben hingeben möchte. In die Klinik aufgenommen, erweist sich Pat. frei von Gebrechen und von anatomischen Degenerationszeichen.

Er hat von jeher Aversion gegen Frauen gehabt. Bei einmaligem Versuch mit einem Weib zu coitiren, war er impotent. Thieren gegenüber immer sehr potent. Er ist Frauen gegenüber sehr schamhaft. Coitus mit solchen erscheint ihm fast wie Sünde (Kowalewsky, Jahrb. f. Psychiatrie VII, Heft 3).

Beobachtung 189. Am 23. September 1889 Mittags fing der 16 Jahre alte Schuhmacherlehrling W. im Garten des Nachbars eine Gans und beging an dem Thier Akte der Bestialität, bis der Nachbar hinzukam. Auf dessen Vorhalt sagte W.: „Nun, fehlt der Gans etwas?“ und entfernte sich. Im Verhör gestand er den Sachverhalt, entschuldigte sich aber mit temporärer Geistesabwesenheit. Seit einer schweren Krankheit mit 12 Jahren habe er mehrmals im Monat mit Hitze im Kopf verbundene Anfälle, in welchen er geschlechtlich sehr aufgeregt sei, sich nicht zu helfen wisse, auch nicht wisse, was er thue. In einem solchen Anfall habe er die That begangen. Er verantwortete sich in gleicher Weise in der Hauptverhandlung, behauptete, von der Species facti nur aus den Angaben des Nachbars etwas zu wissen. Der Vater theilt mit, dass W., aus gesunder Familie stammend, seit Scarlatina mit 5 Jahren immer kränklich gewesen sei, mit 12 Jahren eine hitzige Kopfkrankheit gehabt habe. W. war gut beleumundet, lernte gut in der Schule, half später seinem Vater beim Handwerk. Der Masturbation war er nicht ergeben.

Die ärztliche Exploration ergab keine intellectuellen noch ethischen

Defecte. Die körperliche Untersuchung ermittelte normale Genitalien, Penis relativ stark entwickelt, erhebliche Steigerung des Kniesehnenreflexes. Im Uebrigen negativer Befund.

Die Amnesie tempor. delicti erwies sich als nicht stichhaltig. Von früheren Anfällen geistiger Störung war nichts zu eruiren, von solchen in der 6wöchentlichen Beobachtungszeit nichts wahrzunehmen. Eine Perversion der Vita sexualis bestand nicht. Das ärztliche Gutachten gab die Möglichkeit zu, dass von einer Hirnerkrankung herrührende organische Momente (Fluxion zum Kopf) von Einfluss bei Verübung der incriminirten Handlung gewesen sein können. (Aus einem Gutachten des Hrn. Dr. Fritsch in Wien.)

Beobachtung 190. Impulsive Sodomie. A., 16 Jahre, Gärtnerjunge, unehelich, Vater unbekannt, Mutter schwer belastet, hysteroepileptisch. A. hat difformen, asymmetrischen Gehirn- und Gesichtsschädel, desgleichen Skelet, ist klein, war seit der Kindheit Masturbant, immer moros, apathisch, die Einsamkeit liebend, höchst reizbar, in seinen Affecten von geradezu pathologischer Reaction. Er ist imbecill, wohl durch Masturbation körperlich sehr herabgekommen und neurasthenisch. Ueberdies bietet er hysteropathische Symptome (Einschränkung des Sehfelds, Dyschromatopsie, Herabsetzung von Geruch, Geschmack, Gehör rechts, Anaesthesia testiculi dextr. Clavus u. s. w.).

A. ist überwiesen, Hunde und Lapins theils masturbirt, theils sodomisirt zu haben. 12 Jahre alt, sah er, wie Knaben einen Hund masturbirten. Er machte es nach und konnte sich nicht enthalten, in der Folge Hunde, Katzen, Lapins in dieser scheusslichen Weise zu misshandeln. Viel häufiger sodomisirte er aber weibliche Kaninchen, die einzigen Thiere, welche für ihn einen Reiz hatten. Mit Einbruch der Nacht pflegte er sich nach dem Kaninchenstall seines Herrn zu begeben, um seinem entsetzlichen Drang zu fröhnen. Man fand wiederholt Lapins mit zerrissenem Rectum. Die bestialen Akte spielten sich immer in derselben Weise ab. Es handelte sich um förmliche Anfälle, die etwa alle 8 Wochen und jeweils Abends in identischer Weise sich einstellten. A. bekam grosses Unbehagen, ein Gefühl, wie wenn man ihm den Kopf zerhämmere. Es war ihm, wie wenn er den Verstand verliere. Er kämpfte gegen den auftretenden Zwangsgedanken, Lapins zu sodomisiren, empfand wachsende Angst dabei, Steigerung des Kopfschmerzes bis zur Unerträglichkeit. Auf der Höhe des Zustands Glockenläuten, Ausbruch von kaltem Schweiss, Zittern der Kniee, endlich Aufhören der Widerstandsfähigkeit und impulsive Ausführung der perversen Handlung. Sobald dieselbe geschehen ist, wird er frei von Angst. Die nervöse Krise ist geschwunden, er ist wieder Herr seiner selbst, empfindet tiefe Beschämung über das Vorgefallene und fürchtet die Wiederkehr solcher Situationen. A. versichert, dass er in solchen Krisen vor die Wahl gestellt, ein Weib oder ein Lapinweibchen zu gebrauchen, nur sich zu letzterem entschliessen könnte. Auch intervallär erregen einzig unter den Hausthieren Lapins sein Wohlgefallen. In seinen Ausnahmszuständen genügt ihm zur sexuellen Befriedigung meist das blosse Andrücken, Küssen u. s. w. des Lapin, zuweilen geräth er aber dabei in solchen furor sexualis, dass er stürmisch das Thier sodomisiren muss.

Die erwähnten bestialen Akte sind die einzigen, welche ihn sexuell befriedigen und die einzige ihm mögliche Art sexueller Thätigkeit. A. versichert, dass er dabei nie ein Wollustgefühl hatte, sondern Befriedigung nur insofern, als er dadurch aus seiner qualvollen, durch impulsiven Zwang geschaffenen Situation befreit wurde.

Es gelang leicht der ärztlichen Epikrise nachzuweisen, dass dieses menschliche Scheusal ein psychisch Degenerirter, unfreier Kranker, kein Verbrecher ist. (Boeteau, La France médicale 38. Jahrgang Nr. 38.)

Nicht psycho-pathologisch erscheint der folgende Fall.

Beobachtung 191. Sodomie. In einer Provinzstadt ertappte man einen 30 Jahre alten Mann aus höherem Stande im sodomitischen Verkehr mit einer Henne. Man hatte lange nach dem Uebelthäter gefahndet, weil die Hennen im Hause, eine nach der anderen, zu Grunde gingen. Auf die Frage des Gerichtspräsidenten, wie der Betreffende zu dieser scheusslichen Handlung gekommen sei, vertheidigte sich der Angeklagte mit Hinweis auf seine kleinen Genitalien, die ihm den Verkehr mit Weibern unmöglich machten. Die ärztliche Untersuchung ergab thatsächlich äusserst kleine Genitalien. Das Individuum war geistig ganz normal.

Ueber etwaige Belastung, Zeit des Erwachens des Sexualtriebs u. s. w. fehlen Angaben. (Gyurkovechky, Männl. Impotenz 1889. S. 82.)

b) Mit Personen desselben Geschlechts (Päderastie, Sodomia sensu strictiori).

Deutschland kennt nur widernatürliche Unzucht zwischen männlichen Personen. Oesterreich kennt solche zwischen Personen desselben Geschlechts, wonach also auch Unzucht zwischen Weib und Weib strafrechtlicher Verfolgung unterstehen würde.

Unter den unzüchtigen Handlungen zwischen männlichen Individuen nimmt die Päderastie (Immissio penis in anum) das Hauptinteresse in Anspruch. An diese Perversität sexuellen Handelns hat der Gesetzgeber wohl ausschliesslich gedacht und nach den Ausführungen hervorragender Interpreten der Strafgesetzgebung (Oppenhoff, Stgsb., Berlin 1872, p. 324 und Rudolf und Stenglein, D. Strafgesb. f. d. Deutsche Reich 1881, p. 423) gehörte Immissio penis in corpus vivum zum Thatbestand des im § 175 vorgesehenen Verbrechens.

Nach dieser Auffassung entfiel die strafgerichtliche Ahndung von anderweitigen unzüchtigen Handlungen zwischen männlichen Personen, soweit sie nicht durch Verletzung der öffentlichen Schamhaftigkeit, Anwendung von Gewalt oder Vornahme an Knaben unter 14 Jahren complicirt erschien. Von dieser Auffassung ist man in der letzten Zeit wieder abgegangen und erachtet das Verbrechen der widernatürlichen Unzucht unter Männern als vorhanden, wenn auch nur beischlafähnliche Handlungen stattfanden [1]).

Die Forschungen über conträre Sexualempfindung haben die mannmännliche Liebe in ein ganz anderes Licht gestellt, als das, in welchem die aus ihr hervorgehenden Unzuchtsdelikte, speciell die Päderastie, zur Zeit der Abfassung der Gesetzbücher standen. Die Thatsache einer psychopathologischen Begründung vieler Fälle von conträrer Sexualempfindung lässt keinen Zweifel darüber zu, dass auch die Päderastie die Handlung eines Unzurechnungsfähigen sein kann und zwingt dazu, ferner in foro nicht bloss die That, sondern auch den geistigen Zustand des Thäters zu berücksichtigen.

Die Eingangs dieses Abschnitts aufgestellten Gesichtspunkte müssen auch hier massgebend sein. Nicht die That, sondern einzig und allein die anthropologisch-klinische Würdigung des Thäters kann die Entscheidung herbeiführen, ob strafwürdige Perversität oder krankhafte und nach Umständen die Strafbarkeit ausschliessende Perversion des geistigen und Trieblebens vorliege.

Die nächste Frage in foro muss dahin gehen, ob die sexuelle Neigung zu Personen desselben Geschlechts eine angeborene oder eine erworbene Erscheinung sei, im letzteren Falle, ob sie eine krankhafte Perversion oder bloss eine moralische Verirrung (Perversität) darstellt.

Die angeborene conträre Sexualempfindung kommt nur bei krankhaft veranlagten (belasteten) Individuen vor, als Theilerscheinung einer durch anatomische oder funktionelle oder durch beiderlei Abnormitäten gekennzeichneten Belastung. Um so klarer wird der Fall und um so sicherer die Diagnose, wenn das Individuum in Charakter und ganzem Fühlen seiner geschlechtlichen Eigenart entsprechend erscheint, der Neigung zu Personen des anderen Geschlechts vollkommen entbehrt oder gar Horror vor sexuellem Verkehr mit solchen empfindet, wenn der Betreffende in dem Drang zur Be-

[1]) Wie spitzfindig, anstössig und bedenklich für den Richter die Beurtheilung dieser „beischlafähnlichen“ Handlungen für die Constatirung des objectiven Thatbestands des Verbrechens sein mag, deuten gut an eine Arbeit über die Strafbarkeit des mannmännlichen Verkehrs in der Zeitschr. f. d. gesammte Strafrechtswissenschaft Bd. VII, Heft 1, sowie eine solche in Friedreich's Blättern f. gerichtl. Medicin. Jahrgang 1891, Heft 6. — Siehe ferner Moll's Buch „Conträre Sexualempfindung“ p. 223 u. ff., und Bernhardi „Der Uranismus“, Berlin 1882.

friedigung der conträren Sexualempfindung Merkmale anderweitiger Anomalie des Sexuallebens, sowie tiefere Degeneration in Form von Periodicität des Drangs und impulsivem Handeln bietet und eine neuro- und psychopathische Persönlichkeit ist.

Die weitere Frage betrifft den Geisteszustand des Urnings. Ist dieser ein solcher, dass die Bedingungen der Zurechnungsfähigkeit überhaupt fehlen, so ist der Päderast kein Verbrecher, sondern ein unzurechnungsfähiger Geisteskranker.

Dieser Fall ist aber bei geborenen Urningen offenbar der seltenere. In der Regel bieten sie höchstens elementare psychische Störungen, welche die Zurechnungsfähigkeit an und für sich nicht aufheben.

Damit ist aber die forensische Frage der Verantwortlichkeit des Urnings nicht abgethan. Der Sexualtrieb ist eines der mächtigsten organischen Bedürfnisse. Keine Gesetzgebung findet die aussereheliche Befriedigung des Sexualtriebs an und für sich strafbar; dass der Urning pervers fühlt, ist nicht seine Schuld, sondern die einer abnormen Naturanlage. Sein sexuelles Verlangen mag ästhetisch höchst widerlich sein, von seinem krankhaften Standpunkt aus ist es ein natürliches. Dazu kommt, dass bei der Mehrzahl dieser Unglücklichen der perverse Sexualtrieb mit abnormer Stärke sich geltend macht und dass ihr Bewusstsein vielfach den perversen Trieb nicht als etwas Widernatürliches erkennt. Damit ermangeln sie sittlicher, ästhetischer Gegengewichte zur Bekämpfung des Drangs.

Unzählige normal constituirte Menschen sind im Stande, auf Befriedigung ihrer Libido zu verzichten, ohne durch diese erzwungene Abstinenz an ihrer Gesundheit Schaden zu nehmen. Viele Neuropathiker — und dies sind Urninge durchweg — werden dagegen schwer nervenkrank, wenn sie dem Naturtrieb nicht genügen oder ihn in für sie perverser Weise befriedigen.

Die meisten Urninge sind in peinlicher Lage. Auf der einen Seite ein abnorm starker, in seiner Befriedigung wohlthätig und als Naturgesetz empfundener Trieb zum eigenen Geschlecht — auf der anderen Seite die öffentliche Meinung, welche ihr Thun brandmarkt, und das Gesetz, welches sie mit schimpflicher Strafe bedroht. Auf der einen Seite qualvolle Seelenzustände bis zu Gemüthskrankheit und Selbstmord, mindestens Nervensiechthum, — auf der anderen Seite Schande. Verlust der Stellung u. s. w. Dass hier Noth- und Zwangslagen geschaffen werden können durch eine unselige krankhafte Disposition und Naturanlage, kann nicht bezweifelt werden. Diesen Thatsachen müssen jedenfalls Gesellschaft und Forum gerecht werden; die erstere, indem sie solche Unglückliche bedauert, nicht verachtet, das letztere, indem es sie straflos lässt, insofern sie sich innerhalb der Schranken bewegen, die überhaupt der Bethätigung des Sexualtriebes gezogen sind.

Als Bestätigung dieser Anschauungen und Forderungen, welche bezüglich dieser Stiefkinder der Natur sich ergeben müssen, sei es gestattet, ein Promemoria eines Urnings an den Verfasser hier zum Abdruck zu bringen. Der Schreiber der folgenden Zeilen ist ein hochgestellter Mann in London.

„Sie haben keinen Begriff, welch' fortdauernde schwere Kämpfe wir Alle — und die Denkenden und Feinfühlenden unter uns am meisten — heute noch zu bestehen haben und wie sehr wir unter der jetzt noch herrschenden falschen Anschauung über uns und unsere sogenannte ‚Unsittlichkeit' zu leiden haben.

Ihre Anschauung, dass die in Rede stehende Erscheinung, als letzte Ursache in den meisten Fällen, einer angeborenen ‚krankhaften' Disposition zuzuschreiben ist, wird es vielleicht am ehesten möglich machen, die bestehenden Vorurtheile zu überwinden und, statt Abscheu und Verachtung, Mitleid für uns arme ‚kranke' Menschen zu erwecken.

So sehr ich also glaube, dass die von Ihnen vertretene Ansicht eine für uns möglichst v o r t h e i l h a f t e ist, so vermag ich doch im Interesse der Wissenschaft das Wort ‚krankhaft' nicht so ohne Weiteres zu acceptiren und möchte mir gestatten, Ihnen noch einige darauf bezügliche Auseinandersetzungen zu geben.

Anomal ist die Erscheinung unter allen Umständen, dem Wort krankhaft liegt aber noch eine andere Bedeutung bei, die ich in diesem Falle nicht zutreffend finden kann, wenigstens bei sehr vielen Fällen nicht, die ich zu beobachten Gelegenheit hatte. Ich will a priori zugeben, dass man bei den Urningen in einer weit höheren Proportion Fälle von geistigen Störungen, von nervöser Ueberreizung etc. constatiren kann, als bei anderen normalen Menschen. Hängt diese gesteigerte Nervosität aber nothwendig mit dem Wesen des Urningthums zusammen oder ist sie nicht in weitaus den meisten Fällen dem Umstand zuzuschreiben, dass der Urning in Folge der jetzt herrschendeu Gesetzgebung und gesellschaftlichen Vorurtheile nicht wie die anderen Menschen in einfacher und leichter Weise zur Befriedigung der ihm angeborenen geschlechtlichen Neigung gelangen kann?

Der urningische Jüngling, schon wenn er die ersten geschlechtlichen Regungen empfindet und sie naiv seinen Kameraden äussert, findet bald heraus, dass er bei Anderen kein Verständniss findet; er verschliesst sich nun iu sich. Macht er einem Lehrer oder seinen Eltern Mittheilung von dem, was ihn bewegt, so wird ihm die Regung, die ihm so natürlich ist wie dem Fische das Schwimmen, als verderbt und sündhaft geschildert, es wird ihm gepredigt, dass dies um jeden Preis bekämpft und unterdrückt werden müsse. Es beginnt nun ein innerer Kampf, eine gewaltsame Unterdrückung der geschlechtlichen Regung, und je mehr die natürliche Befriedigung derselben unterdrückt wird, desto lebhafter fängt die Phantasie an zu arbeiten und zaubert gerade immer wieder die Bilder herauf, die man gerne bannen möchte. Je energischer der Charakter ist, der diesen inneren Kampf kämpft, desto mehr muss das ganze Nervensystem darunter leiden. Eine solche gewaltsame Unterdrückung eines uns so tief eingepflanzten Triebes entwickelt meiner unmassgeblichen Ansicht nach erst die krankhaften Erscheinungen, die wir bei vielen Urningen beobachten können, sie hängt aber nicht nothwendig mit den betreffenden urningischen Dispositionen selbst zusammen.

Die Einen nun setzen diesen steten inneren Kampf mehr oder weniger lang fort und reiben sich dabei auf, die Anderen kommen schliesslich zur Erkenntniss, dass der ihnen angeborene so mächtige Trieb unmöglich sündhaft sein könne, sie versuchen also nicht länger das Unmögliche — die Unterdrückung desselben. Nun beginnt aber erst recht die Serie der Leiden und steten Aufregungen! Der Dioning, wenn er für seine geschlechtlichen Regungen Befriedigung sucht, weiss sie immer leicht zu finden; nicht so der Urning! Er sieht die Männer, die ihn reizen, er darf aber nichts sagen, ja nicht einmal merken lassen, was ihn bewegt. Er denkt, dass er allein auf der ganzen Welt so abnorme Empfindungen habe. Naturgemäss sucht er den Umgang mit jungen Männern, wagt es aber nicht, sich ihnen zu vertrauen. So verfällt er darauf, als Ersatz sich selbst die Befriedigung zu verschaffen, die er sonst nicht erreichen kann. Das Onaniren wird in ausgedehntem Masse geübt, und alle Folgen dieses Lasters machen sich geltend. Wenn dann nach einer gewissen Zeit eine Zerrüttung des Nervensystems eintritt, ist die krankhafte Erscheinung wiederum nicht durch das Urningthum an sich bedingt, sondern eben nur dadurch entstanden, dass der Urning in Folge der heute allgemein herrschenden Anschauung die ihm natürliche normale Befriedigung seines Geschlechtstriebes nicht finden konnte und so der Onanie verfiel.

Oder nehmen wir nun an, der Urning habe das seltene Glück gehabt, bald eine gleichempfindende Seele zu finden, oder er sei von einem erfahrenen Freunde bald über die Vorgänge in der urningischen Welt aufgeklärt worden, so bleiben ihm vielleicht manche innere Kämpfe erspart, aber eine lange Reihe von aufregenden Sorgen und Aengsten folgen auch ihm auf allen seinen Schritten. Nun weiss er, dass er nicht mehr der Einzige auf der Welt mit solch abnormen Empfindungen ist; er öffnet die Augen und wundert sich, wie zahlreiche Genossen er in allen socialen Kreisen und in allen Berufsklassen findet; er erfährt auch, dass es im Urningthum so gut wie bei den Dioningen eine Prostitution gibt und dass käufliche Männer zu haben sind, so gut wie Dirnen. An Gelegenheit zur Befriedigung der geschlechtlichen Triebe fehlt es also nicht mehr. Aber doch wie verschieden von den Dioningen entwickeln sich hier die Dinge!

Nehmen wir den glücklichsten Fall an! Der gleichempfindende Freund, nach dem man sich das ganze Leben gesehnt, ist gefunden. Ihm darf man sich aber nicht offen hingeben, wie der Jüngling dem Mädchen, das er liebt. In steter Angst müssen Beide ihr Verhältniss stets verheimlichen, ja selbst die zu grosse Intimität, die leicht Verdacht erregen könnte — zumal wenn Beide nicht von gleichem Alter sind oder nicht derselben Gesellschaftsklasse angehören —, muss der Aussenwelt verborgen bleiben. So beginnt mit dem Verhältniss selbst eine Kette von Aufregungen, und die Furcht, das Geheimniss könnte doch verrathen oder errathen werden, lässt den Armen zu keinem frohen Genuss mehr kommen. Ein jedem Anderen gleichgültiges Vorkommniss macht ihn zittern, weil dadurch ein Verdacht erweckt werden könnte und sein Geheimniss an den Tag kommen könnte, wodurch seine ganze gesellschaftliche Stellung untergraben würde und er Amt und Beruf verlieren müsste. Und diese stete Aufregung, diese fortwährende Angst und Sorge sollte spurlos vorübergehen und nicht eine Rückwirkung üben auf das ganze Nervensystem?

Ein Anderer, weniger glücklich, fand nicht den gleichgesinnten Freund, sondern fiel einem hübschen Manne in die Hände, der ihm erst bereitwillig entgegenkam, bis ihm die innersten Geheimnisse verrathen waren. Nun werden die raffinirtesten Erpressungen ausgeübt. Der unglücklich Verfolgte, vor die Alternative gestellt zu zahlen oder social unmöglich zu werden, eine geachtete Stellung zu verlieren, über sich und seine Familie Schande hereinbrechen zu sehen, zahlt, und je mehr er zahlt, desto gieriger wird der Vampyr, der an ihm saugt, bis schliesslich nur die Wahl bleibt zwischen gänzlichem finanziellen Ruin oder Entehrung. Wer will sich wundern, wenn die Nerven eines Jeden diesem fürchterlichen Kampfe nicht gewachsen sind?

Dem Einen versagen sie ganz, die geistige Störung tritt ein und der Arme findet endlich in der Irrenanstalt die Ruhe, die er im Leben nicht finden konnte. Ein Anderer macht in der Verzweiflung diesem unerträglichen Zustande durch Selbstmord ein Ende. Wie viele der oft unerklärlichen Selbstmorde junger Männer hierher zu zählen sind, lässt sich gar nicht ergründen!

Ich glaube mich nicht zu irren, wenn ich behaupte, dass mindestens die Hälfte der Selbstmorde bei jungen Männern auf solche Umstände zurückzuführen sind. Selbst in den Fällen, wo nicht der erbarmungslose Erpresser einen Urning verfolgt, sondern nur ein Verhältniss zwischen zwei Männern besteht, das an sich befriedigend verläuft, führt die Entdeckung oder auch nur die Furcht vor der Entdeckung gar oft zum Selbstmord. Wie viele Offiziere, die zu einem ihrer Untergebenen, wie viele Soldaten, die zu einem Kameraden ein Verhältniss hatten, haben im Augenblick, da sie sich entdeckt glaubten, durch eine Kugel der ihnen drohenden Schande zu entgehen versucht! Und ähnlich in allen anderen Berufsarten!

Wenn also thatsächlich gewiss zugegeben werden muss, dass bei den Urningen mehr geistige Abnormitäten und wohl auch mehr wirklich geistige Störungen beobachtet werden können als bei anderen Menschen, so ist damit aber der Beweis durchaus nicht erbracht, dass diese geistige Störung nothwendig mit dem Urningthum zusammenhänge und dass eines das andere bedinge. Nach meiner festen Ueberzeugung ist weitaus der grösste Theil der bei Urningen beobachteten geistigen Störungen oder krankhaften Dispositionen nicht auf Rechnung ihrer sexuellen Abnormität zu setzen, sondern sie sind hervorgerufen durch die jetzt bestehende falsche Anschauung über das Urningthum und, damit zusammenhängend, durch die bestehende Gesetzgebung und die herrschende Meinung über diesen Gegenstand. Wer nur annähernd einen Begriff hat von der Fülle von geistigen und moralischen Leiden, von den Aengsten und Sorgen, die ein Urning erdulden muss, von den ewigen Heucheleien und Verheimlichungen, die er üben muss, um den ihm innewohnenden Trieb zu verbergen, von den unendlichen Schwierigkeiten, die sich der ihm naturgemässen Befriedigung seiner sexuellen Triebe entgegenstellen —, der kann sich nur darüber wundern, dass nicht noch mehr ernste geistige Störungen und nervöse Erkrankungen bei den Urningen vorkommen. Der grösste Theil dieser krankhaften Zustände käme aber gewiss gar nicht zur Entwicklung, wenn der Urning wie der Dioning in einfacher und leichter Weise seine geschlechtliche Befriedigung finden könnte, wenn er nicht diesen ewigen folternden Aengsten ausgesetzt wäre!"

De lege lata sollte der Urning insofern Berücksichtigung finden, dass der betreffende Paragraph nur im Sinne von wirklicher Päderastie ausgelegt wird und der psychisch-somatischen Abnormität durch genaue Expertise und durch individualisirende Erwägung der Schuldfrage Rechnung zu tragen ist.

De lege ferenda wünschen die Urninge nichts sehnlicher als die Aufhebung des Paragraphen. Dazu wird sich der Gesetzgeber nicht verstehen wollen, wenn er bedenkt, dass Päderastie viel häufiger ein abscheuliches Laster als die Folge eines körperlich-geistigen Gebrechens ist, dass zudem viele Urninge, wenn auch zu sexuellen Handlungen am eigenen Geschlecht genöthigt, doch keineswegs gezwungen sind, der wirklichen Päderastie zu fröhnen, eine sexuelle Handlung, die zu allen Zeiten als eine cynische, ekle und, als passive, jedenfalls schädliche dastehen wird. Ob aber nicht aus Utilitätsgründen (Schwierigkeit der Feststellung der Schuldfrage, Vorschubleistung der scheusslichsten Erpressungen, Chantage u. s. w.) es opportun wäre, die strafgerichtliche Verfolgung mannmännlicher Liebe aus den Codices zu streichen und die Jugend durch die Unzuchtsparagraphen genügend geschützt zu erachten, möge der Gesetzgeber der Zukunft reiflich erwägen.

Was de lege lata bezüglich der angeborenen c. S. gesagt wurde, dürfte wesentlich auch für die erworbene gültig sein. Die begleitende Neurose oder Psychose wird diagnostisch und forensisch bezüglich der Schuldfrage schwer ins Gewicht fallen.

Es bleibt nur noch übrig, die gezüchtete, nicht krankhafte Päderastie zu besprechen, wohl eines der bedauerlichsten Blätter in der Geschichte menschlicher Ausschweifung.

Die gezüchtete, nicht krankhafte Päderastie [1]).

Die Motive, die einen sexuell ursprünglich normal fühlenden, geistig gesunden Mann zur Päderastie gelangen lassen, können verschiedenartig sein. Temporär kommt sie vor als Mittel der sexuellen Befriedigung faute de mieux — gleichwie in seltenen Fällen Bestialität — bei erzwungener Abstinenz vom normalen Geschlechtsgenuss [2]). Derlei kommt vor auf Schiffen mit langer Fahrzeit, in Gefängnissen, Bagnos u. s. w. Höchst wahrscheinlich befinden sich unter der betr. Gesellschaft einzelne Menschen mit tiefer Moral und mächtiger Sinnlichkeit, oder auch wirkliche Urninge, die zu Verführern der Anderen werden. Wollust, Imitationsdrang, Habsucht tragen das Ihrige bei.

Bezeichnend für die Stärke des sexuellen Triebs bleibt es immerhin, dass solche Triebfedern genügen, um die Scheu vor dem widernatürlichen Akt überwinden zu lassen.

Eine andere Kategorie von Päderasten stellen alte Wollüstlinge dar, die in normalem Geschlechtsgenuss übersättigt sind, darin ein Mittel finden, ihre Wollust aufzukitzeln, indem der Akt einen neuartigen Reiz darstellt. Damit helfen sie temporär ihrer psychischen und somatischen, tief gesunkenen Potenz auf. Die neuartige geschlechtliche Situation macht sie sozusagen relativ potent und ermöglicht Genüsse, die ihnen der sexuelle Umgang mit dem Weib nicht mehr zu bieten vermag. Mit der Zeit erlahmt auch die Potenz für den päderastischen Akt. Dann kann der Betreffende zu passiver Päderastie kommen als Reizmittel für die temporäre Ermöglichung der aktiven, gleichwie gelegentlich zu Flagellation, Zuschauen bei obscönen Scenen (Maschka's Fall von Thierschändung!) gegriffen wird.

---

[1]) Interessante histor. Notizen s. Krauss, Psychol. des Verbrechens, p. 174; Tardieu, Attentats; Maschka, Hdb. III, p. 174. Das in Rede stehende Laster scheint aus Asien über Kreta nach Griechenland gekommen und in der Zeit des klassischen Hellas allgemein verbreitet gewesen zu sein. Von da kam es nach Rom, wo es üppig gedieh. In Persien, China (wo es sogar tolerirt ist) ist es sehr verbreitet, aber auch in Europa (vgl. Tardieu, Tarnowsky u. A.).

[2]) Dass sexueller Verkehr mit dem eigenen Geschlecht auch bei zur Abstinenz genöthigten Thieren vorkommt, geht aus Zusammenstellungen von Lombroso (Der Verbrecher, übers. v. Fränkel, p. 20 u. ff.) hervor.

Den Schluss der sexuellen Thätigkeit bilden Unzucht mit Kindern aller Art, Cunnilingus, Fellare u. a. Scheusslichkeiten.

Diese Sorte von Päderasten ist die gemeingefährlichste, da sie zunächst und zumeist Knaben nachstellt und sie an Leib und Seele verdirbt.

Schrecklich sind in dieser Hinsicht die Erfahrungen, welche Tarnowsky (op. cit. p. 53 u. ff.) in der Petersburger Gesellschaft gesammelt hat. Der Schauplatz dieser Brutstätten gezüchteter Päderastie sind Institute. Alte Wollüstlinge und Urninge spielen die Rolle der Verführer. Dem Verführten fällt es anfangs schwer, den ekleu Akt zu vollbringen. Er nimmt zunächst die Phantasie zu Hilfe, indem er sich das Bild eines Weibes vorstellt. Allmählich gewöhnt er sich an die Scheusslichkeit. Schliesslich wird er, gleichwie der durch Masturbation sexuell Verdorbene, relativ impotent dem Weib gegenüber und lüstern genug, um an dem perversen Akt Gefallen zu finden. Unter Umständen wird der Betreffende zum verkäuflichen Kyneden.

Solche Existenzen sind, wie Tardieu's, Hofmann's, Simon's und Taylor's Erfahrungen lehren, nicht selten in Grossstädten. Aus zahlreichen Mittheilungen, die mir von Urningen zugingen, geht auch hervor, dass gewerbsmässige Prostitution und förmliche Prostitutionshäuser für mannmännliche Liebe daselbst bestehen. Bemerkenswerth sind die Coquetteriekünste, welche solche männliche Meretrices in Form von Putz, Parfüms, Kleidung mit weiblichem Zuschnitt u. s. w. anwenden, um Päderasten und Urninge anzulocken. Diese absichtliche Nachäffung weiblicher Eigenthümlichkeiten findet sich übrigens spontan und unbewusst bei angeborenen und manchen erworbenen Fällen von (krankhafter) conträrer Sexualempfindung.

Interessante, für den Psychologen und namentlich den Polizeibeamten werthvolle Aufschlüsse über das sociale Leben und Treiben der Päderasten bieten die folgenden Zeilen.

Coffignon, La corruption à Paris. p. 327, theilt die activen Päderasten ein in amateurs, entreteneurs und souteneurs.

Die amateurs („rivettes") sind debauchirte, jedenfalls aber vielfach angeboren conträr sexuale Leute von Stand und Vermögen, die in der Befriedigung ihrer homosexualen Gelüste sich hüten müssen, entdeckt zu werden. Sie gehen zu diesem Zweck in Bordelle, Maisons de passe oder Privatwohnungen weiblicher Prostituirter, die mit den männlichen auf gutem Fuss zu stehen pflegen. So entgehen sie der Chantage.

Einzelne dieser amateurs sind kühn genug, an öffentlichem Ort ihren abscheulichen Gelüsten zu fröhnen. Sie riskiren dabei Verhaftung, weniger leicht (in der grossen Stadt) Chantage. Die Gefahr soll ihren heimlichen Genuss erhöhen.

Die entreteneurs sind alte Sünder, die es nicht lassen können, selbst auf die Gefahr hin, in die Hände eines Chanteurs zu fallen, sich eine (männliche) Maitresse zu halten.

Die souteneurs sind bestrafte Päderasten, welche sich ihren „jesus" halten, ihn auch ausschicken, um Kunden anzulocken („faire chanter les rivettes“) und womöglich dann im richtigen Moment erscheinen, um das Opfer zu rupfen.

Sie leben nicht selten in Banden zusammen, die einzelnen Mitglieder je nach ihren activen und passiven Gelüsten, als Mann oder Weib. Bei solchen Banden gibt es förmliche Hochzeiten, Trauungen, Bankett und Geleiten der Neuvermählten in ihre Gemächer.

Diese souteneurs ziehen sich ihre jesus heran.

Die passiven Päderasten sind „petits jesus“, „jesus“ oder „Tanten“.

Die petits jesus sind verlorene verdorbene Kinder, welche der Zufall in die Hände eines activen Päderasten führt, der sie verführt und ihnen dann ihre scheussliche Erwerbsbahn eröffnet, sei es als entretenus, sei es als männliche Strassenhetären mit oder ohne souteneur.

In der Lehre solcher, welche diese Kinder in der Kunst weibischer Kleidung und Haltung unterrichten, werden die geriebensten und gesuchtesten petit jesus herangebildet.

Allmählich suchen sich diese dann vom Lehrer und Exploiteur zu emancipiren, um femme entretenue zu werden, nicht selten sogar durch anonyme Denunciation des souteneur bei der Polizei.

Des souteneur und des petit jesus Sorge ist, dass dieser letztere durch allerhand Toilettenkünste möglichst lange jünglinghaft erscheine.

Die äusserste mögliche Grenze dürfte das 25. Lebensjahr sein. Dann wird jener ein jesus und femme entretenue, wobei er meist von Mehreren zugleich ausgehalten wird. Die jesus zerfallen in die Kategorien der „filles galantes“, d. h. solchen, die wieder in den Besitz eines souteneur gerathen sind, ferner der „pierreuses“ (gewöhnliche coureurs des rues gleich ihren weiblichen Kollegen) und der „domestiques“

Diese verdingen sich zu activen Päderasten, um ihren Lüsten zu fröhnen oder auch um ihnen petits jesus zuzubringen.

Eine Untergruppe dieser domestiques bilden solche, die als femme de chambre petits jesus ihre Dienste widmen. Ein Hauptziel dieser domestiques ist es, in ihrer Stellung sich compromittirendes Material zu verschaffen, mit Hilfe dessen sie später einmal Chantage treiben und sich durch solche Erpressung auf ihre alten Tage eine gesicherte Existenz schaffen können.

Die scheusslichste Kategorie unter den passiven Päderasten sind wohl die „Tantes“, d. h. der souteneur irgend einer Prostituirten, der, eine sexuell normale Existenz, aber ein moralisches Ungeheuer, Päderastie (passiv) nur aus Gewinnsucht oder zu Chantagezwecken treibt.

Die reichen amateurs haben ihre Reunions, Gesellschaftslokale, wo die passiven in weiblicher Toilette erscheinen, scheussliche Orgien gefeiert werden. Die Kellner, Musikanten u. s. w. bei solchen Festen sind lauter Päderasten. Die filles galantes wagen es nicht, ausser im Carneval, sich in Weibertoilette auf der Strasse zu zeigen, aber sie wissen ihrem Exterieur durch etwas weiblichen Zuschnitt der Kleidung u. s. w. ein ihr Schandgewerbe andeutendes Etwas zu verleihen.

Sie locken an durch Gesten, Handgreiflichkeiten u. s. w. und führen ihre Eroberungen in Hotels, Bäder oder Bordelle.

Was Verfasser über Chantage sagt, ist allgemein bekannt. Es gibt Fälle, wo sich Päderasten ihr ganzes Vermögen erpressen liessen.

Die folgende Notiz aus einer Berliner (National-?) Zeitung vom Februar 1884, welche mir durch einen Zufall unter die Hand kam, scheint geeignet, das Leben und Treiben der Urninge zu kennzeichnen.

„Der Ball der Weiberfeinde. Fast alle socialen Elemente Berlins haben ihre geselligen Vereinigungen: die Dicken, die Kahlköpfigen, die Junggesellen, die Wittwer, — warum nicht auch die Weiberfeinde? Diese psychologisch merkwürdige und gesellschaftlich nicht allzu erbauliche Menschenspecies hatte dieser Tage einen Ball. „Grosser Wiener Maskenball" — so lautete die Ansage; bei der Billetvertheilung bezw. dem Billetverkauf wird mit grosser Rigorosität verfahren, die Herrschaften wollen unter sich sein. Ihr Rendez-vous ist ein bekanntes grösseres Tanzlokal. Wir betreten den Saal gegen Mitternacht. Nach den Klängen eines gutbesetzten Orchesters wird flott getanzt. Der starke Tabaksqualm, der die Gaslustres verschleiert, lässt die Details des wogenden Treibens nicht sofort hervortreten. Erst in der Tanzpause können wir nähere Umschau halten. Die Masken sind bei Weitem in der Mehrzahl; schwarzer Frack und Ballrobe erscheinen nur vereinzelt.

Doch, was ist das? Die Dame, die eben in rosa Tarlatan an uns vorüberrauscht, hat eine glimmende Cigarre im Mundwinkel und pafft wie ein Dragoner. Und ein blondes, nur leicht „weggeschminktes" Bärtchen trägt sie auch. Und jetzt spricht sie mit einem starkdekolletirten „Engel" in Tricots, der mit auf dem Rücken verschränkten nackten Armen dasteht und gleichfalls raucht. Das sind zwei Männerstimmen und die Unterhaltung ist gleichfalls stark männlich; sie dreht sich um den „verfl . Tobak, der keine Luft hat". Also zwei Männer in Damenkleidern.

Ein landesüblicher Clown steht dort an einer Säule im zärtlichen Gespräch mit einer Balleteuse und hat seinen Arm um ihre tadellose Taille geschlungen. Sie hat einen blonden Tituskopf, scharfgeschnittenes Profil und anscheinend üppige Formen. Die blitzenden Ohrgehänge, das Collier mit dem Medaillon um den Hals, die vollen runden Schultern und Arme lassen einen Zweifel an ihrer „Echtheit" nicht aufkommen, bis sie mit einer plötzlichen Wendung von dem sie umfangenden Arme sich losmacht und gähnend sich abwendet mit dem im tiefsten Bass geleisteten Stossseufzer: „Emil, du bist heute zu langweilig!" Der Uneingeweihte traut seinen Augen kaum; auch die Balleteuse ist männlichen Geschlechts!

Misstrauisch mustern wir weiter. Wir vermuthen fast, hier werde verkehrte Welt gespielt; denn hier geht oder vielmehr trippelt ein Mann — nein, entschieden kein Mann, obgleich er ein sorgfältig gepflegtes Schnurrbärtchen trägt. Der wohlfrisirte Lockenkopf, das gepuderte und geschminkte Gesicht mit den stark „nachgetuschten" Augenbrauen, die goldenen Ohrgehänge, das von der linken Schulter nach der Brust zu verlaufende Vorsteckbouquet von lebenden Blumen, das den eleganten schwarzen Leibrock ziert, die goldenen Armbänder an den Handgelenken und der zierliche Fächer in der weissbehandschuhten Hand — das sind doch keine Attribute des Mannes. Und wie coquett er den Fächer handhabt, wie er tänzelt und sich dreht, wie er trippelt und lispelt! Und doch! Und doch hat die grundgütige Natur diese

Puppe als Mann geschaffen. Er ist Verkäufer in einem hiesigen grossen Confectionsgeschäft, und die Balleteuse von vorhin ist sein „Kollege"

Am Ecktischchen dort scheint grosser Cercle abgehalten zu werden. Mehrere ältere Herren drängen sich um eine Gruppe stark decolletirter Damen, die beim Glase Wein sitzen und — der lauten Heiterkeit nach — nicht allzu zarte Scherze machen. Wer sind diese drei Damen? „Damen!" lächelt mein kundiger Begleiter. Nun wohl: die rechts mit den braunen Haaren und dem halblangen Phantasiecostüme ist die „Butterrieke", ihres Zeichens ein Friseur; die zweite, blonde, im Chansonnettencostüme und mit dem Perlencollier ist hier unter dem Namen „Miss Ella auf's Seil" bekanut und ihres Zeichens ein Damenschneider, — und die Dritte — nun, das ist die weit und breit berühmte „Lotte".

.... Das kann aber doch unmöglich ein Mann sein? Diese Taille, diese Büste, diese klassischen Arme, das ganze Air und Wesen ist doch ausgesprochen weiblich!

Ich werde dahin belehrt, dass „Lotte" früher Buchhalter gewesen ist. Heute ist sie oder vielmehr er allerdings ausschliesslich „Lotte", und findet ein Vergnügen daran, die Männerwelt möglichst lang über sein Geschlecht zu täuschen. „Lotte" singt eben einen nicht ganz courfähigen Chanson und entwickelt dabei eine durch langjährige Schulung erworbene Altstimme, um die sie manche Sängerin beneiden dürfte. „Lotte" hat auch schon als Damenkomiker „gearbeitet". Heute hat sich der ehemalige Buchhalter so in die Damenrolle hineingefunden, dass er auch auf der Strasse fast ausschliesslich in Damenkleidern erscheint und sich, wie seine Wirthsleute erzählen, sogar eines gestickten Damen-Nachtnegligés bedient.

Bei genauer Musterung der Anwesenden entdeckte ich zu meiner Verwunderung auch allerhand Bekannte: meinen Schuhmacher, den ich für alles Andere eher als für einen „Weiberfeind" gehalten; er ist heute „Troubadour" mit Degen und Federhut, und seine „Leonore" im Brautcostüm pflegt mir im Cigarrenladen die „Bock" und „Uppmann" vorzulegen. Die „Leonore", welche in der Pause die Handschuhe abgelegt hat, erkenne ich ganz genau an den grossen, erfrorenen Händen. Richtig! da ist ja auch mein Shlipslieferant. Er läuft in einem bedenklichen Costüm als Bacchus umher und ist der Seladon einer widerwärtig ausstaffirten Diana, die sonst in einem Weissbierlokal als Kellner fungirt. Was an wirklichen „Damen" auf dem Balle verkehrt, entzieht sich der öffentlichen Schilderung. Jedenfalls verkehren sie nur ganz unter sich und vermeiden jede Annäherung an die weiberfeindlichen Männer, wähend diese wieder konsequent unter sich bleiben und sich amüsiren, die holde Weiblichkeit aber gänzlich ignoriren."

Diese Thatsachen verdienen die volle Aufmerksamkeit der Polizeibehörden, welche in die Lage versetzt sein sollten, gesetzlich ebenso eine Handhabe gegen die männliche Prostitution zu besitzen, wie sie eine gegen die weibliche haben.

Jedenfalls ist die männliche Prostitution viel gefährlicher für die Gesellschaft als die weibliche und der grösste Schandfleck in der Geschichte der Menschheit.

Aus Mittheilungen eines höheren Polizeibeamten in Berlin ersehe ich, dass die Berliner Polizei die männliche Demimonde der deutschen Hauptstadt genau kennt und Alles aufbietet, um das Erpresserthum unter den Päderasten, das vielfach selbst vor dem Mord nicht zurückschreckt, mit allen Mitteln zu bekämpfen.

Die obigen Thatsachen rechtfertigen den Wunsch, dass der Gesetzgeber der Zukunft wenigstens aus Utilitätsgründen auf die Verfolgung der Päderastie verzichte.

Bemerkenswerth in dieser Hinsicht ist, dass der Code français sie straflos lässt, solange sie nicht zugleich ein outrage public à la pudeur bildet. Wohl aus rechtspolitischen Gründen übergeht auch der neue italienische Strafcodex das Delikt der widernatürlichen Unzucht mit Schweigen, gleichwie die Gesetzgebung Hollands und, soweit ich Kenntniss habe, die Belgiens und Spaniens.

Inwieweit gezüchtete Päderasten noch physisch und moralisch als gesund zu betrachten sind, mag dahingestellt bleiben. An genitalen Neurosen leiden wohl die meisten. Jedenfalls finden sich hier fliessende Uebergänge zur erworbenen krankhaften conträren Sexualempfindung. Die Zurechnungsfähigkeit dieser jedenfalls noch tief unter dem sich prostituirenden Weib stehenden Existenzen kann im Allgemeinen nicht bestritten werden.

Die verschiedenen Kategorien der mannmännlich liebenden Individuen lassen sich bezüglich der Art ihrer Geschlechtsbefriedigung im Grossen und Ganzen dahin charakterisiren, dass der geborene Urning nur ausnahmsweise Päderast wird und dazu eventuell kommt, nachdem er die anderweitigen zwischen männlichen Individuen möglichen Unzuchtshandlungen durchgemacht und erschöpft hat.

Passive Päderastie ist ideell und praktisch die ihm adäquate Art des sexuellen Aktes. Aktive Päderastie übt er allerdings aus Gefälligkeit. Das Wichtigste ist die angeborene und unwandelbare Perversion der Geschlechtsempfindung. Anders der gezüchtete Päderast. Er hat normal geschlechtlich gehandelt oder wenigstens empfunden, und episodisch oder nebenher verkehrt er mit dem anderen Geschlecht.

Seine geschlechtliche Perversität ist weder originär noch unwandelbar. Er beginnt mit Päderastie und hört eventuell auf mit anderen, mit Schwäche des Erections- und Ejaculationscentrums verträglichen sexuellen Praktiken. Sein sexuelles Sehnen auf der Höhe der Leistungsfähigkeit ist nicht passive, sondern aktive Päderastie. Zu passiver versteht er sich gleichwohl aus Gefälligkeit oder aus

Gewinnsucht in der Rolle der männlichen Hetäre oder als Mittel, um im Zustande erlöschender Potenz gelegentlich noch die aktive Päderastie zu Stande zu bringen.

Eine hässliche Erscheinung, der noch hier im Anhang gedacht werden möge, ist die Paedicatio mulierum [1]), nach Umständen selbst uxorum! Wüstlinge vollziehen sie zuweilen aus besonderem Kitzel an feilen Dirnen oder selbst an ihren Ehefrauen. Tardieu gibt Beispiele, wo Männer neben Coitus ihre Ehefrauen zeitweise pädicirten! Zuweilen kann Furcht vor neuerlicher Schwängerung den Mann zu dieser Handlung bestimmen und das Weib veranlassen, den Akt zu toleriren!

Beobachtung 192. Imputirte, aber nicht erwiesene Päderastie. Ergebnisse aus den Akten.

Am 30. Mai 1888 wurde Dr. chem. S. in H. durch einen anonymen Brief bei seinem Schwiegervater beschuldigt, er stehe mit dem 19 Jahre alten Fleischersohne G. in einem unsittlichen Verhältniss. Dr. S. erhielt den Brief, eilte, empört über dessen Inhalt, zu seinem Vorgesetzten, welcher versprach, discret in dieser Angelegenheit vorgehen und sich bei der Polizei erkundigen zu wollen, ob und was eventuell über diese Angelegenheit im Publikum gesprochen werde.

Am Morgen des 31. Mai verhaftete die Polizei den in der Wohnung des Dr. S. an Gonorrhöe und Orchitis krankliegenden G. Dr. S. bemühte sich beim Staatsanwalt um Entlassung des G. und bot Caution an, was aber abgelehnt wurde. In seiner Eingabe an das Landgericht gibt Dr. S. an, dass er vor 3 Jahren den jungen G. auf der Strasse kennen lernte, ihn dann aus den Augen verlor, im Herbst 1887 im Laden seines Vaters wieder traf. G. besorgte vom November 1887 ab dem Dr. S. den Fleischbedarf für dessen Küche, kam Abends, um die Bestellung entgegenzunehmen, und am folgenden Morgen, um die Waare zu bringen. Dr. S. wurde so mit G. näher bekannt und allmählich befreundet. Als S. erkrankte und bis Mitte Mai 1888 meist auf dem Krankenlager war, erwies ihm G. so viel Aufmerksamkeiten, dass ihm S. und dessen Frau ob seines harmlosen, kindlichen, heiteren Wesens herzlich gewogen wurden. Dr. S. zeigte und erklärte ihm seine Sammlungen von Alterthümern, und die Beiden verbrachten die Abende gesellig zusammen, wobei auch meist Frau Dr. S. sich betheiligte. Ausserdem will S. mit G. Versuche über Wurst- und Geléefabrikation u. s. w. angestellt haben. Ende Februar 1888 erkrankte G. an Gonorrhöe. Da Dr. S. ihn als Freund schätzte, Liebe zur Krankenpflege hatte und mehrere Semester Medicin studirt hatte, nahm er sich des G. an, gab ihm ein Medikament u. s. w. Da G. noch im Mai krank war und aus verschiedenen Gründen ein Verlassen des elterlichen Hauses wünschenswerth war, nahm ihn das Ehepaar S. zur weiteren Pflege in die eigene Wohnung.

---

[1]) Vgl. Tardieu, Attentats p. 198. Martineau, Deutsche med. Ztg. 1882, p. 9. Virchow's Jahrb. 1881, I, p. 533. Coutagne. Lyon médical Nr. 35. 36.

S. weist alle daraus erflossenen Verdächtigungen entrüstet zurück, stützt sich auf sein ehrenhaftes Vorleben, seine gute Erziehung, auf den Umstand, dass G. damals mit einer ekelhaften, ansteckenden Krankheit behaftet war und S. selbst an einer schmerzhaften Krankheit (Nierensteine mit zeitweiser Kolik) litt.

Gegenüber dieser harmlosen Darstellung des S. müssen aber folgende gerichtlich constatirte und bei der ersten Urtheilsschöpfung verwerthete Thatsachen berücksichtigt werden.

Das Verhältniss des S. zu G. hatte sowohl bei Privatpersonen als auch in Wirthshäusern seiner Anstössigkeit halber Anlass zu Bemerkungen gegeben. G. brachte meist die Abende im Familienkreise des S. zu, wurde zuletzt ganz heimisch daselbst. Die Beiden machten gemeinschaftliche Spaziergänge. Auf einem solchen äusserte sich einmal S. zu G., er sei ein hübscher Junge, er habe ihn lieb. Damals war auch von geschlechtlichen Ausschweifungen, u. a. von Päderastie die Rede. S. will dieses Thema nur berührt haben, um den G. davor zu warnen. Bezüglich des häuslichen Verkehrs ist erwiesen, dass S., auf dem Sopha sitzend, den G. bisweilen um den Hals nahm und küsste. Dies geschah sowohl in Gegenwart der Frau des S. als auch des Dienstmädchens. Als G. an Gonorrhöe krank war, unterrichtete ihn S. in der Anwendung der Einspritzungen und nahm dabei dessen Glied in die Hand. G. gibt an, dass S. auf seine Frage, warum er ihn so lieb habe, erwiderte: „Ich weiss es selbst nicht." Wenn G. einige Tage ausblieb, beklagte sich S. mit Thränen in den Augen, wenn er wiederkam, darüber. Auch theilte ihm S. mit, seine Ehe sei keine glückliche, und bat G. unter Thränen, er möge ihn nicht verlassen, er müsse ihm Ersatz für seine Frau bieten.

Aus all dem folgerte die Anklage mit Berechtigung, dass das Verhältniss zwischen den beiden Angeklagten eine geschlechtliche Richtung hatte. Dass Alles öffentlich und von Jedermann erkennbar geschah, spricht nach der Anklage nicht für die Harmlosigkeit des Verhältnisses, sondern vielmehr für die Höhe der Leidenschaft des S. Zugegeben wird das makellose Vorleben des Angeklagten, sein ehrenhaftes Verhalten und sein weiches Gemüth. Wahrscheinlich gemacht wird das nicht glückliche eheliche Verhältniss des S. und dass er eine sinnlich angelegte Natur sei.

G. wurde im Laufe der Untersuchung wiederholt gerichtsärztlich explorirt. Er ist von kaum mittlerer Grösse, blasser Gesichtsfarbe, kräftigem Körperbau. Penis und Hoden sind sehr kräftig entwickelt.

Uebereinstimmend wurde gefunden, dass der After durch Faltenlosigkeit in seiner Umgebung, Erschlaffung des Schliessmuskels krankhaft verändert sei und dass diese Veränderungen einen Wahrscheinlichkeitsschluss auf passive Päderastie gestatten.

Auf diese Thatsachen gründete sich die Urtheilsschöpfung. Sie erkannte an, dass das zwischen den Angeklagten bestandene Verhältniss nicht mit Nothwendigkeit auf widernatürliche Unzucht hinweise, ebensowenig der an G. festgestellte körperliche Befund für sich allein diesen Beweis liefere.

Aus der Verbindung jener beiden Momente gewann jedoch der Gerichtshof die Ueberzeugung von der Schuld der beiden Angeklagten und erachtete für erwiesen: „dass der abnorme Zustand am After des G. durch das längere Zeit hindurch fortgesetzte Einführen des Gliedes des Angeklagten S. in denselben hervorgerufen wurde, und dass sich G. willig dazu hergab, die Vornahme dieser unzüchtigen Handlungen an sich duldete."

Damit erschien der Thatbestand des § 175 R.-St.-G.-B. festgestellt. Bei Bemessung der Strafe wurde der Bildungsgrad des S., sowie dass er offenbar der Verführer des G. war, bei letzterem diese Rücksicht, sowie sein jugendliches Alter, bei Beiden endlich ihre bisherige Unbescholtenheit in Betracht gezogen und demgemäss Dr. S. zu Gefängnissstrafe von 8 Monaten, G. zu einer solchen von 4 Monaten verurtheilt.

Die Verurtheilten legten Revision beim Reichsgericht in Leipzig ein und bereiteten sich vor, bei eventueller Verwerfung ihres Gesuches um Revision Materialien zu gewinnen, um die Wiederaufnahme des Verfahrens herbeiführen zu können.

Sie unterwarfen sich einer Untersuchung und Beobachtung durch hervorragende Fachmänner. Diese erklärten, dass nach den Befunden am After des G. keinerlei Anhaltspunkte für stattgehabte passive Päderastie vorhanden seien.

Da es den Betheiligten von Werth schien, auch die psychologische Seite des Falles, auf die im Process nicht eingegangen worden war, klar zu stellen, wurde der Verfasser mit der Untersuchung und Beobachtung des Dr. S. und des G. betraut.

Ergebnisse der persönlichen Exploration vom 11. bis 13. December 1888 in Graz.

Dr. S., 37 Jahre alt, seit 2 Jahren verheirathet, kinderlos, gewesener Vorstand des städtischen Laboratoriums in H., stammt von einem Vater, der infolge grosser Thätigkeit nervös gewesen sein soll, mit 57 Jahren einen Schlaganfall erlitt und mit 67 Jahren an einer erneuten Apoplexie zu Grunde ging. Die Mutter lebt, wird als eine rüstige, aber seit Jahren nervenleidende Persönlichkeit geschildert. Deren Mutter starb ziemlich bei Jahren, angeblich an einer Geschwulst des Kleingehirns. Ein Bruder des Vaters der Mutter soll Trinker gewesen sein. Des Vaters Vater starb früh an Gehirnerweichung.

Dr. S. hat 2 Brüder, die sich völliger Gesundheit erfreuen.

Er selbst erklärt, von nervösem Temperament, kräftiger Constitution gewesen zu sein. Nach einem acuten Gelenkrheumatismus, den er im 14. Jahre durchmachte, will er einige Monate an grosser Nervosität gelitten haben. In der Folge litt er oft an rheumatischen Beschwerden, sowie Herzklopfen und Kurzathmigkeit. Diese Beschwerden verloren sich allmählich unter dem Gebrauch von Seebädern. Vor 7 Jahren zog er sich eine Gonorrhöe zu. Diese Tripperkrankheit wurde chronisch und verursachte längere Zeit Blasenbeschwerden.

1887 erlitt Dr. S. den ersten Anfall von Nierensteinkolik. Solche Anfälle wiederholten sich im Winter 1887—1888 mehrmals, bis am 16. Mai 1888 ein ziemlich grosser Nierenstein abging. Seither war sein Befinden ein ziemlich befriedigendes. So lange er steinleidend war, will er beim Coitus, im Moment der Samenergiessung, einen heftigen Schmerz in der Harnröhre verspürt haben, desgleichen wenn er urinirte.

Bezüglich seines Curriculum vitae gibt S. an, er habe bis zum 14. Jahre das Gymnasium besucht, von da an, infolge seiner schweren Erkrankung privatim weiter studirt. Darauf sei er 4 Jahre in einem Droguengeschäft gewesen, habe dann 6 Semester medicinischen Studien auf der Universität obgelegen, im 1870er Krieg als freiwilliger Krankenpfleger Dienste geleistet. Da er kein Abiturientenzeugniss besass, habe er das Studium der Medicin aufgegeben, den Dr. philos. erworben, dann in K. an der Mineraliensammlung, später in H. als Assistent des mineralogischen Instituts gedient, dann Specialstudien im Gebiete der Chemie der Nahrungsmittel gemacht und vor 5 Jahren die Stelle eines Vorstandes des städtischen Laboratoriums übernommen.

Explorat macht alle diese Angaben in prompter präciser Weise, besinnt sich nicht auf seine Antworten, so dass man immer mehr den Eindruck gewinnt, dass man es mit einem wahrheitsliebenden und die Wahrheit sprechenden Menschen zu thun habe, um so mehr als in den Explorationen der folgenden Tage die Angaben durchaus identisch lauten. Hinsichtlich seiner Vita sexualis gibt Dr. S. in bescheidener, decenter und offener Weise an, dass er vom 11. Jahre an sich über den Unterschied der Geschlechter klar zu werden begann, bis zum 14. Jahre einige Zeit der Onanie ergeben war, mit 18 Jahren zum ersten Mal und in der Folge mässig coitirte. Sein sinnliches Verlangen sei nie sehr gross gewesen, der sexuelle Akt bis auf die letzte Zeit nach jeder Richtung normal, mit befriedigendem Wollustgefühl und Potenz. Seit seiner vor 2 Jahren geschlossenen Ehe habe er ausschliesslich mit seiner Ehefrau, die er aus Neigung geheirathet und noch jetzt herzlich liebe, coitirt, mindestens mehrmals in der Woche.

Frau Dr. S., deren Einvernehmung dem Gutachter möglich war, bestätigte vollinhaltlich diese Angaben.

Alle Kreuz- und Querfragen im Sinne einer perversen Geschlechtsempfindung dem Manne gegenüber beantwortete Dr. S. in den wiederholten Explorationen negativ, vollkommen übereinstimmend und ohne je auf die Antwort sich zu besinnen. Selbst als man ihn in eine Falle zu locken versucht, indem man ihm vorstellt, dass der Nachweis einer perversen Geschlechtsempfindung für die Zwecke der Begutachtung höchst förderlich wäre, bleibt er bei seinen Angaben. Man gewinnt den werthvollen Eindruck, dass S. von den Thatsachen der Wissenschaft über mannmännliche Liebe nicht das Mindeste weiss. So erfährt man, dass seine Pollutionsträume nie Männer zum Inhalte hatten, dass ihn nur weibliche Nuditäten interessirten, dass er sehr gerne auf Bällen mit Damen tanzte u. s. w. Spuren irgendwelcher sexueller Inclination zum eigenen Geschlecht sind an S. in keiner Weise zu entdecken. Bezüglich des Verhältnisses zu G. äussert sich Dr. S. genau so, wie er in der Untersuchung vor dem Richter angegeben hat. Er weiss seine Neigung zu G. nur dadurch zu erklären, dass er ein nervöser Mensch, ein Gemüths- und Rührungsmensch sei, sehr empfänglich für freundliches Entgegenkommen. Er habe sich in seiner Krankheit vereinsamt und verstimmt gefühlt; seine Frau sei häufig fort im Elternhause gewesen und so sei es vorgekommen, dass er mit dem gutmüthigen, artigen G. befreundet worden sei. Er habe noch jetzt ein Faible für ihn, fühle sich in seiner Gesellschaft auffallend ruhig und zufrieden.

Er habe schon 2mal früher solche innige Freundschaften gehabt, so als er noch Student war, einem Corpsbruder gegenüber, einem Dr. A., den er auch umarmt und geküsst habe; später einem Baron M. gegenüber. Wenn er diesen einige Tage nicht sehen konnte, sei er ganz trostlos gewesen bis zum Weinen.

Eine solche Gemüthsweichheit und Anhänglichkeit habe er auch Thieren gegenüber. So habe er einen Pudel, der vor einiger Zeit starb, betrauert wie ein Familienglied, das Thier oft geküsst. (Bei Erwähnung dieser Erinnerungen treten Explorat Thränen in die Augen.) Diese Angaben werden vom Bruder des Exploraten bestätigt, mit dem Bemerken, dass bezüglich der auffallenden Freundschaft seines Bruders mit A. und M. auch der leiseste Verdacht sexueller Färbung oder gar Beziehung ausgeschlossen erscheine. Auch das vorsichtigste und eingehendste Examiniren des Dr. S. ergibt für derartige Vermuthungen nicht den geringsten Anhaltspunkt.

Er behauptet auch dem G. gegenüber nie die geringste sinnliche Regung, geschweige Erection oder gar sinnliches Verlangen gehabt zu haben. Die an Eifersucht grenzende Zuneigung zu G. motivirt S. einfach mit seinem sentimentalen Temperament und mit seiner überschwänglichen Freundschaft. G. stehe ihm noch jetzt so nahe, wie wenn er sein Sohn wäre.

Bezeichnend ist, dass S. erklärt, wenn G. ihm von seinen galanten Abenteuern mit Frauenzimmern erzählte, habe es ihn nur gekränkt, dass G. Gefahr lief, durch seine Ausschweifungen sich zu schaden, seine Gesundheit zu ruiniren. Ein Gefühl der eigenen Kränkung habe er dabei nie empfunden. Wenn er heute ein braves Mädchen für G. wüsste, so möchte er ihm dasselbe herzlich gönnen und behufs Eheschliessung Vorschuh leisten.

S. will erst im Laufe der gerichtlichen Untersuchung eingesehen haben, dass er unklug handelte im socialen Verkehr mit G., indem er sich dadurch in das Gerede der Leute brachte. Mit der Harmlosigkeit dieses Freundschaftsverhältnisses erklärt er dessen Oeffentlichkeit.

Bemerkenswerth ist, dass Frau Dr. S. im Verkehr zwischen ihrem Mann und G. nie etwas Verdächtiges bemerkte, während doch die einfachste Frau schon ganz instinktiv derlei bemerken würde. Frau S. hat auch an der Aufnahme des G. ins S.'sche Haus keinen Anstand genommen. Sie macht in dieser Hinsicht geltend, dass das Fremdenzimmer, in welchem G. krank lag, im ersten Stock sich befindet und die Familienwohnung im dritten Stock; dass ferner S. nie allein mit G., während er im Hause war, verkehrte. Sie erklärt, von der Unschuld ihres Mannes überzeugt zu sein und ihn nach wie vor zu lieben.

Dr. S. gibt rückhaltlos zu, dass er G. früher oft geküsst und mit ihm auch über geschlechtliche Verhältnisse gesprochen habe. G. sei nämlich sehr auf Weiber aus und da habe er ihn aus Freundschaft gewarnt vor geschlechtlichen Ausschweifungen, namentlich dann, wenn G., wie dies oft geschah, infolge sexueller Debauchen schlecht aussah.

Die Aeusserung, G. sei ein hübscher Mensch, habe er allerdings einmal gemacht, aber in ganz harmloser Beziehung.

Das Küssen des G. sei aus überschwänglicher Freundschaft erfolgt, wenn G. ihm gerade eine besondere Aufmerksamkeit oder Freude erwiesen habe. Niemals habe er dabei irgend eine sexuelle Empfindung verspürt. Auch wenn er hie und da einmal von G. träumte, sei dies in ganz harmloser Weise geschehen.

Von grossem Werth erschien es dem Verf., auch über die Persönlichkeit G.'s ein Urtheil gewinnen zu können. Von der gebotenen Gelegenheit wurde am 12. Dezember d. J. ausgiebiger Gebrauch gemacht.

G. ist ein etwas zart gebauter, dem Alter — 20 Jahre — entsprechend entwickelter, neuropathisch und sinnlich erscheinender junger Mann. Die

Genitalien sind normal und kräftig entwickelt. Den Befund am After glaubt der Verf. übergehen zu dürfen, da er sich nicht berufen fühlt, über jenen ein Urtheil abzugeben. Bei längerem Verkehr mit G. bekommt man den Eindruck eines harmlosen, gutmüthigen, nicht hinterlistigen Menschen, der leichtsinnig, aber keineswegs sittlich verdorben ist. Nichts in Kleidung und Benehmen deutet auf perverse Geschlechtsempfindung. Im Sinne einer männlichen Courtisane kann nicht der leiseste Verdacht sich regen.

G., in medias res geführt, spricht sich dahin aus, dass S. und er im Gefühl ihrer Unschuld die Sache so gesagt hätten, wie sie wirklich war, und daraus habe man den ganzen Prozess aufgebauscht.

Anfangs sei ihm die Freundschaft des S. und namentlich das Küssen selbst auffällig vorgekommen. Später habe er sich überzeugt, dass es blosse Freundschaft war, und sich darüber nicht mehr gewundert.

G. habe den S. als väterlichen Freund erkannt und, da er ihm so uneigennützig entgegenkam, ihn gerne gehabt.

Der Ausdruck „hübscher Junge" sei gefallen, als G. eine Liebschaft hatte und wegen einer glücklichen Zukunft S. seine Befürchtungen aussprach. Da habe ihn S. getröstet und gesagt, er habe ja ein angenehmes Aeussere und werde schon eine Parthie machen.

Einmal habe S. ihm, G., geklagt, dass seine Frau Neigung zum Trinken habe, und sei bei dieser Mittheilung in Thränen ausgebrochen. Da sei G. gerührt über das Unglück seines Freundes gewesen. Bei dieser Gelegenheit habe ihn S. geküsst und um seine Freundschaft und häufigen Besuch gebeten

S. habe nie spontan das Gespräch auf sexuelle Dinge gebracht. Als ihn G. einmal fragte, was Päderastie sei, von der G. in England viel gehört haben will, habe ihm S. dies erklärt.

G. gibt zu, dass er ein sinnlich veranlagter Mensch sei. Mit 12 Jahren sei er durch Reden der Lehrlinge in das Geschlechtsleben eingeweiht worden. Er habe nie onanirt, mit 18 Jahren zum erstenmal coitirt, seither fleissig das Bordell besucht. Nie habe er eine Neigung zum eigenen Geschlecht verspürt, nie, wenn ihn S. küsste, eine sexuelle Regung empfunden. Er habe immer mit Genuss und ganz normal coitirt. Seine Traumpollutionen seien immer von lasciven Bildern, Weiber betreffend, begleitet gewesen. Die Insinuation, passiver Päderastie ergeben gewesen zu sein, weist er mit Berufung auf seine Descendenz aus gesunder und anständiger Familie entrüstet zurück. Bis zum Auftauchen der bezüglichen Gerüchte sei er harmlos und ahnungslos gewesen. Die an seinem Anus gefundenen Anomalien versucht er zu erklären, wie es in den Akten zu ersehen ist. Automasturbation in ano stellt er in Abrede.

Bemerkt zu werden verdient, dass Herr J. S. über angebliche mannmännliche Liebe seines Bruders nicht minder erstaunt gewesen sein will, als andere seinem Bruder nahestehende Leute. Allerdings habe er auch nicht begreifen können, was den Bruder an G. fesselte, und dass alle Vorstellungen, die Dr. S. von seinem Bruder bezüglich des Verhaltens G. gegenüber gemacht wurden, vergebens waren.

Der Untersuchende hat sich die Mühe genommen, Dr. S. und G. als sie in Gesellschaft von S.'s Bruder und Frau Dr. S. in Graz soupirten, in unauffälliger Weise zu beobachten. Diese Beobachtung ergab nicht das Mindeste im Sinne einer verbotenen Freundschaft.

Der Gesammteindruck, den mir Dr. S. machte, war der eines nervösen, sanguinischen, etwas überspannten Individuums, dabei gutmüthig, offenherzig und vorwaltend Gemüthsmensch.

Dr. S. ist körperlich kräftig, etwas korpulent mit leicht brachycephalem, symmetrischem, Schädel. Die Genitalien sind stark entwickelt, der Penis etwas bauchig, Vorhaut etwas hypertrophisch.

Gutachten.

Päderastie ist eine im heutigen Dasein der Menschen leider nicht seltene, immerhin aber bei den Bevölkerungen Europas ungewöhnliche perverse, selbst monströs zu nennende Art der geschlechtlichen Befriedigung. Sie setzt eine angeborene oder erworbene Perversion des geschlechtlichen Empfindens, zugleich einen originären oder durch krankhafte Einflüsse erworbenen Defekt sittlicher Gefühle voraus.

Die gerichtlich medicinische Wissenschaft kennt genau die physischen und psychischen Bedingungen, auf Grund welcher diese Verirrung des Geschlechtslebens vorkommt, und im concreten und namentlich zweifelhaften Fall erscheint es geboten, nachzuforschen, ob auch diese empirischen, subjectiven Bedingungen für Päderastie vorhanden sind.

Dabei ist wieder wesentlich zu unterscheiden zwischen activer und passiver Päderastie.

Active Päderastie kommt vor

I. als nicht krankhafte Erscheinung:

1) Als Mittel der sexuellen Befriedigung bei grossem geschlechtlichen Bedürfniss und erzwungener Enthaltung von natürlichem Geschlechtsgenuss.

2) Bei alten Wüstlingen, die in normalem Geschlechtsgenuss übersättigt und mehr oder weniger impotent geworden, überdies sittlich depravirt, zur Päderastie greifen, um durch diesen neuartigen Reiz ihre Wollust aufzukitzeln, ihrer psychischen und somatischen tief gesunkenen Potenz wieder aufzuhelfen.

3) Traditionell bei gewissen Völkern auf tiefer Culturstufe bei unentwickelter Gesittung und Moral.

II. Als krankhafte Erscheinung:

1) Auf Grund angeborener conträrer Sexualempfindung, bei Abscheu vor dem geschlechtlichen Verkehr mit dem Weib, bis zur absoluten Unfähigkeit dazu. Wie schon Casper wusste, ist aber hier Päderastie sehr selten. Der sogenannte Urning befriedigt sich am Manne durch passive oder mutuelle Onanie oder beischlafsähnliche Handlungen (z. B. Coitus inter femora) und gelangt zur Päderastie nur höchst ausnahmsweise aus geschlechtlicher Brunst oder aus Gefälligkeit bei tiefstehendem oder tiefgesunkenem moralischen Sinn.

2) Auf Grund erworbener krankhafter Sexualempfindung:

a) Durch langjährige Onanie, die endlich impotent dem Weibe gegenüber machte, bei fortbestehender reger Geschlechtslust.

b) Durch schwere psychische Krankheit (Altersblödsinn, Hirnerweichung der Irren etc.), bei welcher erfahrungsgemäss eine Verkehrung der Geschlechtsempfindung sich einstellen kann.

Passive Päderastie kommt vor:

I. Als nicht krankhafte Erscheinung:

1) Bei Individuen aus der Hefe des Volkes, die das Unglück hatten, von Wollüstlingen im Knabenalter verführt zu werden, deren Schmerz und Ekel durch Geld aufgewogen wurde, die sittlich verkamen und herangewachsen so tief gesunken waren, dass sie sich in der Rolle männlicher Hetären gefielen.

2) Unter analogen Verhältnissen wie bei I 1) als Belohnung für activ gestattete Päderastie.

II. Als krankhafte Erscheinung:

1) Bei mit conträrer Sexualempfindung Behafteten, als Gegenleistung an Männer für erwiesene Liebesdienste, unter Ueberwindung von Schmerz und Ekel.

2) Bei sich dem Manne gegenüber als Weib fühlenden Urningen aus Drang und Wollust. Bei solchen Weibmännern besteht Horror feminae und absolute Unfähigkeit zu sexuellem Verkehr mit dem Weibe. Charakter und Neigungen sind weibisch.

Dergestalt sind die von der gerichtlichen Medicin und Psychiatrie gesammelten Erfahrungen. Vor dem Forum der medicinischen Wissenschaft bedarf es des Nachweises, dass ein Mann in eine der obigen Kategorien gehöre, um glaubhaft zu machen, dass er Päderast sei.

Vergebens forscht man in dem Vorleben und in der Erscheinung des Dr. S. nach Merkmalen, die ihn in eine der für active Päderastie wissenschaftlich feststehenden Kategorien einreihen liessen. Er ist weder die zu sexueller Abstinenz genöthigte, noch die durch Debauchen gegenüber dem Weibe impotent gewordene, noch die mannliebend geborene, noch durch Masturbation dem Weibe entfremdete und durch fortbestehenden Geschlechtsreiz zum Manne gedrängte, noch die durch schwere geistige Erkrankung sexuell pervers gewordene Persönlichkeit.

Es mangeln ihm sogar die allgemeinen Bedingungen für Päderastie — sittliche Imbecillität oder sittliche Depravation einer- und übergrosse Geschlechtslust andererseits.

Ebenso unmöglich ist die Unterbringung des Complicen G. in einer der empirischen Kategorien passiver Päderastie, denn er besitzt weder die Eigenschaften der männlichen Hetäre, noch die klinischen Kennzeichen des effeminirten, noch die anthropologischen und klinischen Stigmata des Weibmannes. Von allem ist er das Gegentheil.

Wollte man medicinisch-wissenschaftlich ein päderastisches Verhältniss zwischen den Beiden plausibel machen, so hätte Dr. S. die Antecedentien und Merkmale des activen Päderasten sub I. 2) und G. die der passiven sub II. 1) oder 2) zu bieten!

Vom gerichtlich psychologischen Standpunkt aus ist die dem Verdict zu Grunde liegende Annahme unhaltbar.

Mit demselben Recht könnte man Jedermann für einen Päderasten halten. Es bleibt übrig zu erwägen, ob psychologisch die von Dr. S. und G abgegebenen Erklärungen für ihre immerhin auffällige Freundschaft stichhaltig sind.

Psychologisch steht es nicht ohne Analogie da, dass ein so gemüthsweicher und excentrischer Mann wie S. — auch ohne alle sexuelle Regungen — in ein transcendentales Freundschaftsverhältniss eintritt.

Es genügt, an die innige Freundschaft in Mädchenpensionaten, an die aufopfernde Freundesliebe sentimentaler junger Leute überhaupt, an die Zärtlichkeit, welche der empfindsame Mensch zuweilen selbst einem Hausthiere gegenüber erweist — wo doch Niemand an Sodomie denken wird — zu erinnern. Bei der psychologischen Eigenart des S. ist eine überschwengliche Freundschaft dem jungen G. gegenüber immerhin begreiflich. Aus der Offenheit dieser Freundschaft lässt sich viel eher auf deren Harmlosigkeit als auf sinnliche Leidenschaft schliessen.

Es gelang den Verurtheilten, die Wiederaufnahme des Verfahrens zu erreichen. Am 7. März 1890 fand die neuerliche Hauptverhandlung statt. Sie lieferte für die Angeklagten bezüglich der Zeugenaussagen wesentlich entlastende Thatsachen.

Die frühere sittliche Lebensführung des S. wurde allgemein anerkannt. Die barmherzige Schwester, welche den erkrankten G. im S.'schen Hause pflegte, fand im Verkehr zwischen S. und G. nie etwas Bedenkliches. Die früheren Freunde des S. bezeugten seine Moralität, seine innige Freundschaft und seine Gepflogenheit, sie beim Kommen und Gehen zu küssen. Die früher am Anus des G. vorgefundenen Veränderungen fanden sich nicht mehr vor. Einer der vom Gerichtshof geladenen Sachverständigen gab die Möglichkeit zu, dass sie durch blosse Digitalmanipulation entstanden waren. Ihr diagnostischer Werth wurde von den vom Vertheidiger geladenen Sachverständigen überhaupt bestritten.

Der Gerichtshof erkannte darauf, dass der Beweis des imputirten Verbrechens nicht gelungen sei und fällte ein freisprechendes Erkenntniss.

Amor lesbicus [1].

Die forensische Bedeutung ist eine sehr geringe da, wo es sich um sexuellen Verkehr unter Erwachsenen handelt. Praktisch könnte sie nur in Oesterreich in Betracht kommen. Als Pendant zum Urningthum hat diese Erscheiuung anthropologisch-klinischen Werth. Das Verhältniss ist mutatis mutandis das gleiche wie bei Männern. An Häufigkeit scheint der Amor lesbicus dem Urningthum nicht nachzustehen. Die grosse Mehrzahl der weiblichen Urninge folgt nicht einem angeboreneu Drang, sondern entwickelt sich unter analogen Bedingungen wie der gezüchtete Urning.

---

[1]) Vgl. Mayer, Friedreich's Blätter 1875, p. 41. — Krausold, Melancholie und Schuld 1884, p. 20. — Andronico, Archiv. di psich., scienze penali ed antbropol. crim. Vol. III. p. 145.

Besonders gedeiht diese „verbotene Freundschaft" in den weiblichen Strafanstalten.

Krausold (op. cit.) berichtet: „Die weiblichen Gefangenen schliessen oft solche Freundschaften, bei denen es allerdings, wenn möglich, auf ein mutuelles Manustupriren hinausläuft.

Allein nicht nur vorübergehende manuelle Befriedigung ist der Zweck solcher Freundschaften. Sie werden auch für längere Zeit, sozusagen systematisch geschlossen, wobei sich eine horrende Eifersucht und eine Gluth der Liebe entwickelt, wie sie unter Personen verschiedenen Geschlechts kaum heftiger vorkommen kann. Wenn die Freundin einer Gefangenen von einer Anderen nur angelächelt wird, kommt es oft zu den heftigsten Eifersuchtsscenen, zu Prügeleien.

Hat nun die gewaltthätige Gefangene der Hausordnung gemäss Fesseln angelegt bekommen, so sagt sie, „sie habe von ihrer Freundin ein Kind erhalten."

Interessante Mittheilungen über gezüchteten Amor lesbicus verdanken wir auch Parent-Duchatelet (De la prostitution 1857, Bd. I, p. 159).

Der Ekel vor den abscheulichsten und perversesten Akten (Coitus in axilla, inter mammas etc.), welche Männer an Lustdirnen begehen, soll nach diesem erfahrenen Autor nicht selten diese unglücklichen Geschöpfe zu lesbischer Liebe bringen. Aus seinen Andeutungen geht hervor, dass es wesentlich Prostituirte von grosser Sinnlichkeit sind, die, unbefriedigt von dem Umgang mit impotenten oder perversen Männern und angewidert von deren Praktiken, zu jener Verirrung gelangen.

Ueberdies sind Prostituirte, die sich als Tribaden bemerklich machen, durchweg Personen, die mehrjährige Gefängnissinsassen waren und in diesen Brutstätten lesbischer Liebe ex abstinentia sich diese Verirrung aneigneten.

Interessant ist, dass die Prostituirten Tribaden verachten, gleichwie der Mann den Päderasten verachtet, während die weiblichen Sträflinge dieses Laster nicht als anstössig betrachten.

Parent führt den Fall einer Prostituirten an, die betrunken einer Anderen lesbisch Gewalt anthun wollte. Darüber geriethen die anderen Bordellmädchen in solche Entrüstung, dass sie die Sittenlose der Polizei denuncirten. Aehnliche Erfahrungen berichtet Taxil (op. cit. p. 166. 170).

Auch Mantegazza (Anthropol. culturhistorische Studien, p. 97) findet, dass der sexuelle Verkehr zwischen Weibern vorzugsweise die Bedeutung eines Lasters hat, das auf Grund unbefriedigter Hyperaesthesia sexualis sich entwickelt.

Bei zahlreichen derartigen Fällen — ganz abgesehen von angeborener conträrer Sexualempfindung — gewinnt man jedoch den Eindruck, dass ganz analog wie bei Männern (s. o.) das gezüchtete Laster allmählich zu erworbener conträrer Sexualempfindung, mit Abscheu vor dem sexuellen Umgang mit dem anderen Geschlecht führte.

Um solche Fälle mag es sich jedenfalls bei Parent handeln, bei welchen die Correspondenz mit der Geliebten ebenso schwärmerisch und überschwänglich war, wie unter Liebenden verschiedenen Geschlechts, Untreue und Trennung die Verlassene ausser sich brachte, die Eifersucht grenzenlos war und zu blutiger Rache führte. Entschieden krankhaft, möglicherweise Beispiele von angeborener conträrer Sexualempfindung sind folgende Fälle von Amor lesbicus bei Mantegazza p. 98.

1) Am 5. Juli 1777 wurde in London eine Frau vor Gericht gestellt, die sich, als Mann verkleidet, schon 3mal mit verschiedenen Frauen verheirathet hatte. Sie wurde vor aller Welt als Weib erkannt und zu 6 Monaten Kerker verurtheilt.
2) 1773 machte eine andere als Mann verkleidete Frau einem Mädchen den Hof und hielt um seine Hand an, aber das kühne Wagniss gelang nicht.
3) Zwei Frauen lebten 30 Jahre zusammen wie Mann und Frau. Erst auf ihrem Todtenbette enthüllte die „Gattin" den Umstehenden das Geheimniss.

Neuere bemerkenswerthe Mittheilungen gibt Coffignon (op. cit. p. 301).

Er berichtet, dass diese Verirrung neuerlich sehr in der „Mode" ist — zum Theil durch bezügliche Romane, zum Theil durch Erregung der Genitalien in Folge excessiver Arbeit an der Nähmaschine, Zusammenschlafen weiblicher Dienstboten in demselben Bett, Verführung in Pensionaten durch verdorbene Zöglinge oder Verleitung von Töchtern des Privathauses durch perverse Dienstmädchen!

Verfasser behauptet, dass dieses Laster („Saphismus") vorzugsweise bei den Damen der Aristokratie und bei Prostituirten angetroffen werde.

Er unterscheidet nicht physiologische und pathologische Fälle, unter den letzteren nicht erworbene und angeborene. Einige, entschieden pathologische Fälle betreffende Details entsprechen ganz den Erfahrungen, welche bezüglich conträr sexualer Männer bekannt sind.

Die Saphisten haben ihre Orte des Stelldicheins in Paris, erkennen einander an Blick, Geberden u. s. w. Saphistenpaare lieben es, sich ganz gleich zu kleiden, zu schmücken u. s. w. Man nennt sie dann „petites soeurs"

7) Nekrophilie [1]).

(Oesterr. Stgsb. § 306.)

Die in Rede stehende scheussliche Art der sexualen Befriedigung ist so monströs, dass die Vermuthung eines psychopathischen Zustandes unter allen Umständen gerechtfertigt und die Forderung Maschka's, in solchen Fällen immer den Geisteszustand des Thäters untersuchen zu lassen, wohl begründet ist. Jedenfalls gehört eine

---

[1]) Vgl. Maschka, Hdb. III, p. 191 (gute histor. Notizen). — Legrand, La folie p. 521.

krankhafte und entschieden perverse Sinnlichkeit dazu, um die natürliche Scheu, welche der Mensch vor Leichen hat, zu überwinden und gar an der sexuellen Vermischung an einem Cadaver Gefallen zu finden.

Leider ist bei den meisten in der Literatur verzeichneten Fällen der Geisteszustand nicht untersucht worden, so dass die Frage, wie Nekrophilie mit geistiger Gesundheit verträglich sei, eine offene bleiben muss. Wer Kenntnisse von den gräulichen Verirrungen des Sexualtriebs hat, wird jene Frage nicht ohne Weiteres zu verneinen sich getrauen.

8) Incest.

(Oesterr. Stgsb. § 132; Entw. § 189: Deutsch. Stgsb. § 174.)

Die Bewahrung sittlicher Reinheit des Familienlebens ist eine Frucht der Culturentwicklung und lebhafte Unlustgefühle erheben sich beim ethisch intakten Culturmenschen da, wo ein lüsterner Gedanke bezüglich eines Gliedes der Familie auftauchen mag. Nur mächtige Sinnlichkeit und defekte rechtlich-sittliche Anschauungen dürften im Stande sein, zum Incest zu führen.

Beide Bedingungen können in belasteten Familien zusammentreffen. Trunksucht und ein Zustand des Rausches bei männlichen, Schwachsinn, der das Schamgefühl unentwickelt lässt und nach Umständen mit Erotismus bei weiblichen Individuen zusammentrifft, erleichtern das Vorkommen blutschänderischer Haudlungen. Aeussere, Vorschub leistende Bedingungen sind die mangelhafte Trennung der Geschlechter in Proletarierkreisen.

Als entschieden pathologische Erscheinungen haben wir Incest bei angeborenen und erworbenen geistigen Schwächezuständen, ferner in seltenen Fällen von Epilepsie und Paranoia vorgefunden.

In einer grossen Zahl von Fällen, wohl der Mehrzahl, lässt sich jedoch eine pathologische Begründung des nicht bloss die Bande des Bluts, sondern auch die Gefühle eines Culturvolks tief verletzenden Aktes nicht erweisen. In gar manchem Falle, der in der Literatur berichtet ist, lässt sich übrigens eine psychopathische Begründung zur Ehre der Menschheit vermuthen.

Im Falle Feldtmann (Marc-Ideler I, p. 18), wo ein Vater beständig unsittliche Attentate auf seine erwachsene Tochter machte und sie schliesslich tödtete, bestand bei dem unnatürlichen Vater Schwachsinn und wahrscheinlich überdies periodische Geistesstörung. In einem anderen Falle von Incest zwischen Vater und Tochter (l. c. p. 247) war wenigstens diese schwachsinnig. Lombroso (Archiv. di Psichiatria VIII, p. 519) berichtet den Fall eines 42 Jahre alten Bauern, welcher mit seinen 22, 19 und 11 Jahre alten Töchtern Incest trieb, die 11jährige sogar zur Prostitution zwang und im Bordell aufsuchte. Die gerichtsärztliche Untersuchung ergab Belastung, intellectuellen und moralischen Schwachsinn, Potatorium.

Psychisch unexplorirt sind Fälle wie der von Schürmeyer (Deutsche Zeitschr. für Staatsarzneikunde XXII, H. 1) berichtete, in welchem eine Frau ihren 5½jährigen Sohn auf sich legte und mit ihm Nothzucht trieb, ferner der von Lafarque (Journ. méd. de Bordeaux 1874), wo ein 17jähriges Mädchen den 13jährigen Bruder auf sich legte, membrorum conjunctionem bewerkstelligte und den Bruder masturbirte.

Belastete Individuen betreffen die folgenden Fälle. Magnan (Ann. méd.-psych. 1885) erwähnt ein 29jähriges Fräulein, das, gleichgültig gegen andere Kinder oder gar Männer, schrecklich unter dem Anblick seiner Neffen litt und kaum dem Antrieb, mit ihnen zu cohabitiren, zu widerstehen vermochte. Diese sexuelle Pica bestand jeweils nur so lange, als die Neffen ganz jung waren.

Legrand (Ann. méd.-psych. 1876, Mai) erwähnt ein junges Mädchen von 15 Jahren, das seinen Bruder zu allen möglichen sexuellen Excessen an ihrem Körper verführte, und nachdem der Bruder nach 2jährigem blutschänderischem Umgang gestorben war, einen Mordversuch an einem Verwandten machte. An gleicher Stelle findet sich der Fall einer 36jährigen Ehefrau, die ihre offene Brust zum Fenster hinaushing und mit ihrem 18jährigen Bruder Unzucht trieb; ferner der einer Mutter von 39 Jahren, die mit ihrem Sohn, in den sie sterblich verliebt war, Incest trieb und, schwanger von ihm, Abortus provocirte.

Dass verworfene Mütter in Grossstädten zuweilen ihre kleinen Töchter, um sie für die sexuelle Benutzung durch Wüstlinge zu präpariren, in scheusslicher Weise bearbeiten, wissen wir durch Casper. Diese verbrecherische Handlung gehört in ein anderes Gebiet.

9) Unsittliche Handlungen mit Pflegebefohlenen, Verführung (Oesterr.).

(Oesterr. Stgsb. § 131; Entw. § 188; Deutsch. Stgsb. § 173.)

Dem Incest nahestehend, jedoch das sittliche Gefühl nicht so tief verletzend, erscheinen die Fälle, wo Jemand eine seiner Aufsicht oder seiner Erziehung anvertraute und mehr oder weniger in Abhängigkeit von ihm stehende Person zur Begehung oder Duldung einer unzüchtigen Handlung verleitet. Eine psychopathische Bedeutung scheinen derartige, strafrechtlich besonders qualificirte unzüchtige Handlungen nur ausnahmsweise zu haben.

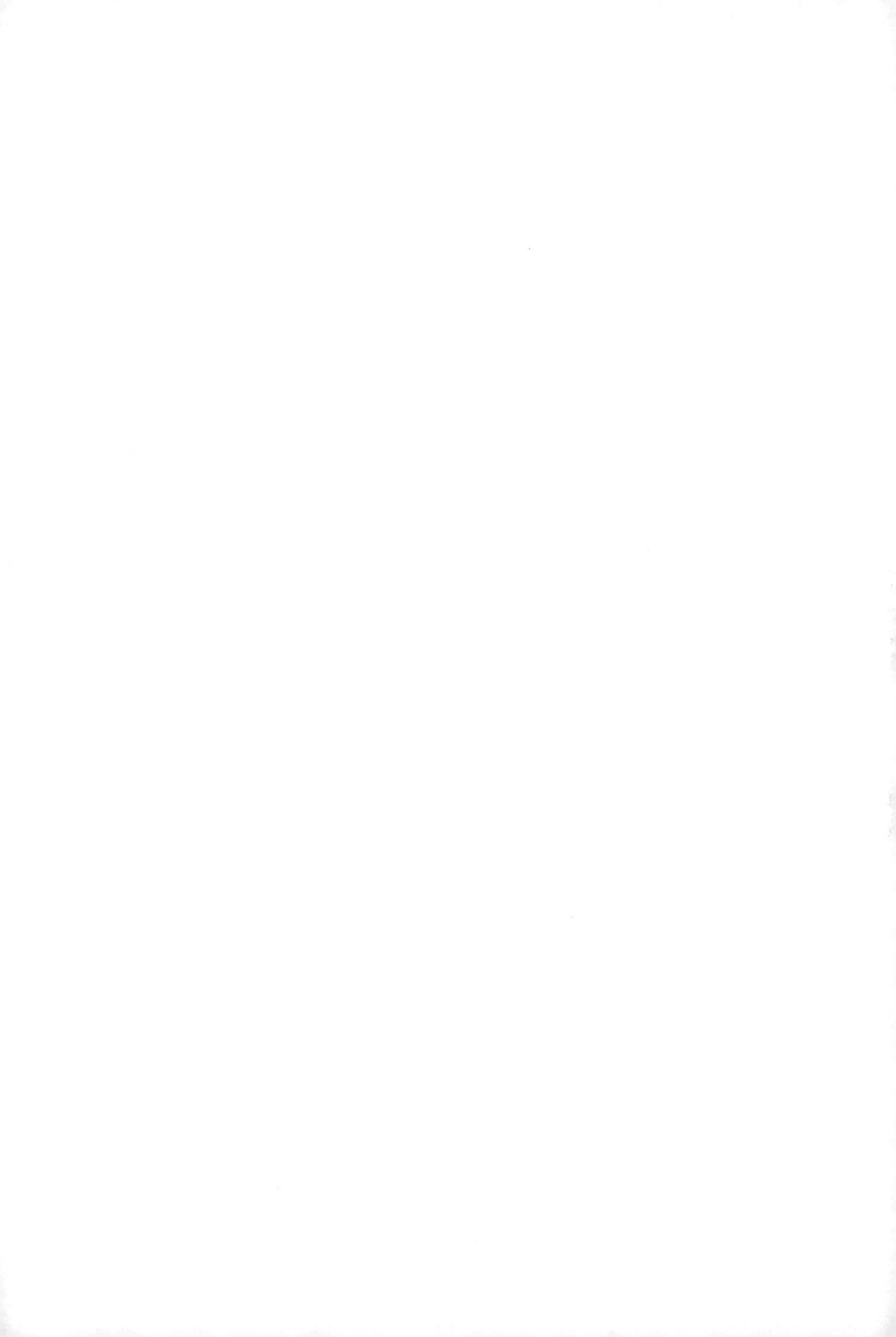